CHELSEA CONABOY

MUTTER HIRN

Was mit uns passiert, wenn wir Eltern werden

Aus dem Englischen von
Sabine Reinhardus

HarperCollins

Die Originalausgabe erschien 2022 unter dem Titel
Mother Brain. How Neuroscience is Rewriting the Story of Parenthood
bei Henry Holt and Company, New York.

1. Auflage 2023
© 2022 by Chelsea Conaboy
Deutsche Erstausgabe
© 2023 für die deutschsprachige Ausgabe
by HarperCollins in der
Verlagsgruppe HarperCollins Deutschland GmbH, Hamburg
Gesetzt aus der Minion Pro und der Quicksand
von GGP Media GmbH, Pößneck
Druck und Bindung von GGP Media GmbH, Pößneck
Printed in Germany
ISBN 978-3-365-00312-1
www.harpercollins.de

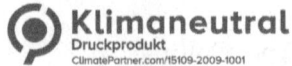
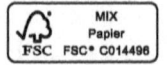

FÜR MEINE JUNGS

INHALT

VORWORT

Was bedeutet es, Mutter zu werden?

Sicherlich erfährt jeder Mensch die Mutterschaft anders. Je nach den Lebensumständen gestaltet sie sich schon von Beginn an unterschiedlich, ob eine Schwangerschaft etwa geplant war oder nicht, ob das Ergebnis des Schwangerschaftstests vorfreudig oder ängstlich erwartet wird, ob wir in einer festen Beziehung stehen, ob es sich um eine Schwangerschaft handelt, die durch einen Spender, mit medizinischer Unterstützung oder spontan erfolgt. In jedem Fall aber nehmen wir Elternschaft im Allgemeinen und Mutterschaft im Besonderen als etwas über alle Maßen Persönliches wahr. Eine Mutter ist unantastbar. Sie ist die Verkörperung der Liebe. Dabei erschwert oder verhindert diese Kostbarkeit der Mutterschaft ihre unmittelbare und analytische Betrachtung. Stattdessen belassen wir es bei verstohlenen Seitenblicken. Wir feiern die transformative Kraft eines Kindes – »Ein Baby zu haben, verändert alles«, laut Johnson & Johnson –, ohne wirklich zu benennen, was genau sich da verändert.

Viele Frauen empfinden die Frage nach den Veränderungen durch die Mutterschaft als gefährlich. Eine direkte Antwort darauf würde voraussetzen, dass wir uns eingestehen, *wie* Mutterschaft uns verändert, inwiefern wir uns von unserem vorherigen Selbst unterscheiden und von jenen, die keine Kinder haben. Warum wir anders sind als Männer. Und anders bedeutet in diesem Kontext meist weniger gut. Vergesslicher. Entnervter. Erschöpfter. Durch unsere eigene Körperlichkeit behindert, immer am Rande eines moralischen Vergehens und mit Sicherheit weniger interessant als zuvor. Lieber nicht darüber nachdenken.

In den rund 40 Wochen der Schwangerschaft – es sind viel mehr, wenn wir die Monate mit einrechnen, in denen wir womöglich versuchen, überhaupt schwanger zu werden, oder mit den psychologischen Folgen einer Fehlgeburt zurechtkommen müssen – werden die zukünftigen Eltern mit Informationen bombardiert, wie sich eine Schwangerschaft auf unseren Körper, unsere Brüste, unsere Hüften, unseren Taillenumfang, unsere Herzleistung, unseren Beckenboden und unseren Sexualtrieb auswirkt. Wir werden geradezu überhäuft mit Hinweisen, wie unser Verhalten unsere Kinder beeinflusst, wie jede unserer Entscheidungen den Wachstum ihres Körpers und die physische und mentale Gesundheit ihres gesamten weiteren Lebens bestimmt. Über uns selbst erfahren wir dabei so gut wie nichts. Und wir erfahren noch weniger über unsere Partner. Welche Antworten finden wir in den vielen Informationen, die wir während der Schwangerschaft in uns aufnehmen, auf die Frage, wie die Elternschaft uns und unser Innenleben beeinflusst? Oder was es überhaupt *bedeutet*, eine Mutter zu werden?

Für nichtbinäre Eltern, Väter oder gleichgeschlechtliche Partner bleiben diese Fragen weitgehend unbeantwortet, denn ihre Geschichten werden als Fußnoten einer »wahren« Erzählung abgehandelt, die allein von der mütterlichen Elternschaft handelt. Dabei hat die Wissenschaft uns völlig neue Methoden an die Hand gegeben, diese Fragen zu beantworten oder sie überhaupt erst zu stellen.

Ich stellte mir diese Fragen zum ersten Mal vier Monate nach der Geburt, als ich in dem winzigen, fensterlosen Aufenthaltsraum der Zeitung hockte, für die ich nach meinem Mutterschaftsurlaub wieder als Redakteurin arbeitete. Zwei bescheidene Portionen Muttermilch hatte ich bereits abgepumpt. Noch zwei weitere Ausflüge von meinem Schreibtisch in diese Abstellkammer – die mit Tisch, Stuhl und einem »Bitte nicht stören«-Schild an der Tür ausgestattet war, dafür aber kein Tür-schloss hatte –, und ich hätte immerhin eine der beiden Milch-flaschen gefüllt, die ich benötigte, um mein Baby am nächsten Tag in der Krippe zu füttern. Ich hatte Besprechungen mit Kollegen, musste Abgabetermine einhalten, und der Uhrzeiger rückte erbarmungslos auf jene Minute zu, in der ich das Büro verlassen und mein Baby aus der Krippe abholen musste. Aber sosehr ich mir auch mehr Zeit und weniger Punkte auf meiner To-do-Liste wünschte, mein Wissensdrang war stärker.

Ich wollte unbedingt begreifen, was ich als besorgte junge Mutter gerade erlebte. Ich war mir sicher, dass in meinem Gehirn und in meinem Körper noch weitaus mehr vor sich ging, als ich bislang aus Büchern und in Schwangerschaftsgruppen erfahren hatte. Ich schaltete das *wa-wirr-wa-wirr* der Milch-pumpe aus, stellte die Milch in den Kühlschrank, klappte meinen Laptop auf und rief Peter Schmidt an.

Seit 1986 untersucht Schmidt den Einfluss von Hormonen und Reproduktion auf die Stimmung der Betroffenen und ihre mentale Gesundheit – in den 80er-Jahren sahen frauenfeindliche Ärzte in nachgeburtlichen Stimmungsschwankungen lediglich einen weiteren Beweis dafür, dass Frauen auch ganz allgemein durch ihr Fortpflanzungssystem beeinträchtigt werden. Feministinnen befürchteten damals (nicht zu Unrecht), dass männliche Forscher normale, weibliche biologische Prozesse pathologisierten, und Schmidts wissenschaftliche Kollegen betrachteten diese Zustände eher als »schwer erfassbare Beeinträchtigungen der Lebensqualität« denn als echte Gesundheitsprobleme, die in den Zuständigkeitsbereich der Gesundheitsfürsorge fielen. Bei meinem ersten Gespräch mit Peter Schmidt im Juli 2015 kamen diese Hindernisse in der Erforschung des elterlichen Gehirns allmählich ins Wanken, und er war mittlerweile Leiter der Verhaltensendokrinologie am National Institute of Mental Health (kurz NIMH, das Institut gehört zum US-Gesundheitsministerium und ist auf mentale Störungen spezialisiert).

Schmidt war der Erste, der die frühe Mutterschaft als eigenes Entwicklungsstadium beschrieb, in dessen Folge alle körperlichen Systeme, die auf unser Sozialverhalten, unsere Emotionen und spontanen Reaktionen wirken, »sich drastisch verändern«. Schmidt bestätigte damit, was ich bereits selbst empfunden hatte, nämlich dass die Art und Weise, wie wir über nachgeburtliche Erfahrungen sprechen, sehr begrenzt ist. Es hatte vieler Anstrengungen bedurft, um die postpartale Depression überhaupt zu einem öffentlichen Gesprächsthema zu machen. Die nächste Herausforderung, so Schmidt, bestehe darin, das Verständnis dafür zu vertiefen, wie umfassend sich eine Person durch die Elternschaft verändert und wie viel sie dafür einsetzt.

Damals war das für mich eine Offenbarung, obwohl ich, ehrlich gesagt, nicht genau wusste, was er meinte. Dieses Buch ist das Ergebnis meiner Bemühungen, es herauszufinden, und zwar durch Interviews mit einer ganzen Reihe von Wissenschaftlern und Wissenschaftlerinnen und mit fast genauso vielen Eltern. Ich möchte tief in die Forschung über das menschliche, elterliche Gehirn sowie in die Grundlagenliteratur aus der Tierkunde eintauchen und einen kritischen Blick auf die Geschichten zum Thema Elternschaft werfen, darauf, wie sie uns begleiten und entstanden sind.

Zuerst hatte ich geplant, ein Essay über meine eigenen Erkenntnisse zu schreiben: Mutterschaft ist eine Entwicklungsphase, und werdende Mütter verdienen ein umfassenderes Verständnis dafür, wie die Zeit nach der Geburt für sie verlaufen könnte. Das tat ich auch, aber dann ließ mich das Thema nicht mehr los. Je mehr ich darüber erfuhr, desto grundlegender kam mir diese Wissenschaft vor: Sie ist nicht nur in der Lage, unsere individuelle Erfahrung der Elternschaft zu verändern, sondern auch unseren Blick auf Elternschaft insgesamt, auf die Art und Weise, wie wir über sie und die vielen anderen Themen sprechen, die von ihr berührt werden: Geschlecht, Gender, Arbeit, Gleichberechtigung in der Wissenschaft, Sozialpolitik und Politik, die Zeit, die wir gemeinsam mit unseren Kindern verbringen, und die Zeit, in der wir von ihnen getrennt sind.

Dies ist ein Buch über das elterliche Gehirn, aber Sie sollten wissen, dass ich weder »Elternschaftsexpertin« (was immer das sein mag) noch Neurologin bin. Ich bringe dabei Fachwissen aus zwei Gebieten ein: Zum einen beschäftige ich mich als Journalistin seit beinahe zwei Jahrzehnten damit, komplexe Themen verständlich darzustellen, mit besonderem Schwerpunkt auf der Gesundheitsfürsorge. Und ich bin Expertin in Sachen Elternschaft, denn ich erziehe meine zwei ganz speziellen Kinder mit ihren speziellen Bedürfnissen gemeinsam mit meinem speziellen Ehemann in unserer speziellen Zeit und an unserem speziellen Ort. Ich habe versucht, die Wissenschaft in den Kontext meines eigenen Lebens als Elternteil einzuordnen, in der Hoffnung, dass alles, was ich dabei gelernt habe, auch für andere von Bedeutung ist.

Seit ich damals Peter Schmidt in der Milchpumpen-Kammer interviewt habe, ist die Anzahl der Studien, die mit bildgebenden Verfahren das elterliche Gehirn erforschen, erheblich gestiegen, genau wie die kritische Auseinandersetzung mit den dabei verwendeten Technologien und Analysemethoden, insbesondere der funktionalen Magnetresonanztomografie (fMRT). In Anbetracht dieser Kritik habe ich mich bemüht, Ergebnisse hervorzuheben, die disziplinübergreifend gültig sind, die repliziert werden können, oder transparent zu machen, an welchen Stellen die Forschungslage noch lückenhaft oder widersprüchlich ist.

Wissenschaft ist nicht statisch. Lange Zeit wurde das elterliche Gehirn als lohnendes Studienobjekt vernachlässigt. Die Geschichte, die es heute erzählt, verdient es allerdings, erforscht zu werden. Tatsächlich steht diese Forschung erst am Anfang. Die hier gewonnenen Erkenntnisse werden sich ändern – sie ändern sich bereits jetzt –, und sie werden neue Fragen aufwerfen. Ich habe versucht, die Richtung aufzuzeigen, in die diese Fragen führen könnten.

Gegenwärtig konzentriert sich die Forschung vorwiegend auf heterosexuelle cisgender Frauen, die ihr Kind selbst austragen. Das ändert sich zwar, aber nur langsam. Wenn ich über bestimmte Studien berichte, orientiere ich mich sprachlich daran, wie die Teilnehmer oder Teilnehmerinnen der Studien in diesen selbst bezeichnet wurden. Ansonsten verwende ich für die Beschreibung der Eltern eine inklusive Sprache, weil sie am genauesten ist. Transgender-Männer und nichtbinäre Eltern, die sich nicht als Mütter identifizieren, bringen Kinder zur Welt, und ihre Gehirne verändern sich während der Schwangerschaft und in der Zeit nach der Geburt ebenfalls. Und von besonderer Wichtigkeit ist die Erkenntnis, dass nicht nur werdende Eltern tiefgreifende neurobiologische Veränderungen erleben können, sondern alle anderen, die sich intensiv – unter Einsatz ihrer Zeit und ihrer Energie – um die Kinder kümmern.

Das »Mutterhirn« ist nicht gleichbedeutend mit dem weiblichen Gehirn und auch nicht mit dem Gehirn der Gebärenden. Es ist vielmehr das Gehirn, das man sich »durch Fürsorge verdient«, wie die feministische Philosophin Sara Ruddick es beschreiben würde.[1] Es ist jenes Gehirn, das sich mit der lebenserhaltenden Praxis der Mutterschaft befasst, die »älter ist als der Feminismus«, so die Schriftstellerin Alexis Pauline Gumbs in ihrem Buch *Revolutionary Mothering*. »Diese Praxis ist älter und zukunftsweisender als die Kategorie ›Frau‹.«[2] Die *Fähigkeit* zu dieser Art von Bindung ist eine grundlegende Eigenschaft unserer – und anderer – Spezies, und wir alle besitzen sie. Die Entwicklung dieser Bindung ist das, was Elternschaft in der Praxis ausmacht. Dieses Buch ist eine Erkundung der neurobiologischen Mechanismen und der gelebten Erfahrung, durch die sie entsteht.

An die neuen oder werdenden Eltern, die dies lesen: Wenn Sie in irgendeiner Weise Probleme haben, suchen Sie sich bitte Hilfe. Das Gehirn verändert sich während der Schwangerschaft und der neuen Elternschaft erheblich. Schwierigkeiten sind völlig normal, und dass man Unterstützung braucht, ist absolut keine Ausnahme. Wenden Sie sich an Ihren Arzt oder Ihre Ärztin oder an soziale Einrichtungen.

Und zum Schluss: Dieses Buch ist kein Ratgeber. Es beschäftigt sich nicht damit, wie Sie Ihr Kind betreuen oder wie Sie sich als Eltern verhalten sollten. Es wird daher vielleicht keine der Fragen beantworten, die in Ihrem Google-Suchverlauf über Schlaf oder Tagesbetreuung auftauchen. Es wird Ihnen nicht zeigen, wie genau Sie Ihr Vorschulkind dazu bringen, seine Schneestiefel anzuziehen, ohne dass jemand dabei die Nerven verliert. Diese Wissenschaft des elterlichen Gehirns wird Ihnen hoffentlich dabei helfen, zu verstehen, was Elternschaft von Beginn an auszeichnet und wie sie sich verändert. Für die Erziehungsarbeit gibt es keine Werkseinstellung, wir müssen in diese Aufgabe hineinwachsen. Wie geschieht das und warum, und was bedeutet es für unser heutiges und zukünftiges Leben?

Wir sind es uns selbst schuldig, diesen Fragen nachzugehen und mit allen uns zur Verfügung stehenden Informationen über sie nachzudenken. Wir sind es einander schuldig.

Kapitel 1

DER SCHALTER WIRD UMGELEGT

Als ich klein war, wurde Jahr für Jahr in dem Kranz an unserer Eingangstür ein Nest gebaut. Die Rotkehlchenmutter schien es nicht weiter zu stören, dass ich ihr, nur wenige Zentimeter entfernt hinter der Glasscheibe, dabei zusah. Zumindest nehme ich das an, immerhin kehrte sie jedes Jahr wieder an diesen Ort zurück. Ich freute mich darüber. Es war wunderbar anzusehen, wie sie unermüdlich Zweig um Zweig aneinandersteckte und das Nestinnere mit Erde und Gras auskleidete, damit sie die schönen, zarten bläulichen Eier so sicher wie möglich darin ablegen konnte. Ihre Hingabe an die zerzausten, kleinen Rotkehlchen mit den stets aufgesperrten Schnäbeln war vollkommen. Sie war aufmerksam, wachsam, geduldig und selbstlos. Sie wusste einfach, was sie zu tun hatte, wie sie ihre Küken schützen musste, so, wie man es bei Müttern voraussetzt.

Das dachte ich jedenfalls. Denn so heißt es in der Geschichte, die über die Zeit und Generationen hinweg erzählt wird, weitergegeben in Fabeln und Mythen, bis sie zum Inbegriff dessen wurde, wie wir die Welt um uns wahrnehmen und ordnen, wie wir uns selbst sehen. Wir sind hingebungsvolle Muttervögel, so die Geschichte. Wir folgen einem mütterlichen Instinkt, der sich im Laufe der Zeit zu einer soliden, verlässlichen Instanz vervollkommnet hat, wie eine glatte rote, unter einer gefiederten

Brust verborgene Murmel. Wir nisten. Wir nähren. Wir vertei-
digen. Es liegt einfach in unserer Natur.[1]

Doch dann geschieht etwas. Wir bekommen selbst ein Kind.
Und wir stellen fest, dass diese hübsche Geschichte voller Wahrheit und Schönheit – einfach nur kompletter Mist ist. Sie stimmt
nicht. Entweder das, oder mit uns selbst stimmt etwas nicht.

Bei vielen von uns tritt der mütterliche Instinkt nicht in Erscheinung, oder jedenfalls nicht so, wie wir es erwartet hatten. Die
Fürsorge für ein Neugeborenes ist keine angeborene Fähigkeit.
Es gibt keinen Schalter, der umgelegt wird, wenn wir schwanger
werden oder unser Baby zur Welt kommt. Viel zu selten stellen wir das Narrativ, demzufolge wir einfach wissen, was wir
zu tun haben und wie wir uns dabei fühlen, auf den Prüfstand.
Ein Narrativ, das einfach nicht berücksichtigt, dass Elternschaft eine ganze Reihe praktischer Fähigkeiten erfordert, die
wir möglicherweise besitzen, möglicherweise aber auch nicht.
Das alle Erfahrungen und äußeren Umstände unserer individuellen Lebenswege vor der Schwangerschaft und danach außer
Acht lässt und behauptet, wir würden uns – abgesehen von ein
bisschen Schlafmangel – ganz unbemerkt von einer Person, die
sich zuerst und vor allem um ihr eigenes Überleben gekümmert
hat, in eine Person verwandeln, die nun vollumfänglich für das
Leben eines winzigen nonverbalen Wesens verantwortlich ist,
das für die Erfüllung all seiner Bedürfnisse auf uns angewiesen
ist. Statt dieses Narrativ zu hinterfragen, stellen wir uns selbst
infrage.

Genau das hat Emily Vincent getan.

Als sich ihre erste Schwangerschaft dem Ende näherte, war
sie davon überzeugt, dass sie den zwölf Wochen langen Mutterschaftsurlaub nicht benötigen würde. Sie war Kinderkrankenschwester und liebte ihren Beruf. Nach acht Wochen, schätzte
sie, würde sie ihre Kollegen und ihre Patienten vermissen. Sie

würde sich einsam fühlen, wenn sie die ganze Zeit zu Hause war. Dann kam ihr Sohn Will zur Welt, und sie konnte sich nicht vorstellen, von ihm getrennt zu sein. Acht Wochen waren vorbei, und sie wollte nicht wieder Vollzeit arbeiten gehen, noch nicht und vielleicht auch nicht, wenn die zwölf Wochen vorbei waren. Sie machte sich Sorgen wegen der Tagesbetreuung. Würde er dort auch sicher sein? Würden seine Betreuerinnen und Betreuer ihn rechtzeitig füttern? Würden sie ihn zu lange weinen lassen? Würde es ihm überhaupt gut gehen, außerhalb des Kokons aus Sicherheit und Fürsorge, den sie und ihr Mann um ihn herum gewoben hatten, mit Liebe, ja, aber auch aus einem Gefühl der Dringlichkeit und Sorge heraus? Solche Sorgen sind völlig normal für junge Eltern. Emily hatte jedoch das Gefühl, dass es Symptome von etwas Größerem, Umfassenderem waren. Die Arbeit als Krankenschwester hatte ihre Identität ausgemacht. Und diese Identität befand sich in einer Krise.

Es ging allerdings nicht ausschließlich um Emilys Arbeit. Immer wieder kam ihr Dawn, das Baby aus *Trainspotting*, in den Sinn. Es tauchte eine ganz bestimmte Szene aus dem Bild vor Vincents geistigem Auge auf, obwohl es mindestens zehn Jahre her war, dass sie den Film gesehen hatte. Wenn Sie den Film kennen, wissen Sie, welche Szene ich meine, auch wenn Emily mich dringend gebeten hat, mir den Film auf keinen Fall anzusehen. Sie wollte nicht, dass mich diese Szene ebenso verfolgte wie sie. (»Sieh dir lieber *Bao* an«, riet sie mir, »und nimm dir Taschentücher mit«, als sei das ein wirksames Gegenmittel. *Bao* ist ein mit dem Oscar ausgezeichneter Pixar-Zeichentrickfilm; ein chinesisches Baozi-Hefeklößchen verwandelt sich in einen kleinen Jungen mit einer überfürsorglichen, aber sehr liebevollen Mutter.)

Dawn und Will haben nichts gemeinsam, außer dass beide Säuglinge und naturgemäß ihrer Umgebung hilflos ausgeliefert sind. Baby Dawn stirbt vernachlässigt in einem fiktiven

Edinburgh, während die Erwachsenen, die sich um sie kümmern sollten, in der Spirale der Heroinsucht untergehen. Will dagegen wird liebevoll zu Hause in Cincinnati umsorgt, seine Eltern haben die Mittel, sich für seine Erziehung einzusetzen. Dennoch musste Vincent ständig an das Bild der bewegungslos in ihrer Wiege liegenden Dawn denken, wenn ihr Sohn tagsüber ein Schläfchen machte, oder wenn sie frühmorgens, nachdem sie ihn gefüttert hatte, im Bett lag und sich immer wieder sagte: »Es geht ihm gut. Er ist in seinem Bettchen. Es geht ihm gut« – ein Mantra der Wahrheit gegen ihre größte Angst. Sie konnte es sich nicht erklären.

»Ich kam mir so dumm vor, weil ich mich wegen dieser Filmszene dermaßen verrückt machte«, erzählte sie mir, als Will sechs Monate alt war. »Und ich kam mir auch dumm vor, weil ich nicht wieder in Vollzeit arbeiten wollte.« Sie hatte Angst vor dem, was sie empfinden würde, sagte sie, und wie es sich auf ihre Fähigkeit, eine gute Mutter zu sein, und auf ihre Selbstwahrnehmung auswirken würde.

Auch Alice Owolabi Mitchell stellte sich selbst infrage.

Vor der Geburt ihrer Tochter hatte sie sich auf alle möglichen Szenarien vorbereitet. Sie wusste, dass die Risiken lebensbedrohlicher Komplikationen vor und nach der Geburt für sie als Schwarze Frau in den Vereinigten Staaten weitaus höher waren als für eine weiße werdende Mutter. Als Teenager hatte Owolabi Mitchell miterlebt, wie ihre eigene Mutter zwei Wochen nach der Geburt eines Sohnes an Herzstillstand gestorben war. Ihr kleiner Bruder war inzwischen 14 Jahre alt, und sie hatte ihn gemeinsam mit ihrem Ehemann großgezogen. Die Geschichte ihrer Mutter und ihre eigene waren eine große Belastung. Während der Schwangerschaft hatte Owolabi Mitchell mit einer Therapie angefangen und sich bei einer Vereinigung von Doulas um einen Betreuungsplatz bemüht. Außerdem plante sie, sich im nahe gelegenen Boston und in der

Nähe von Quincy, wo sie wohnte, einer diversen Müttergruppe anzuschließen.

Doch dann wurde Everly einen Monat zu früh geboren. Owolabi Mitchell hatte keine Möglichkeit mehr, letzte Vorbereitungen zu treffen, bevor sie beurlaubt wurde – sie war Grundschullehrerin –, oder sich von ihrer Klasse zu verabschieden. Sie hatte das Gefühl, dass es ihr nicht möglich gewesen war, sich auf die Ankunft ihres Babys einzustellen. Wenige Tage nach Everlys Geburt wurden in den Vereinigten Staaten Schutzmaßnahmen und Lockdowns aufgrund der Coronavirus-Pandemie eingeführt. Owolabi Mitchells Milcheinschuss ließ auf sich warten, und sie und Everly hatten Schwierigkeiten beim Anlegen und Stillen. Sie fragte sich, ob Everly genügend zu sich nahm, ob ihr eigener Stress den Milchfluss negativ beeinflusste und auf wie vielen Ebenen die Pandemie ihrer Familie gefährlich werden könnte. Alle Selbsthilfegruppen waren abgesagt. Da die meisten Arztpraxen geschlossen waren, vergingen erst sechs, dann sieben und schließlich acht Wochen, und Owolabi hatte noch immer keinen Termin für die übliche Untersuchung nach der Geburt bei ihrer Gynäkologin.

In diesen ersten Wochen quälte sie insbesondere eine Frage: Warum fühlte sie keine Bindung zu ihrem Baby? Sie hatte erwartet, bei Everlys Geburt eine tiefe Zuneigung zu empfinden, dass sie sich auf Anhieb so sehr in ihre Tochter verlieben würde, dass ihr diese Gefühle über die ersten verwirrenden Tage hinweghelfen und sie die Schmerzen nach der Geburt vergessen und sogar die Wirren der Pandemie überstehen lassen würden. »Ich habe erwartet, dass sich automatisch ein Schalter in mir umlegt, aber nichts passierte«, sagte sie mir. Und sie fragte sich: »Bin ich jetzt eine schlechte Mutter, weil ich nicht so empfinde?«

Obwohl meine Erfahrungen als erstmalige Mutter in den Einzelheiten unterschiedlich waren, ist mir doch vieles an den Geschichten von Owolabi Mitchell, Emily Vincent und so vieler anderer Eltern sehr vertraut. Unsere Erwartungen an uns selbst stimmten nicht mit der Realität überein. In den Tagen und Wochen nach der Geburt meines ersten Sohnes empfand ich Freude und ehrfürchtiges Staunen. Was ich nicht empfand, war eine natürliche Ruhe oder ein Gefühl der Klarheit und Gewissheit in meinen Gedanken oder Handlungen. Stattdessen war ich vielmehr in Aufruhr, in einer ständigen und ungewohnten inneren Bewegung. Wir alle hatten die Pforte der Geburt durchschritten und mussten mit Schrecken feststellen, dass die Topografie der Karte, die man uns als Wegweiser mitgegeben hatte, kaum mit dem übereinstimmte, was wir vorfanden. Wir waren auf das Festland zugesteuert – und nun trieben wir ohne Anker im Meer.

In meinen ersten Wochen und Monaten als Mutter begleitete die Sorge jeden meiner Gedanken als ein ständiges Hintergrundgeräusch. Sie war nie ganz weg. Mit den Sorgen kamen die Schuldgefühle. Und mit den Schuldgefühlen die Einsamkeit. Ich fühlte mich weder als die Mutter, die mein Sohn verdiente, noch als die von Natur aus sorgende Mutter, die ich, wie man mir immer wieder versichert hatte, sein würde. Die Umlaufbahn meines Lebens war geschrumpft und beschränkte sich nun auf den Sessel, auf dem ich saß, wenn ich meinen Sohn stillte, und auf das Zimmer, in dem seine Wiege neben unserem Bett stand. Selbst davon fühlte ich mich überfordert und kam mir wie eine Versagerin vor.

Nichts an diesen ersten Wochen – an dieser totalen Aufbietung, dieser Niedergeschlagenheit, die mit der Freude einherging – war so, wie ich es mir vorgestellt hatte. Gute Freunde, die bereits Kinder hatten, versicherten mir, es würde nach den ersten Monaten besser werden, sobald das Baby einmal durchschlief. Über das schwer zu benennende Gefühl, das ich empfand – als sei ich im Begriff, mich aufzulösen –, sprachen sie allerdings nicht. Ebenso wenig wie ich.

Die Monate vergingen, und meine Sorge ließ etwas nach, aber das Gefühl, in eine neue Realität eingetreten zu sein, in der ich mich nur schwer zurechtfand und in der sich alles ein Stück verschoben hatte, blieb. Manchmal konnte das durchaus aufregend sein. Ich entdeckte neue Kräfte in mir. Vor dem Spiegel, mit meinem Sohn auf dem Arm, betrachtete ich beeindruckt unsere beiden Körper, staunte über das, was ich da geschafft hatte. Manchmal, in der Schlange beim Einkaufen, hinter einer Mutter mit einem Kleinkind im Wagen, oder wenn ich auf dem Weg zur Arbeit jemanden mit der gleichen hässlichen Brustpumpe sah, die ich ebenfalls hatte, fragte ich mich, ob sie wohl ebenso empfanden wie ich. Hatten sie sich an die ständig vorbeirauschenden Schreckensvisionen gewöhnt, die sich bis zur Absurdität steigern konnten? (Was ist, wenn die verstopfte Nase das erste Zeichen einer Lungenentzündung ist? Was ist, wenn ich auf der Treppe stürze, während ich ihn trage? Was ist, wenn mein Kind eines Tages eine dieser gefürchteten Waschmittelkapseln verschluckt?) Weinten sie auch manchmal unkontrolliert vor sich hin, wenn sie von einem gekenterten Boot voller Flüchtlinge im Mittelmeer lasen – oder vom neuesten Amoklauf in der Schule, dem neuesten Hassverbrechen –, und empfanden sie die Nachrichten nicht mehr nur als tragisch, sondern als einen körperlichen Schmerz, als tiefe Qual für das Baby einer anderen Person? Kannten sie auch diese seltsame Zerrissenheit zwischen dem Drang, aus der Dusche zu springen und das weinende Kind im Nebenzimmer zu trösten, und dem gleichzeitigen Wunsch, aus dem Badezimmerfenster zu klettern, weil man sich so verzweifelt nach einem Augenblick für sich allein, mit seinem früheren Selbst, sehnt?

Ich befürchtete, ihre Antwort darauf wäre ein Nein gewesen. Dass ich eine Außenseiterin war und jener Mutterinstinkt, der für Gleichgewicht im Tumult der neuen Elternschaft sorgt, bei mir einfach nicht vorhanden war. Oder, noch schlimmer, dass sich etwas tief in meinem Inneren verändert hatte. Dass es frei-gesetzt worden war.

Bücher über die Schwangerschaft und die Elternschaft streif-ten diese Frage, die ich über mich selbst als Mutter hatte, nur am Rande. Die erste Andeutung[2] einer etwas anderen Sichtweise entdeckte ich in einer zerfledderten, durch viele Hände gegan-genen Ausgabe von *Infants and Mothers: Differences in Develop-ment*, ein Buch des berühmten Kinderarztes T. Berry Brazelton, ursprünglich im Jahr 1969 erschienen. Brazelton schrieb, dass sich viele junge Mütter mit emotionalen und psychologischen Herausforderungen konfrontiert sähen, dass derlei Schwierig-keiten jedoch normal seien und »vielleicht ein wichtiger Teil ihrer Fähigkeit, ein anderer Mensch zu werden«. Bald darauf las ich andere Texte über das mütterliche Gehirn, und da ich von Natur aus jemand bin, der schon von Berufs wegen viele Fragen stellt, fing ich an, mich intensiv mit diesem Thema und der entsprechenden Forschung zu beschäftigen.

Häufig dachte ich an Brazeltons Worte, als ich mir die Stu-dien ansah, in denen die Veränderungen des Volumens der grauen Hirnsubstanz bei Müttern dokumentiert wurden, oder das, was eine Studie als »die umfassende Umgestaltung der Sy-napsen und neuronalen Aktivitäten« bezeichnete.[3] Ein halbes Jahrhundert zuvor hatte Brazelton bereits erahnt, was Wissen-schaftler heute durch Gehirnscans und in Tiermodellen nach-weisen, nämlich dass die Elternschaft eine »andere Art von Menschen« hervorbringt.

Bei der Geburt eines Kindes wird nicht einfach ein Schaltkreis aktiviert, der für den Mutterinstinkt bestimmt ist und nur im weiblichen Gehirn vorkommt. Forschungen zur Neurobiologie von Eltern haben damit begonnen, die vielen Möglichkeiten zu dokumentieren, wie die Geburt eines Kindes das Gehirn um-gestaltet und die neuronalen Rückkopplungsschleifen verändert, die bestimmen, wie wir auf unsere Umwelt reagieren, andere

Menschen lesen und auf sie reagieren und wie wir unsere eigenen Emotionen regulieren. Eltern zu werden, verändert unser Gehirn, funktional und strukturell, und zwar so, dass die physische und mentale Gesundheit einer Person für den Rest des Lebens davon beeinflusst wird. Die festgestellten Veränderungen bei schwangeren Müttern, der am gründlichsten untersuchten Gruppe, waren sogar derart signifikant, dass die Forschung die Mutterschaft mittlerweile als eine der wichtigsten Entwicklungsphasen des Lebens betrachtet. Inzwischen erforscht man auch, inwiefern sich die Gehirne *aller* Eltern, die sich um ihre Kinder kümmern, ganz unabhängig davon, wie sie Eltern wurden, durch die Intensität dieser Erfahrung und die damit einhergehende hormonelle Umstellung verändern. Wir werden durch die Elternschaft in einem sehr realen Sinne neu geformt.

In den meisten Büchern über Schwangerschaft oder ärztlichen Broschüren wird nur beiläufig erwähnt, dass der Hormonspiegel faktisch während der Schwangerschaft und Geburt stark ansteigt und danach jäh abfällt. Frischgebackene Eltern werden mit Informationsmaterial aus dem Krankenhaus entlassen, in dem behutsam vor dem »Babyblues«[4] gewarnt wird, eine Phase der Stimmungsschwankungen und leichten Depression, die viele Eltern in den ersten Wochen nach der Geburt erleben. Wir erfahren jedoch nur selten, was diese Hormonumstellungen bewirken.

Der Hormonschub rund um den Zeitpunkt der Geburt wirkt wie ein Eilbefehl für den Umbau des Gehirns und sensibilisiert es für die Schaffung neuronaler Bahnen,[5] die zunächst die Eltern – trotz Selbstzweifeln oder mangelnder Erfahrung – motivieren, die Grundbedürfnisse ihres Babys in den schwierigen ersten Tagen zu erfüllen, und sie dann für einen längeren Zeitraum darauf vorbereiten, zu lernen, wie sie für ihr Kind sorgen. Babys verändern sich so schnell wie das Wetter. Ehe wir es uns versehen, wachsen sie zu laufenden, sprechenden Wesen mit komplexen körperlichen und emotionalen Bedürfnissen heran. Eltern müssen in der Lage sein, sich mit ihren Kindern zu verändern. Das Gehirn stellt sich auf diesen Prozess ein: Es wird formbarer, anpassungsfähiger, als es normalerweise ist, vielleicht sogar mehr als zu jedem anderen Zeitpunkt im Erwachsenenalter.

Die physiologischen Veränderungen sind erheblich. Mithilfe bildgebender Verfahren und anderer Instrumente konnten eindeutige Veränderungen der physischen Struktur im Hirn erstmaliger Mütter erkannt und nachgewiesen werden. Das Volumen von Hirnarealen, die bei der Fürsorge und Erziehung eine entscheidende Rolle spielen, einschließlich jener Areale, die unsere Motivation, Aufmerksamkeit und sozialen Reaktionen beeinflussen, hat sich erheblich vergrößert. Dabei handelt es sich um komplexe strukturelle Veränderungen. Offenbar verändert sich der Umfang einiger Areale[6], und sie wachsen oder schrumpfen, während das Gehirn sich den rasch wandelnden Anforderungen der neuen Elternschaft anpasst, insbesondere während der Schwangerschaft und in den ersten Monaten mit dem Neugeborenen. Dieser Prozess, so die Annahme, stellt eine Feinabstimmung des Gehirns auf die Anforderungen der Elternschaft dar.

Forscher haben ein Grundmuster im Hirn erstmaliger Eltern entdeckt, das sich im Laufe der Schwangerschaft allmählich herausbildet: ein Schaltkreis der Fürsorge, der aktiviert wird, sobald Eltern beispielsweise Tonaufnahmen ihres schreienden Säuglings hören oder auf Bilder oder Filme reagieren, die ihr lächelndes oder weinendes Kind zeigen. Dieser Schaltkreis ist auch dann aktiv,[7] wenn die Mutter keiner besonderen Tätigkeit nachgeht und etwa in der Röhre eines fMRT-Gerätes liegt und ihren Gedanken nachhängt. Die Fürsorge für ein Baby ändert das, was in der Forschung als funktionale Architektur des Hirns bezeichnet wird, jenes System, innerhalb dessen sich Gehirntätigkeiten abspielen. Und bemerkenswerterweise bleiben diese Veränderungen nicht nur Wochen oder Monate nach der Geburt des Kindes[8] bestehen, sondern noch Jahrzehnte später, nachdem unsere Erziehungszeit bereits abgeschlossen ist.

Folgt man der Wissenschaft, werden bei der vollständigen Renovierung des elterlichen Gehirns also weit mehr als nur ein paar Möbelstücke umgestellt, um etwas Platz zu schaffen. Eltern zu werden, bedeutet, dass tragende Wände verschoben werden. Es verändert den gesamten Grundriss bis auf den Einfallswinkel des Lichts.

Mit der Zeit übte mein zunehmendes Wissen über diese Vorgänge eine beruhigende Wirkung auf mich aus. Das Hirn verändert sich, wenn man ein Baby bekommt. Das gilt nicht nur für jenes Fünftel der Eltern, die unter postpartalen Stimmungs- oder Angststörungen leiden, sondern für *alle*. Für die Gesamtheit *aller Eltern*. Nach der ersten, orientierungslosen Zeit der frühen Mutterschaft war diese fundamentale Wahrheit für mich wie ein Rettungsanker. Vielleicht war der Aufruhr, den ich empfand, doch nichts Ungewöhnliches und gehörte unvermeidlich zur Neuorientierung des Hirns auf die Mutterschaft dazu. Diese Erkenntnis rief eine neue Reihe von Fragen hervor: Gab es da noch etwas, was mir entgangen war? Wie genau änderte sich das Hirn und welche Auswirkungen hatten diese Veränderungen auf mein Leben? Und warum hatte ich das nicht schon vorher erfahren?

Die Geschichte, die mir die Wissenschaft erzählte, handelt jedenfalls mit Sicherheit nicht von einer Frau, die, ausgestattet mit dem Zaubermittel der Mutterliebe, auf jedes Bedürfnis ihres Babys reflexhaft richtig reagiert, jegliche Selbstaufopferung klaglos hinnimmt und einfach den Born mütterlicher Weisheit anzapft. Dieses Narrativ hat mit der Erfahrung erster Mutterschaft ungefähr ebenso viel zu tun wie die Märchenprinz-Geschichten von Disney mit der heutigen Dating-Welt.

Stattdessen berichtet die Wissenschaft, dass werdende Elternschaft mit einer Art Überflutung einhergeht. Wir sind diesem Ansturm der Eindrücke unserer sich verändernden Körper und Gewohnheiten kaum gewachsen. Oder den hormonalen Veränderungen im Laufe der Schwangerschaft, der Geburt und des Stillens. Oder natürlich den Eindrücken von unseren Babys selbst, mit ihrem typischen Geruch, ihren winzigen Fingern, ihrem leisen Glucksen und ihren niemals endenden Bedürfnissen. Man könnte es schon beinahe als brutal bezeichnen, wie vollständig wir von diesen Veränderungen überwältigt werden, wie ein den Naturgewalten ausgesetzter Felsblock an der Meeresküste. Einige Forscher bezeichnen es als umfeldbedingte Komplexität der jungen Elternschaft.[9] Die Gesamtheit der neuen Inhalte, die unser Gehirn mit einem Mal verarbeiten muss, mag auf uns desorientierend und stressig wirken. Aber das hat seinen Zweck.

Denn gerade diese Flut von Anreizen nötigt uns, uns um das Neugeborene in seinem besonders verwundbaren, hilfsbedürftigen Zustand zu kümmern, weil elterliche Liebe weder automatisch erfolgt noch absolut ist. In gewissem Sinne arbeitet das Gehirn, damit unsere Babys am Leben bleiben, bis unser Herz gleichzieht. Das Gehirn verwandelt uns in schützende, nahezu obsessive Hüter, obwohl viele von uns keinerlei Erfahrung darin haben, ein Kind großzuziehen. Allein schon deswegen hätte es allerhöchste Bewunderung verdient. Und das ist nur der Anfang.

Wissenschaftler verfolgen seit einer Weile, inwieweit die durch die Geburt eines Kindes verursachten Veränderungen im Gehirn das Verhalten einer Person, ihr Dasein, ihr gesamtes Leben beeinflussen. Wer fragt, wie viel man darüber bis heute tatsächlich weiß, erhält unweigerlich die Antwort: »Viel zu wenig.« Die Arbeit steht erst am Anfang. Doch die bisherigen Ergebnisse und Fragen, die sie aufwerfen, sind bereits sehr bedeutungsvoll. Mich damit zu beschäftigen, war für mich ungefähr so, als würde ich mein eigenes Bild im Schaufenster einer geschäftigen Einkaufsstraße sehen – eine Möglichkeit, mich selbst zu erkennen.

Forscher und Forscherinnen haben festgestellt, dass sich Mutterschaft allem Anschein nach darauf auswirkt, wie Mütter andere lesen und auf soziale und emotionale Schlüsselreize reagieren; das betrifft nicht nur ihre eigenen Babys,[10] sondern auch ihre Partner und andere Erwachsene. Möglicherweise verändert die Mutterschaft außerdem ihre Fähigkeit, emotionale Zustände zu regulieren[11], und hilft ihnen dabei, selbst dann – relativ – ruhig zu bleiben und besonnen zu reagieren, wenn sie mit einem schreienden Säugling (oder einem trotzigen Vorschulkind oder einem launischen Teenager) konfrontiert sind. Während echte, aber meist kurzfristige Gedächtnisaussetzer während der Schwangerschaft und der postpartalen Phase zwar durchaus häufiger vorkommen[12], konnte aber auch festgestellt werden, dass Mutterschaft in bestimmten Kontexten die Handlungsfähigkeit verstärkt und somit eine Person befähigt, strategischer vorzugehen und sich mehreren Aufgaben gleichzeitig zu widmen. Obwohl die bisher vorliegenden Daten noch recht unübersichtlich sind, legt eine kleine Anzahl von Studien dennoch nahe, dass Mutterschaft sogar im späteren Leben die kognitiven Fähigkeiten schützen könnte.[13]

Die Fragen, die in diesem Feld an vorderster Stelle stehen, sind dringend und auf frustrierende Weise grundlegend. Bisher wurde Elternschaft von der Wissenschaft vernachlässigt. Man ordnete sie eher dem moralischen oder »weichen« soziologischen Bereich zu und hielt sie einer rigorosen Untersuchung für nicht würdig. Es herrschte die Überzeugung,[14] menschliches mütterliches Verhalten sei, über die Schwangerschaft und das Stillen hinaus, vollständig durch soziale und individuelle

Faktoren bestimmt und kaum durch physiologische. Tatsächlich kommt jedoch die Gesamtheit aller psychosozialen und neurobiologischen Elemente in der Elternschaft zum Tragen: ein Wandel der Lebensführung und ein Wandel des Selbst.

Davon sind führende Forscher auf diesem Feld mittlerweile überzeugt – viele von ihnen sind Frauen, wie ich hier noch anmerken möchte –, und sie suchen nach Antworten, die weitreichende Folgen haben könnten. Warum führen die Veränderungen im Gehirn, die Eltern zur Fürsorglichkeit motivieren, zugleich dazu, sie auf eine Art und Weise verwundbar zu machen, die ihr ureigenstes Ziel gefährdet? Welche langfristige Bedeutung hat die reproduktive Geschichte einer Person, auch wenn sie keine Kinder bekommen hat, auf deren Gesundheit? In welcher Weise interagiert eine gehirnverändernde Suchterkrankung mit der gehirnverändernden Phase junger Elternschaft? Beeinflussen die schwangerschaftsbedingten Veränderungen des Hirns die Wirksamkeit von Antidepressiva in der postpartalen Periode? Inwiefern wirken sich Traumata, in allen Formen, einschließlich der verbreiteten Erfahrung einer Fehlgeburt und eines Geburtstraumas, im Laufe der Zeit auf das Erleben der postpartalen Phase und der mentalen Gesundheit aus? Abgesehen von Witzen über scheinbar demente Mütter, was verändert sich tatsächlich in den kognitiven Funktionen einer Person, die ein Kind bekommen hat? Inwiefern beeinflussen diese Gehirnveränderungen Kreativität und emotionale Zustände? Welche langfristigen Auswirkungen haben sie?

Für mich steht inzwischen außer Frage, wie relevant das Thema des elterlichen Gehirns nicht nur für Menschen ist, die Geburtskurse besuchen oder irgendwie die ersten Wochen zu Hause mit einem Neugeborenen überstehen müssen. Dieses Thema ist auch für Großeltern und politische Entscheidungsträger, für Menschen in der Gesundheitsfürsorge und im Rechtsbeistand, für arbeitende Eltern und deren Arbeitgeber von Belang und daneben für alle, die selbst daran denken, Eltern zu werden, und nach Informationen suchen, die über die gängige Mythologie hinausgehen und ihnen bei ihrer Entscheidung helfen. Die Wissenschaft kann dazu beitragen, normatives Gender-Denken im privaten Bereich und bei der Arbeit zu verändern, sie kann politische Entscheidungen voranbringen, die tatsächlich Eltern mit kleinen Kindern zugutekommen und die Beziehung zwischen Eltern und Gesellschaft neu ausgestalten. Zumindest jedoch verändern diese Erkenntnisse die Geschichten, die wir uns über unsere individuellen Erfahrungen der Elternschaft und über die Welt rings um uns erzählen, Geschichten, die unbedingt neu geschrieben werden müssen. Geschichten über das Innenleben der Rotkehlchenmutter oder meine eigene Zerrissenheit.

Die Wissenschaft hat etwas Entscheidendes zutage gefördert, das ganz offensichtlich in der alten Geschichte vom Mutterinstinkt fehlt: die Zeit. Eine Mutter oder Eltern zu werden, ist ein Prozess. Wer noch nie für eine andere, verletzliche Person gesorgt hat, kann nicht auf eine grundsätzliche Fähigkeit zur Elternschaft zurückgreifen. Man wächst allmählich in die Aufgabe hinein. Das kann ein ebenso schmerzhafter wie wirkmächtiger Prozess sein. Und obendrein ein langfristiger. Die unterschiedlichsten Faktoren beeinflussen seine Entwicklung. Inwieweit würden sich unsere Erwartungen ändern – die wir an uns selbst stellen und woran wir andere messen –, wenn wir diese grundlegende Wahrheit erkennen könnten?

Tatsächlich wissen wir das schon seit langer Zeit. Viele, die diese Veränderungen durchlebten, haben das festgestellt. Feministische Wissenschaftlerinnen erklären bereits seit Generationen, dass eine Menge von dem, was man uns über Mutterschaft erzählt, insbesondere die Vorstellung eines fest verdrahteten, universellen und für die weibliche Identität wesentlichen mütterlichen Instinktes, nicht stimmt. Anfang der 60er-Jahre legten ein einfühlsamer Forscher an der Rutgers University und sein Team eine Arbeit vor, in der sie ihre Untersuchungen zu Hauskatzen dokumentierten und diese Aussagen mit belastbaren Ergebnissen untermauerten.

Jay S. Rosenblatt war eine recht ungewöhnliche Erscheinung, denn er untersuchte im Laufe seiner Karriere nicht nur die komplexe Psychobiologie des mütterlichen Verhaltens bei Säugetieren, sondern war auch als Psychoanalytiker tätig. Außerdem malte er[15] und hatte im Zweiten Weltkrieg als Camoufleur gearbeitet, vielleicht ein Hinweis auf seine Fähigkeit, Verborgenes zu erkennen.

Jahrzehntelang hatten viele seiner Kollegen und die meisten seiner Vorgänger mütterliche Verhaltensmuster über alle Arten hinweg betrachtet – die Neigung, sogar als erstmalige Mütter Nester zu bauen und ihre Jungen zu füttern und zu schützen – und diese als so einheitlich, so typisch für die weiblichen Tiere bewertet, dass es sich ihrer Ansicht nach um ein angeborenes geschlechtliches Merkmal handeln musste. Weibliches Verhalten sei »fraglos angeboren«,[16] erklärte Frank A. Beach Jr., Pionier auf dem Feld der behavioralen Endokrinologie, im Jahr 1937. Diese Sicht sollte lange maßgeblich bleiben. »Forschungen über das mütterliche Verhalten der Ratte haben deren Handlungen ausnahmslos als angeboren klassifiziert.« Angeboren im Gegensatz zu erlernt oder erworben. Ein Teil der Werkseinstellung gewissermaßen.

Auch Neugeborene wurden für eine Weile auf ähnlich statische Weise betrachtet, als Geschöpfe, die heranwachsen und lediglich motorische, aber keine sozialen Fertigkeiten entwickeln, bis sie die Neugeborenen-Phase hinter sich lassen. Die Autoren und Autorinnen einer Studie aus dem Jahr 1950 verfolgten die Entwicklung von Welpen und hielten fest, dass die Fähigkeit der Hunde, in den ersten Lebenswochen etwas zu erlernen, »extrem begrenzt« sein müsse.[17] Der Mensch sei ähnlich beschaffen, befanden sie. Zu Beginn eines neuen Lebens, so die Überzeugung, schienen Mutter und Kind hauptsächlich instinktiv zu handeln.

Instinkt ist seit jeher ein recht unscharfer Begriff und galt generell als eines der Verhaltensmuster, das alle Mitglieder einer Spezies ohne vorheriges Erlernen auf nahezu dieselbe Art und Weise ausführen, etwa die Migrationsflüge der Zugvögel oder die besondere Rolle jeder einzelnen Biene beim Bau des Bienenstockes. Psychologen, die im ausgehenden 19. und frühen 20. Jahrhundert mit einer Theorie des Instinkts aufwarteten, waren sich bei der Begriffsdefinition des Instinkts und über dessen Wirkungsweise häufig uneins. In den frühen 50er-Jahren wurde durch den österreichischen Ethologen Konrad Lorenz und andere die Vorstellung populär, dass artentypische Verhaltensmuster auf ererbte, maschinenähnliche Mechanismen des zentralen Nervensystems zurückgehen. Von Lorenz stammt die berühmte Beschreibung des Prozesses der Prägung, bei dem das gerade geschlüpfte Küken bestimmter Vogelarten sich eng an das erste Lebewesen oder Objekt anschließt, das sich bewegt. Lorenz' Beobachtungen der Vögel, die sich auf ihn prägten, schufen die Grundlagen seiner Instinkttheorien der gesamten Lebensspanne und insbesondere die Verbindung zwischen Müttern und ihren Babys.

Nach Lorenz' Überzeugung geht Instinktverhalten[18] auf ererbte Impulse zurück; diese wiederum werden in bestimmten Hirnrealen aufgebaut, wo ein Schlüsselreiz eine bestimmte Handlungsantwort auslöst. Die Wissenschaftshistorikerin Marga Vicedo setzt sich in ihrem Buch *The Nature & Nurture of Love* mit Lorenz und den von ihm beeinflussten Psychologen und Psychoanalytikern auseinander und zeigt, dass Lorenz häufig auf eine eingängige Analogie von Schloss und Schlüssel zurückgriff, um angeborenes Verhalten und die jeweiligen

Schlüsselreize, die es in Gang setzen, zu beschreiben. »Die Form des Schlüssels«, schrieb er, »ist vorherbestimmt.« Lorenz sah das instinktive Verhalten von Müttern und Babys als ein komplexes System solcher Schlösser und eines großen Schlüsselbundes mit Auslösereizen, die vor langer Zeit geschmiedet wurden.

Lorenz' Werk und sein Schreiben waren in vieler Hinsicht für die artenübergreifende Verhaltensforschung relevant. Mit zwei anderen Verhaltensforschern[19] erhielt er 1973 den Nobelpreis für ihre Arbeit über Prägung und das umfassendere Thema, inwieweit genetische Anlagen das Verhalten bestimmen. Einige Fachkollegen hielten die Auszeichnung für fragwürdig,[20] da Lorenz im Jahr 1938 bekanntlich der NSDAP beigetreten war – eine Entscheidung, die er später nach eigenem Bekunden bedauerte. Damals hatte er mit seinen Verhaltenstheorien auch die Vorstellung der Rassenreinheit eines Staates unterstützt und sich gegen die Ausbreitung von »sozial minderwertigem Menschenmaterial« ausgesprochen. Dennoch wird er in der gesamten modernen Fachliteratur über das elterliche Gehirn zitiert; zum einen wegen seiner grundlegenden Arbeit, wie soziale Bindungen biologisch verankert sind, und zum anderen wegen seiner populären Theorie über das *Kindchenschema*, wonach bestimmte Gesichtszüge als Schlüsselreiz im Gehirn der Eltern wirken.

Lorenz legte nahe,[21] dass äußerliche Merkmale des Kleinkindes – großer Kopf, runde Wangen, unbeholfene Bewegungen und ein gestauchter Körper, der einem »schlaffen Fußball« ähnelt – ein instinktives Verhalten auslösen. Insbesondere Frauen neigen dazu, das Baby schützend in den Arm zu nehmen, eine liebevolle Reaktion, die auch Lorenz' eigene Tochter bei einer niedlichen Puppe zeigte. Neue und sorgfältigere Forschungen bekräftigen die Annahme, niedliches Aussehen könne mächtige und messbare Aktivitäten im menschlichen Gehirn auslösen, wenngleich sich diese Zuordnungen glücklicherweise etwas anders gestalten und nicht mehr der gesellschaftlichen Vorstellung zugrunde liegen, Puppen bedeuteten für Mädchen automatisch das Gleiche wie Babys für Frauen.

Lorenz' strenge Definition des Begriffes Instinkt, wonach dieser vom Kontext der Lebensumstände und Umwelt einer Person und deren Erfahrung getrennt und in ein Individuum eingebaut ist wie ein Organ, hatte für Mütter äußerst nachteilige Auswirkungen. Mit seiner Arbeit zog Lorenz das Publikum in seinen Bann. Da stand er, mit bloßem Oberkörper[22], in einem Teich und plauderte mit seinen Junggänsen, und darüber prangte die Schlagzeile der Zeitschrift *Life* von 1955: »Die adoptierte Gänsemutter«. Er fand auch viel Anklang unter den Spezialisten für kindliche Entwicklung,[23] die in seinen Theorien ihre eigenen Vorstellungen in Bezug auf das Fürsorge- und Bindungsverhalten zwischen menschlichen Müttern und ihren Babys bestätigt sahen. Vicedo hält fest, wie Lorenz im Laufe seiner Karriere immer kühner wurde, und das obwohl (oder weil) die Kritik vonseiten seiner Fachkollegen aus der zoologischen Verhaltensforschung lauter wurde. Während er zunächst nur davon sprach, es sei wahrscheinlich, dass jene Art der mechanischen Prägung, die er bei Gänsen beobachtet hatte, auch bei menschlichen Kindern stattfinde, stellte er diese Annahme später als Fakt dar. Und wer ihn nicht beachtete, besiegelte den Untergang der Menschheit. Mütter verbrächten zu wenig Zeit mit ihren Babys,[24] so Lorenz, und zerstörten damit »erblich bedingtes Sozialverhalten«. Folgerichtig äußerte er gegenüber der *New York Times*,[25] die »Fähigkeit, persönliche Bindungen einzugehen, verkümmere« und Gewalt und Verbrechen nähmen innerhalb der Gesellschaft zu. Aus Lorenz' Sicht müssen Mütter in Übereinstimmung mit ihren ererbten Instinkten handeln, oder sie setzen die Zukunft unserer Spezies aufs Spiel.

Inzwischen hat die Wissenschaft dieser Annahme eine Abfuhr erteilt. Da wir das Gehirn heute als ein komplexes Netzwerk aus Reaktionen begreifen, die auch durch unsere gelebte Erfahrung und unser physisches und soziales Umfeld bestimmt werden, lässt sich eine so stark vereinfachende Vorstellung von einer Energie, die sich gleichsam in einem bestimmten Hirnareal aufbaut und nur auf einen spezifischen Auslöser wartet, nicht länger halten. Dennoch haben viele von Lorenz' Vorstellungen über einen genetisch bestimmten Mutterinstinkt die Zeit überdauert.

Werdende Eltern erwarten häufig, dass sie in den ersten Augenblicken mit dem Neugeborenen ein überwältigendes Gefühl der Zuneigung und Wärme verspüren und der Anblick des Gesichts ihres Kindes sofortige und innige Liebe in ihnen auslöst, wie man es ihnen während der Schwangerschaft immer erzählt hat. Viele von uns sind entsprechend verwirrt, wenn sich andere Gefühle einstellen. Trauer und Betroffenheit. Oder sie haben ambivalente Gefühle. Liebe und Angst. Freude und Bedrohung. Wenn etwas während der Schwangerschaft oder nach der Geburt unseres Kindes schiefläuft und es Komplikationen oder andere Stressfaktoren gibt – etwa eine schwierige Partnerschaft, finanzielle Sorgen oder eine globale Pandemie –, dann können diese unsere nachgeburtlichen Erfahrungen auf unvorhersehbare Weise beeinflussen und uns vermutlich schon zu diesem Zeitpunkt glauben lassen, versagt zu haben. Lorenz' Stimme hallt in allen quälenden Diskussionen darüber nach, wie wir Kinderfürsorge und Karriere miteinander vereinbaren können. Und sie ist ebenfalls hörbar, wenn wir erfolglos versuchen, unser weinendes Neugeborenes in den frühen, desolaten Morgenstunden zu trösten, und uns fragen, was mit uns oder mit unserem Baby oder mit unserer Bindung nicht stimmt. Warum nur passt der Schlüssel nicht ins Schloss?

Jay Rosenblatt hatte andere Ansichten. Er war beeinflusst von dem Tierpsychologen T.C. Schneirla, der Lorenz in seinen Vorstellungen über angeborene Eigenschaften und Instinkte widersprach. Schneirla glaubte vielmehr an eine individuelle Entwicklung des Einzelnen, die schon in den frühesten Stadien des Lebens nicht nur davon beherrscht wird, was einige als genetisch vorbestimmte physische Reifeprozesse ansahen, sondern auch von der gesamten Erfahrung des jeweiligen Individuums, und zwar im weitesten Sinne.[26] Entwicklung, so Schneirla, findet durch den Einfluss einer Lebensphase auf die nächste statt und indem eine Anzahl unterschiedlicher Stimuli, genetische Einflüsse und umweltbedingte Faktoren eingeschlossen, »untrennbar miteinander verschmilzt«. Heute gehen wir grundsätzlich davon aus: Die Komplexität des jeweiligen Umfeldes beeinflusst die Genexpression. Ein bestimmtes Set von Genen, ein Genotyp, kann daher je nach Kontext zu unterschiedlichen charakteristischen Eigenschaften, Verhaltensmustern oder Phänotypen führen.

Um diese Theorie zu bestätigen, müsste es demnach zutreffen, dass selbst nur wenige Tage alte Säugetiere in bedeutungsvoller Weise auf ihr Umfeld reagieren. Gemeinsam mit einem Kollegen untersuchten Rosenblatt und Schneirla das Verhalten neugeborener Kätzchen und dokumentierten ihre ganz normalen effizienten Säuge- und Entwöhnungsmuster.[27] Anschließend führten sie eine Studie durch, in der sie einige Kätzchen für eine bestimmte Zeit von ihrem Wurf isolierten; sie brachten die Jungtiere in ein Gehege mit einer Art künstlicher Mutter – eine Brutmaschine mit einer flauschigen Plattform, an der sie saugen konnten. Die in den ersten Lebenswochen isolierten Jungtiere gewöhnten sich problemlos an den Brüter, hatten dann aber, sobald sie zum Wurf zurückkehrten, Schwierigkeiten, sich an der Mutter zu orientieren und ihre Zitzen zu finden. Kätzchen, die bei dieser Isolierungsphase etwas älter waren, hatten dagegen weniger Schwierigkeiten, die Mutter ausfindig zu machen, saugten dann allerdings an ihrem ganzen Körper und sogar an ihrem Gesicht, um die Milchquelle zu finden. Diejenigen, die man erst nach fünf Wochen isolierte, hatten wiederum andere Anpassungsschwierigkeiten, sobald sie zur Mutter zurückkehrten.

Während ihrer Isolierung war die Katzenmutter mobiler geworden, und die anderen Kätzchen hatten beim Füttern eine größere Eigeninitiative entwickelt. Für die zurückgekehrten Kätzchen war es nicht einfach mitzuhalten. Weil sie nicht da waren, hatten sie sich den veränderten Gewohnheiten nicht anpassen können. In der Isolation hatten die Kätzchen versäumt zu lernen, wie man in einer Gruppe und von einer lebenden, schnurrenden Mutterkatze trinkt, deren Fellzeichnung, Gerüche und sanftes Schubsen ihnen bei der Orientierung geholfen hätte. Sie hatten sich nicht in typischer Weise entwickeln können, nämlich nach und nach und in Resonanz auf ihre Umwelt, gemeinsam mit den anderen Kätzchen.

Rosenblatts Arbeit über Jungkatzen beeinflusste auch seinen Blick auf Tiermütter: Er betrachtete sie nicht als eine Art unverrückbaren Pfeiler, um den die heranwachsenden Jungen kreisten, sondern vielmehr als Organismus, der sich im Zusammenspiel mit dem Wurf entwickelte und veränderte. Im Jahr 1958 schloss sich Rosenblatt dem Institute of Animal Behavior der Rutgers University an, gegründet von Daniel Lehrman. Einige Jahre zuvor, als Lorenz in den Vereinigten Staaten zunehmend populär wurde, hatte Lehrman eine prägnante Analyse veröffentlicht und darin viele Schlussfolgerungen Lorenz' in Bezug auf das menschliche Verhalten als »schlichtweg oberflächlich« bezeichnet.[28] Rosenblatt und Lehrman führten eine Reihe von Studien mit Laborratten durch und entwickelten auf dieser Basis eine neue Theorie über mütterliche Verhaltensmuster, die Lorenz widersprach.

Bevor eine Laborratte trächtig wird, zeigt sie sich im Allgemeinen Jungtieren gegenüber eher abgeneigt. Sobald sie jedoch selbst Junge wirft, verändert sich ihr Verhalten. Sie zeigt eine Reihe von Verhaltensweisen, die für alle Rattenarten typisch sind. Sie baut ein Nest. Sie leckt die Jungen ab und legt sich über sie, damit sie säugen können. Findet sie eines außerhalb des Nestes, holt sie es wieder zurück. Diese neuen Verhaltensmuster zeigen sich unmittelbar nach der Geburt. Rosenblatt und Lehrman stellten jedoch fest, dass diese mütterlichen Verhaltensmuster sehr schnell verschwanden, wenn sie den Wurf direkt nach der Geburt aus dem Nest nahmen. Selbst wenn den Müttern nach einer Weile ein anderer Wurf zur Aufzucht gegeben wurde, waren sie mehrheitlich nicht mehr dazu in der Lage.[29] Die schwangerschaftsbedingten hormonellen und physiologischen Veränderungen lösten das mütterliche Verhalten aus, aber um es aufrechtzuerhalten, »ist die Präsenz des Wurfes unbedingt erforderlich«, schrieben Rosenblatt und Lehrman 1963 in einem Kapitel, das in ihrem Forschungsfeld bald als bahnbrechend angesehen wurde.[30] In anderen Worten: Die Geburt brachte die Dinge ins Rollen. Die Mutter entwickelte sich, indem sie mit ihren Jungen interagierte. Dafür war Zeit nötig.

Rosenblatt und Lehrman konnten auf vielen Ebenen nachweisen, dass das Verhalten von Müttern und Jungen nicht starr, sondern flexibel ist. Das mütterliche Verhalten änderte sich, wenn die Jungen zu einem bestimmten Zeitpunkt der nachgeburtlichen Phase aus dem Nest entfernt oder der Wurf einer Rattenmutter mit einem fremden Wurf, der Jungtiere eines anderen Alters umfasste, ausgetauscht wurde. Wurden ältere Jungtiere dagegen in die Obhut einer neuen Rattenmutter gegeben, schenkte diese ihnen deutlich mehr Fürsorge, als sie es in ihrem Alter brauchten, was wiederum die Entwicklung der jungen Ratten verlangsamte. Eine Mutterratte, so die Erkenntnis, war kein starres Schloss, in dem ein Schlüssel umgedreht wurde. Sie wuchs und wandelte sich ebenfalls.

1967 veröffentlichte Rosenblatt Ergebnisse, die populäre Vorstellungen der Mutterschaft weiter erschütterten.[31] Sozusagen per Zufall fanden er und seine Kollegen am Institute of Animal Behavior heraus, dass jungfräuliche weibliche Ratten sich dann um einen Wurf kümmerten, wenn sie eine Zeit mit den Jungtieren zusammenlebten.[32] Nach zehn oder mehr Tagen mit dem Wurf waren beinahe alle von ihnen mit dem Nestbau beschäftigt und legten sich, wie zum Säugen, über den Wurf, obwohl sie natürlich keine Milch produzierten. Männliche Ratten, die sich außerhalb des Labors normalerweise nicht um den Nachwuchs kümmerten, verhielten sich ähnlich. Nach einiger Zeit mit den Jungtieren fingen auch die männlichen Ratten in fast genau dem gleichen Maß wie die Weibchen an, die Jungen zu lecken, sie ins Nest zurückzuholen oder sich zum Säugen über den Wurf zu legen.

Selbstverständlich beschleunigen die hormonellen Veränderungen in Mutterratten während der Schwangerschaft die Entwicklung mütterlichen Verhaltens. Aber das gleiche Verhalten kann sich auch ohne Hormonveränderung und geschlechtsunabhängig einstellen. »Mütterliches Verhalten«, schrieb Rosenblatt, »ist demnach eine grundsätzliche, charakteristische Eigenschaft der Ratte.«[33] Und damit nicht nur der weiblichen Ratte allein vorbehalten.

Zwischen menschlichen Eltern und Laborratteneltern bestehen signifikante Unterschiede. Beiden Gehirnen gemeinsam sind eine Säugetierarchitektur und die gleichen Grundbausteine,[34] aber sie unterscheiden sich dennoch erheblich. So ist die menschliche Großhirnrinde (Cortex cerebri) vielfach und auf komplexe Weise gefaltet, die der Ratte dagegen glatt. Nager orientieren sich vor allem durch ihren ausgeprägten Geruchssinn; sie besitzen einen stark vergrößerten Riechkolben (Bulbus olfactorius), der beim Menschen verhältnismäßig klein ist. Das mütterliche Verhalten der Laborratte spielt sich in vorhersehbaren Mustern ab, wobei das Lecken eine besonders wichtige Rolle spielt, bis es etwa vier Wochen nach der Geburt abrupt eingestellt wird. Ratten können in einem Jahr eine Vielzahl von Schwangerschaftszyklen und Würfen durchlaufen. Mütterliches Verhalten beim Menschen hingegen erstreckt sich über Jahre oder häufig sogar Jahrzehnte und bringt es oft mit sich, dass sich Eltern gleichzeitig um Kinder unterschiedlicher Altersstufen mit jeweils sehr unterschiedlichen Bedürfnissen kümmern. Menschliche Elternschaft ist bemerkenswert vielgestaltig, von Familie zu Familie, von einer Generation zur nächsten, und beeinflusst von zahllosen sozialen, politischen und wirtschaftlichen Faktoren. Von den Untersuchungsergebnissen Rosenblatts bei Laborratten auf direkte Wechselwirkungen mit dem menschlichen Verhalten zu schließen, hieße, Lorenz' Trugschlüsse unter anderen Vorzeichen zu wiederholen.

Dennoch haben sich die Grundprinzipien, wie sie Rosenblatt und Kollegen zuerst in den frühen 60er-Jahren vorstellten, über Jahrzehnte hinweg in der Forschung bewährt, und zwar so weitgehend, dass viele ihn heute als den »Vater der Mutterschaftsforschung«[35] betrachten, sowohl wegen seiner bahnbrechenden Arbeit als auch wegen seiner Fähigkeiten in der Lehre. So gut wie jede größere schriftliche Arbeit der vergangenen 30 Jahre über das menschliche elterliche Gehirn geht auf Studierende von Rosenblatt oder deren Studenten und Studentinnen zurück. Ihre Arbeiten bestätigen die Vorstellung,[36] dass alle Säugetiermütter sehr ähnliche physiologische Veränderungen im Laufe der Schwangerschaft, der Geburtswehen, der Geburt und des Stillens erleben und dass die Hormone, die diese Vorgänge antreiben, auch Priming-Prozesse im Gehirn auslösen, die zeitweilig dafür sorgen, dass Mütter ihren Babys, die mit ihrer eigenen genetischen Ausstattung und Wirkmächtigkeit zur Welt kommen, extrem viel Aufmerksamkeit schenken.

Sehr schnell werden die Signale des Babys zu einem mächtigen Stimulus, der im Hirn der Mutter langfristig erhebliche Veränderungen bewirkt, damit sie die Bedürfnisse des Kindes und ihre eigenen abstimmen kann, selbst wenn sich die Letzteren unaufhörlich ändern. Babys und ihre Eltern entwickeln sich auf neuronaler Ebene gemeinsam, nicht nur als Reaktion auf ihre genetische Ausstattung und ihr Umfeld, sondern auch als Reaktion aufeinander, wobei jede neue Phase auf der vorhergehenden aufbaut, in einem dauerhaften Prozess, der keineswegs sechs Wochen nach der Geburt, wenn ein Baby abgestillt wird, zu laufen anfängt oder in den Kindergarten geht, abgeschlossen ist. Diese Art des intensiven, aufeinander abgestimmten Wachsens ist möglicherweise für jede Mutter etwas Neues, noch nie zuvor Erlebtes. Und der Prozess betrifft nicht nur Mütter.

Auf den Spuren Rosenblatts haben heutige Forschende geklärt, dass »mütterliches Verhalten« eine grundsätzliche, charakteristische Eigenschaft des Menschen ist. Studien über Väter, nichtbiologische Väter bei gleichgeschlechtlichen Paaren eingeschlossen, haben festgestellt, dass die Gehirne von Männern, die sich regelmäßig um ihre Kinder kümmern, sich in verblüffend ähnlicher Weise verändern wie die Gehirne austragender Mütter.[37] Am deutlichsten zeigen sich diese Veränderungen in Arealen, die an der Verarbeitung eigener Emotionen, dem Lesen und Reagieren auf die Signale anderer beteiligt sind.

Für nichtaustragende Eltern verläuft der Prozess unterschiedlich, zumindest am Anfang. Die Schwangerschaft und das Stillen entfallen. Doch auch bei ihnen kann es zu einer signifikanten hormonellen Veränderung kommen, wenn sie Eltern werden. Forscher sind der Ansicht, dass die zusätzliche Praxis der Fürsorge für ein Baby – der direkte Kontakt – die Bildung eines Betreuungsschaltkreises fördert, der tiefgreifende Auswirkungen darauf hat, wie wir Familie wahrnehmen und von der Umwelt abgrenzen. Im Gehirn definiert sich Elternschaft nahezu ausschließlich durch die Aufmerksamkeit und Fürsorge, die sie bereitstellt.

Rosenblatts frühe Arbeiten empfinde ich auch heute noch als radikal. Vermutlich liegt das vor allem daran, dass viele Erkenntnisse der Forschung, die mich mit ehrfürchtigem Staunen erfüllen und mir während meiner eigenen Schwangerschaft eine große Hilfe waren, auf sein inzwischen sechs Jahrzehnte zurückliegendes Werk zurückgehen. Seine Forschungen widerlegen auf elegante Weise die Vorstellungen eines mechanischen Mutterinstinktes samt den auf dieser Lüge aufbauenden Geschlechtsnormen. Rosenblatt postuliert, dass der Beginn der Elternschaft schon in dieser Intensität angelegt ist, die uns fundamentale, anhaltende Veränderungen abverlangt. Obwohl Trauma, Stress oder andere Hindernisse disruptiv auf diesen Prozess einwirken können, lässt er sich dennoch, vielleicht im Unterschied zu einem starren Instinkt, reparieren und neu ausrichten. Ob Rosenblatt, der 2014 verstarb, seine Arbeit selbst als radikal betrachtet hat? Oder als feministisch?

Folgt man Alison Fleming, die 1972 bei Rosenblatt promovierte und anschließend 25 Jahre lang ein eigenes Forschungslabor an der Universität von Toronto in Mississauga leitete, hat er das bis zu einem gewissen Punkt durchaus. Rosenblatts Arbeit über männliche Ratten erschien zu einem Zeitpunkt, als viele, die sich in der Frauenbewegung engagierten,[38] einschließlich einiger Männer, eine intensivere Erfahrung der Vaterschaft wünschten und eine Gesamtüberholung der kulturellen Normen und öffentlichen Politik forderten, um Geschlechtergleichheit bei der Kindererziehung zu fördern. Einige griffen Rosenblatts Forschungsergebnisse als Bestätigung auf und erklärten, wie mir Fleming sagte: »Seht ihr? Väter können auch Eltern sein.« Aber falls Rosenblatt überhaupt politische Absichten hegte, so zielten sie vor allem auf seine Kollegen ab.

Rosenblatt und Lehrman hielten Lorenz' Ansichten über den

Instinkt für »absolut falsch«. Mütterliches Verhalten folge keinen »starren Mustern«, so Fleming. »Es ist kein mechanischer, automatisch ablaufender Vorgang. Es entwickelt sich. Und das war ein wichtiger, politischer Punkt für Jay.« Und es wurde ein wichtiger Punkt für Fleming.

Fleming hat umfangreiche Forschungsarbeiten vorgelegt, deren große Zahl noch steigt, denn obwohl sie inzwischen im Ruhestand ist, veröffentlicht sie weiterhin Studien ihrer eigenen Studenten, die sie als Mentorin betreut. (Ich habe auch gehört, dass Fleming als »Mutter der Mutterschaftsforschung« bezeichnet wird, womit Rosenblatt auf diesem Feld vermutlich zum Großvater wird.) Sie hat das mütterliche Verhalten bei säugenden Laborratten und menschlichen Erstgebärenden in allen Nuancen untersucht, den Einfluss von Kortisol und anderen Hormonen nachgewiesen und die Wechselwirkungen zwischen unserem Verhalten und den Veränderungen in den neuronalen Schaltkreisen dokumentiert. Wenn sie darüber spricht, was sie zu dieser Arbeit motiviert hat, spricht sie über ihre Töchter.

Flemings Mutter arbeitete bei den Vereinten Nationen und war das eindrucksvolle Vorbild einer intellektuellen und unabhängigen Frau – aber nicht unbedingt einer fürsorgenden Erzieherin. Fleming verbrachte den größten Teil ihrer Kindheit getrennt von ihrer Mutter. Als Fleming 1975 ihre erste Tochter erwartete, meinte sie, sie habe nicht zwingend mit Liebe auf den ersten Blick gerechnet. Dafür habe ihr ein Vorbild gefehlt, erklärte sie. Und tatsächlich war es auch zunächst nicht die große Liebe. Aber mit der Zeit wurde die Bindung an ihre Tochter sehr innig, und inzwischen ist sie von ihr und ihren Schwestern »geradezu besessen«. »Ich glaube, vor allem Erfahrung zählt«, erzählte sie mir.

Erfahrung ist wichtig. Das ist der Gegenpol zu Lorenz. Natürlich ist auch die Biologie der Elternschaft von Bedeutung, ebenso wie die hormonellen Schwankungen, die während der

Schwangerschaft und der Geburt auftreten, und die für die Spezies typischen Reaktionsschemata, die sich daraus ergeben. Im Jahr 2015 verfassten Fleming und zwei andere leitende Forscher einen Vergleich von Studien des mütterlichen Gehirns bei Menschen und nichtmenschlichen Säugetieren.[39] Sprache und Kultur prägen das menschliche Verhalten auf eine Weise, die Menschen möglicherweise einzigartig unter den Säugetieren macht. Das bedeutet jedoch nicht, dass die biologische Grundlage der menschlichen Mutterschaft deswegen weniger wichtig ist, schrieben sie. Es bedeutet, dass der Gesamtkontext eines menschlichen Lebens – unter anderem die physische Umgebung, in der jemand lebt, seine Beziehung zu anderen Personen, der kulturelle Druck und die Erwartungen, mit denen jemand umgehen muss – einen größeren Einfluss auf diese biologischen Prozesse habe, als das bei einer Ratte der Fall sein könnte. Die psychologische Erfahrung der Elternschaft und die damit verbundenen neurobiologischen Umstellungen verschmelzen, um Schneirlas Wendung aufzugreifen, untrennbar miteinander. Wenn wir die eine entwerten und die andere negieren, wie können wir uns dann als Eltern, als Personen, je selbst verstehen?

Wenn wir Glück haben, finden wir jemanden, der uns hilft, unseren Weg zu finden, sobald wir die uralte Geschichte von den mütterlichen Instinkten einmal über Bord geworfen haben. Alice Owolabi Mitchell gestand einer guten Freundin, dass sie Mühe habe, eine Bindung zu der kleinen Everly zu knüpfen, und erhielt genau die Antwort, die sie nötig hatte: Es ist in Ordnung. Sing ihr was vor, schlug die Freundin vor. Sieh ihr in die Augen. Streichle ihre Hand, wenn du sie stillst. Nach einer Weile, sagte Owolabi Mitchell, habe sie schließlich das Gefühl gehabt, Everly würde ihr vertrauen. Und das bereitete ihr Freude, während sie sich zuvor nur Sorgen gemacht hatte. »Wir bringen einander etwas bei«, sagte sie.

Wie sich herausstellte, ist es kein Leichtes, über das mütterliche Hirn zu schreiben, wenn man in den Schützengräben der frühen Mutterschaft kämpft. Meine Söhne waren zwei und vier Jahre alt, als ich mit der Arbeit an diesem Buch anfing. An vielen Tagen habe ich an meinem Schreibtisch gesessen und ein und denselben Satz immer wieder um wieder umformuliert, weil eine schlaflose Nacht ihren Tribut forderte und ich zu müde war, um mich auf mütterliche Verhaltensmuster zu konzentrieren. Die Zeit rannte mir davon, und ich dachte ständig daran, dass ich bald mein Kleinkind von seinem Nickerchen wecken, loshetzen und den Bruder in der Vorschule abholen musste. Und als die Pandemie über die Welt fegte, war ich zu abgelenkt vom drohenden Untergang und dem Lärm meiner beiden Söhne, die wie Dinosaurier vor der Tür meines winzigen Büros brüllten. Gelegentlich reißt mir morgens der Geduldsfaden mit ihnen, was dazu führt, dass ich später am Schreibtisch in Tränen ausbreche, wenn ich eine Studie darüber lese, inwieweit die emotionale Kontrolle der Mutter die neuronalen Schaltkreise ihrer Kinder beeinflusst, mit denen diese ihre eigenen Emotionen regulieren.

An richtig guten Tagen habe ich die Möglichkeit, mit jemandem wie Jodi Pawluski zu reden, die über die Neurobiologie der mütterlichen mentalen Gesundheit an der Universität in Rennes 1 in Frankreich forscht. Sie arbeitet in erster Linie über Nager, produziert aber auch den Podcast *Mommy Brain Revisited* (ungefähr: neue Sichtweisen auf das Mamahirn). Für mich war es daher nur einleuchtend, als sie 2020 nebenher anfing, menschliche Mütter zu beraten. Unser intensiver Austausch per E-Mail oder am Telefon über alle möglichen Aspekte der jeweiligen Forschung, über die ich an diesem Tag schrieb, fühlte sich ein bisschen wie Therapie an. Wir sprachen beispielsweise über die gesellschaftlichen Erwartungen an gebärende Eltern und was die Neurobiologie über tatsächliche Erfahrungen der Mutterschaft aussagt. »Schlechte Tage sind ganz normal«, erklärte sie mir dann. Oder: »Man lernt mit der Zeit durch Erfahrung.« In praktisch jedem anderen Kontext wären diese Redewendungen für mich bedeutungslos und nichts als aufmunternde Phrasen gewesen. Aber wenn Jodi Pawluski diese Sätze äußerte, verhielt es sich anders. Dann klangen sie wirklich wahr.

Im Januar 2016 veröffentlichte Pawluski zusammen mit Craig Kinsley und Kelly Lambert in der Fachzeitschrift *Hormones and Behavior* eine Übersicht der Literatur zu diesem Thema,[40] in der das Autorenteam auf eine für mich völlig neue Art und Weise über Mütter sprach. Das mütterliche Gehirn, schrieben sie, sei »ein Wunderwerk der gezielten Veränderungen« und präge das Leben einer Mutter weit über die Kindererziehung hinaus. Das Hirn werde flexibler und »komplexer« durch den »endokrinen Tsunami, der die Schwangerschaft begleitet«, durch die »bereichernde Erfahrung der Mutterschaft selbst« und durch den langen Weg der Evolution. Schwangerschaft, so hieß es dort, markiere eine »Entwicklungsphase, die ebenso bedeutend ist wie sexuelle Differenzierung und die Pubertät«.

Ich weiß noch genau, wie ich einfach nur dachte: *Wow*, als ich das zum ersten Mal las. *So bedeutend wie die Pubertät?*

Eltern und Erziehende wissen heute viel mehr über Jugendliche als damals, als ich in einer konservativen Familie in einem städtischen Vorort aufwuchs. Der Druck, ein gutes Mädchen zu sein, war hoch, und ich hatte das Gefühl, als würde ich, wie ein Himmel-und-Hölle-Faltspiel, ständig in die eine oder andere Richtung aufklappen. Ich fragte mich, welche Person ich werden würde, und hatte Angst, meine Wunschvorstellungen niemals zu verwirklichen. Unser kultureller Kanon feiert Jugendliche typischerweise dafür, dass sie sich durch diese Zeit des Erwachsenwerdens schleppen oder ihre innere Unruhe mit Rebellion oder innerem Rückzug kaschieren. Heute sind wissenschaftliche Erkenntnisse über die Veränderungen im

Gehirn Heranwachsender in der Mitte der Gesellschaft angekommen[41] – zum Wohl der Jugendlichen selbst und derjenigen, die sich um sie kümmern. Der neue Kenntnisstand hat auch Gesundheitskampagnen beeinflusst, die auf mentale Gesundheit und Drogengebrauch abzielen. Er hat sogar zu einer Bewegung geführt, die Anfangszeiten des Unterrichts zu verändern, damit Heranwachsende den Schlaf bekommen, den ihr sich rasant veränderndes Hirn benötigt. Und mancherorts haben diese Erkenntnisse sogar zu einem Umdenken der Schulleiter oder Schulberater geführt, die Disziplinarmaßnamen zu überdenken und ihre Schülerinnen und Schüler zu unterstützen, wenn sie in eine Notlage geraten. Die Wissenschaft hat sich zu einer Art Bewältigungsmechanismus für Eltern und Jugendliche entwickelt,[42] um die Turbulenzen der Pubertät zu überstehen, eine Entwicklungsphase, von der wir heute wissen, dass sie weit länger dauert als bisher angenommen. Oder mit anderen Worten: Wir wissen inzwischen, dass es Zeit braucht, erwachsen zu werden.

Wir haben die hormonellen Umwälzungen rund um die Geburt lange Zeit als etwas betrachtet, das man aussitzen muss, bis sich alles beruhigt hat und der Normalzustand wieder einkehrt. Von werdenden Eltern wird erwartet, dass sie einfach weitermachen und so sind, wie sie immer waren – oder ein noch erfüllteres Leben führen –, obwohl ihr Körper sich womöglich völlig zerschlagen anfühlt und ihr Gehirn gerade in eine neue Form geknetet wird. Teenager hingegen erklären wir nicht, sie müssten eben einfach abwarten, bis sich die Pubertät wie ein vorüberziehendes Unwetter gelegt hat. Oft tun wir sogar genau das Gegenteil. Wenn wir ihnen gerecht werden, erkennen und feiern wir die jungen Erwachsenen, zu denen sie allmählich werden. Wir geben ihnen Orientierungshilfen und zeigen Mitgefühl in schwierigen Situationen. Wir führen entscheidende Veränderungen in Schulen, auf dem Spielfeld oder in Kirchen ein, damit wir ihnen gegenüberstehen und sagen können: »Seht euch an! Seht, wie ihr wachst und euch verändert. Wir sind so stolz auf euch.«

Obwohl es für frischgebackene Eltern ebenfalls keine Rückkehr zum Normalzustand gibt, vollziehen sich grundlegende Änderungen, die sie in sich wahrnehmen, weitgehend ohne Anerkennung. Als Pawluski ihre pauschalen und allgemeinen Aussagen über die Mutterschaft machte und betonte, wir müssten nachsichtig mit uns sein, war das keineswegs trivial. Sie teilte mir nur mit, was sie aus der Forschung wusste. Neue Elternschaft ist eine Zeit fundamentaler Veränderungen im Gehirn, ein »Großereignis«, wie sie es formuliert. In den sozialen Medien und der Populärkultur gelingt es uns immer besser, über die verschiedenen, damit verbundenen Emotionen zu sprechen. Es geht nicht mehr ausschließlich um reine Glückseligkeit. Das ist gut. »Aber«, sagt Pawluski, »manchmal kann es auch sehr hilfreich sein, wenn Menschen genau wissen, oh, in meinem Hirn spielen sich wirklich *physische* Veränderungen ab. Nicht als Entschuldigung, sondern um den eigenen Gefühlen mehr Gewicht zu verleihen.«

Neue Elternschaft ist ein Prozess, der Zeit braucht. Und doch bildet die Idee, jede Frau sei eine Mutter, die nur noch auf ein Baby warte, immer noch den Kern unserer kulturellen Überzeugungen in Bezug auf Elternschaft. Wie wir im nächsten Kapitel sehen werden, hält ein Dogma diese Vorurteile lebendig, selbst wenn die Wissenschaft längst gezeigt hat, wie veraltet sie sind. Überholt. Und entlarvt. Sieben Jahrzehnte der Forschung legen eine neue Sichtweise nahe, eine, die den Turbulenzen der neuen Elternschaft wirklich gerecht wird und sie zugleich als eine Zeit ungeahnter neuer Möglichkeiten feiert. Versammelt euch und stimmt mit ein: »Seht euch an! Seht, wie ihr wachst und euch verändert. Wir sind so stolz auf euch.«

Im Juli 2018 veröffentlichte ich im Sonntagsmagazin des *Boston Globe* einen Artikel über die Wissenschaft des mütterlichen Gehirns und meine eigenen Veränderungen in der Mutterschaft.[43] Viele Leute schrieben mir, der Artikel habe ihnen geholfen zu verstehen, was in der nachgeburtlichen Phase und später mit ihnen geschehen sei. Eine der Zuschriften war von Emily Vincent, Kinderkrankenschwester und inzwischen selbst Mutter. Ihre Schwägerin hatte ihr einen Nachdruck des Artikels in der Zeitschrift *The Week* geschickt und gefragt: Hast du das gelesen? Vincent erzählte mir später, sie habe auch aufgrund dieses Artikels begriffen, dass es sich bei ihren Bedenken, wieder in ihren Beruf zurückzukehren, durchaus nicht um eine irrationale Überreaktion gehandelt habe. Ebenso wenig wie ihre ständigen Visionen von Baby Dawn aus dem Trainspotting-Film. Beides war Teil einer physischen Reaktion, die ihren Sinn hatte. »Ich bin weder dumm noch verrückt, weil ich so reagiere«, sagte sie. »Natürlich ist es wichtig, diese Bedenken zu überwinden und sich richtig einzuordnen, aber ich schäme mich nicht mehr, weil ich so empfinde.«

Will wurde in der Kinderkrippe angemeldet. Emily begann wieder zu arbeiten, allerdings mit geringerer Stundenzahl, und sie empfindet in ihrem Beruf inzwischen ein ganz neues Maß an Mitgefühl für die Eltern, die sie begleitet, insbesondere für diejenigen, die große Sorgen haben; das liegt nicht zuletzt daran, dass sie plötzlich ihr Leben zu Hause mit ungeahnter neuer Kraft und Konzentration organisiert. Das ist nicht immer einfach, aber nachdem ihr klar geworden war, wie sich ihr Gehirn an die neue Situation anpasste und ihr dabei half, sich zugleich um sich selbst und ihren kleinen Sohn zu kümmern, der ihr so am Herzen lag, empfand sie Stolz. Sie erkannte, wie sie sich veränderte. Sie konnte sehen, zu welcher Person sie allmählich wurde.

Kapitel 2

DIE ERFINDUNG DES MUTTERINSTINKTES

Ungefähr zur selben Zeit, als Mimi Niles ihr erstes Kind bekam, wohnte im Stockwerk über ihr in ihrem New Yorker Wohnhaus eine Frau mit Zwillingen. Hin und wieder begegneten sich die beiden im Hauseingang oder auf der Straße. Niles erkundigte sich, wie es ihrer Nachbarin ging. »Wunderbar«, erwiderte diese. »Ich bin so glücklich.«

Niles war sprachlos. Ihr selbst ging es ganz und gar nicht wunderbar. Sie schlief wenig und weinte viel. Sie war sich nie sicher, was ihre Tochter brauchte. Sie hatte sie zu Hause zur Welt gebracht, unterstützt durch eine Hebamme. Niles stillte die Kleine, sie schlief bei ihr im Bett, und sie trug sie so oft wie möglich in einem Tragetuch. Niles war in einem Hindu-Haushalt aufgewachsen, in dem Schmerzen und Mühen als wesentlicher Teil des Lebens begriffen wurden, und Niles' Mutter hatte ihr viele Geschichten von ihrer Zeit als Hebamme in Indien erzählt, bevor sie mit ihrem Ehemann nach New York emigriert war. Niles selbst war ebenfalls im Begriff, Hebamme zu werden. Dass ausgerechnet sie die neue Elternschaft als so schwierig empfand, überraschte sie und machte sie zugleich wütend. Sie hatte etwas völlig anderes erwartet.

Bestimmt war die gute Laune der Nachbarin einfach aufgesetzt, dachte Niles. Das konnte doch nicht wahr sein. »Ausgeschlossen«, sagte sie zu sich selbst. »Es ist einfach eine furchtbare Erfahrung.« Natürlich war es nicht *nur* furchtbar. Aber damals und auch später hatte Niles das Gefühl, dass diese negative Seite der Erfahrung in der gesellschaftlichen Vorstellung von Mutterschaft keinen Raum hatte. Als Niles' Kinder zu Jugendlichen herangewachsen waren, hatte sie sich seit mehr als einem Jahrzehnt um werdende Eltern im Woodhull Medical Center in Brooklyn gekümmert. Sie schrieb eine Promotionsarbeit zu dem Thema, forschte zur Autonomie werdender Eltern und untersuchte, wie Hebammen auch gesellschaftliche Randgruppen bestmöglich unterstützen können. Niles erzählte mir, sie sehe Geburt und neue Elternschaft als transformative Phasen an – schwierig und ermächtigend, aber auch eine Gelegenheit, die Grenzen des eigenen Körpers und der zwischenmenschlichen Beziehungen auszuloten. Das erzählt sie allen Schwangeren, ob Patienten oder Freunde. Sie ist sich jedoch auch darüber im Klaren, dass diese transformativen Prozesse häufig durch kulturelle Erwartungen begrenzt werden; allzu häufig dreht sich alles um die Fähigkeit einer Mutter, dafür zu sorgen, dass ihr Kind schläft, zufrieden und still ist, und dabei noch gut auszusehen und sich wohl oder besser noch »wunderbar« zu fühlen. Ein »glückliches Baby« zu haben und, innerhalb der eigenen Familie, alles allein und ohne fremde Hilfe hinzukriegen.

»Gibt es einen Puppenspieler, der im Hintergrund die Fäden in der Hand hält?«, fragte Niles. »Denn mir kommt das Ganze nicht richtig vor. Ich jedenfalls denke ständig darüber nach.«

In gewissem Sinne *gibt* es einen Puppenspieler, einen Mann hinter dem Vorhang. Genauer gesagt eine ganze Reihe davon.

Nehmen wir beispielsweise Charles Darwin, weder der erste noch der letzte dieser heimlichen Bühnenmeister, aber auf jeden Fall einer der Leitwölfe. Mütter spielten eine prägende Rolle in Darwins Leben – seine eigene Mutter verstarb, als er acht Jahre alt war –, nicht zuletzt durch die lange Ehe mit

Emma, seiner Ehefrau und Mutter der zehn gemeinsamen Kinder.[1] Darwin betrachtete sie als wichtige Person, die ihn erdete und den entscheidenden Anstoß für die Veröffentlichung seines wegweisenden Werkes *Über die Entstehung der Arten* im Jahr 1859 gab. Es ist daher schwer zu ergründen, warum Darwin Müttern so wenig Aufmerksamkeit widmete, wenn es um ihre Rolle innerhalb der wissenschaftlichen Theorie und ihren Platz unter den sozialen Lebewesen ging, die er studierte.

Die Evolutionstheorie veränderte die Sichtweise auf die menschliche Natur und das Geschlecht. Darwin erforschte, wie sexuelle Selektion die Zukunft einer Art gestaltet, achtete dabei aber kaum auf die Rolle der Eltern, nachdem ihre Partnerwahl schließlich zu Nachwuchs geführt hat. Stattdessen beinhalten seine revolutionären Arbeiten sehr alte Vorstellungen von der Minderwertigkeit der Frau, deren wesentliche Rolle demzufolge im Gebären und der unhinterfragten Selbstaufopferung besteht. »Welches starke Gefühl innerer Befriedigung muss einen Vogel, ein Thier von so viel innerem Leben dazu treiben, Tag für Tag über seinen Eiern zu sitzen!«, schreibt Darwin 1859 in *Die Abstammung des Menschen*[2]. Vergessen ist der Hunger, den der Vogel empfindet, oder die Angst, die sich vielleicht einstellt, wenn es mehr hungrige Münder zu stopfen oder Nesträuber abzuwehren gilt. Vergessen auch das Gefühl der Verschwendung, wenn der Vogel mit angelegten Flügeln auf schier endlose Weise stillhalten muss.

Die Idealisierung der Mutterschaft hat eine lange Geschichte, doch die Annahme, dass Babys von Fürsorgenden vor allem Selbstlosigkeit und Zärtlichkeit benötigten und diese Eigenschaften *biologisch* in der Frau, und nur in ihr, fest verwurzelt seien, ist relativ modern. Sie geht auf Männer zurück, die unbedingt ein bestimmtes Mutterbild aufrechterhalten wollten; sie bezeichneten es als Wissenschaft, um unsere Aufmerksamkeit davon abzulenken, wie eine Mutter tatsächlich ist. Heute mögen wir eine umfassendere und breitere Vorstellung davon haben, was Elternschaft bedeutet und wer dazu in der Lage ist, aber das Erbe des mütterlichen Instinktes als wissenschaftliche Annahme ist nach wie vor präsent. Trotz aller feministischen Anstrengungen, diese Vorstellung zu entlarven, hat sie sich gehalten, seit sie in den öffentlichen Diskurs eintrat. Und sie prägt auch heute noch politische und persönliche Ideologien in Bezug darauf, was eine Mutter tut und wie sie empfindet – oder vielmehr was sie tun und empfinden *sollte*. Diese Vorstellungen bestimmen darüber hinaus auch, wie andere in die Erziehung eines Kindes eingebundene Personen handeln sollten – das betrifft auch Eltern, die keine cisgender Frauen sind –, und beeinflussen politische Entscheidungen mit weitreichenden Konsequenzen für junge Familien.

Obwohl wir mütterliche Instinkte als in den Details überholt betrachten, kommen wir nur schwer an ihnen vorbei. Vielleicht sehen wir sie in der innigen Liebe bestätigt, die Mütter für ihre Kinder empfinden, oder in dem Impuls zum Nestbau, den viele verspüren, wenn der Geburtstermin näher rückt. Mütter kümmern sich seit vielen Generationen um Babys. Irgendetwas scheint sie dazu zu veranlassen. Wenn es kein angeborener Mutterinstinkt ist, was ist es dann? Der Mutterinstinkt hat etwas Beruhigendes. Ihn umgeben eine gewisse Romantik und Friedlichkeit, das Versprechen, sich auf den ersten Blick in das Neugeborene zu verlieben, und die Gewissheit einer natürlichen Ordnung angesichts des Unbekannten. Selbst die Vorstellung, dieser angeborene Trieb könne die Mutter in ihren Fähigkeiten untergraben und ihr ein »Mama-Gehirn« bescheren, scheint sich unangenehmerweise zu bewahrheiten.

Die Idee des Mutterinstinkts war von Grund auf darauf angelegt, die eigenen, komplexen Emotionen der Frau gegenüber sich selbst, ihren Kindern und ihren Platz in der Gesellschaft auf eine bestimmte Weise zu formen. Dabei handelt es sich um einen klassischen Fall der Desinformation: Eine vermeintlich plausibel klingende Idee wird unaufhörlich und trotz zahlreicher gegenteiliger Beweise wiederholt, bis man fast reflexhaft daran glaubt. Um wirklich zu begreifen, wie dringend nötig es ist, dieses Narrativ der Mutterschaft zu überschreiben, wie grundlegend und notwendig die Erforschung des elterlichen Gehirns ist, sollten wir in einem ersten Schritt verstehen lernen, wieso wir so vehement an dieser alten und völlig falschen Geschichte festhalten, die nicht auf wissenschaftlichen Erkenntnissen beruht, sondern eine Glaubenssache ist.

Manchmal scheint es, als sei die Mutter schon so lange als Herrscherin über ihr häusliches Reich, als Kummertante und Plätzchenbäckerin verklärt worden, wie Menschen Kinder in die Welt setzen. Doch das war nicht immer so. Während des größten Teils der gesamten bisherigen Menschheitsgeschichte war der soziale Status der Mutter durchaus wechselhaft. Ihr Ansehen war mal besser, mal schlechter, je nachdem, welches Mittel – Zuckerbrot oder Peitsche – die Machthaber wählten, um die Arbeit der Frau zu beeinflussen. In manchen Gesellschaften wurden Mütter zu Hause weggesperrt und waren im öffentlichen Raum oder der Politik unerwünscht, während sie in anderen als die Krone der Schöpfung galten. In ihrem Buch *Mythos Mutterschaft: Wie der Zeitgeist das Bild der guten Mutter immer wieder neu erfindet* stellt die Psychologin Shari Thurer dar, wie die Gebärmutter abwechselnd als Quelle der Fruchtbarkeit und Erneuerung gefeiert und als ein dem Mann dienendes Gefäß zur Austragung seines Kindes degradiert und als Wurzel der Hysterie betrachtet wurde. Stillen wurde als eine Quelle weiblicher Macht etikettiert oder als Aufgabe, die jene, die es sich leisten konnten, am besten einer Amme übergaben, bezahlt vom Kindesvater, damit die Mutter möglichst schnell wieder schwanger wurde oder ihren gesellschaftlichen

Verpflichtungen nachkommen konnte. Mutterliebe galt als erstickend und schädlich, aber auch als rein und heilig.

Die modernen christlichen Vorstellungen der Mutterschaft wurden vor allem von zwei Frauen beeinflusst. Die eine war Eva,[3] geformt aus der Rippe Adams, die von der verbotenen Frucht aß und damit das Leiden aller zukünftigen Menschen auslöste. Die andere war die Jungfrau Maria, unwissendes Werkzeug eines großen Wunders und das tugendhafteste Symbol der Mutterschaft schlechthin; ihr Innenleben und ihre Handlungen sind vollständig von der Absolutheit ihrer mütterlichen Liebe bestimmt. Ich bin katholisch erzogen worden und frage mich oft, wie diese Dinge – der Glauben an sich, die Machtverhältnisse in meiner eigenen Familie, die Geschichte der Welt – wohl verlaufen wären, wenn Maria in der Bibel Raum gegeben worden wäre, ihre eigene Sichtweise darzulegen.

Für viele Frauen ist die Jungfrau Maria eine Quelle des Trostes und eine Mentorin in Sachen Mutterschaft. Aber die Kombination beider Frauengeschichten – ewige Knechtschaft und unerreichbare Güte – schuf ein moralisches Vorbild der Mutterschaft, das sich als erdrückend und unversöhnlich erwiesen hat. Es machte Frauen zum Eigentum ihrer Ehemänner und verweigerte ihnen grundlegende Rechte. Es ließ zu, dass sie gegeißelt oder als Hexen bezeichnet wurden, wenn sie keine Kinder gebären konnten, oder mutete ihnen zu, ein Leben lang schwanger zu sein und zu stillen. Das Schicksal der Frauen in diesem Leben und im nächsten wurde an ihre Fortpflanzungsfähigkeit und an ihr Vermögen geknüpft, einem unmöglichen Ideal so nah wie möglich zu kommen.

Dennoch war der Status einer Mutter über Zeiten und Kulturen hinweg in einer religiösen Gesellschaft nicht nur selbstbeschränkend. Vom antiken Israel bis zu den ersten Kolonien Nordamerikas[4] betrachteten Frauen ihre Schwierigkeiten während der Schwangerschaft oder der Kindererziehung als etwas

Gottgegebenes. Aber mütterliche Identität wurde weder als einzigartig wahrgenommen, noch war sie eng gefasst. Das Heim war seinerzeit zugleich wirtschaftliche Produktionsstätte und der Ort, an dem sich Politik, Erziehung und religiöse Aktivität abspielte. Als Hüterin dieses Heims ging das damalige Leben der Frau über rein mütterliche Pflichten hinaus.

Die Mütter unter den Weißen Frauen im kolonialen Amerika hatten zu viele Kinder, die zu häufig lebensgefährlichen Krankheiten wie Masern oder lebensbedrohlicher Nahrungsknappheit ausgesetzt waren, um sich um jedes Einzelne zu kümmern.[5] »Damals bedeutete Mutterschaft, für eine Gruppe sehr junger Menschen verantwortlich zu sein und nicht so sehr, einige wenige voller Hingabe zu betreuen«, schreibt Laurel Thatcher Ulrich, mit dem Pulitzerpreis ausgezeichnet, in ihrem Buch *Good Wives: Image and Reality in the Lives of Women in Northern New England, 1650-1750*. Mutterschaft war »eher extensiv als intensiv«. Daneben gab es viele andere wichtige Arbeiten, etwa Brot backen, Käse herstellen, Bier brauen, sich um den Garten kümmern, ein Feuer zum Kochen und Heizen in Gang halten; das Personal musste beaufsichtigt werden, Nachbarn, die in Not waren oder ein Baby bekommen hatten, mussten versorgt werden. Die Frauen berieten ihre Ehemänner außerdem in politischen Fragen, übernahmen als »stellvertretende Ehemänner« (deputy husbands) auch Männern vorbehaltene Aufgaben oder führten geschäftliche Verhandlungen, was insgesamt, so Ulrich, zur Folge hatte, dass sie über ein Ausmaß an Macht verfügten, das von Historikern häufig übersehen wurde.[6]

Die Geschichte der Mutterschaft verläuft natürlich nicht linear. Während die »stellvertretenden Ehemänner« das Feuer anfachten, erfuhren andere Frauen in jenem Land, das später zu den Vereinigten Staaten werden sollte, wie ihre Erfahrung der Mutterschaft nach ganz anderen moralischen Kriterien beurteilt wurde.

Die Indigenen Bevölkerungsgruppen Nordamerikas sahen die Rolle der Mutter so vielfältig, dass sie sich an dieser Stelle einer einfachen Erklärung entzieht; sie war oft von Macht und Wertschätzung geprägt, und der mütterliche Körper galt als Synonym für die Schöpfung (diese Verehrung wurde einst von den frühen menschlichen Gesellschaften auf der ganzen Welt geteilt). Schon viele Indigene betrachteten Geschlecht als keine starre Kategorie – und für viele von ihnen gilt das nach wie vor –, und die Rollenzuschreibung war demzufolge fluider und gleichwertiger. Manchmal war es die Aufgabe der Mütter, den Stammesführer zu wählen, schrieb die Indigene Wissenschaftlerin Kim Anderson in ihrem Essay *Giving Life to the People*.[7] Als weiße christliche Siedler Indigene Gruppen auslöschen oder assimilieren wollten, nahmen sie die Familien ins Visier. Die Kinder wurden von den Eltern getrennt und in Internate geschickt, wo man die Mädchen im Haushalt unterwies und die Jungen in Landwirtschaft und Handel ausbildete. Die Kinder wurden dabei zwangsweise von ihren Familien entfernt, was zum größten Teil von Weißen Frauen durchgeführt wurde.[8] Viele der Kinder kehrten nie wieder zurück.[9] Frauen wurden ihrer Rolle als spirituelle Führerinnen beraubt. Traditionelle Zeremonien, die die Mutter ehrten, wurden verboten. »›Gott, der Vater‹ trat an die Stelle von ›Mutter, die Schöpferin‹«, schrieb Anderson.

Für Schwarze Frauen, die in den Kolonien und im frühen Amerika versklavt wurden, bedeutete Mutterschaft keine Atempause von der Brutalität der Sklaverei.[10] Die Gewalt nahm sogar noch zu, da sie nicht selten die Kinder ihrer Sklavenhalter und Vergewaltiger zur Welt brachten und mitansehen mussten, wie diese verkauft oder unter Androhung der Peitsche zur Arbeit gezwungen wurden. Die Frauen wurden als »Brüterinnen« (breeders) behandelt, gehandelt und bezeichnet. Das war insbesondere nach dem Jahr 1820 der Fall, als sich die Baumwollproduktion Richtung Westen ausbreitete, um die wachsende Textilindustrie in Neuengland zu beliefern. Zu diesem Zeitpunkt hatte der Kongress die Beteiligung der Vereinigten Staaten am internationalen Sklavenhandel verboten. Sklavinnen waren daher die einzige Möglichkeit, die Anzahl der versklavten Arbeitskräfte zu erhöhen, und Frauen, deren Fruchtbarkeit durch frühere Mutterschaft bereits erwiesen war, erzielten bei Auktionen deutlich höhere Preise. In ihren Unterkünften sorgten die Frauen für ein häusliches Leben und waren oft gleichberechtigt mit den Männern, wie Angela Davis in *Women, Race and Class* schrieb. In einer Umgebung, die »darauf ausgelegt war, eine Herde subhumaner Arbeitskräfte aus ihnen zu machen«, bauten sie Großfamilien auf, pflegten Traditionen und schmiedeten Pläne zum Widerstand.

Im ausgehenden 18. und beginnenden 19. Jahrhundert veränderte sich das Weiße Ideal der Mutterschaft in Nordamerika und Europa, mit weitreichenden Auswirkungen für alle Mütter. Das lag zum einen an Darwins Arbeiten. Und zum anderen an der industriellen Revolution, die noch vor seinen Veröffentlichungen einsetzte. In ihrem Verlauf wandelte sich die Beziehung des Menschen zu seinem Zuhause grundlegend und damit auch die bisherige Rolle der Frau.[11] Die industrielle Wirtschaft holte die Menschen vom Feld in die Fabrik. Sie bewirkte die Trennung von Arbeits- und Privatsphäre, von öffentlichem und privatem Leben. Das Zuhause war nicht mehr länger eine Produktionsstätte, sondern ein Ort des Konsums. Das Heim wurde sakrosankt, ein »Herzensort« und idealerweise zugleich jener Platz, an dem Intimität, Frieden, Spontaneität, unerschütterliche Hingabe an Menschen und über die eigenen Interessen hinausgehende Prinzipien herrschen«, so Thurer.[12] In dem Maße, wie der Kapitalismus Arbeit und Politik auf individuellem Wettbewerb begründete und eine Aufstiegsleiter für den *Selfmademan* schuf, der sich aus eigener Kraft hocharbeitet, kam dem Heim eine neue Bedeutung zu.[13] Die Familie wurde nun als Schutzwall vor dieser Selbstbezogenheit betrachtet, als »der einzige Ort, an dem gegenseitige Abhängigkeit, keine kalkulierten Gefälligkeiten, vorherrschte, eine Bühne, auf der Menschen lernten, öffentlichen Ehrgeiz oder Wettbewerb durch die Rücksichtnahme auf andere zu mäßigen«, wie Stephanie Coontz in *The Way We Never Were* schreibt. Frauen waren die Hüterinnen dieses Rückzugsortes, der Erholung von allem bot, was in der Welt da draußen nicht stimmte. Während der moralische Imperativ überhöht wurde, schrumpfte die weibliche Rolle in der Gesellschaft.

Die Aufklärung – und die auf sie zurückgehende geschlechtsspezifische Wissenschaft – hatte bereits den Grundstein für eine Trennung der gesellschaftlichen Sphären gelegt.[14] Kinder wurden nun als Kinder und nicht mehr als Miniaturversion von Erwachsenen angesehen, und sie waren potenziell eher tugendhafte und gütige denn durch die Erbsünde belastete Geschöpfe. Kinder bedurften der Liebe und Fürsorge, die zu geben, der damaligen Annahme zufolge, Frauen besonders geeignet waren. Männer und Frauen unterschieden sich grundsätzlich voneinander. Frauen waren die Quelle von Moral und Stabilität und mit vorhersehbaren Fruchtbarkeitszyklen ausgestattet; Mutterschaft war der charakteristische weibliche Wesenszug schlechthin. Jede Abweichung von dieser Rollenzuweisung wurde damit zu einem subversiven Akt gegen die Natur.[15] Folgerichtig hätten die Männer arbeiten und Geld verdienen müssen, um jene Waren kaufen zu können, mit denen sie einst gehandelt oder die sie gemeinsam mit ihren Frauen hergestellt hatten. Und die Frauen wären zu Hause geblieben.

Doch genau das traf eben nicht zu. Viele junge, unverheiratete Frauen gingen in den Städten arbeiten, als die Anzahl der Fabriken stieg; zuverlässige Löhne und die Möglichkeit, ihre Familien finanziell zu unterstützen, zogen sie an. Und auch verheiratete Frauen gingen arbeiten, obwohl ihr Anteil an der

erwerbstätigen Bevölkerung von Historikern häufig herun-
tergespielt oder übersehen wurde. Eine genaue Sichtung der
Volkszählungsdaten in England ergab, dass, je nach Bezirk, zwischen einem Drittel und der Hälfte aller berufstätigen Frauen
im London des späten 19. Jahrhunderts verheiratet oder ver-
witwet war, und ähnliche Zahlen fanden sich auch in anderen
Kleinstädten und Städten.[16]

Unabhängig davon untersuchte die Wirtschaftswissenschaftlerin Claudia Goldin die Entwicklung des Arbeitsmarktes in
sieben südlichen US-amerikanischen Städten, die sich nach der
offiziellen Abschaffung der Sklaverei rasch vergrößerten.[17] Sie
stellten fest, dass ab 1880 mehr als ein Drittel der verheirateten Schwarzen Frauen arbeitete, ungefähr fünfmal so viel wie
verheiratete Weiße Frauen. Schwarze Mütter mit kleinen Kindern waren gegenüber Weißen Frauen mit ähnlichen finanziellen Mitteln ebenfalls häufiger berufstätig. Diesen Unterschied
führte Goldin auf eine Reihe von Faktoren zurück, unter anderem den, dass es für eine Schwarze Frau keine Schande, sondern
vielmehr eine Notwendigkeit war, eigenen Lohn zu verdienen
und damit besser gegen alle möglichen Unwägbarkeiten abgesichert zu sein, mit denen Weiße Frauen nicht konfrontiert waren. Dies beinhaltete die Diskriminierung auf dem Wohnungs-
markt und die Tatsache, dass die Diskriminierung Schwarzer
Männer noch stärker ausgeprägt war als die Schwarzer Frauen.

Die viktorianische Idealvorstellung, die Frau solle der »Engel
im Hause«[18] sein, entsprach für viele nicht der Realität, weder
im viktorianischen London noch andernorts. Die Familien
der Mittelschicht in den Vereinigten Staaten waren während
eines Großteils des 19. Jahrhunderts in der Lage, der Kindererziehung mehr Zeit zu widmen, vor allem, weil sie in der Regel
junge Immigrantinnen als Haushaltshilfen einstellen konnten,
schreibt Coontz.[19] In jeder Familie, »die die Ehefrau und Kinder
absicherte, gab es damals ein irisches oder deutsches Mädchen,

das in diesen Haushalten den Boden schrubbte, oder einen walisischen Jungen, der in den Minen arbeitete und die Kohle abbaute, mit denen die selbst gebackenen Leckereien warm gehalten wurden, ein schwarzes Mädchen, das die Wäsche der Familie wusch, und eine jüdische oder italienische Tochter, die in einem ausbeuterischen Textilbetrieb Kleider ›für die Dame‹ oder Kunstblumen für diese Familien herstellte.«

Dennoch hatte dieses realitätsferne Ideal tiefgreifende und langfristige Konsequenzen für arbeitende Mütter. Es ermächtigte ihre Arbeitgeber – und viele andere, die sich zu einem Urteil berechtigt fühlten –, sie als minderwertig zu betrachten. So beschreibt es Amy Westervelt in ihrem Buch Forget »Having It All«: How America Messed Up Motherhood – and How to Fix It: »Arbeitgeber, in der Regel weiße Männer aus der Mittel- oder Oberschicht, vertraten die Ansicht, alle Frauen sollten verheiratet sein und von einem Ehemann finanziell abgesichert werden. Verheiratete wurden daher schlechter bezahlt, weil ihr Einkommen nur ein zusätzliches Einkommen darstellte; Frauen, die arbeiteten, um ihre Kinder zu ernähren, wurden hingegen als minderwertig betrachtet, eine Haltung, die durch Rassismus und Fremdenfeindlichkeit noch verstärkt wurde, falls die Betroffenen obendrein Women of Colour oder Immigrantinnen waren (und das traf auf die meisten von ihnen zu).«[20]

Vielen Männern passte es einfach nicht, dass Frauen arbeiteten.[21] Die patriarchalischen Normen ihres Zuhauses sollten nicht auf den Kopf gestellt werden. Daneben bedeutete die billigere Arbeitskraft der Frau aber auch Konkurrenz. In manchen Fabriken arbeiteten sie in langen Schichten und unter gefährlichen Bedingungen für miserable Löhne. Um die Jahrhundertwende setzten sich Arbeitsrechtler für eine Reihe von Gesetzen ein, die die Arbeitsbedingungen von Frauen verbessern sollten, und einige davon beriefen sich ausdrücklich auf die Notwendigkeit, jetzige oder zukünftige Mütter zu schützen.

Westervelt zufolge führten diese »Schutz«-Gesetze letztlich jedoch auch dazu, dass Frauen als Arbeitskräfte an Attraktivität verloren; es wurde kostspieliger und komplexer, sie einzustellen. Als die Gewerkschaften versuchten, einen »Familienlohn« – genug, um Frau und Kinder davon zu ernähren – als Standard für Weiße männliche Mitglieder der Gewerkschaft durchzusetzen, wurden Frauen sogar aus dem Arbeitsmarkt gedrängt.

Die Frau ans Haus zu binden, liegt schon seit Langem im Interesse des Staates, um die für den Aufbau der Nation erforderlichen Geburtenzahlen zu erreichen, die demografische Entwicklung von *race*, Klasse und Glauben zu kontrollieren und politische Opposition zu unterdrücken.[22] Im Jahr 1839 fällte der einflussreiche englische Geistliche Francis Close ein harsches Urteil über die Frauen, die in seiner Pfarre für eine politische Reform und die Rechte der Arbeiter eintraten. Er beschied ihnen, sie würden sich entwürdigen, wenn sie politisch agitierten: »Die Quelle eures ganzen gesellschaftlichen Einflusses ist euer Heim – euer eigener Kamin – inmitten eurer Kinder, im Schoße eurer Familien und in dem kleinen Kreis von Freunden, mit denen ihr unmittelbar verbunden seid. Dort sollt ihr euren legitimen Einfluss ausüben; ihr seid geboren, um dort zu glänzen.«[23]

In den Jahrzehnten, nachdem sich die Amerikaner von den Briten losgesagt hatten, suchten die Gründer der Vereinigten Staaten aktiv nach einer Rolle für Frauen in einer neuen Nation. Eine Frau war so kühn, in einem im Jahr 1801 unter dem Namen »The Female Advocate« (Der weibliche Anwalt) veröffentlichen Aufsatz zu äußern, Frauen sollten vollwertige Staatsbürgerinnen werden und in Kirche und Regierung repräsentiert sein. Stattdessen wurden Weiße »republikanische Mütter« jedoch gedrängt, ihre Kinder unter Beachtung der bürgerlichen Tugenden zu erziehen und dadurch die Zukunft der Nation mitzugestalten.[24] Manche Frauen empfanden die neue Aufgabe als eine Verbesserung ihrer politischen Position, obgleich die Mauern der Häuslichkeit dadurch noch undurchdringlicher wurden. Die Auswirkungen dieses Paradoxons, so Historikerin Linda Kerber, reichen weit ins 20. und sogar bis ins 21. Jahrhundert.[25]

Der Begriff des Mutterinstinktes gedieh: als Glaube an die gottgegebenen Unterschiede zwischen Mann und Frau, ihre verschiedenen Temperamente und die weibliche Aufgabe, Familie und Nation zu dienen. Bald wurde die gleiche Botschaft über den rechtmäßigen Platz der Frau in einer sich verändernden Welt neu formuliert, diesmal allerdings nicht als eine Frage der Religion, sondern als eine wissenschaftlich erhärtete Wahrheit.

Die Evolutionstheorie erschütterte traditionelle Vorstellungen über die Geschlechter. Die wichtigste und offensichtlichste Folge davon war, dass sie die Schöpfungsgeschichte mit Adam und Eva als die Stammeltern, auf die unsere Menschheit zurückgeht, diskreditierte. Einige führende Geistliche reagierten auf diese Bedrohung, indem sie einem sich auf die Genesis stützenden »wehrhaften Christentum« das Wort redeten. Andere vertraten die Auffassung, die Evolution stelle eine Art Ergänzung zur Bibel dar und sei ein weiterer Beweis für die menschliche Überlegenheit und den menschlichen Fortschritt hin zur Vollkommenheit. Wie Kimberley Halin in *From Eve to Evolution: Darwin, Science and Women's Rights in Gilded Age America* schrieb, war Letzteres eine Vorstellung, mit der sich die Weiße Elite schnell anfreundete.[26] Sie wurde als Beweis dafür angesehen, dass der eigene Platz an der Spitze der Gesellschaft nicht nur aus Glaubensgründen, sondern gleichsam qua Naturgesetz gerechtfertigt sei.

Darwin hatte keineswegs die Absicht, die biblische Lehre von der berechtigten Überlegenheit des Mannes über die Frau infrage zu stellen. Eher war das Gegenteil der Fall. Er verschob nur den Schwerpunkt vom Glauben zur Biologie. Darwin vertrat die Auffassung, gerade der starke Mutterinstinkt sorge für die intellektuelle Unterlegenheit der Frau gegenüber dem Mann. Frauen seien dafür geschaffen, sich um andere zu kümmern, während Männer mit anderen konkurrierten, schrieb er.[27] Deswegen konnten Männer in praktisch allen Bereichen, vom Gebrauch ihrer Sinne bis hin zu Vernunft und Vorstellungskraft, »in größere Höhen« aufsteigen. Sozialdarwinisten griffen diese Ideen auf, um die fortgesetzte männliche Dominanz zu rechtfertigen, als mehr und mehr Frauen individuelle Rechte forderten.[28] Unter ihnen war auch der englische Philosoph Herbert Spencer, der die Wendung *Survival of the Fittest* (Wer am besten angepasst ist, überlebt) prägte und schrieb, Kinder zu bekommen, koste Frauen »Lebenskraft« und beeinträchtige sie emotional und intellektuell.[29]

Dennoch sahen die Verfechter und Verfechterinnen der Frauenrechte in der Evolutionstheorie eine Chance, gerade weil sich die Geschlechterdebatte nun von biblischen Ahnen und dem Seelenheil des Menschen in die Biologie hineinverlagerte und sich auf die Frage der Fortpflanzung konzentrierte.[30] Daraus ergaben sich allerdings neue Schwierigkeiten. Die männliche und weibliche reproduktive Biologie *ist* unterschiedlich. Frauen, die zuvor für gesellschaftliche Gleichberechtigung kämpften, mussten die Stimme gegen Gott erheben. Die Evolution hatte die Bedingungen verändert. Jetzt galt es zu beweisen, dass unterschiedlich keineswegs gleichbedeutend mit weniger wert war. Die Wissenschaft, schreibt Hamlin, »beinhaltete das Versprechen der Objektivität«.

Antoinette Brown Blackwell, eine der ersten Vertreterinnen des feministischen Darwinismus, wusste nur zu gut, was es hieß, sich über tradierte geschlechtsspezifische Rollenzuschreibungen hinwegzusetzen.[31] Sie hatte sich häufig als Rednerin zu den Themen Sklaverei und Frauenrechte hervorgetan, bevor sie im Jahr 1853 in der Kongregationskirche ordiniert wurde und damit die erste Pfarrerin einer großen Kirche der Vereinigten Staaten war. Sie verließ die Kirche bereits ein Jahr später, teils wegen Glaubenskonflikten, und schloss sich der liberaleren unitaristischen Kirche an. Als sie im für damalige Verhältnisse fortgeschrittenen Alter von 30 Jahren heiratete und Mutter wurde – sie hatte insgesamt sieben Kinder, von denen zwei als Säuglinge starben –, verbrachte sie mehr Zeit mit Schreiben und hielt kaum noch öffentliche Reden. Frauenrechte waren ihr Hauptanliegen, insbesondere die Idee, dass eine Frau Mutter sein und zugleich ein produktives öffentliches Leben führen konnte.

1875 veröffentlichte Blackwell *The Sexes Throughout Nature*, wiederum ein Novum für eine Frau. Sie präsentierte damit die erste von einer Frau verfasste feministische Kritik der Evolutionstheorie.[32] Es ging darin weniger um die Evolutionstheorie als solche, als vielmehr um deren Interpretation. Blackwell kritisierte die zeitgenössischen Denker wegen deren Unfähigkeit, über ihr Gefühl männlicher Überlegenheit hinauszublicken. Darwin, so schrieb sie, habe einfach »einen neuen Weg zu der altbekannten Schlussfolgerung« von der Unterlegenheit der Frau gefunden.[33] Blackwell betrachtete die verschiedenen Arten durch die Brille der Evolution und entdeckte stattdessen ein System, das »die Frauen bevorzugt«: »Die widerstandsfähigsten Knospen, die am besten genährten Schmetterlinge gehören diesem Geschlecht an; die weibliche Spinne ist groß genug, um eine ganze Reihe kleinerer Männchen zu fressen.«[34] Natürlich, so Blackwell, nähmen die Männer die Evolution unterschiedlich wahr. Ihrer Erfahrung nach »zeichnen sich Männer durch umsichtiges und scharfsinniges Denken aus, wenn ihr Mitgefühl einen Zweck erfüllen soll, ansonsten ist das nicht der Fall«.[35] Letztlich, so Blackwells Überzeugung, würde die Wissenschaft die Richterin sein, und zwar insbesondere die von Frauen betriebene Wissenschaft. Sie und ihre Mitstreiterinnen stellten sich eine Zukunft vor, in der Frauen eigenständig im Feld der Wissenschaft agierten und ihre Lebenserfahrung nutzten, um die dringendsten Fragen auszumachen; sie würden ihre eigenen wissenschaftlichen Fähigkeiten verbessern, um just diese Fragen zu beantworten.[36] Diese Zukunft ist nicht eingetreten. Jedenfalls nicht zu Lebzeiten dieser Frauen.

Für Frauen wurde der Zugang zur Wissenschaft rasch abgeschottet.[37] Das Biologiestudium und die Wissenschaft insgesamt professionalisierten sich, rigorose Studienordnungen und Institutionen etablierten sich, zu denen Frauen in der Regel der Zugang verwehrt war. Feministinnen im ausgehenden 19. Jahrhundert verstanden Evolution als »die Befreiung von den Erzählungen über jungfräuliche Mütter und sündhafte Verführerinnen«, schreibt Hamlin. Sie beinhaltete die Vorstellung, dass die menschliche Entwicklung in einem »geordneten, nachvollziehbaren Prozess« ablief, der durch sorgfältige Studien aufgedeckt werden konnte. Für Männer des wissenschaftlichen Establishments der Jahrhundertwende war Wissenschaft jedoch häufig ein Mittel zur Bestätigung des Status quo.

Besonders deutlich wurde das bei jenen Männern, die um die Jahrhundertwende die Instinkttheorie aufstellten. Darwin hatte nahegelegt, die natürliche Auslese wirke bei Instinkten ähnlich wie bei den äußerlichen körperlichen Merkmalen einer Art: Die unser Überleben sichernden Instinkte würden bevorzugt. »Niedere« Tierarten galten seit Langem als rein instinktgetriebene Wesen, und als Darwin die Trennwand zwischen Mensch und Tier niederriss, leistete er damit Untersuchungen, inwieweit Instinkte unser Verhalten bestimmten, Vorschub.[38]

Mit den ersten psychologischen Forschungsarbeiten zum Thema der menschlichen Instinkte nahm die Anzahl der Verhaltensmuster, die als Instinkte gelten konnten, stetig zu. Auf der Liste, die William James im Jahr 1890 in seinen *Principles of Psychology* veröffentlichte, wurden Reinlichkeit, Streitlust, Eifersucht und Sexualtrieb genannt, ebenso wie Jagd-, Bau- oder Kletterinstinkte oder solche, die uns fremden Menschen und unbekannten Tieren gegenüber zu vorsichtigem Verhalten veranlassten. Elternliebe gehörte ebenfalls zu den Instinkten, »bei Frauen ausgeprägter vorhanden als bei Männern«, und war zudem einer, durch den die Frau von der Person, die sie war, sofort in jene jungfräuliche marienähnliche Gestalt verwandelt wurde, die man in ihr sehen wollte. »Die Liebe der Frau, die jede Gefahr überwindet, über jede Schwierigkeit triumphiert und aller Ermüdung trotzt«, so James, »ist hier allem, was der Mann bereitstellen kann, unschlagbar überlegen.«[39] William McDougall trieb die Sache 1908 noch weiter auf die Spitze. Er schrieb, der Instinkt, Kinder zu schützen und zu lieben – neben den »zärtlichen Gefühlen«, die für diese Aufgabe nötig seien –, werde zur »beständigen und alles andere verdrängenden Beschäftigung der Mutter, der sie all ihre Energie widmet«. Dieser Instinkt sei der stärkste, schrieb er, sogar stärker als »die Angst selbst«.[40]

Nur dem Wissensstand einer Frau war der Mutterinstinkt offenbar nicht ganz gewachsen. Im selben Buch schrieb McDougall, der elterliche Instinkt nehme in dem Maße ab, wie die Intelligenz eines Menschen zunehme, sofern »soziale Sanktionen« moralischer Institutionen wie etwa Geburtenkontrolle, Scheidung und die Aushöhlung der Geschlechterrollen die Menschen nicht entmutigten.[41] Ein wichtiges Anliegen für McDougall, der im weiteren Verlauf seines Lebens zu einem ausdrücklichen Befürworter der Eugenik wurde und ein zutiefst rassistisches Buch über das Thema schrieb. Ein Subtext seiner Schrift über den Mutterinstinkt ist die Aufrechterhaltung der Weißen Vorherrschaft. Er schrieb: »Familien, Rassen und Nationen, in denen der Mutterinstinkt schwächer ist, werden rasch von denjenigen verdrängt, bei denen er sich stark ausprägt.«[42]

Ebenso, wie Darwin von Antoinette Blackwell und ihrer Gruppe kritisiert worden war, erhoben sich auch protestierende Frauenstimmen gegen McDougall und bezeichneten den Mutterinstinkt als das, was er war: keine wissenschaftliche Theorie, sondern ein soziales Instrument und Mittel, weibliches Denken und Handeln zu kontrollieren.[43] 1916 schrieb Leta Hollingworth, eine bahnbrechende Psychologin – und ebenfalls Eugenikerin, die sich für die Zwangssterilisation »geistig Behinderter«[44] einsetzte –, ihren Kollegen am American *Journal of Sociology*, Frauen würden zu der Überzeugung gezwungen, Mutterschaft sei ihr höchstes Ziel, und zwar auf dieselbe Weise, wie Soldaten dazu gezwungen würden, in den Krieg zu ziehen. Die »weibliche Frau«, die sich mit Begeisterung ihren weiblichen Aufgaben hingebe, werde mittels sozialer Normen zum Ideal erhoben. Die Kunst huldigte ihr, die Museen seien »vollgehängt mit Madonnen«. Die derzeitigen Gesetze verhinderten jede Abweichung von der Norm, indem sie die Kontrolle der Frau über Eigentum und Geld begrenzten, ihre finanzielle Abhängigkeit vom Ehemann förderten und zugleich Informationen über Möglichkeiten der Geburtenkontrolle untersagten. Die schwierigen Aspekte der Mutterschaft würden darüber hinaus verschwiegen und seien tabu. Die Sterblichkeitsrate von Müttern, damals noch 60-mal so hoch wie am Ende des Jahrhunderts, werde selten publik gemacht, so Hollingworth.[45] Auch die Monotonie des mütterlichen Alltags werde kaum je erwähnt. Die Freuden hingegen würden bei jeder Gelegenheit hervorgehoben.

Viele Frauen zu Hollingsworths Lebzeiten hatten die Idealisierung der Mutterschaft begrüßt – zumindest deren Weiße Ausprägung – und darin ein Mittel zur Verbesserung des sozialen Status von Frauen gesehen. Hollingworth drückt es unverblümt aus: »Es gibt keine nachprüfbaren Beweise, ob der Mutterinstinkt bei Frauen tatsächlich so stark und leidenschaftlich vorhanden ist, dass sie sich freiwillig den Schmerzen, Gefahren und der anstrengenden Arbeit aussetzen, die mit der Aufrechterhaltung einer hohen Geburtenrate verbunden sind.« Sie schlug vor, politische Führungsfiguren sollten auf »billige Tricks« verzichten und Frauen stattdessen eine angemessene Entschädigung für ihren Beitrag zur »nationalen Vergrößerung« gewähren. Eine solche Maßnahme würde bedeutende soziale Gewinne herbeiführen, schrieb sie, »immer vorausgesetzt, dass gesteigertes Glück und Nützlichkeit der Frauen im Allgemeinen als ein sozialer Gewinn angesehen werden«.

Es ist erschreckend, wie relevant die Kommentare von Hollingworth so viele Jahre später nach wie vor sind, wie offensichtlich der Mythos des Mutterinstinktes für einige Menschen damals war und wie lange er sich halten und möglicherweise sogar noch tiefer in unseren Vorstellungen über Familie und uns selbst verankern konnte. Die Anthropologin Sarah Blaffer Hrdy hat die Hoffnungen der darwinistischen Feministinnen als den »unbegangenen Weg« bezeichnet.[46] Stattdessen, schreibt sie in *Mutter Natur: Die weibliche Seite der Evolution*, beruhe unser frühes Verständnis der Biologie der Mutterschaft »auf patriarchalischen Annahmen, die vorhergehende Generationen von Moralisten einführten. Was im Wesentlichen Wunschdenken ihrerseits gewesen war, galt plötzlich als eine objektive Beobachtung.«[47] Ein Wunschdenken mit nachhaltigen Folgen.

Wissenschaftler sind inzwischen zu der Erkenntnis gelangt, dass das elterliche Verhalten des Menschen zu variabel ist, um von einem rigiden Mutterinstinkt diktiert zu werden. Bereits die Vorstellung eines Instinktes ist für sich genommen in vielen Fällen problematisch.[48] Was zunächst angeboren wirken mag, erweist sich schließlich doch als ein subtiler Einfluss der Umwelt, des Lernens, der Lebenserfahrung und über Generationen hinweg weitergegebener Lektionen. Die natürliche Ordnung der Dinge ist eine recht unordentliche Angelegenheit. Inzwischen haben wir die veraltete Wissenschaft der Weiblichkeit, gegen die Blackwell damals wetterte, weitgehend aufgegeben. Wir wissen, dass Mutterschaft weder Pflicht noch Schicksal bedeuten muss und eine Frau kein unerfülltes Leben führt oder unvollständig ist, weil sie kinderlos bleibt. Aber selbst während ich diese Worte schreibe, kommen mir schon leise Zweifel. Haben wir das wirklich alle begriffen?

Ob wir den Mutterinstinkt heute bei seinem Namen nennen oder nicht, sein Einfluss ist unübersehbar. Die Vorstellung hielt sich in den 20er- und 30er-Jahren des vergangenen Jahrhunderts, als bei einer Generation von Psychologen die Idee Anklang fand, dass man Babys ein bestimmtes Verhalten antrainieren könne. Sie waren der Ansicht, wie Thurer formuliert, dass »Kinder geschaffen und nicht geboren werden«, eine Aufgabe, die man Frauen besser nicht allein überließ.[49] Nach dem Ende des Zweiten Weltkrieges tauchte die Idee von Neuem auf, just als Mütter in den Vereinigten Staaten zusehen mussten, wie ihre beruflichen Möglichkeiten schwanden und die staatlich finanzierte Kinderunterbringung wegfiel; stattdessen erzählte man ihnen, dass ihre Rolle darin bestehe, Trost zu spenden und die Menschlichkeit nach den Schrecken des Krieges wiederherzustellen. Um 1950 erklärte ein rasch anschwellender Chor von Psychoanalytikern, Psychiatern und Kinderentwicklungsexperten, Mutterliebe sei für die kindliche emotionale Entwicklung ebenso wichtig wie Vitamine für das körperliche Gedeihen.[50]

Der britische Psychoanalytiker John Bowlby verfasste, aufbauend auf Lorenz' Arbeit über die Prägung bei Vögeln, eine neue Theorie der Mutter-Kind-Bindung, die unsere Vorstellung von der Kindheit zum Besseren veränderte und zugleich den Kontext des Familienlebens oder die Bedürfnisse und Entwicklung der Mütter vollkommen außer Acht ließ. Mit einem Mal war nicht mehr nur das Verhalten der Mutter, sondern die mütterliche Liebe der mächtige Schlüssel zur richtigen kindlichen Entwicklung. Die Historikerin Marga Vicedo schrieb: »In früheren Zeiten konnte eine Mutter die Fähigkeiten ihres Kindes fördern oder einschränken. Mütter konnten ihre Kinder zügeln, kontrollieren und erziehen. Heute jedoch, so Bowlby, haben Kinder ein einheitliches und universelles Bedürfnis nach einer bestimmten Art von Mutterliebe, und die emotionale Zuwendung einer Mutter determiniert das Kindeswohl.«[51]

Bowlbys Arbeit wurde insbesondere durch William und Martha Sears in den 90er-Jahren unter dem Begriff der Bindungs- und Bedürfnisorientierten Erziehung (Attachment Parenting, auch AP) äußerst populär; einige betrachteten diese Methode als intuitiv und natürlich, während andere sie für übermäßig normativ und anspruchsvoll ansahen, insbesondere was die Anforderungen an Mütter betraf. Doch der Glaube an den Mutterinstinkt und die alles bestimmende Kraft der mütterlichen Liebe war schon lange zuvor der Motor einer »familienfreundlichen« konservativen Politik. Dieser Glaube erwies sich als äußerst wirksam, wenn es darum ging, Initiativen der Feministinnen der Zweiten Welle zu blockieren, die eine grundlegende Neubestimmung der Geschlechterrollen zu Hause und im Berufsleben forderten – und nicht einfach nur eine Welt, in der Frauen »alles haben konnten«.[52] Bowlby äußerte 1965 gegenüber der *New York Times*, die Einzigen, die seine Theorie, dass ein Kind leidet, wenn es keine mütterliebe Liebe erfährt, infrage gestellt hätten, seien Kommunisten und berufstätige Frauen gewesen, wobei Letztere »ihre Familien tatsächlich vernachlässigt haben«.[53]

Nach wie vor kämpft man in den Vereinigten Staaten für eine sehr bescheidene, bezahlte Familienzeitregelung, und eine allgemeine Kinderbetreuung scheint unerreichbar. Der Comprehensive Child Act von 1971 (Gesetzesentwurf zur umfassenden Betreuung von Kindern) war der letzte ernst zu nehmende Versuch, ein nationales Betreuungssystem auf die Beine zu stellen. Präsident Nixon legte jedoch sein Veto ein und behauptete, das Gesetz »schwäche die Familie« und die Regierung müsse die »berechtigte Schlüsselrolle der Familie innerhalb unserer Gesellschaft vielmehr zementieren«.[54] Die Aussage beinhaltete unausgesprochen den Glauben an den natürlichen Platz der Frau. Familien ringen infolgedessen schon seit vielen Jahren mit den hohen Kosten der Kinderbetreuung und den langen Wartelisten für qualifizierte Betreuungsangebote, ein Problem, das die Coronavirus-Pandemie noch verschärft hat, als zahlreiche Kindertagesstätten schließen oder Stellen abbauen mussten. Die Vereinigten Staaten haben niemals in vernünftiger, ernsthafter Weise in die Infrastruktur der Kinderbetreuung investiert, weil die Machthaber diese immer als eine biologisch determinierte Aufgabe der Frau betrachtet haben.

Es lässt sich schwer sagen, wie es in Zukunft weitergeht. Im März 2021 hat eine Gruppe der Demokratischen Partei im US-Senat eine Resolution eingebracht und einen »Marshall-Plan für Mütter« gefordert, mit besserem Zugang zu Kinderbetreuungsmöglichkeiten, bezahltem Urlaub, Unterstützung bei mentalen Problemen.[55] Daneben sollte auch offiziell anerkannt werden, welche außerordentlichen Opfer die Pandemie Frauen – und ganz besonders Women of Colour – in Bezug auf ihr Arbeitsleben, aber auch hinsichtlich ihrer finanziellen Einbußen, abgefordert hat. Einen Tag zuvor hatten die Abgeordneten in Idaho gerade einen Bundeszuschuss in Höhe von 6 Millionen Dollar zur Unterstützung der frühkindlichen Bildung abgelehnt, wobei einer von ihnen – später sagte er, er würde die Äußerung bedauern – erklärte, er würde keine Maßnahme unterstützen, die es »für Mütter bequemer mache, aus dem Haus zu gehen und ihr Kind von anderen erziehen zu lassen«. Das ist genau derselbe Gedanke, den Pat Buchanan, ein rechtsgerichteter Kommentator und politischer Berater, gegenüber Nixon ins

Spiel brachte, als er den Präsidenten überredete, das Gesetz von 1971 zu stoppen.[56] Und er wird unaufhörlich von jenen nachgeplappert, die dagegen sind, junge Familien mit nationalen Investitionen zu unterstützen. (Aktuell, zu Beginn des Jahres 2022, ist Präsident Bidens Build-Back-Better-Programm[57] mitsamt Investitionen in Höhe von rund 400 Millionen US-Dollar in erschwingliche Kinderbetreuung und kostenlose Vorschulangebote im Senat bis auf Weiteres auf Eis gelegt.)

Der Glaube an einen Mutterinstinkt führt auch zu Widerstand[58] in Bezug auf Geburtenkontrolle und Abtreibung, denn aus welchem Grund sollten Frauen die Zahl ihrer Kinder beschränken, wenn es doch ihrer ureigensten Natur entspricht, Freude in der Mutterschaft zu empfinden, und wenn in der mütterlichen Fürsorge ihre wesentliche biologische Bestimmung liegt? Die Wege zur Elternschaft werden damit in »natürliche« und andere aufgeteilt. Das wiederum hat eine ganze Elternberatungsindustrie hervorgebracht, die häufig aus den Selbstzweifeln der Eltern Kapital schlägt, wenn diese eben nicht jene Zufriedenheit erleben, von der auf Glückwunschkarten immer die Rede ist.[59] Sie entfesselt regelrechte Kulturkriege über »richtige« Erziehungsmethoden, was mitunter dazu führt, dass Eltern sich unzureichend fühlen, beispielsweise wenn sie stillen wollen und es nicht können oder wenn die Geburt nicht nach Plan verläuft.

Der Mutterinstinkt hat seit Langem die Diskriminierung von Familien gefördert, die nicht aus einer Frau und einem Mann mit zumindest bescheidenen finanziellen Mitteln bestehen. Er unterstützt überholte Vorstellungen von Maskulinität, denen zufolge Väter in der Erziehung nur an zweiter Stelle stehen – gelegentlich als Helfer und Babysitter brauchbar –, und ermutigt Mütter, sie ebenfalls so zu sehen. Er untergräbt die Rechte und die Anerkennung gleichgeschlechtlicher Paare sowie die von Transgender- oder nichtbinären Eltern; diese Gruppen sehen ihren Wunsch, für ihr Kind zu sorgen, infrage gestellt oder gar kriminalisiert. Er schafft eine Hierarchie der Betreuung, in der die Wichtigkeit des gebärenden Elternteils – unabhängig von den jeweiligen Umständen – festgeschrieben ist, und schmälert häufig den Wert von Adoptiveltern oder anderen liebevollen Erwachsenen im Leben des Kindes.

Das Ideal der »guten Mutter« wurde niemals vollständig auf Women of Colour angewandt. Oder auf Frauen, die in Armut leben. Oder auf alle, die sich vermutlich weniger an das Vorbild und Rollenmodell des »Engels im Hause« halten, weil sie arbeiten müssen oder sich gegen dieses Modell entschieden haben. Oder weil es für sie wichtiger ist, dass ihre Kinder von einem Familien- und Freundeskreis aufgezogen werden und nicht ausschließlich von ihnen selbst. Oder, wie Mikki Kendall in ihrem Buch *Hood Feminism* schreibt, weil es die Realität der Elternschaft in gesellschaftlichen Randgruppen eben erfordert, nicht nur das eigene Zuhause zum Lebensmittelpunkt zu machen, sondern sich auch realen Bedrohungen von außen wie Abschiebung, Hunger, Zwangsräumung, Gewalt in der Nachbarschaft, Polizeigewalt, unterfinanzierten Schulen und systemischem Rassismus in all seinen Formen zu stellen.[60]

Das Narrativ des häuslichen Engels hat viele alternative Erziehungsformen verdrängt – wie man Fürsorgende *und* Kämpferin sein kann, die eigene Familie schützen *und* sich für den Aufbau einer Gemeinschaft einsetzen kann. Das gilt insbesondere für die Vereinigten Staaten, denn hier steht das Mutterschaftsideal in der sozialen Infrastruktur an zentraler Stelle. »Die Familie nimmt den Ehrenplatz im *American Dream* ein – eine ›gute Familie‹ zu haben ist für den gesellschaftlichen Status beinahe gleichbedeutend mit einer erfolgreichen Karriere und ergänzt sie durch Werte wie Moral und Tugend«, hält Mia Birdsong, die über Familien und Communitys forscht, in ihrem Buch *How We Show Up. Reclaiming Family, Friendship, and Community* fest.[61] »In der Vorstellung des *American Dream* bedeutet eine ›gute Familie‹ eine abgeschottete Kernfamilie, zu der ein legal verheirateter Mann und eine Frau gehören, die ihre gemeinsamen biologischen Kinder großziehen. Die Familie genügt sich selbst – und funktioniert daher als eine unabhängige Einheit. Es ist toxischer Individualismus in Form eines Familienverbands.«

Indem ein Ideal gefördert wird, das auf weißer, privilegierter Mutterschaft beruht, prägt der Mutterinstinkt nach wie vor die wirtschaftliche und politische Bedeutung von Frauen, und zwar sowohl kollektiv als auch individuell. Ein Beweis dafür ist die große Aufmerksamkeit, die der Anzahl der Kinder – sie ist siebenfache Mutter – Amy Coney Barretts zuteilwurde, nachdem sie 2020 als Bundesrichterin am Obersten Gerichtshof bestätigt wurde.[62] Die Republikaner im Senat »fetischisierten« Barretts Mutterschaft und schmetterten damit die Zweifel der Demokraten ab, ob – wie Lyz Lenz damals in *Glamour* bemerkte – Barnetts Nominierung für die Umsetzung für Mütter relevanter Maßnahmen tatsächlich von Vorteil wäre, beispielsweise für den einfachen Zugang zur Gesundheitsversorgung. Dass eine Mutter – und insbesondere diese Mutter – auf ihrer Seite war, stellte einen strategischen Vorteil für die Republikaner dar. Lenz schrieb: »Amerika preist seit Langem eine bestimmte Art von Mutter – weiß, erfolgreich, geht in die Kirche, hält Händchen mit ihrem Ehemann und hat das Abendessen Punkt 18 Uhr abends auf dem Tisch, umringt von ihrer Kinderschar.«[63]

Noch vor wenigen Jahren fragte der Chefredakteur der Zeitung, für die ich arbeite, mich und zwei andere leitende Redakteurinnen, ob Frauen am Arbeitsplatz besser zusammenarbeiteten, weil sie von Natur aus kollaborativ seien. Eigentlich war es eher eine Feststellung als eine Frage. Später überlegte ich, ob er mit »kollaborativ« die Bereitschaft gemeint hatte, »Ideen einzubringen, ohne dafür Anerkennung zu erhalten«. Auf subtile und weniger subtile Weise hat der Mythos des Mutterinstinktes auch den Platz der Frau im Berufsleben definiert. Er ordnet potenziell jede Frau als mögliche Mutter ein und jede Mutter als weniger wertvoll für den Arbeitgeber, sobald die Kinder im Zentrum ihrer Aufmerksamkeit stehen, ihre Zeit rauben und sogar ihren Intellekt beeinträchtigen (siehe die »Mommy-Brain«-Memes, mit Anklängen an Herbert Spencer).

Der Gender-Pay-Gap ist real, lässt sich aber tatsächlich weitgehend auf die Reproduktion zurückführen.[64] Mütter verdienen weniger als Männer und kinderlose Frauen, und zwar nicht nur in den Jahren unmittelbar nach der Geburt, sondern über lange Zeiträume hinweg – eine Entwicklung, die durch die Pandemie noch verstärkt wurde. Das trifft sogar auf Länder mit großzügigen Elternzeitregelungen oder anderen Maßnahmen der Familienunterstützung zu.[65] Durch harte Arbeit allein können Frauen das Problem nicht lösen. Wissenschaftlerinnen haben festgestellt, dass Frauen, die als sehr kompetent und ehrgeizig in ihrem Beruf eingeschätzt werden, genau aufgrund dieser Qualitäten auch als kalt und egoistisch gesehen werden und deswegen weniger verdienen.[66] Männer dagegen, gerade diejenigen, die bereits gut verdienen, werden für ihre Vaterschaft beruflich belohnt.

In den Entbindungsstationen der Krankenhäuser, wo die meisten ihre Kinder zur Welt bringen, arbeiten engagierte und leidenschaftliche Pflegekräfte, doch auch sie gehören zu einem etablierten medizinischen System, dessen Geschichte von Rassismus und Sexismus durchzogen ist. Die Medizin betrachtet sich gern als objektiv, ihre Grundlagen beruhten nur auf Wissenschaft und Evidenz. »Das trifft nirgendwo weniger zu als in der sexuellen Gesundheitsfürsorge und der vor- und nachgeburtlichen Betreuung«, erzählte mir Niles. »Es stimmt einfach überhaupt nicht.«[67]

Die Vorstellung, Frauen seien instinktiv auf die Mutterschaft vorbereitet, hat dazu beigetragen, dass die Geburt als ein medizinischer Vorgang wahrgenommen wird, der sich ausschließlich auf die Geburt des gesunden Babys konzentriert. Die Tatsache, dass einer der beiden Elternteile dabei grundlegende biologische und psychologische Veränderungen erlebt, wird entweder häufig ignoriert oder lediglich zur Kenntnis genommen und weiter nicht beachtet – mitunter hat das tragische Folgen. Die Müttersterblichkeitsrate in den Vereinigten Staaten ist doppelt so hoch wie in den meisten anderen Industrienationen; im Jahr 2018 entsprach die Rate 17 Todesfällen pro 100.000 Geburten.[68] Das Risiko Schwarzer Frauen, während der Schwangerschaft oder innerhalb der ersten 42 Tage nach der Entbindung zu sterben, ist mehr als doppelt so hoch wie das Weißer Frauen; die Ungleichheit kann sogar noch größer sein, wenn Todesfälle bis zu einem Jahr nach der Entbindung berücksichtigt werden.

Hier fallen offenbar unterschiedliche überaus fatale Folgen des systemischen Rassismus zusammen, wie Journalistin Nina Martin und ihr Team in der wichtigen ProPublica/NPR-Serie »Verlorene Mütter« darlegen.[69] Bereits vor Beginn der Schwangerschaft ist das Gesundheitsrisiko Schwarzer werdender Eltern in Bezug auf schwangerschaftsgefährdende Erkrankungen einschließlich Herzerkrankungen und Diabetes höher. Während und nach der Schwangerschaft ist die Wahrscheinlichkeit von Komplikationen – einschließlich Präeklampsie, Herzinsuffizienz und postnataler Depression – innerhalb dieser Gruppe ebenfalls höher. Sie sind seltener krankenversichert und entbinden häufig in Krankenhäusern, die aus der Segregation hervorgegangen, heute unterfinanziert sind und eine schlechtere Versorgungsqualität bieten. Sie sehen sich mit voreingenommenen Ärztinnen und Ärzten konfrontiert, die ihre Schmerzen oder Komplikationen nicht oder nicht ausreichend zur Kenntnis nehmen, selbst wenn die Gebärenden für ihre eigenen Interessen eintreten. Auch ein höherer sozioökonomischer Status oder ein höheres Bildungsniveau scheint das Risiko bei den Betroffenen nicht zu senken.

Diese Zahlen bringen eine doppelte Bedrohung zum Ausdruck: das Risiko selbst und die ausbleibende Freude nach der Geburt. Niles erzählte mir, dass werdende Eltern in Randgruppen, insbesondere jene mit erhöhtem Risiko von Schwangerschaftsdiabetes oder Präeklampsie, häufig erleben, wie ihre Schwangerschaften pathologisiert werden. Die ärztliche Betreuung konzentriert sich ausschließlich auf das, was dem Baby zustoßen könnte, sodass die Schwangerschaft durch Schuldgefühle belastet wird und die Eltern keine Gelegenheit haben, ihre eigene Veränderung zu begreifen.»Dabei müsste man sie doch aufklären und ihnen sagen: ›Diese Veränderungen könnten diese oder jene Folgen für dich haben‹«, meinte sie.

Die biologischen und psychologischen – sowie die sozialen und kulturellen – Veränderungen einer neuen Elternschaft als normalen Prozess darzustellen, ist ein zentrales Anliegen der Hebammenarbeit. Dazu kann gehören, dass werdende Eltern vor und während der Schwangerschaft bis hinein in die ersten Tage nach der Geburt durchgängig von einer Person betreut werden und dies überwiegend in kleineren Praxen vor Ort oder zu Hause, aber nicht im Krankenhaus stattfindet. Weltweite Untersuchungen[70] haben gezeigt, dass eine von Hebammen geleitete Fürsorge effektiv und erschwinglich ist, zu weniger Eingriffen im Rahmen komplikationsloser Schwangerschaften führt und werdende Eltern von einem Gefühl der besseren Kontrolle und höheren Zufriedenheit während der Schwangerschaft und Geburt berichten. In den Vereinigten Staaten hat es lange gedauert, die Hebammenarbeit wieder als die Standardversorgung bei Schwangerschaft und Geburt zu etablieren, die sie früher einmal war, vor dem Aufkommen der professionalisierten, lange Zeit von Weißen Männern dominierten Geburtshilfe (inzwischen arbeiten hier mehrheitlich Frauen, die meisten von ihnen sind Weiß).[71]

Einem Bericht des Commonwealth Fund aus dem Jahr 2020 zufolge ist der Mangel in der Geburtsvorsorge im Allgemeinen sowie an Hebammen im Besonderen ein wesentlicher Faktor für die hohe Müttersterblichkeit in den Vereinigten Staaten. Bis vor Kurzem gab es in den Vereinigten Staaten nur vier Hebammen pro 1000 Geburten, während es in Deutschland und Frankreich 30, in Norwegen 35 und 68 in Australien sind.[72] In diesen Ländern kümmern sich die Hebammen während der Schwangerschaft und der Geburt um die Familien und besuchen sie außerdem in der besonders belastenden Zeit des Wochenbetts zu Hause. In Deutschland können werdende Eltern in den zehn Tagen nach der Geburt täglich von einer Hebamme besucht werden – die Kosten übernimmt die Krankenkasse –, und in den darauffolgenden zwölf Wochen haben sie ein Anrecht auf bis zu 16 Besuche.

In den Vereinigten Staaten kommt noch erschwerend der bunte Flickenteppich der Krankenversicherungen hinzu und die Tatsache, dass in vielen Bundesstaaten Menschen 60 Tage nach der Geburt aus ihrem Medicaid-Programm rausfallen und somit keinen Zugang zu Hilfe haben, wenn sie diese benötigen.[73] Selbst für diejenigen mit einer guten Krankenversicherung ist standardmäßig während der Schwangerschaft nur ein – ein Einziger! – Besuch ungefähr sechs Wochen nach der Entbindung vorgesehen. Das *American College of Obstetricians and Gynecologists* (Amerikanischer Berufsverband der Geburtshelfer und Gynäkologen) hat sich für einen ganzheitlicheren und kontinuierlicheren Ansatz bei der nachgeburtlichen Betreuung ausgesprochen und darauf hingewiesen, dass der übliche einmalige Besuch nach sechs Wochen »nur ein kurzes Zwischenspiel in einem langen Zeitraum ohne offizielle oder informelle mütterliche Betreuung darstellt«.[74]

Frischgebackene Eltern sind in den Vereinigten Staaten überwiegend auf sich allein gestellt, nachdem sie das Krankenhaus verlassen haben. Viele Krankenhäuser arbeiten zwar daran, Hebammen in ihre Teams zu integrieren, dennoch ist die Geburt typischerweise »völlig losgelöst« von der Erfahrung der Elternschaft, so Niles. Selbsthilfegruppen und häusliche Unterstützungsdienste werden vielfach als ein Privileg und weniger als eine Notwendigkeit wahrgenommen. In Maine, dem Bundesstaat, in dem ich wohne, wurde unter dem republikanischen Gouverneur Paul LePage ein Programm zusammengestrichen, in dem Krankenschwestern des öffentlichen Gesundheitssystems zu Hausbesuchen bei erstmaligen Eltern geschickt wurden.[75] Insbesondere für die dörflichen Gemeinden des Bundesstaates war das ein schwerer Schlag, und das Programm wurde ausgerechnet zu dem Zeitpunkt ausgedünnt, als die Anzahl der von der Opiatkrise betroffenen Mütter und Babys in die Höhe schnellte.

Während des Geburtsvorgangs weiß der Körper oft, was zu tun ist. Niles erklärt den werdenden Eltern, dass sie ihr Kind auch im Kopfstand oder unter Vollnarkose zur Welt bringen könnten und ihr Körper trotzdem alles Nötige tun würde, um das Baby zu gebären. »Aber Elternschaft ist etwas anderes«, sagt sie. »Etwas vollkommen anderes.«

Und inwiefern genau? Wie wir diese Frage beantworten, welche Geschichten wir uns erzählen und was wir uns verschweigen, ist nicht selten vom Geist des Mutterinstinktes geprägt. Die Dichterin Hollie McNish fängt das ungläubige Staunen der neuen Elternschaft in Lyrik und Prosa auf den ersten Seiten ihrer Memoiren in vielen ungeschönten Passagen ein: »Niemand hat mir gesagt, dass man kein Toilettenpapier benutzen kann / Niemand hat mir gesagt, dass man blutet / Niemand hat mir gesagt, dass man sich vielleicht einen geheimen Ort wünscht /, um dort ungestört zu schreien.«[76] Ali Wongs zweites Netflix-Special[77] »Hard Knock Wife« lief nach der Geburt ihrer ersten Tochter, als sie bereits erneut schwanger war; die Stand-up-Comedy wird befeuert von ihrer Empörung darüber, wie unvorbereitet sie war, das physische Trauma der Geburt und die dummen Bemerkungen, die sich arbeitende Mütter anhören müssen, etwa über das Stillen: »Ich dachte immer, das wäre eine total schöne Zeremonie, die die Bindung fördert. Ich habe mir vorgestellt, es wäre in etwa so, als würde ich im Kelch einer Lilienblüte auf einer Wiese sitzen, während sich Häschen zu meinen Füßen tummeln, alles untermalt von einem ›Over the Rainbow‹-Cover, gesungen von einem dicken Hawaiianer«, sagte sie. »Aber nein! So war das nicht. Stillen ist ein primitives, wildes Ritual, das doch permanent daran erinnert, dass dein Körper jetzt eine Cafeteria ist. Er gehört dir nicht mehr.«

In den sozialen Medien gibt es jede Menge Posts von Müttern, die Geschichten über Fehlgeburten und Unfruchtbarkeit teilen, die über die Realität ihrer nachgeburtlichen Körper, ihr Selbstgefühl, ihre Ängste und die Monotonie des Elternalltags sprechen. Zwischen den offenen Worten und den Hochglanzfotos dieser Posts besteht häufig eine große Diskrepanz, als wäre es nur in Ordnung, die Realität zu zeigen, wenn man dabei auch gut aussieht – und zwar in natürlichem Licht. Zunehmend sind die Bilder aber auch unverfälscht: Dehnungsstreifen und Kaiserschnittnarben, Tränen und Spucke, die Realität des Abpumpens, eine unbeholfene Fütterung, eine Hand, die die Füße eines Babys umschließt, das als Totgeburt zur Welt kam. Immer häufiger wird diese Arbeit von nichtbinären und transsexuellen gebärenden Eltern geleistet. In diesen Posts wird häufig direkt auf das Risiko verwiesen, das jeder Einzelne eingeht, der eine Geschichte erzählt, die nicht dem idealisierten Bild der Mutterschaft entspricht.

Im Februar 2020 gab das Unternehmen Frida – Hersteller von Produkten für junge Eltern und Babys – bekannt, dass sein

Werbespot, der eine frischgebackene Mutter bei dem Versuch, die Toilette zu benutzen, zeigt, während der Oscar-Verleihung nicht ausgestrahlt werden durfte, weil er als »zu drastisch« eingestuft wurde.[78] In den folgenden zwei Wochen wurde das Video auf YouTube beinahe vier Millionen Mal aufgerufen. Meine Freundinnen und ich schickten uns den Link gegenseitig zu und staunten, wie er uns zu Tränen rührte. Der Film ist ganz schlicht. Eine Frau knipst die Nachttischlampe an, tröstet kurz das Neugeborene in der Wiege neben ihrem Bett und humpelt dann unter Schmerzen ins Badezimmer. Sie hat Mühe, die Toilette zu benutzen und die postpartale Binde in der Netzunterhose aus dem Krankenhaus auszuwechseln. Einen Erzählbogen gibt es nicht. Wir sehen lediglich eine Sequenz, die uns besonders nahegeht, weil sie uns *selbst* abbildet. Wir wissen genau, wie die Hamamelisbinde riecht, wie sich die zusammengedrückte Peri-Flasche mit dem warmen Wasser anfühlt, kennen die Qual und die Erleichterung, den Gegensatz zwischen den schneidenden physischen Schmerzen und der vernebelnden Schlaflosigkeit und dem emotionalen Aufruhr.

Die Geschäftsführerin von Frida berichtete der *New York Times*, die Filmakademie habe dem Unternehmen vorgeschlagen, eine »sanftere, freundlichere Darstellung einer Wöchnerin« in Betracht zu ziehen.[79] Aber genau das wäre falsch und nur eine weitere Vernebelung gewesen. Der Werbefilm funktionierte, weil wir dachten, keiner hätte uns dort im Badezimmer gesehen, allein und orientierungslos, als uns gerade klar wurde, wie weit wir vom Festland weggetrieben waren. Und trotz allem waren wir auf dem Bildschirm. Alle miteinander. Gemeinsam verloren.

Wieso wird so vieles von dem, was mit der Elternschaft verbunden ist, verschleiert? Wieso glaubt man, nicht offen darüber sprechen zu dürfen? Ich stelle mir die ganze Situation als riesiges Werbeplakat vor: eine Mutter, der Muttergottes ähnlich, ausgeruht und in Frieden, mit einem pummeligen und zufriedenen Baby auf dem Arm. Alles, was ich geschildert habe – die Frida-Werbung, die bekenntnishaften Posts in den sozialen Medien, Ali Wong auf der Bühne, die nach der Notwendigkeit eines Mutterschaftsurlaubes schreit, damit Mütter ihre »Körper, die total am Arsch sind, verstecken und heilen können« –, ist wie Graffiti an den Rand des Werbeplakates gekritzelt. Dennoch beherrscht das Bild der Jungfrau Maria weiterhin das Plakat. Wir sind wirklich gut darin geworden, gegen Teile dieser Geschichte anzugehen, die sich verkehrt für uns anfühlen. Aber wir haben sie nicht ersetzt. Noch nicht.

Die Wissenschaft des elterlichen Gehirns hat das Potenzial, den Vorhang zu lüften und Vorurteile und überkommene Normen sichtbar zu machen. Sie könnte aufzeigen, wie diese in unsere gesellschaftlichen und individuellen Definitionen von Mutterschaft, Eltern oder Familie eingebettet sind, und uns Alternativen bieten. Doch das ist nur möglich, wenn wir sorgfältig darauf achten, dass diese neue Wissenschaft nicht von überholtem Denken beeinträchtigt wird. Und wenn wir sie mit klarem, unvoreingenommenem Blick betrachten.

Im Jahr 2019 veröffentlichte ein wissenschaftliches Team einen sehr spezifischen Befund über die Unterschiede in der Verteilung bestimmter östrogenbezogener Oxytocin-Rezeptoren in einem Bereich des medialen präoptischen Areals, eine Hirnregion, die für die Fürsorge bei Säugetieren wichtig ist. Der Bericht wurde in einer Pressemitteilung unter der Überschrift »Forschungsteam entdeckt den Schlüssel zum ›Mutterinstinkt‹« veröffentlicht, obwohl das Wort selbst in dem Bericht nicht erwähnt wurde.[80] In einem 2017 erschienenen Leitartikel sichtete ein niederländischer Kinderarzt einen Teil der Literatur über das mütterliche Gehirn und kam bemerkenswerterweise zu folgendem Schluss: »Die Vorstellung eines mütterlichen Gehirns erklärt, warum so viele herausragende und ehrgeizige Frauen, die zu einer Spitzenkarriere fähig sind, nach der Geburt eines Kindes das Interesse an einer solchen beruflichen Entwicklung verlieren. Ihre neuen mütterlichen Impulse stehen im Widerspruch zu ihren ursprünglichen Zielen, was bei vielen Frauen zu Stress und Frustration führt.«[81] Man könnte hier argumentieren, dass ein repressives patriarchalisches System, dem es an der notwendigen Unterstützung für junge Eltern mangelt, ebenfalls eine Erklärung dafür ist, warum herausragende Frauen aus dem Berufsleben aussteigen, häufig mit weiterhin bestehendem Ehrgeiz und einem neuen Gefühl der Bitterkeit.

In einigen Fällen wurde die Neurowissenschaft bereits zur Bestätigung altmodischer Vorstellungen einer mütterlichen Natur herangezogen, ähnlich wie Darwin und andere die moralische Mutterschaft in etwas Wissenschaftliches verwandelt haben. In anderen Fällen wird die Neurowissenschaft wegen ihres Potenzials, überkommene Vorstellungen zu zementieren, abgelehnt und als vermeintliche Bedrohung für den Fortschritt der Frauen betrachtet.

Als Sarah Blaffer Hrdy, spätere Anthropologin und Primatologin, 1970 ihr Studium an der Harvard University aufnahm, hielten die Biologen noch an der Vorstellung fest, der einzige Zweck von Müttern bestehe darin, »Babys zu gebären und zu ernähren«. Besonders hartnäckig hielt sich diese Sichtweise im Bereich der Primatologie, so Hrdy, »wo man Wesen untersuchte, die uns selbst so ähnlich waren«, und die Neigung, ihnen bestimmte Überzeugungen zuzuschreiben, entsprechend größer.[82] Hrdy selbst gehörte bald zu der ersten Generation von Frauen auf diesem Fachgebiet, die immer wieder auf Fragen stießen, die sich mit der Evolutionstheorie, wie sie in dieser Zeit gelehrt wurde, nicht beantworten ließen.

Jeanne Altmann erforschte, gemeinsam mit ihrem Mann Stuart, Paviane in Kenia und bezeichnete sie als Mütter mit einer zweigleisigen Karriere.[83] Pavianmütter verbringen den Großteil des Tages damit, »ihren Lebensunterhalt zu bestreiten«, wie Altmann es nennt: Sie gehen mit ihrer Gruppe zu Futterstellen und graben nach Zwiebeln und Grasknollen, während sie gleichzeitig vor Raubtieren auf der Hut sind und sich um die Bedürfnisse ihrer Kinder kümmern. Altmann legte den Schwerpunkt auf bestimmte Fragen: Wie teilen sich die Pavianmütter ihre Zeit ein? Inwiefern verändert die Mutterschaft ihren sozialen Status? Welche Auswirkungen hat die Fortpflanzungsgeschichte der Mütter langfristig auf deren Leben? Unterdessen hinterfragte die Anthropologin Barbara Smuts, welchen Zweck die langjährigen Freundschaften hatten, die sich zwischen männlichen und weiblichen Pavianen und manchmal auch männlichen erwachsenen Tieren und Kindern, die nicht ihre Nachkommen sind, entwickeln (Altmann bezeichnet diese Männchen als »Paten«). Smuts stellte die Frage: »Was hatten diese großen und rücksichtslosen Kämpfer in der ›weiblichen Domäne‹ zu suchen, wo sie leicht deplatziert wirkten, wenn sie winzige Säuglinge zärtlich umsorgten und herumtrugen?«[84]

Auch Hrdy formulierte provokante Fragen über Languren, deren Männchen manchmal Säuglinge totbissen, mit erkennbarer »Kollaboration« der Mütter, die sich später sogar mit diesen Männchen paarten.[85] Welche Rolle spielten Vorfälle wie Kindstötung möglicherweise für das Überleben einer Art? Und, wenn man den Blick über das Tierreich spannt, was ist dann mit jenen Arten, bei denen die Mütter Tötungen vornehmen oder, wie es häufiger der Fall ist, den Nachwuchs bei Nahrungsmangel oder Bedrohung durch Raubtiere zurücklassen, damit sie sich erneut paaren können?

Weibchen verhalten sich, Darwin zufolge, sexuell stets passiv; sie wählen unter den Partnern aus, die um ihre Aufmerksamkeit konkurrieren, haben aber darüber hinaus wenig Einfluss auf das Schicksal der Art.[86] Doch fast ein Jahrhundert nach

Blackwells Aufruf zum Umdenken ließen ihre Arbeiten und die vieler anderer Frauen eine derartige Vorstellung – die biologische Ausstattung der Mutter mache das Weibchen »scheu«, aufopferungsvoll oder von Natur aus minderwertig – geradezu albern erscheinen.

Stattdessen entstand langsam ein neues Bild von Primatenmüttern, die in gewisser Weise evolutionäre Errungenschaften planen und sich dabei auf die Hilfe der anderen verlassen. Mütter, schrieb Hrdy, seien »nicht nur die Ernährer ihrer Kinder, sondern ebenso sehr Strategen, Entscheidungsträger, Opportunisten und Geschäftemacher, sie manipulierten und schlossen Bündnisse«.[87] Das weibliche Sexual- und Fürsorgeverhalten zeigte sich über alle Arten hinweg und innerhalb einer Art in unterschiedlichen Varianten, geprägt von parallelen Anforderungen. Mütterliche Fürsorge – ganz zu schweigen von mütterlicher Liebe – erfolgte nicht automatisch. In diesem Bezugsrahmen mussten die Babys für ihr eigenes Überleben sorgen, indem sie die Eltern veranlassten, sich um sie zu kümmern.

Nachdem Rosenblatts Arbeit die Tür einen Spaltbreit öffnete und der Forschung damit einen neuen Blick auf die mit der Elternschaft einhergehenden biologischen Veränderungen und auf die Art ermöglichte, wie Eltern und Kinder sich aufeinander bezogen, so war es nun an Hrdy und ihren Kolleginnen und Kollegen, die Tür gänzlich aufzustoßen. »Der Zustrom von Frauen in die Evolutionsforschung hat die gesamte Wissenschaft verändert«, sagte mir Hrdy. »Dabei betrieben wir die Wissenschaft nicht auf andere Weise. Der Unterschied lag einfach darin, dass wir von anderen Annahmen ausgingen.«

Mit ihren Arbeiten haben diese Primatologinnen, insbesondere Hrdy, jedoch auch den Zorn einiger feministischer Denkerinnen auf sich gezogen. Zehn Jahre nachdem Hrdy ihr Buch *Mutter Natur* veröffentlicht hatte, in dem sie Biologie und Verhalten von Müttern und Babys thematisierte, folgte ein zweites

Buch über die Rolle, die die Großfamilie und andere Bezugspersonen im Laufe der Evolution bei der Kindererziehung gespielt haben. Die französische Schriftstellerin und Philosophin
Elisabeth Badinter bezeichnete den Determinismus, den sie in
Hrdys Arbeit sah, als »abscheulich«. Im Jahr 2010 veröffentlichte Badinter das Buch *Der Konflikt. Die Frau und die Mut-*
ter. Sie wendet sich darin gegen den Aufstieg der bindungsorientierten Elternschaft, die eine »Rückkehr zum traditionellen
Rollenmodell« auf Kosten der Identität der Frau bedeute.[88] Sie
bringt viele gute Argumente gegen die logischen Sprünge vor,
die nötig sind, um den Mutterinstinkt als Instrument der sozialen Kontrolle aufrechtzuerhalten. Sie warf den Evolutionsbio-
logen auch vor, dass sie ihre Erkenntnisse über Primaten direkt
auf den Menschen übertrugen.

Badinter hat ein Interview im Rahmen dieses Buches abgelehnt, mir jedoch in einer E-Mail geschrieben, sie könne sich
durchaus vorstellen, dass in der wissenschaftlichen Untersuchung der Mutterschaft durchaus Raum für die Neurobiologie
sei, jedoch eher als Faktor, der sozialen Einflüssen nachgeordnet ist.[89] Der Kontext des Umfeldes, sozialer Druck und die individuelle psychologische Erfahrung einer Mutter hätten einen
weit bedeutenderen Einfluss als die »schwache Stimme der Natur«, schrieb sie.[90] »Wenn wir die Natur in die Diskussion ein-
führen«, erklärte sie in der Zeitschrift *Nouvel Observateur* 2010,
»gibt es keinen Ausweg mehr.«[91]

Ich kann Badinters Argumente nachvollziehen. Nur zu oft
hat sich die Naturgeschichte der Mutterschaft als ein Käfig erwiesen. Und der Mutterinstinkt, um die von Lorenz gebrauchte
Analogie abzuwandeln, war das Schloss, das die Tür versperrte.
Dennoch *ist* es ein wichtiges, in der Evolution verwurzeltes biologisches Ereignis, Mutter zu werden. Frischgebackene Eltern
erleben *tatsächlich* bedeutende neurobiologische Veränderungen, die austragende Eltern besonders intensiv erfahren. Dies

nicht zur Kenntnis zu nehmen, hieße, ebenfalls in eine Falle zu geraten, und sei es auch nur eine, die den Geistern alter Vorstellungen wieder Raum gibt.

Der Eintritt in die Elternschaft beruht auf der Flexibilität unseres Gehirns, er wird geformt durch Hormone und Erfahrungen und beeinflusst von der ererbten Kodierung unserer Spezies sowie den Eigenheiten unseres funkelnagelneuen Babys. Es ist ein Prozess kurzfristiger Umwälzungen und langanhaltender, kontinuierlicher Veränderungen. Er ist überwältigend und zielgerichtet. In den ersten Monaten kann er, wie im nächsten Kapitel deutlich wird, im gleichen Maß von Sorge wie von Liebe geprägt sein. Wenn Sie sich in diesem Prozess befinden, dann mag die Stimme der Natur viele Facetten haben, aber sie ist gewiss nicht kraftlos.

Was aber geschieht, wenn wir diese neue Wissenschaft der Elternschaft mit dem vollständigen Wissen darüber betrachten, wie die alte Wissenschaft manipuliert wurde? Wenn wir sie mit Dringlichkeit und im vollen Bewusstsein des kulturellen Gepäcks, das wir dafür mitbringen, untersuchen?

Welche Geschichten werden wir dann erzählen?

Kapitel 3

ICH BITTE UM IHRE AUFMERKSAMKEIT

Kurz nachdem mein Mann Yoon die Lizenz erhalten hatte, eine Drohne zu steuern, machte er mit seiner Luftbildkamera einen Testflug über das Scarborough-Sumpfgebiet in Maine. Den ganzen Sommer über paddeln Touristen in quietschbunten Kajaks durch die schmalen Kanäle der Salzwassersümpfe, die sich über eine Fläche von rund 1.200 Hektar erstrecken. Gelegentlich unternehmen wir auch Familienausflüge dorthin und spazieren auf den ehemaligen Gleisen entlang, die in einer schnurgeraden Linie die sanft geschwungene Landschaft durchschneiden. Noch häufiger fahren wir mit dem Auto um das Gebiet herum, und der verlässliche Übergang vom frühlingshaften Grün zum winterlichen Weiß und Grau zeigt uns jedes Mal wieder, wie die Zeit vergeht. Es ist ein vertrauter Teil unserer Heimat. Doch die Aufnahmen, die Yoon an diesem Tag machte, ließen sie vollkommen neu erscheinen.

Die neue Perspektive zeigte mir, dass die Grasmatten nicht gleichförmig und geschlossen stehen, sondern vielfältige Formen haben. Die Halme sind in Büscheln geordnet, die wirbelförmig und gestaffelt zusammenlaufen, Tümpel umkreisen und die Verläufe der Rinnsale nachzeichnen. Grashügel heben sich als Farbkleckse hervor, kleine Rinnsale, in denen das Salz zu weißen Kristallen getrocknet ist und die in der Sonne leuchten. Der Himmel spiegelt sich im Wasser, bauschige Wolken zeigen sich in den glatten, schmalen Pfützen, die sich durch das Sumpfgras ziehen. Aus dieser Perspektive verwischen sich Oben und Unten. Raum und Zeit wirken unbestimmt. Das Große besteht aus so viel Kleinem.

Daran erinnerte ich mich, als ich im Februar 2020 vor einem MRT-Raum der Yale School of Medicine stand, während ein Techniker Bilder vom Gehirn einer jungen Frau aufnahm, die im Raum in der Maschinenröhre lag. Ein starkes Magnetfeld richtete die Wasserstoffprotone im Körper der Frau aus und setzte sie wieder frei. Die dabei entstehenden elektrischen Signale übersetzte das Gerät in Schwarz-Weiß-Bilder ihres Gehirns, die sich in aufeinanderfolgenden Querschnitten über den Bildschirm des Technikers bewegten. Die Stop-Motion-Aufnahmen ihrer weißen und grauen Hirnmaterie glichen der vorbeiziehenden Topografie des von der Drohne aufgezeichneten Sumpfgebietes und die eher amorph wirkende innere Struktur des Gehirns den Grasmatten, die bei näherem Betrachten ebenfalls auf äußerst komplexe Weise miteinander verknüpft sind. Vielleicht ist das keine perfekte Metapher, aber sie ist nützlich.

Ein Sumpfgebiet ist immer in Bewegung. Das Wasser transportiert ständig Salz und Sedimente, trägt die Erde von den Ufern ab und lagert sie an anderer Stelle wieder ein. Zieht ein Sturm auf, bewirkt er große Veränderungen. Süßwasser fließt stromaufwärts ein. Eine Sturmböe fegt das Wasser landeinwärts, wo es Teile des Sumpfes buchstäblich zusammenfaltet oder ganze Stücke aus den Uferklippen reißen kann. Die von der einen oder anderen Seite einströmenden salzigen Wellen können den Salzgehalt ganzer Abschnitte verändern, wodurch manche Pflanzen nach dem Sturm absterben, während andere gerade erst dann gedeihen. Ein heftiger Sturm ist für das Ökosystem wie ein Elektroschock und leitet eine Zeitenwende ein, in der Nährstoffe neu verteilt werden und das Wasser sich neue

Wege bahnt. Moore werden von Klimawissenschaftlern – und zunehmend auch von Menschen, die in ihrer Nähe leben – für ihre Fähigkeit geschätzt, gegen Hochwasser zu schützen. Die Anpassungsfähigkeit der Landschaft ist untrennbar mit dem Potenzial der Zerstörung und des Wachstums verbunden.

Das Gehirn ist ebenfalls immer in Bewegung. Es verändert sich ständig in jedem von uns, passt sich den Lebensumständen an, treibt das Verhalten des Menschen an und reagiert auf die Ergebnisse. Das Gehirn galt lange Zeit als ein »nicht erneuerbares Organ«, in dem die Dinge mehr oder weniger festgeschrieben sind, sobald ein Mensch das Erwachsenenalter erreicht hat, und in dem nur Zellen verloren gehen können, im Gegensatz zur Haut oder zum Blut des Menschen, wo ständig Zellen ersetzt werden.[1] Heute weiß die Wissenschaft etwas genauer, wie unser Gehirn arbeitet und dass es eigene erstaunliche, lebenslange Fähigkeiten besitzt, sich zu verändern und anzupassen, ja, sogar etwas zu schaffen, was vorher nicht da war, oder etwas zu ersetzen, was verloren ging.

Unser bewusstes und unbewusstes Leben besteht aus Signalen, die in unseren physischen Gehirnstrukturen übertragen werden, von Neuron zu Neuron, zwischen rund 86 Milliarden Neuronen, die ständig miteinander im Gespräch sind.[2] Form und Funktion dieser Neurone verändern sich unablässig, ebenso die Anzahl der Verbindungen und Bahnen, auf denen sie ihre Botschaften senden. Ein Neuron besteht an einem Ende aus sich verzweigenden Fortsätzen, sogenannten Dendriten, die der Reizaufnahme dienen. Diese Signale werden über das Axon, eine schlauchartig umhüllte Nervenfaser, an Endpunkte weitergeleitet, die als Axonterminale bezeichnet werden.[3] Auch sie sind ein Bündel sich verzweigender Teilchen, und sie setzen genau abgestimmte Botenstoffe frei, um die Nachrichten an die nächsten Neurone zu übermitteln, und zwar über den Raum zwischen ihnen, die sogenannten Synapsen.

Jede Phase dieses Prozesses kann sich verändern. Axone sind von einer fettartigen Schicht umhüllt, dem Myelin, das die Übertragung beschleunigt; diese Schicht kann ab-, aber auch wieder aufgebaut werden. Dendriten schrumpfen möglicherweise oder werden weggeschnitten, können aber auch stärker und verzweigter nachwachsen. Neue Synapsen werden gebildet und andere eliminiert. Und ständige Veränderungen der Neurochemikalien, die Signale über die Synapsen leiten – oder deren Übertragung hemmen –, beeinflussen entweder umgehend Stärke und Funktion dieser Synapsen oder im Laufe der Zeit.[4] In einigen Regionen des erwachsenen Gehirns werden völlig neue Neurone gebildet, was die Wissenschaft bis vor Kurzem für unmöglich hielt (viele Fragen über Ausmaß und Zweck der Neurogenese beim Menschen sind jedoch noch offen).[5]

Hinzu kommt, dass die Gesamtorganisation des Gehirns Raum für Veränderungen lässt. Die neuronale Aktivität ist um kritische Areale im Gehirn herum organisiert und maximiert so die Effizienz der Kommunikation. Aber sie ist zugleich auch diffus, insofern als wiederholte Bewegungen oder Wahrnehmungen jedes Mal, wenn eine Person sie ausführt, eine andere Gruppe von Neuronen betreffen können. Die Neurowissenschaftlerin Lisa Feldman Barrett hat die Komplexität des Hirns mit dem Flugverkehr verglichen, bei dem bestimmte Flughäfen als internationale Drehkreuze dienen und andere in erster Linie den lokalen Verkehr leiten, um Ressourcen und Möglichkeiten zu optimieren, wobei es zahlreiche Optionen gibt, um etwa von Boston nach Kairo zu gelangen.[6]

Der Aufbau des Gehirns, von der Gesamtarchitektur bis hin zu Größe und Funktion der einzelnen Neuronen, wird durch die Erfahrung des Menschen geprägt. Das Gehirn ist plastisch. Es ist anatomisch flexibel. Es kann durch Lernen verändert werden, wenn eine Person beispielsweise an einen neuen Ort zieht oder ein neues Hobby aufnimmt. Die Neuverdrahtung des

Hirns findet aber auch auf einer eher unbewussten Ebene statt, angetrieben durch die Reize, denen der Mensch ausgesetzt ist, durch Hormonverschiebungen oder den Verlauf des eigenen Lebens. Die Verdrahtung des Hirns ist den Graswurzeln in einem Salzsumpf und den ökologischen Systemen, die sie unterstützen, gar nicht unähnlich: Sie sind zu einem komplexen, sich permanent verändernden System verwoben, das von Natur aus anpassungsfähig ist.

Die Forschung beschreibt die Schwangerschaft und Geburt häufig als eine Art von Sturm für unser Gehirn. Insbesondere in den Wochen vor und nach der Geburt kommt es zu einem heftigen Hormonschub. Der Progesteronspiegel kann bis zum 15-Fachen des Wertes ansteigen, den er sonst während der Höhe des Menstruationszyklus erreicht, und fällt dann mit Einsetzen der Wehen sprunghaft ab. Der Anstieg bestimmter Östrogene ist sogar noch markanter: Gegen Ende der Schwangerschaft schnellt der Estradiolspiegel auf das sagenhafte Dreihundertfache des Normalwertes.[7] Mit der Entwicklung eines völlig neuen Organs – der Plazenta – werden dem Körper auch neue Hormone zugeführt. Kurz vor dem Einsetzen der Wehen steigen der Oxytocin- und der Prolaktinwert, die beide im Allgemeinen auch nach der Geburt hoch bleiben. Das Muster der Hormonschwankungen ist bei allen Säugetieren ähnlich, nur die Zeitpunkte der Tief- und Höhepunkte fallen unterschiedlich aus.

In der Pränataldiagnostik wird in der Regel darüber gesprochen, was diese Veränderungen für die Aufrechterhaltung der Schwangerschaft und die Unterstützung der Wehentätigkeit bedeuten.[8] Wir lernen daraus vielleicht, dass Östrogen das Wachstum der Gebärmutter unterstützt und die allgemeine Blutversorgung steigert, um den sich verändernden Körper zu unterstützen und einen neu heranwachsenden zu ernähren. Progesteron ist ein Hormon, das die Gebärmutterschleimhaut verdickt und als Weichmacher wirkt, das Wachstum des Brustgewebes fördert und zusammen mit dem Hormon Relaxin die Bänder der Gebärmutter lockert, damit sich der Geburtskanal ausdehnt, was die Geburt eines großen Babys möglich macht. Prolaktin ist, wie wir wissen, ein milchbildendes Hormon. Und wahrscheinlich haben wir auch über die Funktion von Oxytocin bei Gebärmutterkontraktionen, dem Milcheinschuss und dem Gefühl der Nähe nach der Geburt des Babys gelesen.

Das ist mit Sicherheit weit mehr als das, was meine Mutter über die Funktionen ihres Körpers wusste, als sie Anfang der 70er-Jahre ihre Kinder bekam. Aber diese – meist unterhalb des Halses stattfindenden – schwangerschaftsspezifischen Umstellungen sind nur ein Teil des Gesamtbildes. Die massiven Hormonschwankungen, die mit der Geburt eines Kindes einhergehen und wahrscheinlich extremer sind als alle anderen Hormonschwankungen im Leben eines Menschen, wirken auch im Gehirn. Dort fungieren sie als Neurotransmitter oder regulieren die Produktion anderer Neurochemikalien, die sich auf die Art der Verschaltung der Neurone untereinander auswirkt. Damit wird nach und nach eine langfristig wirkende Kette von Ereignissen ausgelöst. Man könnte sie mit einer vorüberziehenden Wetterfront vergleichen, die eine sich stetig verändernde Landschaft hinterlässt. Im übertragenen Sinne wirken diese Ereignisse im Gehirn wie Weichmacher, damit es zu etwas anderem umgeformt werden kann. Im wörtlichen Sinne machen sie das Gehirn plastischer und empfänglicher für die Welt ringsum, zu der nun auch ein Baby gehört.

Die Versuche mit Laborratten haben inzwischen zu einer nahezu eindeutigen Antwort auf die Frage geführt, wie dieser Hormonschub während der Schwangerschaft und Geburt auf das Hirn wirkt. Östrogen und Progesteron miteinander und im Zusammenspiel mit Oxytocin und Prolaktin – ein einzelnes Hormon könnte das nicht leisten – tragen zur erhöhten

Sensibilisierung einer Rattenmutter für ihr Junges bei und schaffen das, was Alison Fleming und ihre Kollegen Joseph Lonstein und Frédéric Lévy als »maximales Antwortverhalten« bezeichnen.[9] Dieses Verhalten baut sich bereits vor der Geburt auf: Der frühere Impuls, Rattenbabys zu meiden, geht zurück, und die zukünftige Rattenmutter wird plötzlich erkennbar von anderen Jungtieren angezogen. Um es vorschulgerecht auszudrücken, schalten Hormone die »Lauscheohren« des Gehirns ein, die eine Rattenmutter auf die besonderen Signale ihres Babys einstimmt und sie dazu bringt, durch Anpassung ihres Verhaltens darauf zu reagieren.

Anschließend machen sich die Babys »lautstark« bemerkbar. Modellen bei Säugetieren zufolge können Mütter mit allen notwendigen Hormonen versorgt sein, die Schwangerschaft und Geburt mit sich bringen, und dennoch, ohne den sensorischen Input der Babys, keine mütterlichen Verhaltensweisen entwickeln, wie sie typisch für austragende Mütter sind.[10] Eine Maus, die zum ersten Mal Mutter wird, muss ihren Wurf riechen können. Wird ihr Riechkolben entfernt, ist sie nicht in der Lage, ein Nest zu bauen, und wird ihre Jungen wahrscheinlich nicht säugen. Bei Schafen, die zum ersten Mal Junge werfen, sieht es ähnlich aus: Können sie ihre Lämmer nicht riechen, gelingt ihnen auch deren Versorgung nicht. Mäuse und Schafe, die bereits Erfahrung mit der Aufzucht – und dem Riechen – von Jungtieren haben, kommen hingegen besser zurecht, wenn sie geruchsblind gemacht werden. (Erfahrung ist wichtig.) Der Tastsinn scheint für Laborratten eine ebenso große Rolle oder sogar eine noch größere zu spielen. Rattenmütter brauchen die Nähe zu ihren Jungen. Sie motivieren sich zur Fürsorge und zum Säugen, indem sie die Jungtiere ablecken, mit dem Mund berühren und kraulen.

Das Zusammentreffen von hormonell bedingter Empfindlichkeit und durch das Baby ausgelöster sensorischer Überwältigung führt im Gehirn zu einer Ausrichtung auf Fürsorge. Die an der Elternschaft beteiligten Schaltkreise sind komplex und gehen in viele Richtungen. Tierstudien der 70er-Jahre – und viele andere seither – deuten auf das mediale präoptische Areal (MPOA) als ein Zentrum der Aktivitäten hin.[11] Das MPOA können wir uns am besten als einen Empfänger vorstellen. Dieser winzige Teil des Hypothalamus enthält Rezeptoren für alle Hormone, die bei der Fortpflanzung wichtig sind. Die Anzahl der Rezeptoren nimmt gewöhnlich in der Spätphase der Schwangerschaft und der frühen postpartalen Phase zu.[12] Das MPOA empfängt alle möglichen sensorischen Daten – also auch den großen Input der Babys. Man geht davon aus, dass das MPOA als wichtiger Knoten im Erziehungskreislauf fungiert; es nimmt eine große Menge Informationen über das Baby auf und sendet Nachrichten, die in Aktionen und Hemmungen gegliedert sind.[13] Die Neurobiologie der Elternschaft entspricht bei allen Spezies einer ausgewogenen Mischung von Geboten und Verboten. *Nimm das verzweifelte Junge und trage es in dein Nest. Friss es nicht auf.* Wie Sie jedoch sehen werden, ist das mit der Ausgewogenheit eine schwierige Sache.

Vor einigen Jahren gewann ein Forschungsteam eine wichtige Erkenntnis darüber, *wie* das MPOA die Geräusche in Signale für das übrige Gehirn umwandelt. Die Gruppe an der Harvard University fand unter der Leitung der Neurowissenschaftlerin Catherine Dulac heraus, dass eine bestimmte Untergruppe von Neuronen in diesem Hirnareal für das Erziehungsverhalten von Mäusen – Männchen und Weibchen, wohlgemerkt – von entscheidender Bedeutung ist.[14] Diese Neuronengruppe produziert Galanin, ein Neuropeptid. Neuropeptide ähneln Neurotransmittern insofern, als sie ebenfalls Botschaften zwischen den Neuronen vermitteln; Peptide sind jedoch besonders leitungsstark, und ihre Signale besitzen große Reichweite. Das Forscherteam fand heraus, dass Mäuse, deren Galanin-Neurone durch eine genetische Veränderung und die Injektion eines Toxins ausgeschaltet wurden, ein drastisch reduziertes Erziehungsverhalten zeigten.[15] Anders als Ratten kümmern sich jungfräuliche weiße Mäuse spontan um Jungtiere, die man ihnen präsentiert. Bei jungfräulichen Mäusen mit zur Hälfte reduzierten Galanin-Neuronen war das jedoch nicht der Fall. Stattdessen verhielten sie sich aggressiv, und den Mäusemüttern gelang es nicht, ihre Jungen ins Nest zurückzuholen. Auch männliche Mäuse, deren Verhaltensweise zuvor elterlich gewesen war, änderten ihr Verhalten. Diese Entdeckung öffnete ein vielversprechendes Fenster in das elterliche Gehirn, einen »kostbaren Zugangspunkt«, wie das Team es beschrieb.

Zum einen fügte es dem bisherigen Kenntnisstand über das MPOA neue Facetten hinzu. Zumindest in der ersten Zeit nach der Geburt bewirken Schädigungen in dieser Gehirnregion im Allgemeinen oder der Galanin-Neuronen im Besonderen ein reduziertes Fürsorgeverhalten bei Mäusen. Umgekehrt setzt durch eine Injektion von Östrogen in das MPOA oder durch die biologische Aktivierung dieser Neuronen das Fürsorgeverhalten sowohl bei männlichen als auch bei weiblichen Nagetieren beschleunigt ein. Dass Galanin-Neurone bei männlichen und weiblichen Tieren vorhanden und derart wirkungsvoll waren, stützte die Idee, dass alle Mitglieder einer Spezies die Fähigkeit besitzen, einen Kernschaltkreis im elterlichen Gehirn zu bilden, der unter verschiedenen physiologischen Umständen unterschiedlich aktiviert werden kann.[16]

Daneben bot diese Entdeckung dem Forschungsteam um Dulac die Möglichkeit, die Wirkungsweise des Galanin genauer zu verfolgen.[17] Dulac erhielt dafür im Jahr 2021 den mit drei Millionen US-Dollar dotierten *Breakthrough Prize in Life Science*, eine Auszeichnung, die der Internetinvestor Juri Milner und seine Frau Julia gestiftet haben; im Stiftungsvorstand sind einige berühmte Namen aus Wissenschaft und Technologie vertreten.[18]

Das Team entdeckte, dass die Galanin-Neurone der MPOA bei Männchen und Weibchen Signale in etwa zwanzig Gehirnareale projizieren, deren wichtige Rolle bei der Fürsorge bereits dokumentiert ist. Alle Galanin-Neurone sind aktiv, wenn die Maus mit elterlichem Verhalten beschäftigt ist, aber das Team fand außerdem heraus, dass Untergruppen sich zu Einheiten zusammenschließen und bestimmte Verhaltenskomponenten der Elternschaft beeinflussen. Die Gruppe um Dulac versuchte, einzelne Galanin-Pools zu aktivieren, und stellte fest, dass jene Neuronen, die in das periaquäduktale Grau projizieren – eine Region im Mittelhirn –, beispielsweise die Fellpflege der Jungen verstärkten. Die Aktivierung eines Pools, der in den ventralen tegamentalen Bereich projiziert, steigerte den Drang der Mäuse, über eine Barriere zu klettern, um in die Nähe ihres Wurfs zu gelangen. Dagegen hatten Projektionen in die mediale Amygdala keinerlei Auswirkungen auf die Interaktion mit den Jungen, sondern beeinflussten die Interaktionen mit anderen erwachsenen Mäusen und bewirkten offenbar, dass alles, was nicht mit den Jungen zu tun hatte, uninteressant wurde.

Die Arbeit von Dulacs Labor, das diese »modulare Architektur«[19] der MPOA entdeckt hat, ist ein eindrucksvolles Beispiel dafür, wie viel die Wissenschaftler und Wissenschaftlerinnen aus der Manipulation der Verhaltensweisen von Nagern und deren Physiologie – ihr Gehirn wurde buchstäblich unter ein Mikroskop gelegt – lernen können. Sie können Herpes- oder Tollwutviren in die Gehirne von Nagetieren injizieren und neuronale Schaltkreise verfolgen. Bei weiblichen Ratten, deren Östrogen und Progesteron produzierende Eierstöcke entfernt wurden, lässt sich überprüfen, welche Änderungen das Fehlen dieser Hormone hervorruft. Die Gabe rezeptorenblockierender Medikamente unterbindet die übliche Wirkung von Neurotransmittern. Eingriffe an Hirnarealen, die Entfernung des Riechkolbens, die Betäubung von Schnauze oder Brustwarzen einer Ratte machen Beobachtungen möglich, welche Komponenten des mütterlichen Verhaltens dadurch beeinträchtigt werden. Ein trächtiges Muttertier kann unter Stress gesetzt oder ein Muttertier von seinen Jungen getrennt werden, um langfristige Auswirkungen zu testen. Mäusemütter werden zu bestimmten Zeitpunkten der Trächtigkeit oder nach der Geburt »geopfert« und Scheiben ihres Hirngewebes zur Analyse eingefroren.

Beim Menschen lässt sich ein klares Bild von Ursache und Wirkung weitaus schwerer erstellen. Zum einen ist die menschliche Elternschaft um einiges komplizierter und weniger vorhersehbar als die einer Ratte, vor allem wenn sie unter kontrollierten Laborbedingungen lebt. Menschliches mütterliches Verhalten ist schwieriger zu messen. Rattenmütter und menschliche Mütter haben jedoch viele grundlegende Funktionen gemeinsam.[20] Sie füttern ihren Nachwuchs und kümmern sich um ihn. Durch die Interaktion mit dem Baby sorgen sie dafür, dass es wächst und sich entwickelt. Sie reagieren auf die Bedürfnisse ihrer Babys. Doch menschliches elterliches Verhalten wird auch von Kultur und Sprache beeinflusst, dem jeweiligen Lebensstil und soziopolitischen Kontext, der individuellen Biografie und der Familiengeschichte, und nicht zuletzt von genetischen Faktoren, die weitaus vielfältiger sind als die einer für die Zwecke der Wissenschaft gezüchteten Ratte. (Wild lebende Nagetiere sind übrigens auch erheblich komplexer und variierter als Laborratten.) Daneben sind auch noch andere Akteure zu berücksichtigen – Ehepartner oder Lebensgefährten, Großeltern, andere Erwachsene und Kinder im Haushalt, die biologisch verwandt sind oder nicht, ja, sogar Nachbarn, Lehrer und Freunde – von denen jeder Einzelne den Einstieg einer Person in die Elternschaft und den Einstieg ihres Kindes in die Welt beeinflussen kann.

Aus guten Gründen können menschliche Eltern und Neugeborene zu Forschungszwecken nicht auf dieselbe Weise manipuliert werden wie Labortiere. (Manche sind der Ansicht, dass derartige Manipulationen auch nicht an Tieren vorgenommen werden sollten, ein lohnendes Thema für ein anderes Buch.) In der Erforschung von Menschen bedient sich die Wissenschaft anderer Techniken. Sie beobachtet und misst, wie Eltern zu Hause oder im Labor mit ihren Kindern ganz allgemein oder bei bestimmten zugewiesenen Aufgaben interagieren. Sie sammelt die Selbstauskünfte von Eltern über ihr eigenes Befinden und ihre Tätigkeiten. Sie bewertet den Hormonspiegel im Blut während der Schwangerschaft und nach der Geburt. Sie überprüft klinische Diagnosen und den Schweregrad der Symptome. Seit zwei Jahrzehnten werden in der Forschung auch zunehmend Technologien eingesetzt, mit deren Hilfe sich beurteilen lässt, was sich im elterlichen Hirn abspielt, insbesondere bei Aufgaben, die mit elterlichen Verhaltensweisen zusammenhängen oder diese nachahmen sollen. Unter guten zeitlichen und finanziellen Bedingungen können hier idealerweise mehrmals im Verlauf einiger Monate oder Jahre Bilder des elterlichen Gehirns aufgezeichnet werden, die Erkenntnisse über strukturelle Veränderungen oder solche der Hirnaktivität und Konnektivität liefern. Doch auch diese Ergebnisse werden ständig mit der Realität der menschlichen Elternschaft und den sich verändernden Lebensumständen einer Person abgeglichen.

Als mein Kindergartenkind während der Pandemie Fernunterricht hatte, musste es sich häufig eine kurze Videogeschichte anschauen und die Bildkarten auf seinem iPad danach so anordnen, wie es dem Ablauf des Films entsprach. Die Geschichte des elterlichen Gehirns von Nagetieren ähnelt der Videogeschichte, und die Geschichte des menschlichen mütterlichen Gehirns entspricht eher den Bildkarten. Vor dem Hintergrund verschiedener Messungen und den Erkenntnissen aus der Beobachtung von Labortieren arbeitet jedes Forschungsteam daran, einen Schnappschuss der menschlichen Geschichte zu erfassen, festzustellen, in welchen Teil der Sequenz er sich einordnen lässt und warum er wichtig ist. Nach und nach verfügen sie über ausreichend viele Bildkarten, um die ganze Geschichte zu erzählen. Mit der Zeit werden immer neue Karten hinzugefügt, die Details ergänzen und in den meisten Fällen die Annahme bestätigen, dass das elterliche Gehirn im Laufe der Evolutionsgeschichte und über die Arten hinweg erhalten geblieben ist. Die einzelnen Handlungsstränge der menschlichen Elternschaft zeichnen sich ab, und die Forschung beginnt allmählich, Maßstab und Umfang der gesamten Geschichte zu verstehen.

Die Mutter in der fMRT-Röhre war schnell. Während die Frau im Scanner lag, führte Madison Bunderson, eine promovierte wissenschaftliche Mitarbeiterin am Yale Child Study Center, sie durch eine Reihe von Aufgaben.[21] Zuerst sah die Frau die Worte »gewinnen« oder »verlieren« vor sich auftauchen. Lautete der Befehl »gewinnen«, so Bunderson, sollte sie mit dem Zeigefinger eine Taste drücken, sobald ein weißes Feld auf dem Bildschirm erschien. War »verlieren« zu sehen, sollte sie den Mittelfinger benutzen. War sie schnell genug, würde die Mutter, laut Anweisung, entweder etwas Geld verdienen oder aber vermeiden, dass sie Geld aus ihrem Gewinntopf verlor. Das ist ein gängiger neurowissenschaftlicher Test, eine sogenannte monetäre Anreizverzögerungsaufgabe, mit der untersucht wird, wie Belohnungen im Gehirn verarbeitet werden.

Der Computer, von dem aus Bunderson den Prozess steuerte, war zeitlich mit den Gehirnscans abgeglichen, sodass die Forscher die Gehirnaktivität parallel zu den Antworten einer Person verfolgen konnten. Der Test war zudem auf die Testperson abgestimmt, deren Reaktionsgeschwindigkeit war also an vorherige Übungstests – als sie am Schreibtisch vor einem Computer saß – angepasst. Idealerweise sollte die Testperson gewinnen und verlieren, damit das Forscherteam nicht nur beurteilen konnte, wie ihr Gehirn auf die Belohnung selbst – in diesem Fall das Geld – reagierte, sondern auch auf die Erwartung oder den Drang, die Belohnung zu erhalten. Dann wurde das Geld gegen ein Baby ausgetauscht. Und zwar nicht irgendein Baby, sondern die hübsche kleine Tochter der Probandin.

Die Mutter hatte ihre Tochter bei früheren Besuchen mitgenommen, damit das Team beobachten und auswerten konnte, wie die beiden miteinander spielten und wie sensibel die Mutter auf das Verhalten ihres Kindes einging. Das Team machte viele Fotos von dem Baby, in allen emotionalen Zuständen. Diesmal wurde bei der Scanner-Aufgabe »gewinnen« mit einem glücklichen oder ruhigen Gesichtsausdruck ihrer Tochter korreliert und »verlieren« mit ihrem traurigen Gesicht. Der weiße Kasten erschien, und wenn die Mutter schnell genug reagierte, konnte sie ein Bild ihrer glücklichen Tochter gewinnen und den Anblick ihrer weinenden oder schmollenden Tochter vermeiden. Nach fast jedem Test erschien ein pausbäckiges, lächelndes kleines Mädchen. »Sie ist richtig gut darin«, sagte Bunderson.

Die leitende Forscherin Helena Rutherford und ihr Team hatten vor, die Daten zu analysieren, um herauszufinden, wie die neuronalen Schaltkreise der Mutter reagierten. Sie untersuchten dabei das Gehirn insgesamt; besondere Aufmerksamkeit widmeten sie dem Nucleus accumbens, von dem man annimmt, dass er bei einer erwarteten Belohnung oder in Bezug auf Zielstrebigkeit aktiviert wird, sowie Teile des Frontallappens im Gehirn, die bei der Verarbeitung erhaltener Belohnungen und der durch sie ausgelösten Freude aktiviert werden. Bei Tests, in denen Geld eingesetzt wird, zeigte sich, dass das Gehirn auf die bloße Aussicht auf Geld anders reagiert als beim eigentlichen Erhalt der Belohnung. Das Team wollte herausfinden, ob das auch im Kontext der Kindererziehung der Fall ist. Diese oben erwähnte Mutter gehörte zu einer Gruppe von Müttern und

Vätern, die in diese Studie einbezogen werden sollten und von denen die Hälfte Raucher waren.

In vorhergehenden Studien hatte sich gezeigt, dass Sucht im Allgemeinen die Belohnungsreaktionen des Gehirns auf Geld dämpft. Rutherfords Gruppe fragte sich, ob dieser Effekt auch eintritt, wenn Eltern – in diesem Fall solche mit einer Nikotinsucht – auf das Baby bezogene Belohnungen verarbeiten. Ziel der Studie war, diese Informationen für maßgeschneiderte Programme zur Unterstützung von Eltern einzusetzen. Die Studie beinhaltet jedoch auch eine Frage, die für alle Eltern, ob Raucher oder Nichtraucher, relevant ist.

Was treibt uns dazu an, uns um Kinder zu kümmern?

Vielleicht scheint die Antwort zunächst auf der Hand zu liegen: Es ist die Liebe. Es bereitet Freude, zu lieben und vom Kind wiedergeliebt zu werden. Darin liegt die Belohnung. Aber wie Rutherfords Studie zeigt, ist es nicht ganz so einfach. Gewiss erfreut man sich am Anblick des eigenen Babys. Die eigene Tochter mit den niedlichen Wangen auf dem Bildschirm oder in natura zu sehen, ist fraglos beglückend. Aber da ist noch etwas anderes, der Wunsch, dieses Kind glücklich zu machen oder es davor zu bewahren, traurig zu sein. Ein Drang, dafür zu sorgen, dass es der Tochter gut geht, sie in Sicherheit ist, wächst und gedeiht. Ein innerer Drang, sie anzusehen, ihr zuzuhören und dann ihretwegen zu handeln. Dieser Drang wird durch neurobiologische Mechanismen aktiviert, denn die Wahrheit lautet – aus evolutionärer Perspektive –, dass Liebe allein nicht ausreicht. Sie ist weder universell einsetzbar, noch erfolgt sie automatisch. Das wissen wir, wenn wir sie uns in ihren Extremen und in ihrer durchschnittlichen Ausprägung ansehen.

Es gehört zu den unangenehmen Wahrheiten, dass Kindstötung, zu allen Zeiten und in allen Gesellschaften, Teil der menschlichen Elternschaft war. Die Häufigkeit steigt und fällt in Abhängigkeit von Armut, je nach Fähigkeit einer Person, ihre eigene Reproduktion und gesellschaftliche Normen zu kontrollieren. Über Generationen hinweg wurden beispielsweise in europäischen Städten viele Tausende Babys in Findelhäusern abgegeben, die für die extrem niedrige Überlebensrate ihrer Schützlinge bekannt waren.[22] In Florenz, wo die historischen Aufzeichnungen besonders ergiebig sind, fiel der Anteil getaufter und ausgesetzter Kinder im 16. und 17. Jahrhundert niemals unter 12 Prozent, schreibt Sarah Blaffer Hrdy in *Mutter Natur*. In den 40er-Jahren des 18. Jahrhunderts wurden 43 Prozent der getauften Kinder in Florenz weggegeben. Mit dem Anstieg der Verhütungsmöglichkeiten sank im 19. Jahrhundert die Rate der Kindstötungen in Europa.[23] Wie die Autorin Sarah Newman es ausdrückte, hörten wir Menschen »erst dann auf, unsere Babys zu töten, als wir weniger davon bekamen«.

Geburtenkontrolle – nach wie vor noch nicht global verfügbar – ist natürlich kein Garant dafür, dass sich Mütter hingebungsvoll um ihre Kinder kümmern oder Kinder sicher und gut versorgt aufwachsen. In den Vereinigten Staaten leiden heute Jahr für Jahr Hunderttausende von Kindern unter Vernachlässigung oder Missbrauch. Die Sorge um verletzliche Kinder war seit jeher ein Balanceakt, bei dem viele Faktoren zusammenspielen, eingeschlossen die Fähigkeit der Eltern oder Familien, mit Stress, Armut, Unterdrückung, psychischer Krankheit, Sucht oder anderen Aspekten umzugehen, die nicht im Einklang mit dem Kindeswohl stehen, sowie das Ausmaß an sozialer Unterstützung, das einer Person zur Verfügung steht, um diese Faktoren in Bezug auf das Kind zu mildern. Eltern engagieren sich nicht von Natur aus für ihr Kind.[24] »Fürsorge muss angefordert, verstärkt und aufrechterhalten werden«, schreibt Hrdy. »Die Fürsorge selbst bedarf der Fürsorge.«[25]

Dann ist da noch die ganz banale, aber viel zu selten beachtete Wahrheit, dass viele gebärende Eltern bei der Geburt ihres Babys eben nicht jene stürmische Liebe verspüren oder zumindest auch ebenso heftige Gefühle der Furcht oder Bedrohung empfinden. Studien, die die Gemütslage erstgebärender Mütter bei der Geburt untersuchen, berichten auch über Schuldgefühle und die plötzliche Last der Verantwortung, die sich statt der erwarteten reinen Zuneigung einstellen. In einer Studie wurde festgestellt, dass von 112 Müttern, die eine Woche nach der Geburt interviewt wurden, 40 Prozent angaben, sie hätten beim ersten Mal, als sie ihr Kind in den Arm genommen hatten, »Gleichgültigkeit« empfunden.[26] Ich frage mich, ob die Befragten damit nicht so sehr mangelndes Interesse an ihrem Kind als vielmehr eine Art Kälteschock bezeichnen wollten, wo sie Wärme erwartet hatten. Gefühle der Zuneigung stellten sich bei diesen Müttern – wie es bei der Mehrzahl der gebärenden Eltern der Fall ist – erst mit der Zeit ein. Auch diese Zuneigung kann jedoch, wenn sie vorhanden ist, recht verwirrend sein. Die Anforderungen eines Babys sind gewaltig und unablässig; der Wunsch, sie zu erfüllen, kann ebenso groß sein wie die beängstigende Aussicht, dabei zu scheitern.

So ist es denn auch völlig normal, eine Mischung aus all diesen Gefühlen zu empfinden. Die Psychologinnen Aurélie Athan und Lisa Miller argumentierten in einem 2005 erschienenen Aufsatz, neue Mutterschaft könne zu einem spirituellen Erwachen führen, und widersprüchliche Gefühle seien »natürlich und sinnvoll«. Tatsächlich seien gerade ambivalente Gefühle »das entscheidende Merkmal des Übergangsprozesses.«[27] Die Psychotherapeutin Rozsika Parker hat sogar ein ganzes Buch über das Gleichgewicht von Liebe und Hass in der Mutterschaft geschrieben.[28] Es fällt bei jedem von uns unterschiedlich aus. »Eine Mutter muss sich selbst kennen, um sich die vielen unterschiedlichen, gegensätzlichen und häufig überwältigenden Gefühle einzugestehen, die eine Mutterschaft hervorruft«, sagte Parker dem *Guardian* 2006. »Nur wer akzeptiert, manchmal eine schlechte Mutter zu sein, kann je eine gute Mutter werden.«[29] Und im Jahr 1949 listete der Psychoanalytiker Donald Winnicott jene berühmt-berüchtigten 18 Gründe auf, aus denen eine Mutter ihr Kind, »sogar einen Jungen«, von Geburt an verabscheut. Es versetzt mir einen Stich, wie viele davon zutreffen, selbst wenn mich Winnicotts Stil zum Lachen bringt. »Ein Baby wird nicht auf magische Weise erzeugt«, schrieb er. »Es stellt während der Schwangerschaft und der Geburt eine Gefahr für den mütterlichen Körper dar. Das Baby ist rücksichtslos, behandelt sie wie Abschaum, eine unbezahlte Dienerin, eine Sklavin. Wenn sie nach einem entsetzlichen Morgen mit ihm ausgeht, lächelt es einer Fremden zu, die prompt ausruft: ›Ist er nicht süß!‹« Und: »Sie weiß, ihr Baby wird sich ein Leben lang rächen, wenn sie es am Anfang enttäuscht.«[30]

Elternschaft ist mit Kosten verbunden, natürlich in finanzieller Hinsicht, aber auch in Bezug auf das allgemeine Wohlbefinden und die körperlichen Ressourcen einer Person. Bei der Betreuung eines Neugeborenen gehen gerade die ersten Wochen, bevor es lächeln oder etwas fokussieren kann, mit besonders hohen Kosten einher. Frischgebackene Eltern zahlen mit Schlafmangel, ihrer Zeit, ihrer Aufmerksamkeit und emotionalen Ausgeglichenheit. Sie zahlen auch mit ihrer Energie, die sie beim Füttern, Wiegen und Beruhigen aufwenden, um Tage zu bewältigen, von denen jeder Einzelne, angefangen mit seinen einsamen frühen Morgenstunden, sich endlos hinzuziehen scheint, bis jedes Zeitgefühl verschwindet. Hinzu kommt die erforderliche innere Umstellung, die Neuausrichtung der Ressourcen, die zur Ausbalancierung der eigenen physiologischen Abläufe nötig sind, ohne die entsprechende Abläufe für den Säugling nicht gelenkt werden können: Essen, Schlafen, Sicherheit. Das ist wahrlich keine Kleinigkeit.

Das elterliche Gehirn ermöglicht die Liebe zu unseren Kindern, und diese Liebe kann groß und freigiebig sein und lebenslang andauern. Aber sie entfaltet sich erst mit der Zeit, und ein Baby kann nicht darauf warten, bis jemand es umsorgt. Am Anfang verlässt sich das elterliche Gehirn also nicht ausschließlich auf Liebe, zumindest nicht in der Version, die uns vielleicht vorschwebt. Die erste Aufgabe des Neugeborenen besteht darin, die Aufmerksamkeit der Eltern zu gewinnen – und zwar dauerhaft. »Wir denken nur an die Freuden der Elternschaft«, sagte mir Rutherford, »aber nicht unbedingt daran, wodurch sie angetrieben oder motiviert wird.«

Rutherfords »wir« bezieht sich hier auf Eltern und die Gesellschaft. Für die Forschung zählt das Thema der Motivation hingegen zu den großen Themen. Rutherford leitet das *Before and After Baby Lab* am Yale Child Study Center, wo der Übergang zur Elternschaft untersucht wird. Der Name macht von Anfang an deutlich, dass es ein »vor dem Baby« und ein »nach dem Baby« gibt und dass beides nicht dasselbe ist. Wenn Forscher und Forscherinnen über das »Danach« sprechen, geht es meist darum, wie Babys die Fürsorge ihrer Eltern in Gang gesetzt haben.

Mit den Babys kommt der Lärm, auch bei Menschen. Säuglinge haben es in sich, auf mächtige Weise auf Erwachsene einzuwirken, obwohl das von Person zu Person durchaus unterschiedlich ist. Es wird zwar allgemein angenommen, dass Frauen stärker auf Babys reagieren – Sie ahnen es schon, aufgrund ihres Mutterinstinkts –, die Forschung hat dies jedoch nicht ganz bestätigt.

In dieser Frage ist die Arbeit von Konrad Lorenz am deutlichsten in die moderne Elternforschung eingeflossen. Lorenz hat über das *Kindchenschema* geschrieben, das typische Aussehen eines Babygesichtes, das einen Erwachsenen dazu antreibt, für dieses Kind zu handeln. Es ist die Stärke der »Niedlichkeit«, wobei »niedlich« hier ein Fachbegriff ist, der allerdings auch auf Emojis, Kätzchen oder pausbäckige kleine Neffen zutreffen könnte.[31] Niedlichkeit umfasst eine Reihe messbarer Merkmale, die Babys aller Säugetierarten bis zu einem gewissen Grad teilen: Dazu zählen ein großer Kopf, verhältnismäßig große Augen sowie ein kleines Kinn und runde Wangen, Merkmale, die wir häufig in Illustrationen und in der Werbung wiederentdecken. Sie sind in der Lage, besonders starke Reaktionen im Erwachsenenhirn auszulösen und den Babys damit die besten Chancen auf die überlebenswichtige Fürsorge zu sichern.

Forscher und Forscherinnen stellten häufig fest, dass Männer und Frauen sehr ähnlich auf niedliche Babygesichter reagieren. In einer Studie wurden Erwachsene ohne Kinder gebeten, eine Gruppe von Babys nach ihrer Niedlichkeit zu bewerten. Die Frauen in dieser Gruppe gaben den Babys höhere Noten, wenn sie die Gesichter bewusst bewerteten. Dennoch bemühten sich Männer und Frauen in einer anderen Aufgabe gleichermaßen, »durchschnittlich attraktive« Erwachsenengesichter weiterzuklicken, um niedliche Babygesichter auf den Bildschirm zu bringen.[32] Unabhängig davon wurde festgestellt, dass niedliche Babygesichter, nicht aber Gesichter von Erwachsenen, einen sehr schnellen Aktivitätsschub in einer Gehirnregion, dem medialen orbitofrontalen Kortex, auslösen, der für das Erkennen und Reagieren auf positive oder belohnende Reize eine Rolle spielt.[33] Zumindest im Rahmen einer kleinen Studie – mit nur zwölf Teilnehmenden – trafen diese Ergebnisse gleichermaßen auf Männer und Frauen sowie auf Eltern und Kinderlose zu.

Heute ist es eine wissenschaftlich gesicherte Erkenntnis, dass die Macht des Kindchenschemas mehr umfasst als nur das Aussehen des Babys. Sie schließt auch andere Sinneskanäle ein, anhand derer Babys sich bemerkbar machen und Anspruch auf ihre Bezugspersonen anmelden. Eltern sind meist sehr gut darin, ihre *eigenen* Neugeborenen am Geruch oder dem Klang ihres Schreiens zu erkennen; sie sind in der Lage, das Foto ihres Babys nach nur wenigen gemeinsamen Stunden aus einer Reihe von Babyfotos herauszusuchen. Bei einigen dieser Untersuchungen sind die Reaktionen der Mütter am stärksten. In anderen besteht kein Unterschied in den Reaktionen von Müttern und Vätern.[34]

In jüngerer Zeit gibt es einige tiefergehende Forschungsarbeiten zu der Frage, wie das Gehirn in der postpartalen Periode auf das Gesicht des eigenen Babys reagiert, auf sein kindliches Glucksen oder seinen Schrei, den manche als »biologische Sirene« bezeichnen, wobei sie grundsätzlich davon ausgehen, dass die Entwicklung des Babys von der Fähigkeit der Erwachsenen abhängt, Zeichen richtig zu deuten und die benötigte Nahrung, Trost oder entwicklungsgerechte Anreize zu bieten – eingeschlossen Spielen und Sprechen.

In einer Vielzahl von Studien haben Eltern die Fotos ihrer eigenen oder die anderer Babys betrachtet oder sich Aufzeichnungen der Schreie ihres eigenen heißgeliebten Kindes oder die eines fremden angehört. Sie wurden auch gebeten, aktivere, von diesen Schlüsselreizen ausgehende Aufgaben zu lösen, wie in der erwähnten Studie von Rutherford. Während der Bearbeitung liegen sie entweder in der fMRT-Röhre, oder Elektroden messen die Aktivitäten der äußeren Gehirnschichten, oder sie sitzen mit dem Kopf in einer riesigen kegelförmigen Maschine, die Messungen der durch ihre Gehirnaktivität erzeugten Magnetfelder durchführt. Manchmal beschäftigen sich die Wissenschaftler auch mit einer Gruppe von Eltern und den unterschiedlichen Veränderungen, die sie während einer bestimmten Zeit durchlaufen. Manchmal werden Eltern mit kinderlosen Personen verglichen.[35] Bisher untersuchen die meisten Studien vor allem cisgender, heterosexuelle Frauen, die ihre Babys ausgetragen haben, doch das ändert sich allmählich.

Tatsächlich sind die im Rahmen einer Studie untersuchten Signale des Babys nur ein dürftiger Abklatsch der Wirklichkeit.

Die Aufzeichnung eines Babyschreis kann unmöglich wiedergeben, wie Eltern reagieren, wenn ihr Baby unter Einsatz seines ganzen Körpers weint und sie es nicht nur hören, sondern spüren, wie seine Brust an ihrer eigenen vibriert. Oder denken Sie nur an die besondere Freude, die Sie empfinden, wenn zum ersten Mal ein winziges zielgerichtetes Lächeln auf dem Gesicht Ihres Kindes erscheint oder wenn Ihr aufmunterndes Geplapper mit einem unzweifelhaften, breiten Grinsen belohnt wird? Oder wie es ist, wenn ein stillendes Elternteil mit dem schlafenden Baby spazieren geht und das Baby unruhig wird? Sie wissen genau, was kommt: ein erstes leises Gurgeln, eine winzige Faust, die zum Mund wandert, und bald darauf ein Schrei. Ihr Baby ist hungrig. Kann eine Maschine im Labor wirklich Ihren körperlichen Drang wiedergeben, eine Parkbank zu finden oder es noch rechtzeitig zum Stillen nach Hause zu schaffen? Oder die überbordende Erleichterung, wenn alles wieder gut ist? Sicher nicht. Dennoch ist es mithilfe dieser Tests möglich, die Fingerabdrücke dieser echten Reaktionen und die Form der Furche aufzuzeichnen, die sie in den Schaltkreisen des Hirns hinterlassen.

In diesen Studien[36] wurde wiederholt eine erhöhte Aktivität und Konnektivität in zwei miteinander verbundenen Netzwerken festgestellt, die Babysignale weiterleiten und ihnen Bedeutung zuweisen – Netzwerke, die besonders stark am »Zustand des maximalen Antwortverhaltens« der gebärenden Eltern beteiligt sind: das Belohnungssystem mit dem Hauptakteur Dopamin und das sogenannte Salienznetzwerk.

Die Bedeutung des Belohnungsnetzwerkes reicht weit über seinen Namen hinaus. In diesem Zusammenhang wird es manchmal als das mütterliche Motivationssystem bezeichnet – ein passenderer Name, obwohl es auch das allgemeine Verhalten beeinflusst, nicht nur das mütterliche. Zu den wichtigsten Knoten gehört das ventrale Tegmentum im Mittelhirn, das über den Neurotransmitter Dopamin Signale an den bereits erwähnten Nucleus accumbens leitet. Beide sind zudem – neben anderen, für das Fürsorgesystem wichtigen Regionen – mit der Amygdala, dem medialen präfrontalen Kortex und dem Hippocampus verknüpft.

In Tiermodellen der Mutterschaft ist das MPOA – der Empfänger – ein wichtiger Ausgangspunkt für das gesamte Netzwerk. Beim Menschen wird dieses Areal häufig übersehen. Da der menschliche Kortex rund tausendmal größer ist als der einer Ratte, nahm man lange an, er müsse auch einen entsprechend größeren Einfluss auf das mütterliche menschliche Verhalten haben als der winzige MPOA, dessen geringe Größe den Bereich schwer messbar macht.[37] Wie mir Forschende sagten, können sie keine endgültige Aussage darüber treffen, ob die begrenzte durch Scans erfasste Aktivität in diesem Areal darauf hinweist, dass die MPOA weniger am menschlichen Belohnungssystem beteiligt ist, oder ob dort in Wahrheit eine Menge passiert, was einfach nicht sichtbar ist. Einiges deutet darauf hin, dass Letzteres der Fall ist.[38] Da das MPOA in den komplexen präfrontalen Kortex projiziert, scheint das Areal auch beim Menschen einen wichtigen Anteil am Fürsorgesystem zu haben.

Der Botenstoff Dopamin, reguliert durch Oxytocin, ist der hauptsächliche Treiber des Belohnungssystems. Dopamin gilt als das »Hochgefühl«-Hormon und wird mit sexueller Lust, dem Läuferhoch oder dem Geruch frisch gebackener Kekse in Verbindung gebracht. Auch dabei handelt es sich um eine falsche Zuweisung, und eine besonders hartnäckige obendrein. Wissenschaftler und Wissenschaftlerinnen nahmen lange Zeit an, dass Dopamin nur auf den Anreiz der Belohnung reagiert, aber nach jahrzehntelanger Tierforschung weiß man inzwischen, dass es auch auf negative Reize reagiert.[39] Dopamin ist eine Art Spieler. Es prüft, welche Karten auf dem Spieltisch liegen – das eigene Umfeld –, und hilft dem Gehirn, ständige Vorhersagen in Bezug auf die Zukunft zu treffen. Je nach Gewinn oder Verlust, wenn sich Dinge besser oder schlechter als erwartet entwickeln, schickt es Signale in Schaltkreise, die Handlungen, Gefühle oder Lernverhalten steuern.

Eine faszinierende Studienreihe aus dem Labor von Alison Fleming ergab, dass die hormonellen Bedingungen in der Schwangerschaft die Ausgangswerte des Dopaminspiegels bei Rattenmüttern senken.[40] Infolgedessen ist der Dopaminschub, den die Mutter durch die Interaktion mit den Jungen erhält, besonders ausgeprägt und bedeutungsvoll. Die Jungen werden zu einem »diskreten Signal«, laut Fleming. Die größere Belohnung setzt das mütterliche Verhalten, das die Jungtiere benötigen, schneller in Gang.

Oxytocin beeinflusst die Dopaminproduktion. Das als Botenstoff wirksame Neuropeptid, das im Gehirn gebärender Eltern während der Wehen und bei allen Eltern in der liebevollen Interaktion mit ihren Babys freigesetzt wird, stimuliert die Dopaminproduktion im ventralen Tegmentum. In Tiermodellen und bei Studien mit menschlichen Eltern hat sich Oxytocin ein ums andere Mal als wichtig für die Elternschaft erwiesen.[41] Rattenmütter mit höheren Oxytocin-Projektionen im ventralen Tegmentum zeigen auch ein höheres Maß an mütterlicher Fürsorge; man nimmt an, dass gerade das Oxytocin im Belohnungssystem entscheidend dazu beiträgt, den Geruch der Neugeborenen von einem abstoßenden in einen anziehenden Geruch umzuwandeln.[42] In einer sehr kleinen Studie – an der lediglich zwölf Mütter nach der Geburt einige Wochen lang teilnahmen – zeigte sich bei Müttern, die ihre Babys vaginal zur Welt brachten, eine höhere neuronale Aktivität in Resonanz auf den Schrei ihres Babys als bei Müttern, die per Kaiserschnitt entbunden hatten. Dies betraf Gehirnregionen, die mit Belohnung und Motivation zu tun haben – einschließlich der Amygdala. Die Autoren der Studie stellten die Hypothese auf, dass dieser Unterschied mit der »vaginozervikalen Stimulation« und dem für die vaginale Geburt typischen Oxytocin-Schub zusammenhängt.[43]

In der Forschung wird immer noch über die Dopamin-Bahnen gerätselt, wichtig für Eltern ist hier das Antwortverhalten. Gute Spieler können ihre Strategie schnell ändern, wenn sich die Situation am Spieltisch ändert. Dopamin unterstützt diese Flexibilität und bewirkt sogar einen großen Teil der neuronalen Plastizität, der Veränderungen des Gehirns, die eintreten, wenn Eltern die Bedürfnisse ihres Kindes zunächst falsch deuten und aus diesen Fehlern lernen.[44]

Das Salienz- oder Aufmerksamkeitsnetzwerk spielt eine wichtige Rolle dabei, wie Eltern auf ihre Kinder eingehen, wird allerdings im elterlichen Kontext häufig mit Begriffen der Wachsamkeit und Gefahrenabwehr zusammengebracht und dient dem grundlegenden Ziel, ein verletzliches Baby zu schützen.[45] Für das Salienznetzwerk sind die Amygdala und wichtige kortikale Strukturen, darunter der anteriore cinguläre Kortex und die anteriore Insula, von Bedeutung, die bei gesunden Frauen nach der Geburt als Reaktion auf die Signale des Babys aktiviert werden. Man geht davon aus, dass es eine wichtige Rolle darin spielt, die Spreu vom Weizen zu trennen, wenn das Gehirn die Flut von Informationen aus einem komplexen sozialen Umfeld verarbeiten muss. Das Salienznetzwerk steuert die Aufmerksamkeit und das Arbeitsgedächtnis bei Ereignissen oder Reizen, die wesentliche körperliche Grundfunktionen regulieren – oder *mehrerer* Körper, wenn es um Fürsorgende und das Kind geht –, und ermöglicht schnelle motorische Reaktionen. Man kann sich vorstellen, warum dieses Netzwerk bei der Versorgung von Babys besonders wichtig ist, deren Bedürfnisse oft blitzartig auftreten und schnelles Handeln erfordern.

Im Kontext des menschlichen mütterlichen Verhaltens ist die

Amygdala wahrscheinlich der am besten untersuchte Teil des Hirns. Vielleicht wissen Sie bereits, dass sie als das Zentrum der Kampf-oder-Flucht-Reaktion gilt. Sie wurde außerdem lange als Furchtdetektor des Gehirns eingestuft. Inzwischen wird sie häufiger als der »Aufmerksamkeits- oder Salienzdetektor« bezeichnet. Sie interpretiert Situationen. Außerdem führt sie Systeme ein, die die Signale des Babys erfassen, seinen emotionalen Zustand deuten und angemessene Reaktionen steuern. Und sie vermittelt zwischen diesen Systemen. Offenbar werden dabei Notsignale bevorzugt behandelt. Die Amygdala und mit ihr verbundene Areale, die an der Verarbeitung von Emotionen beteiligt sind, werden bei Eltern stärker durch Babyschreie als durch Babylachen aktiviert. Bemerkenswerterweise ist es bei kinderlosen Personen genau umgekehrt. Sie reagieren stärker auf Lachen.[46]

In einer Studie aus dem Jahr 2019 wurde die Konnektivität zwischen der Amygdala und anderen Hirnregionen im »Ruhezustand« untersucht. In diesem Fall wurde den Probandinnen – 47 erstgebärende Mütter, deren Babys zwischen einigen Wochen und fast zehn Monaten alt waren – keine Aufgabe gegeben. Stattdessen untersuchte das Forscherteam den Sauerstoffgehalt des Blutes im gesamten Gehirn der Frauen, während diese einfach im Scanner lagen.[47] Wissenschaftler glauben, dass dieser Ansatz die intrinsische oder grundlegende Konnektivität aufzeigen kann, nicht nur im Hinblick darauf, wie Neuronen gemeinsam auf einen bestimmten Reiz anspringen, sondern auch, wie sie darauf vorbereitet werden, noch bevor sich eine Aufgabe auftut. Hierin zeigt sich die funktionale Architektur des Hirns – also nicht nur, wie die U-Bahn fährt, sondern auch, wie die Tunnel konstruiert sind.

Je erfahrener die Mutter war und je weiter die Geburt zurücklag, so stellte sich bei dieser Studie heraus, desto enger waren die rechte und linke Amygdala während dieses Ruhezustands mit den wichtigen Hirnregionen verbunden. Mütter mit erhöhter Konnektivität zwischen Amygdala und Nucleus accumbens waren besser im sogenannten »mütterlichen Strukturieren«, wie es die Forschung bezeichnet. Dazu gehört, die Interessen des Babys zu verstehen und zu lenken, ohne es zu überfordern. Im Wesentlichen also aufmerksam zu sein und überlegt zu reagieren.

Laut Alex Dufford, leitender Forscher der Studie, belegen diese Ergebnisse die Bedeutung von Belohnung und Aufmerksamkeit sowie die Art und Weise, in der sie sich gegenseitig im Verlauf der Elternschaft beeinflussen. »Wenn Sie das Baby ansehen, löst das eine Flut von Dopamin aus. Sie sind wirklich interessiert – das Baby sieht so süß aus«, sagte Dufford. »Sie fangen an, sich mütterlich zu verhalten, vielleicht ohne genau zu wissen, was Sie tun sollen, und dann passiert es – die Rückkopplungsschleife wird in Gang gesetzt. Das Baby reagiert vielleicht positiv, wenn ich dies tue. Oder negativ, wenn ich das tue.« Belohnung und Aufmerksamkeit sind die Treiber des Lernverhaltens, sagt er.

In der Forschung erhalten diese Netzwerke bestimmte Namen und Kategorien, doch tatsächlich arbeiten sie nicht eigenständig. Sie überschneiden sich untereinander und mit ihren jeweiligen Schaltkreisen, die emotionale Zustände anderer Personen und unsere eigenen interpretieren und regulieren, die Entscheidungen treffen oder Aufmerksamkeit lenken. Jüngste Studien mit Menschen haben gezeigt, dass Konnektivität innerhalb des Salienznetzwerks von der Dopaminfunktion und ihrer Rolle bei der Bewertung von Reizen abhängt.[48] Auch andere Hirnregionen beeinflussen diese Netzwerke und interagieren mit ihnen, indem sie dazu beitragen, dass Signale des Babys als wichtig eingestuft werden, noch bevor eine Person sie bewusst wahrnimmt.[49] Zu diesen Regionen gehören der schnell reagierende orbitofrontale Kortex, der manchmal als Teil des Salienznetzwerks betrachtet

wird, der bereits erwähnte Mittelhirnbereich namens periaquä-
duktales Grau, der nachweislich ähnlich schnell Geräusche von
Säuglingen erkennt, und das Kleinhirn, dessen genaue Funktion
bei der Erziehung noch relativ unbekannt ist.

Babys sind auf unsere schnelle Reaktion angewiesen. Wir
müssen sie trösten und ihre Grundbedürfnisse erfüllen, selbst
wenn wir nicht bewusst wissen, was genau sie brauchen. Sie
brauchen uns auch, um Freude zu spüren und sie immer wieder
bei uns zu finden. Mit ihren großen Augen und den kräftigen
Lungen suchen sie uns und docken direkt an unser Gehirn an.

Ein Schwerpunkt der Forschung in Bezug auf perinatale
Stimmungen und Angststörungen konzentriert sich auf die
Frage, was passiert, wenn diese Veränderungen, die Teil des
Anpassungsprozesses an die neue Elternschaft sind, entweder
nicht eintreten oder gestört werden. Wiederholte Studien haben bei Müttern mit postpartaler Depression gedämpfte Reaktionen an Schlüsselstellen des Belohnungs- und Aufmerksam-
keitsnetzwerkes festgestellt, obwohl eine Forschungsgruppe
über eine erhöhte Reaktionsfähigkeit der Amygdala auf bestimmte Reize berichtete.[50] Diese unterschiedlichen Ergebnisse
sind wahrscheinlich mindestens teilweise darauf zurückzuführen, dass wir noch relativ wenig über postpartale Depressionen
und Angststörungen wissen. Sie deuten auch darauf hin, dass
die neurobiologische Anpassung an die Elternschaft davon
abhängt, dass man mit dem Kind einerseits auf der richtigen
Wellenlänge ist, andererseits aber flexibel bleibt. Ein gut ausba-
lanciertes Verhältnis von Freude und Antrieb, Glück und Bedrohung, schneller, unbewusster Reaktion und informationsge-
steuerter Top-down-Entscheidungsfindung.

Von allen Unterschieden zwischen menschlicher Elternschaft
und der von Nagetieren ist dieser vielleicht der wichtigste:
Menschliche Eltern sind weniger abhängig von Hormonen,
um die Aufgabe in Angriff zu nehmen. Ihre Babys können von

jedem betreut werden, der sich dazu entschließt. Wer sich dafür entscheidet, ein Baby zu versorgen, dessen Gehirn durchläuft eine Veränderung, so wie gebärende Eltern oder männliche und weibliche Nager aufgrund der Aufgabe zu Eltern werden – also infolge hormoneller Veränderungen und durch Erfahrung.

Forscherinnen und Forscher an der Bar-Ilan-Universität in Israel stellten bei Müttern, die ihre Babys weitgehend allein betreuten, eine höhere Aktivierung der Amygdala fest als bei Vätern, die als Zweitbetreuer fungierten.[51] Bei Vätern, die weitgehend allein betreuten, war das jedoch nicht der Fall: Die Aktivierung der Amygdala war bei ihnen vergleichbar mit jener der Mütter und wies außerdem eine besonders starke funktionelle Konnektivität mit einer Region namens Superiorer temporaler Sulcus auf, die oberste der drei Furchen des Temporallappens. Tatsächlich war bei allen Vätern in dieser Studie die Verbindung zwischen beiden Hirnregionen umso ausgeprägter, je mehr Zeit sie mit der Betreuung ihrer Kinder verbrachten. Vermutlich wird dadurch das bessere Erkennen sozialer Signale ermöglicht. Man könnte sich vorstellen, dass die Vernetzung gerade für jenes Elternteil wichtig ist, dessen Wachsamkeitssystem durch die Schwangerschaft nicht so stark geprägt wurde.

Es gäbe noch viel über Väter und nicht austragende Eltern zu sagen, aber entscheidend ist zunächst einmal, dass viele Wege zu einem einfühlsamen elterlichen Gehirn führen. Und damit wären wir wieder beim Oxytocin und der vaginalen Geburt. Schwangere Personen hören viel über die Bedeutung der vaginalen Geburt und des Stillens, um ihrem Baby den bestmöglichen Start in die Welt zu ermöglichen. Der gebärende Körper wird mich immer mit Ehrfurcht erfüllen, und ich habe an anderer Stelle bereits beschrieben, welche Herausforderungen und Freude ich beim Stillen erlebt habe.[52] Geburt und Stillen und insbesondere das Ausmaß von Trauma oder Unterstützung, das eine Person während dieser Prozesse erfährt, wirken sich auch auf die postpartale Zeit und das elterliche Gehirn aus. Keiner dieser Faktoren ist jedoch zweifelsfrei ausschlaggebend für die Entwicklung einer Person als Elternteil.

Erinnern Sie sich an den Unterschied der neuronalen Aktivität zwischen Müttern, die ihr Kind vaginal zur Welt bringen, und Müttern, die per Kaiserschnitt entbinden? Er verschwand. Drei oder vier Monate nach der Geburt waren keine signifikanten Unterschiede in den Gehirnschaltkreisen beider Gruppen mehr nachweisbar.[53] Dasselbe Forschungsteam hatte im ersten Monat nach der Geburt ähnlich unterschiedliche Gehirnaktivitäten bei ausschließlich stillenden und ausschließlich mit Säuglingsnahrung fütternden Müttern festgestellt.[54] In diesem Fall wurden jedoch keine Daten darüber veröffentlicht, wie sich dieser Unterschied entwickelte. Auch diese Studien waren klein, daher lässt sich schwer sagen, ob ihre Ergebnisse sich in einem größeren Maßstab halten könnten. Eine weitere Studie, die strukturelle Veränderungen im mütterlichen Hirn untersuchte, stellte keinen messbaren Unterschied fest, der auf unterschiedliche Geburtsmethoden oder Stillen/Füttern zurückgeht, aber auch hier war die Stichprobengröße klein.[55]

Für Schwangere und neue Eltern ist der Einfluss dieser Faktoren ein höchst moralisch aufgeladenes Thema, und dennoch liegen uns praktisch nur kleine Studien vor, um deren Auswirkungen auf die Entwicklung des elterlichen Gehirns zu beurteilen. Ich hoffe, dass Einrichtungen, die elterliche Hirnforschung finanzieren, dieses Problem genauer unter die Lupe nehmen. Für den Augenblick möchte ich noch einmal sagen: Soweit wir wissen, gibt es keinen Königsweg, um den elterlichen Zustand des maximalen Antwortverhaltens zu erreichen, den Babys und Eltern benötigen.

Vielleicht ist es am wichtigsten, dass wir unseren Kindern wirklich nahe sind. Ihnen zuzuhören, sie zu riechen, sie zu beobachten. Uns mit ihnen zu beschäftigen. Hormone legen den Grundstein, aber letztlich ist es diese Interaktion, die das Gehirn der Eltern auf die nötige Weise verdrahtet, die es für die Fürsorge ihres ganz bestimmten Kindes braucht.

An einem der letzten Tage des Jahres 2019 war ich unterwegs, um mit meiner Schwester zu Mittag zu essen und einen Film – *Little Women* – anzusehen. Das Radio lief, und die Sendung war so spannend, dass ich einfach im geparkten Auto sitzen bleiben und zuhören musste. Ich schickte meiner Schwester eine Textnachricht, dass ich ein paar Minuten später kommen werde, und lauschte gebannt dem Gespräch zwischen Wendy Wood, Expertin für Psychologie der Gewohnheitsbildung, und dem Moderator der Sendung »Hidden Brain«, Shankar Vedantam. Passend zur Jahreszeit unterhielten sich die beiden darüber, warum so viele Menschen Schwierigkeiten haben, ihre guten Vorsätze für das neue Jahr tatsächlich umzusetzen.

Wood erläuterte, dass Gewohnheiten nicht durch Willenskraft und eine »Zieh es durch«-Haltung gefestigt würden, mit der viele Menschen an diese Aufgabe herangingen. Dafür sei vielmehr eine langsame Veränderung der unbewussten Prozesse erforderlich, in deren Rahmen bestimmte Reize mit bestimmten Belohnungen verknüpft werden. Diese Prozesse seien größtenteils durch Dopamin gesteuert, das beim Erkennen von Belohnungen und dem Zuordnen dieser Belohnungen zu den Umweltreizen, die sie auslösen, eine Rolle spiele. Gute Gewohnheiten entstünden in der Regel weniger durch die Kontrolle unserer Gedanken oder Verhaltensweisen selbst, so Wood, sondern durch die Veränderung der Orientierungspunkte in unserer Umgebung.[56] Einschneidende Lebensereignisse wie ein Umzug oder eine Heirat können diese Punkte auf einen Schlag verändern. Wissenschaftler bezeichnen das als »Gewohnheitsunterbrechung«. »Sie rütteln alles durcheinander«, schreibt Wood in ihrem Buch *Good Habits, Bad Habits – Gewohnheiten für immer ändern.* »Einen Moment lang wirbeln sämtliche Verhaltensweisen – diejenigen, die auf Gewohnheit beruhen, aber auch die anderen – durch die Luft und warten darauf, dass Sie ihnen zeigen, an welchen Platz sie gehören.«

Elternschaft ist ein großer Einschnitt, aber sie stellt uns auch einen kleinen Fluglotsen zur Seite, der uns präzise und wirkmächtige Hinweise gibt, wo wir mit unseren neu erlernten Verhaltensweisen sicher landen können. Ich dachte an die ersten Monate zurück, eine Zeit rasant sich erneuernder Routinen. Es leuchtet ein, dass dieser Prozess schmerzlich und desorientierend sein kann. Schließlich ist es schon schwer genug, eine einzige neue Gewohnheit anzunehmen. Aber etwas an der Elternschaft unterscheidet sie grundlegend von jeder anderen Form der Diskontinuität.

Ein Baby zu bekommen, heißt nicht nur, dass wir unsere Gewohnheiten ein einziges Mal über den Haufen werfen müssen. Es zwingt die Eltern zu einem dauerhaften Wandel. Babys verlangen von uns, dass wir uns schnell viele neue Gewohnheiten aneignen und sie dann ebenso schnell wieder ablegen. Ihretwegen müssen wir Kompetenzen entwickeln *und* besonders reaktionsfähig bleiben, während sie heranwachsen. Das ist eine große Aufgabe. Und sie erfordert eine Bereitschaft, die für Eltern völlig neu sein mag.

In der Motivationsforschung wird häufig von »appetitiven« und »vollziehenden« Reaktionen gesprochen. Erstere umfassen das Such- und Orientierungsverhalten, die zweiten sind die Handlungen, dank derer wir ein Ziel erreichen. Vor rund einem Jahrzehnt organisierten Maria Pereira und ein Kollege einen Workshop, um mit anderen Wissenschaftlern und Wissenschaftlerinnen über ihre Untersuchungen zur mütterlichen Motivation zu sprechen und einen wissenschaftlichen Disput beizulegen. Einige nutzten die oben genannte Terminologie – »appetitive« versus »vollziehende« Handlungen –, um über mütterliche Motivation zu sprechen, andere nicht. Obwohl es eine reine Formalie für Eingeweihte war, kamen Pereira und Kollegen schließlich übereinstimmend zu einem Ergebnis, das aus meiner Sicht relevant für jeden von uns ist.[57]

Der Drang einer Person, auf ihr Handy zu schauen oder eine Portion Pommes frites zu essen oder sogar eine bestimmte Droge zu konsumieren, ist gestillt, sobald diese Ziele erreicht sind. Der Drang kann sich schon bald darauf erneut einstellen, woraufhin ein Kreislauf von Suche und Erfüllung entsteht. Die Motivation von Müttern verläuft jedoch unterschiedlich. Es handele sich um einen komplexen *Daseinszustand*, der »über lange Zeiträume hinweg aufrechterhalten wird, solange die entsprechenden Anreize vorhanden sind«, erklärten die Workshop-Teilnehmenden. Worauf sich die Motivation richtet, verschiebt sich und geht sogar in einer passiven Bereitschaft auf: füttern, Bäuerchen machen, spielen, Windeln wechseln, beruhigen, nachsehen, ob alles in Ordnung ist, eine To-do-Liste schreiben, Tee trinken, wieder füttern. Die Motivation bleibt bestehen. Der Drang sei niemals gestillt, so sagte mir Pereira, vielleicht, weil er nicht auf die eigene Befriedigung ausgerichtet sei, sondern auf die des Babys, und dessen Bedürfnisse änderten sich ständig. »Die Energie, die mit dieser ständigen Bereitschaft verbunden ist, der ständigen Anwesenheit – das ist wirklich faszinierend«, erklärte sie.

Denken wir einmal an S5, die Rattenmutter, die einfach nicht aufhören konnte. Sie war Teil einer 1968 veröffentlichten Studie, in der sie und andere trächtige Ratten darauf trainiert wurden, einen kleinen Hebel neben ihrem Nestkasten zu betätigen, um über einen Ausgabeschacht Futterpellets zu erhalten.[58] Einen Tag nach der Geburt ihres Wurfes drückte sie den Hebel und erhielt die übliche Futtermenge: sechsmal drücken bedeutete sechs Pellets. Dann drückte sie den Hebel erneut, und statt des Futters rutschte ihr ein Junges im Schacht entgegen. Ihr eigenes.

Man stelle sich ihre Überraschung vor: ein kurzer freudiger Moment über den Anblick ihres Kindes, und dann der Schrecken. Was machte das Junge dort im Schacht, kalt und allein? Ihr Körper reagierte, noch bevor die Frage entstand. Sie trug ihr Junges drei Meter weit ins sichere Nest und ging zurück zum Hebel. Sie drückte wieder, trug wieder ein Junges ins Nest. Sie machte weiter – drücken, Junges, drücken, Junges –, bis alle ihre eigenen Kinder im Nest waren. Dann kehrte sie wieder zum Hebel zurück.

Bevor sie selbst Mutter wurde, reagierte S5 voller Abneigung auf Jungtiere. Nun fühlte sie sich unterschiedslos zu jedem Jungtier hingezogen. Ratten kümmern sich um alle Jungtiere, nicht nur um ihre eigenen. Also drückte S5 wieder den Hebel, sammelte das fremde Junge ein und trug die winzige Pflegeratte in ihr Nest. Ein Baby und noch eines und noch eines, ein nicht abreißender Strom von Babys, ein Strom der Not. Drei Stunden lang war die Rattenmutter damit beschäftigt, insgesamt 684 Rattenjunge aus dem Schacht zu holen – und zwar jede 15 Sekunden eines, eine unglaubliche Rate. Sie legte eine Strecke von mehr als 600 Metern mit dem Jungtier im Maul zum Nest zurück und die gleiche Entfernung wieder zum Schacht, um ein weiteres Junges zu holen. Man würde lügen, wenn man behauptete, sie sei dabei nicht müde geworden. Die gewaltige Aufgabe, nur einen Tag nach der Geburt, erschöpfte sie mit Sicherheit. Aber sie hörte nicht auf. Die Menschen, die das Experiment durchführten, waren diejenigen, die es beendeten.

S5 zeigte den höchsten Einsatz in dieser Studie, aber die anderen vier Rattenmütter, die getestet wurden, waren ebenso motiviert, und jede von ihnen schleppte Hunderte von Jungtieren zum Nest. Die Ergebnisse wurden in einer Studie aus dem Jahr 1999 von einem Team im Labor von Alison Fleming wiederholt und erweitert. Diese Studie erwies sich als grundlegend für das

Verständnis, wie das Gehirn sich auf den Wert eines Jungtieres einrichtet, sodass es einen starken Belohnungs- und Verstärkungsreiz ausübt, und welche Rolle MPOA und Amygdala bei diesem Prozess spielen.[59] »Stellen Sie sich das vor«, sagte mir Pereira, »wenn Sie den Hebel drücken und Ihren Sohn bekommen, und wieder drücken und wieder Ihren Sohn bekommen – dann würden Sie nicht damit aufhören, den Hebel herunterzudrücken.«

In den ersten Wochen nach der Geburt meines Sohnes war ich voller Sorge. Mein Mann und ich hatten nur wenige Wochen vor der Geburt unsere erste Wohnung bezogen. Die Küche wurde noch renoviert, und unsere Umzugskartons standen mitten im Baustaub, als wir erfuhren, dass der alte Küchenanstrich an Wänden und Schränken stark bleihaltig war, ein Problem, das weder wir noch unser Bauunternehmer ordnungsgemäß untersucht und beseitigt hatten. Der Anstrich an den Türen des Hauses und der abblätternde Boden der hinteren Veranda war ebenfalls bleihaltig. Ebenso die Fensterbänke innen und außen. In diese Wohnung sollte unser Sohn heimkehren, hier sollte er sein Leben beginnen. Stattdessen hatte ich das Gefühl, mich in einer Hochgefahrenzone zu befinden. Ich rief meine Schwester an und schluchzte ins Telefon: *Ich habe ihn schon jetzt im Stich gelassen.*

Zwei Wochen vor dem Geburtstermin bekam ich Bluthochdruck, und die Geburt wurde eingeleitet. Hartley war ein kleines Baby und wog keine drei Kilo, ein winziger Kerl mit großen Augen und sehr vielen Haaren. Ich bestaunte ihn ehrfürchtig. Und ich hatte Angst.

In einem Interview im März 2020 beschrieb Chelsea Clinton die »zelluläre Explosion« der Liebe, die sie bei der Geburt ihrer Tochter empfunden hatte, und das damit einhergehende intensive Bedürfnis, sie zu beschützen. Sie erinnerte sich, wie sie – in

Anspielung auf eine Sendung des History Channels, die sie in den letzten Tagen der Schwangerschaft gesehen hatte – nach der Entbindung zu ihrem Mann sagte: »Wenn die Wikinger kommen und dieses Krankenhaus ausplündern wollen, dann steh ich auf und verteidige meine neugeborene Tochter.« Er warf ihr einen verständnislosen Blick zu und erwiderte: »Wovon redest du eigentlich? Wir sind hier in Manhattan.«[60]

Ich jedenfalls bin fest davon überzeugt, dass Clinton aufgestanden und den Wikingern entgegengetreten wäre. In meinem Fall drohte allerdings keine Gefahr von außen. Die Bedrohung lag viel näher: Was ist, wenn ich die falsche Entscheidung treffe? Was ist, wenn ich ihn nicht füttern oder beschützen kann? Was ist, wenn ich ihn wirklich im Stich lasse?

In den ersten Tagen und Wochen vergeudete ich wertvolle Stunden damit, mich über Hartleys Wiege zu beugen und zu prüfen, ob er noch atmete. Man hatte mir wieder und wieder den Rat gegeben, zu schlafen, wenn das Baby schlief, aber den beachtete ich nicht. Stattdessen googelte ich und recherchierte, welche besonderen magischen Fähigkeiten ich mir aneignen konnte, um festzustellen, ob ein Neugeborenes genug isst oder wie sich die Verfärbungen im Stuhl eines Babys richtig deuten lassen. Ich las über potenzielle Giftstoffe in Windeln, im Spielzeug und in der Nahrung, die ich zu mir nahm und die damit auch zu seiner Nahrung wurde, oder in der Luft und dem Wasser, das wir benutzten. Und dann war da natürlich die Bleifarbe: ein reales, aber überschaubares Risiko. In meiner Vorstellung jedoch nahm es geradezu groteske Ausmaße an. Ich reinigte unablässig unsere Fußböden und hatte dennoch ständig eine giftige Staubwolke vor Augen, die uns folgte, wenn ich mein winziges, zerbrechliches Baby von Zimmer zu Zimmer trug.

Von außen betrachtet kam ich ganz gut zurecht. Unterstützt von meinem Mann und der ganzen Familie, aß ich ordentlich, ging regelmäßig duschen und hin und wieder hinaus ins spätwinterliche Maine, um Luft zu schnappen und spazieren zu gehen, obwohl ich eine Weile lang heftige Schweißausbrüche hatte, wenn ich Hartley im Haus zurückließ. Während der Elternzeit blockierte ich berufliche Anrufe. Ich schrieb Dankesbriefe für die Geschenke, die wir zur Geburt erhalten hatten, und das nicht mal viel zu spät. Ich recherchierte Unternehmen, die Bleiabbau betrieben. Hartley wuchs und gedieh, obwohl er manchmal ganze Nachmittage lang gestillt werden wollte.

Bei der Routineuntersuchung nach sechs Wochen überprüfte meine Ärztin mich auf postnatale Depression. Ihr war aufgefallen, dass meine Antworten auf die Standardfragen etwas gemischt ausfielen, obwohl mein Ergebnis in der Norm lag. Sie fragte mich, ob ich daran dächte, mich oder mein Kind zu verletzen, und als ich verneinte, beließ sie es dabei. Aber die Angst war mein ständiger Begleiter, immer präsent, wie ein unablässiges Rauschen im Kopf. Ein Strom der Not. Ich machte mir Sorgen über die Sorgen. Ich sorgte mich, sie könnten all die anderen Dinge verdrängen, die ich doch ebenfalls empfinden sollte, die Wärme und Zufriedenheit. Dankbarkeit. Präsenz. Ich machte mir Sorgen, weil mir dieses Gefühl nicht neu war.

Als Kind hatte ich mit Symptomen einer leichten Zwangsneurose zu kämpfen. Ich wusch meine Hände, bis sie wund waren und die Haut aufplatzte. Zahlen bekamen eine besondere, irrationale Bedeutung. Zwanghafte Sorgen um die Sicherheit meiner Familie beschäftigten mich. Ich lebte mit dem Grundrauschen der Sorge, von dem Moment an, wenn ich das Badezimmerlicht mehrfach hintereinander am Morgen an- und ausknipste, bis zum Abend, wenn ich die Fußschritte von meiner Schlafzimmertür bis zu meinem Bett zählte. Irgendwann beschloss ich, dass ich es einfach satthatte und von jetzt an Türknäufe anfassen würde, ohne mir direkt danach die Hände zu waschen, einfach um mir zu beweisen, dass nichts Schlimmes geschehen würde und das Schicksal der Menschen, die ich liebte, nicht durch minutiöse Rituale, die ich in meinem Kopf aushheckte, beeinflusst wurde. Schritt für Schritt entwickelte ich das, was ich inzwischen als selbst initiierte Konfrontations-therapie bezeichne, obwohl ich den Begriff damals noch nicht kannte. Jedenfalls gelang es mir, meine unvernünftigen Gedan-ken in den Griff zu bekommen.

Die Gefühle, die ich nach Hartleys Geburt empfand, waren mir daher vertraut. Und das beunruhigte mich zutiefst. Das Schicksal meines Sohnes lag wirklich in meiner Hand. Es hing davon ab, wie gut ich meine Gedanken und Handlungen im Griff hatte. Meine Obsessionen waren wieder da. Meine Mut-terschaft hatte sie von Neuem ausgelöst, dachte ich, und von nun an würde ich für immer Mutter bleiben. Würde ich von nun an auch immer so ängstlich sein? Würde mein Kind da-runter leiden?

Inzwischen blicke ich als eine Person, die regelmäßig in die Therapie geht, auf diese Zeit zurück, und mir ist bewusst, dass mir professionelle Unterstützung damals geholfen hätte. Ich wünschte, ich hätte früher darauf zurückgegriffen. Aber dane-ben hätte mir auch noch etwas anderes helfen können – etwas, was mir zu guter Letzt auch geholfen hat: zu wissen, dass zu-mindest einige meiner Empfindungen in der frühen Mutter-schaft völlig normal waren.

Vor mehr als 60 Jahren beschrieb der Kinderarzt und Psy-choanalytiker Donald Winnicott die Phase nach der Geburt – in der sich Frauen besonders intensiv auf ihre Babys kon-zentrieren – als »primäre mütterliche Voreingenommenheit« (primary maternal preoccupation). In dieser Phase vom Ende der Schwangerschaft bis einige Wochen nach der Geburt war eine gesteigerte Sensibilität für ihn kennzeichnend. Vielleicht waren die Frauen, die Winnicott damals in seiner Studie beob-achtete, ebenfalls wie besessen vom Ess- und Schlafverhalten ihrer Kinder, oder sie weigerten sich, sich von ihren Babys zu trennen. Vielleicht zweifelten sie an ihren Fähigkeiten als Eltern und zögerten gleichzeitig, sich von anderen helfen zu lassen, oder sie empfanden Schuldgefühle, wenn sie einmal für einige Sekunden nicht an ihr Baby dachten.

Winnicott sah in dieser gesteigerten Sensibilität keine Nebenwirkung, die man erdulden musste, sondern hielt sie im Gegenteil für notwendig, um die Fürsorge und die Entwicklung einer Person zu gewährleisten, die angemessen auf die komplexen Bedürfnisse ihres Neugeborenen reagieren will.[61] Winnicott schrieb, diese Besorgnis sei so extrem, dass sie »als Krankheit angesehen werden könnte, wenn es nicht um eine Schwangerschaft ginge«. Er bezeichnete sie als »normale Krankheit«, die einem »dissoziierten Zustand« oder einer »Fugue« gleichkommt, einer Bewusstseinseinengung, an die sich »Mütter nicht ohne Weiteres erinnern können, wenn sie sich davon erholt haben.«

Natürlich umweht Winnicotts Analyse mehr als nur ein Hauch von patriarchalischem Denken. Frauen mit starker »männlicher Identifikation« – womit er vermutlich Ehrgeiz oder Interessen neben dem häuslichen Leben meinte – hätten demnach größere Schwierigkeiten, diesen Zustand gesteigerter Sensibilität zu erreichen, so Winnicott, was sehr zulasten ihrer Kinder und Familien ging. Dennoch fand ich seine Darlegungen seltsam tröstlich. Inzwischen hat die Forschung am Yale Child Study Center vieles davon bestätigt.

James Leckman hatte sich bereits durch seine Forschungen zum Tourette-Syndrom und zu Zwangsstörungen einen Namen gemacht, als ihn Ruth Feldman, damals frisch promovierte Psychologin – und inzwischen selbst renommierte Neurobiologin –, 1990 zum ersten Mal auf Winnicotts Vorstellung dieser Besorgtheit aufmerksam machte. Leckman erinnerte sich an die Zeit, als seine eigene Tochter im Jahr 1974 zur Welt kam, an den Drang, den er und seine Frau damals verspürt hatten, ihre

Wohnung vor der Geburt auf die Ankunft des Babys vorzube-reiten. Er hatte die Wände neu gestrichen und Holz in die Woh-nung im dritten Stockwerk hochgeschleppt, um eine Wiege für sie zu bauen. Seine Frau hatte ihn gebeten, den Kühlschrank aus der Ecke zu ziehen, damit sie den Boden darunter säubern konnte. Lauter Dinge, die sie einfach tun mussten.

Leckman hielt es durchaus für möglich, dass dieses Stadium der Besorgtheit, das er damals erlebt hatte und das so viele andere Eltern ebenfalls beschrieben, in den Symptomen und vielleicht sogar im neuronalen Substrat, das den Gedanken und Verhaltensweisen zugrunde liegt, der Zwangsstörung ähnlich sein könnte. Mit Feldman und anderen Kolleginnen und Kolle-gen machte er sich daran, Grad und Eigenart dieser Besorgnis bei Eltern zu messen. 1999 veröffentlichte das Team die Ana-lyse einer Reihe von Interviews mit 41 Elternpaaren, die kurz vor Ende der Schwangerschaft, dann in den ersten Wochen nach der Geburt und schließlich ein letztes Mal drei Monate später geführt worden waren.[62] Gegenstand der Fragen waren das elterliche Verhalten sowie deren geistige und emotionale Zustände.

Wie sich herausstellte, war die Sorge um ihre Kinder nahezu allen Eltern gemeinsam. Besonders auffällig war jedoch der Grad der Besorgnis bei sämtlichen Teilnehmern. Zwei Wochen nach der Geburt berichteten Mütter, *durchschnittlich* ungefähr 14 Stunden pro Tag an ihre Babys zu denken. Bei Vätern war es halb so viel. Mehr als drei Viertel der befragten Eltern beschrieb das Bedürfnis, selbst dann nach dem Baby zu sehen, wenn sie wussten, dass es keinen Anlass gab, und einige davon taten das zwanghaft. Die Eltern erzählten auch davon, dass sie sich re-gelmäßig Sorgen darüber machten, sie würden das Baby fallen lassen, das Haustier der Familie würde es angreifen oder ihre eigene Unachtsamkeit könne dazu führen, dass das Baby sich verletzte oder krank wurde. Schlimmer noch, was war, wenn sie, aufgrund ihrer eigenen Erschöpfung, die Kontrolle verloren und ihr Baby schlugen oder schüttelten?

Wissenschaftler und Wissenschaftlerinnen in der Elternforschung überprüfen Personen nicht selten auf Depressionen oder Angststörungen, selbst wenn ihre Studie sich nicht explizit mit diesen Symptomen beschäftigt, und nicht selten stellen sie dabei fest, dass die breite Mehrheit leichte Verläufe beider Symptome zeigt und eine kleinere Gruppe sogar Kriterien einer klinischen Diagnose erfüllt.[63] Rutherford erklärte mir, es käme nur selten vor, dass eine Mutter keinerlei Angstsymptome habe. Dieses häufige Auftreten stellt eine Herausforderung für Forschende dar, die herauszufinden versuchen, was diese Symptome für die Kinderbetreuung bedeuten, wann es sich um Prozesse der Anpassung handelt und ab wann sie problematisch sind.

»Eltern machen sich große Sorgen um ihr Neugeborenes, die Sicherheit der häuslichen Umgebung, ihr eigenes Wohlbefinden und um ihre grundsätzliche Eignung als Eltern«, schrieben Leckman und sein Team in der Studie aus dem Jahr 1999. »Die Sorgen um den Säugling sind allen Familien gemeinsam und gleichen sich inhaltlich.«[64]

Auch Mia Edidin hört diese Sorgen, zumindest bis zu einem gewissen Grad, von den meisten Eltern, mit denen sie zusammenarbeitet. Edidin ist Sozialarbeiterin und Leiterin der Klinik *Perinatal Support Washington*, einer gemeinnützigen Einrichtung im Bundesstaat Washington, die Elternselbsthilfegruppen und Therapien anbietet und einen Telefondienst betreibt, bei dem Eltern in Notlagen Hilfe bei Menschen mit gleichen Erfahrungen finden. Sie hat eine Liste mit Themen, die in so gut wie jeder Familie auftauchen. Einer der Punkte darauf ist das große Erdbeben, das eines Tages von der Cascadia-Subduktionszone (Plattengrenze, die rund 1.100 Kilometer entlang der nordamerikanischen Küste verläuft, Anm. d. Ü.) ausgehen könnte. Es ist eines der Risiken, mit dem die Bewoh-

ner des pazifischen Nordwestens täglich leben. Für frischgebackene Eltern wird das zu einer realen und akuten Gefahr. Sie
denken dann: »Ich habe tatsächlich die Sicherheit dieses Lebe-
wesens gefährdet, mit dem ich mich so eng verbunden fühle,
dass es beinahe wehtut«, sagte Edidin. Für junge Eltern ist es
»das schlimmste Gefühl überhaupt«, sie könnten ihr Kind in
Gefahr gebracht haben.

Edidin versucht Eltern zu zeigen, wie sie erkennen können,
welche ihrer Ängste um das Wohlbefinden ihres Babys vielleicht irrational sind. Als ich im Mai 2020 für *The Boston Globe*
ein Interview mit ihr führte, erzählte sie mir, wie schwierig
diese Aufgabe in der Pandemie geworden sei. Die gesamte Welt
befinde sich im Zustand erhöhter Wachsamkeit. Dennoch sei
es nach wie vor möglich, Betroffenen zu helfen. »Wir können
auf die Informationen zurückgreifen, die wir direkt vor der
Nase haben«, sagte sie. »In einer neuen Mutterschaft und unabhängig von COVID können wir unser Baby genau ansehen und
feststellen, ob alles mit ihm in Ordnung ist.«[65]

Auch Leckman und sein Team haben diese Strategie entdeckt.
Physische Nähe zum Neugeborenen kann den Kummer lindern,
selbst wenn sich sorgenvolle Gedanken nicht ganz vertreiben
lassen. »Mit dem Kind im Arm«, schreiben sie, »können die
Eltern die Sorgen zumindest zeitweise vergessen, indem sie
nach dem Kind sehen oder sich auf andere Weise vergewissern,
dass es dem Baby gut geht.« Das Team kam zu dem Schluss,
dass Eltern von Neugeborenen in einen »veränderten mentalen
Zustand« eintreten, der wertvoll ist und ihren Übergang zur Elternschaft fördert. Zugleich kann er sie jedoch auch anfälliger
für mentale Erkrankungen machen.

Um den Zeitpunkt der Geburt herum entwickeln viele werdende Eltern Stimmungs- oder Angststörungen. In den Vereinigten Staaten wird üblicherweise hier die Zahl jeder fünften
Mutter genannt, obwohl eine genaue Bestimmung aufgrund

der unzureichenden postpartalen Betreuung schwierig ist. Zudem sind postpartale Depressionen häufig mit einem Stigma behaftet, und faktisch werden Angststörungen und Belastungsstörungen im Zusammenhang mit der Geburt im Allgemeinen weniger anerkannt und von Gesundheitsdienstleistern seltener untersucht.

Derzeit ist die postpartale Depression daher unglücklicherweise eine sehr unspezifische Diagnose. Eine Wissenschaftlerin sagte mir, es handle sich bei dem Begriff um ein »Sammelbecken«, ein diagnostisches Schlagwort, unter das viele missverstandene oder wenig verstandene postpartale Störungen eingeordnet werden. Laut Leckman ist es wahrscheinlich, dass ein Teil der postpartalen Störungen auftritt, wenn diese evolutionär bewahrte Sensibilität der Elternschaft vom Kurs abkommt. »Die Art und Weise, in der unser Gehirn organisiert und aufgebaut ist, birgt auch die Gefahr, dass man zu weit in eine Richtung geht«, sagte er. »Es gibt vieles, was wir noch nicht wissen oder verstehen. Wir nutzen bestimmte Worte, um diese Realitäten zu beschreiben, aber Worte haben ihre Begrenzungen.«

Jene ersten Wochen, die Eltern als die intensivste Zeit elterlicher Sorge einschätzen – wenn sogar das Durchschreiten einer Tür zu einem gefährlichen Akt wird, weil der Kopf des Babys versehentlich gegen den Türpfosten stoßen könnte –, decken sich mit dem Zeitraum, für den auch die Wissenschaft eine Aktivierung der Schaltkreise im Gehirn nachgewiesen hat, die alle Äußerungen des Babys verstärken. In diesem Sinne ist es kein Zufall, dass elterliche Motivation von Sorge geprägt ist. Die elterliche Aufmerksamkeit ist auf das Kind fixiert, während die potenzielle Bedrohung durch Objekte zuzunehmen scheint. Das Ergebnis kann wie ein grausamer Trick oder wie eine mitunter lästige, verwirrende Superkraft wirken.

Mit der Zeit gleicht die Fürsorge für ein Baby einer Art Konfrontationstherapie. Sie nehmen Ihr Baby mit hinaus in die

Welt – zu einem Ausflug in den Supermarkt, auf ein langes Wochenende, um die Familie zu besuchen, oder betreten Neuland, indem Sie ihm feste Nahrung füttern –, und es geht ihm gut. Ihnen geht es gut. Inzwischen gibt es auch viel Schönes und eine stetig zunehmende Freude, die – hoffentlich – die Sorge lindert. Idealerweise kommen Sie allmählich in ruhigeres Gewässer. Sie begreifen, dass der Schmerz und das Schöne ein und dieselbe Ursache haben, und so können Sie vielleicht aushandeln, dass Sie etwas mehr von dem einen für etwas mehr von dem anderen akzeptieren.

Für die meisten Eltern lässt die intensive, alles andere ausschließende Sorge um das Kind etwa im vierten postpartalen Monat nach.[66] Sie berichten dann von einer Zunahme positiver Gedanken, auch in Bezug auf ihre eigene Fähigkeit als Eltern eines Babys, das sie mittlerweile anlächeln und zurückglucksen kann. Darüber hinaus berichten Eltern beim zweiten Kind im Allgemeinen, dass sie weniger fixiert waren und sich weniger Sorgen gemacht haben. Das liegt nicht nur an ihrer größeren Erfahrung. Auch die Neurobiologie der Elternschaft nachfolgender Kinder ist unterschiedlich.

Zum einen geht man davon aus, dass in dem Maße, wie die Elternschaft sich angenehmer gestaltet, die neuronale Aktivität der gebärenden Eltern ebenfalls eine Veränderung durchläuft. Dies betrifft Regionen, die mit Gefühlen der Beunruhigung und Wachsamkeit zu tun haben, insbesondere Amygdala und Insula, bis hin zum präfrontalen Kortex und anderen an der Regulierung von Emotionen beteiligten Arealen.[67] Pereira, inzwischen an der University of Massachusetts tätig, und Joan Morrell haben festgestellt, dass bei Rattenmüttern mütterliche Reaktionen im Gehirn »verteilter« ablaufen und mehr Hirnregionen an der Verarbeitung beteiligt sind.[68] Unter anderem scheint sich das Ziel der MPOA im Laufe der Zeit zu verändern. Besser gesagt, das Ziel bleibt dasselbe: Die Mutter soll flexibel reagieren.

Aber die Mittel ändern sich. Statt als Organisator und Verteiler der kindlichen Signale an Motivationsschaltkreise fungiert die MPOA nun als eine Art Blocker, der die Überreaktion des mütterlichen Verhaltens hemmt; so kann die Mutter zugleich auch auf die Bedürfnisse älterer heranwachsender Jungtiere, wie etwa einer größeren Unabhängigkeit und einer anderen Lernumgebung, eingehen.

Sowohl bei Nagetieren als auch bei Menschen bleiben die bereits vollzogenen Veränderungen im elterlichen Gehirn bestehen. In einer Doppelstudie haben Rutherford und Kollegen in Yale mithilfe des Elektroenzephalogramms (EEG) die spezifische elektrische Aktivität in der Hirnrinde – ein Indikator für Aufmerksamkeitsverarbeitung – von 59 Frauen gemessen, während diese die Gesichter von Säuglingen betrachteten.[69] Die Frauen wurden zwei Monate und sieben Monate nach der Geburt untersucht. Etwa die Hälfte der Probandinnen hatte bereits Kinder. Verglichen mit den Erstgebärenden zeigten die erfahrenen Mütter einen geringeren durchschnittlichen Ausschlag bei der Betrachtung von Säuglingsgesichtern, was dem Team zufolge auf eine effizientere Verarbeitung oder eine weniger intensive reaktive Verarbeitung hinweisen könnte.

Rutherford sagte, sie höre oft von Teilnehmenden, wie ängstlich sie bei ihrem ersten Kind waren und wie unterschiedlich sie beim zweiten Mal reagierten. Sie hält es für hilfreich, ihnen sagen zu können, dass dies auf die neuronale Umstrukturierung zurückzuführen sei, die sie als frischgebackene Eltern erlebt hätten. »Aus unserer Sicht ist die erste Elternschaft besonders wichtig, weil hier wirklich die Grundlagen gebildet werden, um über eine zweite Elternschaft oder noch weitere nachzudenken«, so Rutherford.

Als Hartley im Jahr 2015 zur Welt kam, hatten mein Mann und ich Glück. Dr. Steven Blumenthal, ein sehr geschätzter und erfahrener Kinderarzt, hatte Dienst im Krankenhaus. Als er zum ersten Mal kam, um unseren kleinen Sohn zu untersuchen, bebte mein Körper förmlich vor Aufregung. Er untersuchte Hartley sehr fachmännisch und geschickt und hörte sich unsere Sorgen an: Ich hatte Schwierigkeiten mit dem Stillen. Hartley konnte offenbar nicht so saugen, wie er sollte, und meine Milch war noch nicht eingeschossen. Dr. Blumenthal wiegte unseren Sohn sanft zwischen seinen Händen hin und her und besah ihn von allen Seiten. Dann hielt er inne, blickte uns an und lächelte. »Sie können mir nichts sagen, was mich dazu veranlassen würde, mir Sorgen um dieses Baby zu machen«, erklärte er. In den folgenden Monaten würde ich immer wieder seine Stimme hören und mich dazu zwingen, darauf zu vertrauen, dass er recht hatte.

Kurz nach der Geburt unseres Sohnes Ashley 2017 ging Dr. Blumenthal in den Ruhestand. Wieder hörte ich seine Stimme. Doch dieses Mal glaubte ich ihm.

Es wäre wirklich gemein, wenn Eltern der Flut von Reizen des Neugeborenen ohne die Möglichkeit ausgesetzt wären, den Ansturm zu kontrollieren.

Zum Glück – für Eltern, Babys und das Weiterbestehen unserer Art, das von der Bereitschaft der Menschen abhängt, Kinder zu bekommen – gibt es auch die Kehrseite zur hochgradigen Sensibilität der ersten Wochen.

Der Schrei eines Säuglings veranlasst Eltern zu handeln und aktiviert Regionen der Großhirnrinde, um ihnen dabei zu helfen, den Schrei einzuordnen. In Studien wurden strukturelle und funktionelle Veränderungen in den Teilen des mütterlichen Gehirns festgestellt, die an der Selbstregulierung beteiligt sind.[70] Dazu gehören der präfrontale und der cinguläre Kortex, wo langfristige Veränderungen des Volumens der grauen Gehirnmasse und verstärkte Reaktionen auf Schlüsselreize des eigenen Babys nachgewiesen wurden.

Rutherford und ihr Team vermuten, dass sich die Art und Weise, wie das Gehirn in der Zeit nach der Geburt Emotionen reguliert, von der Art und Weise unterschiedet, wie es dies in jeder anderen Lebensphase tut; Grund dafür sind die intensiven emotionalen Anforderungen und die Tatsache, dass Babys nicht zur Selbstregulierung in der Lage sind. Rutherford betrachtet Eltern als den »externen präfrontalen Kortex« ihres Babys. Ein Baby weint, weil es Hunger hat, und ein Elternteil füttert es, sorgt dafür, dass es ein Bäuerchen macht, und hilft dem Baby, sich wieder zu regulieren. Oder das Baby weint, weil es müde ist, und ein Elternteil wickelt und schaukelt es in den Armen, bis es sich beruhigt hat. Es kann sehr viel Energie kosten, dies alles zu tun und zugleich die eigene Erschöpfung, Frustration oder Sorge auszublenden. Laut Rutherford sind die meisten Eltern anfangs davon überfordert. Es setzt vielleicht mit einer Art bewusster Wahrnehmung ein, wie eine Ermahnung: *Ich schaffe das. Atme durch.* Mit der Zeit jedoch, so Rutherford, kann diese Fähigkeit zur Selbstregulierung zur Gewohnheit werden, während man dem Kind Aufmerksamkeit schenkt und auf dessen Bedürfnisse eingeht.

Das bedeutet natürlich nicht, dass Eltern niemals aufgeregt sein oder sich selbst dereguliert fühlen sollten. Vielmehr geht es darum, die Fähigkeit zu entwickeln, mit den eigenen Emotionen zurechtzukommen, während man sich um ein anderes Wesen kümmert, das sich noch nicht regulieren kann. Und das könnte langfristig sehr hilfreich für das Leben eines Elternteils sein. Einem Baby zu helfen, seine Emotionen zu regulieren, ist etwas anderes, als einem Grundschüler oder Jugendlichen zu helfen. Dabei können jedoch dieselben Fähigkeiten zum Einsatz kommen, so Rutherford. »Man muss sich diese Fertigkeiten aneignen«, sagte sie mir, um die »lebenslange Fähigkeit zu entwickeln, sie auf unterschiedliche Weise zu verbessern und zu gestalten.«

In ihren Arbeiten über Sucht und Elternschaft erklärt Rutherford, dass eine echte Auseinandersetzung mit Drogenkonsum und Rückfall bei Eltern nur möglich ist, wenn die neue Lebensphase berücksichtigt wird, in die sie eingetreten sind und die sie auf »verhaltensmäßiger, kognitiver und neurobiologischer Ebene« von Nichteltern unterscheidet. Das Verständnis und die Behandlung postpartaler Depressionen und Angststörungen hänge ebenfalls von diesem Wissen ab. Das Gleiche gilt für die Auseinandersetzung mit dem, was Elternschaft für jeden persönlich und für die eigene Selbstwahrnehmung bedeute. Rutherford erzählte mir, die Vorstellung, Eltern seien anders, stoße mitunter auf Unverständnis, etwa wenn sie sich um Zuschüsse für ihre Arbeit bewirbt und – noch häufiger – wenn sie mit Kollegen außerhalb ihres Fachgebietes spreche, die meist mit Ungläubigkeit reagierten. »Elternschaft ist eine einschneidende Veränderung im Leben«, so Rutherford, »ob man das wahrhaben will oder nicht.«

Ich lernte Rutherford in ihrer Zeit »davor« kennen, etwa vier Monate vor der Geburt ihrer Tochter Amelia. Während sie sich durch die schwierigen ersten Wochen nach der Geburt kämpfte, insbesondere weil ein ganzer Ozean zwischen ihr und ihrer Familie in England lag und sie aufgrund der Pandemie weitgehend ohne Unterstützung vor Ort war, sah sie sich dazu veranlasst, über neue Ansätze für ihre Arbeit nachzudenken. Wie können die mit der Elternschaft einhergehenden spezifischen Veränderungen in der Qualität des Schlafes – die keineswegs ausschließlich die Schlafmenge betreffen – und deren Auswirkungen auf das Gehirn unter Laborbedingungen erfasst werden? Oder die jähen Stimmungswechsel des Babys? Sie lernte auch die Freude an der Elternschaft kennen, den Drang, sich mit Amelia zu beschäftigen, sobald sie aufwachte, das Glück, das sie beim gemeinsamen Spielen empfand, und die Bestärkung, die sich mit der Zeit einstellte.

Die neuronale Umstrukturierung des Gehirns in der Schwangerschaft und die postpartale Periode zielen hauptsächlich darauf ab, dass sich genau dieser Drang entwickelt. »Es muss ja nicht immer eine Liebesgeschichte sein«, meinte Rutherford. »Aber dein Baby muss essen, es braucht körperliche Nähe, und allein das anzubieten reicht häufig schon aus. Und alles, was noch dazukommt, ist dann einfach fantastisch.« Vielleicht *ist* das Liebe, einfach genug zu tun – halten, hören und reagieren.

Die große Dichterin Mary Oliver forderte uns auf, Kinder in den Wald zu bringen und sie »in den Fluss zu stellen«, ihnen die Liebe zur Natur mitzugeben. »Aufmerksamkeit«, schrieb sie, »ist der Anfang der Hingabe.«[71] Für Eltern trifft das auch zu. Vor allem anderen kommt die Aufmerksamkeit. Der Hormonschub in der Schwangerschaft und bei der Geburt und die Überzeugungskraft eines Babys sorgen dafür, dass wir uns um es kümmern. Wir werden süchtig, und unsere Säuglinge können sich als meisterhafte Strippenzieher erweisen, mit ihrem Lächeln, ihrem Glucksen, den runden Wangen. Als Nächstes kommt es zu einer Art von Verschmelzung. Unsere Selbstwahrnehmung erweitert sich. Unser Selbst nimmt mehr auf als je zuvor.

Wenn ich zurückgehen und eine Weiche an meinem Übergang zur Elternschaft verstellen könnte, dann vielleicht diese: Ich würde Olivers Gefühl zu meinem Motto machen. *Aufmerksamkeit ist der Anfang der Hingabe.* Ich würde die Worte einrahmen. Und sie über dem Kinderbettchen aufhängen.

Kapitel 4

UNSERE BABYS, UNSER SELBST

Elizabeth erkannte immer genau, ab welchem Moment ihre Tochter zu kämpfen hatte. Dann fing Claires Mund leicht an zu zittern. Die Luft in ihrem Zimmer auf der Neugeborenen-Intensivstation schien sich zu verändern, als die verstopfte Atmung des Babys allmählich stiller wurde. Elizabeth wusste, dass ihre Tochter jetzt gleich einen Anfall haben würde. Augenblicke später ertönten Alarmsignale, wenn Claires Herzschlag oder ihr Blutsauerstoffgehalt rapide abfielen, manchmal lebensbedrohlich niedrig, und Personal hereinstürmte, um die Atemwege des Babys abzusaugen oder es anderweitig zu stabilisieren.[1]

Claire war per Notfallkaiserschnitt in einem Bostoner Krankenhaus zur Welt gekommen, etwa einen Monat nachdem bei einer Routine-Ultraschalluntersuchung überschüssiges Fruchtwasser festgestellt worden war. Das Volumen des Fruchtwassers nahm zu, und dann platzte Elizabeths Fruchtblase, als sie sich an einem Sonntagmorgen im Bett umdrehte, nach 33 Wochen und vier Tagen – früh, aber nicht so früh. Das hatte Elizabeth zunächst ermutigt. Doch ihr wurde rasch klar, dass ihr Baby nicht einfach nur zu früh geboren war.

Um Claires Mund bildeten sich Luftbläschen, und ihr Betreuungsteam vermutete, sie könnte ein Schluckproblem haben. Elizabeth erinnerte sich, dass ein Arzt dies als mögliche

Ursache für überschüssiges Fruchtwasser genannt hatte. Niemand konnte jedoch eine eindeutige Diagnose stellen oder auch nur genauer bestimmen, ob ihr Schlucken ein isoliertes physiologisches Problem oder Teil einer umfassenderen Entwicklungsstörung war. »Von Anfang an schwebten viele Fragezeichen um sie«, erzählte mir Elizabeth.

Die Ungewissheit war fürchterlich und lähmend. Es fiel Elizabeth schwer, mit dem Personal der Neugeborenen-Intensivstation zu sprechen, da sie befürchtete, auf jede Frage zu einer Diagnose oder Behandlung gebe es womöglich eine herzzerreißende Antwort. Mit gesenktem Blick ging sie durch die Flure des Krankenhauses, vor lauter Angst, den Schwestern und Pflegern in die Augen zu sehen. Sie verbrachte lange Tage im Krankenhaus, obwohl sie sich selbst noch von einer großen Operation erholte, ging abends nach Hause, aß Haferbrei zum Abendessen und kroch um 20 Uhr ins Bett. Um 2 Uhr nachts war sie bereits wieder wach, lag im Dunkeln und sorgte sich.

Bald darauf kam ihre Schwester aus New York und half ihr, die Situation besser zu ertragen. Nimm ein Stillkissen mit ins Krankenhaus, sagte sie zu Elizabeth, und ein Mobile. Mach den Raum zu deinem eigenen. Nimm dein Baby in den Arm. »Es ist *dein* Baby«, sagte ihre Schwester mit leisem Groll in der Stimme, wie Elizabeth sich erinnerte. Gemeinsam verließen sie das Krankenhaus für kurze Pausen, in denen sie sich Pizza holten oder spazieren gingen. Elizabeth begann, Antidepressiva zu nehmen.

Allmählich zeichneten sich Veränderungen ab, nicht alle zugleich und nicht gleichmäßig. Insgesamt verbrachte Claire sechs Monate im Krankenhaus, wurde zwischen drei Neugeborenenstationen und einer Reha-Klinik hin- und hergeschoben, während die Ärzte versuchten, eine Diagnose zu stellen und sie mit der Pflege und Therapie zu versorgen, die sie brauchte, um nach Hause gehen zu können. Elizabeth, die von ihrer Tätigkeit als Lehrerin beurlaubt war, packte sich ihr Mittagessen und etwas zu Lesen ein – meist Memoiren irgendwelcher Promis, nichts allzu Schweres – und verbrachte Stunden damit, ihr Baby im Arm zu halten. Ihr süßes Baby. Häufig blieben sie und ihr Mann die ganze Nacht über bei Claire. Andere Neugeborene, die bestimmte Entwicklungsschritte erreicht hatten und »gefestigt« schienen, wurden aus der Klinik entlassen, sagte Elizabeth. Neue Kinder kamen. Claire blieb. Aber ihre Familie empfand die Zeit im Krankenhaus allmählich als weniger beängstigend.

Manchmal warnte Elizabeth eine Schwester oder einen Arzt, dass ein Anfall bevorstand, noch bevor das Alarmsignal ausgelöst wurde. Wenn das Team Claire dann stabilisiert hatte, wandte sich einer von ihnen zu Elizabeth und beglückwünschte sie zu ihrer präzisen Vorhersage. Weil sie schneller war als die Monitore. Sensibler. Und intuitiver. »Gute Arbeit, Mama«, hieß es dann.

Und tatsächlich *war* Elizabeth mehr, mehr als alles, was Maschinen leisten konnten. Sie war enger mit ihrem Baby verbunden, als sie selbst damals erfasste. Aber, sagte mir Elizabeth mit Nachdruck, dabei handelte es sich nicht um eine mystische Verbindung zwischen Mutter und Kind, die vom Mutterleib bis zum piepsenden Isolierbettchen intakt geblieben war. Oh nein. »Wir haben keine göttliche Beziehung«, sagte sie. »Oder, wer weiß, vielleicht ist es göttlich, aber ich habe viele Stunden damit verbracht, Claire kennenzulernen.« Um die Verhaltensmuster und Besonderheiten ihrer eigenen Tochter genau zu erforschen. Um die angemessenste Reaktion herauszufinden. Und sich selbst durch ihr Baby zu verändern.

Babys ziehen die Aufmerksamkeit der Erwachsenen in ihrem Leben in ihren Bann und nutzen sie dann. Sie formen die Erwachsenen auf einer grundlegenden Ebene zu Eltern. Sie verwandeln sie in Menschen, die ihre gesamte Geistes- und Körperkraft dafür einsetzen, die geistigen und körperlichen

Bedürfnisse eines anderen Menschen zu erfüllen, Bedürfnisse, die von Baby zu Baby oder von Tag zu Tag ganz unterschiedlich sein können. Das erfordert Wissen. Eltern müssen in der Lage sein, die Bedürfnisse ihres Kindes zu erkennen, lange bevor dasselbe Kind überhaupt Blickkontakt aufnehmen, geschweige denn mit Worten um etwas zu essen bitten kann, von den Höhe- und Tiefpunkten des Schultages berichtet oder sich lauthals weigert, seine Socken anzuziehen – selbst wenn die Entwick-lung ihres Kindes seine Fähigkeiten einschränkt. Eltern sind in hohem Maße auf Gehirnnetzwerke angewiesen, die an der Wahrnehmung und Reaktion auf den mentalen Zustand einer anderen Person beteiligt sind, Netzwerke, die sich durch die Schwangerschaft und die Arbeit der Fürsorge verändern.

Der Psychoanalytiker Winnicott, der die »primäre mütter-liche Voreingenommenheit« beschrieb, vermutete, dass die anfängliche Übersensibilität einer Mutter diese dazu befähige, »sich in ihr Kind hineinzuversetzen«.[2] Inzwischen hat die For-schung nachgewiesen, dass sich das elterliche Gehirn auf eine diesen Anforderungen genau entsprechende Weise verändert. Schaltkreise, die an der sozialen Wahrnehmung beteiligt sind, also daran, wie wir Hinweise unserer engeren Angehörigen und aus unserem breiteren sozialen Umfeld lesen, interpretieren und darauf antworten, werden offenbar verstärkt und reagie-ren nun heftig auf die Flut der vom Baby ausgehenden Reize. Wissenschaftler und Wissenschaftlerinnen haben die Theorie aufgestellt, dieser Vorgang könnte das Ergebnis einer Art neu-robiologischer Verknüpfung darstellen, ein Zusammenschluss unseres eigenen Körpers mit dem unseres Babys – unabhängig davon, ob wir es geboren haben oder nicht –, und dass diese Verbindung die Grundlage des menschlichen Zugehörigkeits-gefühls sein könnte.

Die Bindung zwischen Eltern und Kind wird häufig als etwas geschildert, das in bestimmten Sequenzen abläuft und mit bestimmten Gefühlen verbunden ist. Meistens geht es dabei um das Mutter-Kind-Verhältnis, unter Ausschluss aller anderen Beziehungen. Eine besondere Nähe, ein allumfassendes Wissen, eine Bindung, in der Natürliches und Ursprüngliches bewahrt wird. Eine vergessene Magie. Zweifellos mag sich das für manche Mutter so anfühlen. Für mich wird diese Vorstellung jedoch nicht mal annähernd dem Charakter des Familienlebens oder dieser von unerwarteten Wendungen und schwierigen Tagen, Monaten und Jahren geprägten Lebensphase gerecht. Diese Zeit ist ebenso durch Trennendes – die Unmöglichkeit, das Innenleben einer anderen Person zu erfassen – wie durch Verbindendes gekennzeichnet. Das elterliche Gehirn, und keineswegs nur das mütterliche, trägt zu all dem bei. Durch die ihm innewohnende Flexibilität erweitert es unsere Fähigkeit, über uns selbst hinauszuwachsen und so der anderen Seite zumindest ein wenig näherzukommen.

Eltern wie Elizabeth und ihr Mann mussten besondere Schwierigkeiten überwinden, um eine Bindung mit dem Neugeborenen einzugehen. Claire wurde nicht kurz nach der Geburt nach Hause entlassen. Elizabeth konnte sie nicht stillen, wie sie es sonst getan hätte. Claire war beständig an Monitore oder Ernährungssonden angeschlossen. Hinzu kommt, dass Frühgeborene in der Regel deutlich weniger als andere Neugeborene in der Lage sind, sich durch Glucksen oder Schreien, Anklammern oder Drehen des Kopfes mitzuteilen oder ein einigermaßen erkennbares Ess- und Schlafverhalten entwickeln.

Vor einigen Jahren analysierte eine italienische Forschungsgruppe die Gehirne von zehn Müttern von Frühgeborenen, die alle vor der 32. Woche zur Welt gekommen und unter 1,5 Kilogramm schwer waren. Die Gehirne ihrer Mütter wurden gescannt, während sie Bilder ihres eigenen und eines unbekannten Babys in glücklichem oder traurigem Zustand oder mit neutralem Gesichtsausdruck betrachteten. Die Forschungsgruppe verglich diese Aufnahmen mit den Gehirnen von Müttern voll ausgetragener Säuglinge und stellte fest, dass es in beiden Gruppen unterschiedliche Muster der Gehirnaktivität gab. Die Studie war klein und auch dadurch begrenzt, dass die Frühgeborenen alle verhältnismäßig gesund waren und es nicht zu besonderen klinischen Komplikationen gekommen war. Dennoch waren die Ergebnisse faszinierend.[3]

Bei beiden Müttergruppen zeigte das Gehirn stärkere Reaktionen auf das eigene Kind als auf ein fremdes, doch die Mütter der Frühgeborenen zeigten eine noch höhere Aktivierung in Bereichen, die mit der Verarbeitung von Emotionen und sozialer Wahrnehmung zusammenhängen. In dieser Gruppe stellten die Forschenden eine erhöhte Aktivität im inferioren frontalen Gyrus fest, einer Region des präfrontalen Kortex, von der man annimmt, dass sie an der Entschlüsselung von Gesichtsausdrücken oder sozial relevanten Signalen beteiligt ist. Diese konnte dann nachgewiesen werden, wenn die Mütter der Gruppe alle Bilder betrachteten, insbesondere aber, wenn sie ihr eigenes Kind und vor allem, wenn sie Bilder von ihrem Baby in Not sahen. Die Mütter der Frühgeborenen zeigten bei der Betrachtung ihres eigenen Babys und unabhängig von dessen Gesichtsausdruck außerdem eine höhere Aktivität im linken supramarginalen Gyrus. Dabei handelt es sich um einen Teil des Scheitellappens, der bereits früher mit Wahrnehmung von Gesichtern und Schreien von Säuglingen in Verbindung gebracht wurde.[4] Die Mütter der Frühgeborenen reagierten auf die Anforderungen ihrer Elternschaft, indem sie sich mehr anstrengten, um die begrenzten Signale ihres verletzlichen Babys zu deuten, »und erfolgreich auf die Bedürfnisse des Neugeborenen einzugehen und so deren Überleben zu sichern«, wie die Forschungsgruppe schlussfolgerte.

Diese Ergebnisse stimmen mit dem überein, was in allen Neugeborenen-Intensivstationen seit einiger Zeit erkannt

wurde. Selbst in diesen Abteilungen, wo Babys von Fachleuten betreut werden, die ihr Leben dem Verständnis und der
Fürsorge winziger Menschen widmen, spielen die Eltern eine
entscheidende Rolle. Vor 30 Jahren wurden Frühgeborene auf
Intensivstationen üblicherweise in einem großen Raum unter-
gebracht, und die Eltern durften sie nur zu bestimmten Zeiten
besuchen. Im Laufe der Zeit wurden diese Besuchszeiten erweitert und schließlich abgeschafft. Man sah die Eltern jetzt in
einem neuen Licht. »Sie sind keine Besucher«, sagte Dr. Car-
mina Erdei, Neonatologin und Kinderärztin, die die Abteilung
für Wachstum und Entwicklung der Intensivstation für Neugeborene des Brigham and Women's Hospital leitet und sich um
Claire gekümmert hat. »Sie sind Eltern. Sie sind Fürsorgende.
Sie sind Familie. Sie sind zu diesem Zeitpunkt die wichtigsten
Menschen im Leben eines Babys.«

Krankenhäuser gestalten die Rolle der Eltern auf unterschiedliche Weise neu. In einem Modell, die sogenannte Fami-
lienintegrierende Fürsorge (Family Integrated Care), werden
Eltern aktiv in das Betreuungspersonal der Neugeborenen-Intensivstation eingebunden.[5] Sie nehmen an den täglichen Visi-
ten mit dem Pflegepersonal teil, verabreichen selbst orale Medikamente, überwachen und dokumentieren die Fortschritte
ihres Babys und besprechen ihre Beobachtungen mit dem Pflegepersonal. Sie werden von den Krankenschwestern angeleitet,
wie sie ihre Babys baden, anziehen oder hinlegen sollen, und
nehmen an Aufklärungsveranstaltungen über die kindliche
Entwicklung, die Erziehung eines Frühgeborenen oder Stress-
bewältigung teil. In einer großen Studie wurde dieses Modell
in 26 Krankenhäusern in Kanada, Australien und Neuseeland
mit der Standardpflege auf Intensivstationen für Frühgeborene
verglichen, wobei sich herausstellte, dass Frühgeborene, deren
Eltern eng in die Betreuung eingebunden waren, täglich eine
höhere Gewichtszunahme verzeichneten. Nach drei Wochen

schnitten diese Eltern auch bei der Messung von Stress und Ängsten besser ab.

Ein solches Modell, das die Anwesenheit der Eltern auf der Intensivstation für Neugeborene für mindestens sechs Stunden pro Tag voraussetzt, sei in den Vereinigten Staaten schwer umzusetzen, sagte Erdei. Anders als in den drei Ländern, die in der Studie berücksichtigt wurden, gibt es in den Vereinigten Staaten keine bezahlte Eltern- oder Mutterschutzzeit. Viele Eltern müssen an den Arbeitsplatz zurückkehren, während ihr Kind auf der Intensivstation liegt, sei es, weil sie keinen Urlaub bekommen haben oder ihr Arbeitsvertrag nur wenige Urlaubstage vorsieht. Dennoch finden das Brigham und viele andere Krankenhäuser Wege, um Familien zunehmend in die Betreuung miteinzubeziehen.

So werden die Eltern in der Intensivstation für Neugeborene des Brigham ermutigt, die tägliche Untersuchung ihres Babys mit dem Pflegeteam zu leiten – eine Aufgabe, die sonst ein Assistenzarzt oder ein Arzt in der Ausbildung durchführe, erklärte Erdei. Die Babys werden häufig in Familienzimmern mit Schlafsofa betreut, damit die Eltern über Nacht bleiben können. Das Personal der Station arbeitet eng mit perinatalen Psychotherapeuten zusammen, damit Eltern, die Trauma und Stress einer vorzeitigen Geburt verarbeiten müssen, die nötige Hilfe erhalten und sich in ihre Rolle als Eltern einfinden können, so Erdei.

»Wir gehen davon aus, dass die Eltern die Hauptbezugspersonen des Babys sind und sein sollten und sie ihr Baby tatsächlich am besten kennen«, erklärte Erdei. »Meist deuten sie die Signale ihres Babys besser und reagieren angemessener darauf als jeder noch so gute Betreuer.«

Als Elizabeth und ihr Mann ihre gemeinsame Tochter Claire im Januar 2020 zum ersten Mal mit nach Hause nahmen, stand die Diagnose noch aus. Als ich fast ein Jahr später erneut mit ihr sprach, hatte sich daran nichts geändert. Mit 19 Monaten war Claire ein munteres Kleinkind und machte Fortschritte in der Therapie, konnte allerdings weder kriechen noch selbstständig essen. Wäre ihre Tochter gesund zur Welt gekommen, vermutet Elizabeth, hätte sie wahrscheinlich zu den Müttern gehört, die Elternratgeber lesen, die Entwicklung ihres Babys genau beobachten und sie mit dem normalen Entwicklungsstand eines Babys vergleichen. Sie hätte irgendwann mit einem Schlaftraining begonnen. Jetzt, sagt sie, sei keiner dieser üblichen Ratschläge der Erziehungsindustrie relevant für sie oder ihre Familie.

»Meilensteine der kindlichen Entwicklung oder Seiten über kindliche Fortschritte im Internet sehe ich mir nicht an«, sagte Elizabeth. »Ich weiß genau, dass die Entwicklung meiner Tochter anders verlaufen wird. Das ist mir inzwischen klar geworden, und es hat eine Weile gedauert … Vielleicht wird meine Tochter nie laufen können, ich hingegen schon, und das wird immer ein großer Unterschied zwischen uns sein, an dem sich nichts ändern lässt, aber es kann für mich trotzdem in Ordnung sein. Und das wiederum wird ihr helfen.«

Die Liste der Dinge, über die sich Elizabeth zurzeit und in Bezug auf die Zukunft Sorgen macht, ist lang. Aber, meinte sie, es liege auch eine gewisse Freiheit darin, zu erkennen, welche Person ihr Kind sei und welche Schwierigkeiten vermutlich vor ihr liegen. Sie hat bereits jetzt mit einem Lernprozess begonnen, der zur Elternschaft gehört, nämlich sich bewusst mit dem Gedanken auseinanderzusetzen, dass ein Kind ein eigenständiges Individuum ist, dessen Leben mit ihrem eigenen eng verbunden ist, dessen Werdegang sich jedoch in vielen wichtigen Punkten ihrer Kontrolle entzieht. Diesen Prozess hat sie bei anderen befreundeten Eltern beobachtet, deren Kinder sich mit Schulproblemen, emotionalen Konflikten oder der Pubertät herumschlagen. Claire war gerade einmal zwölf Stunden alt, als Elizabeth erfuhr, dass ihre Tochter anders sein würde als das Baby, das sie erwartet hatte. Von diesem Moment an ging es bei Elizabeths Elternschaft nur darum, Claire dort abzuholen, wo sie ist.

Die Elternschaft lässt mit der Zeit eine zentrale Eigenschaft des Gehirns hervortreten: Es ist vorausschauend. Ich spüre das am deutlichsten, wenn es um die körperliche Sicherheit meiner beiden ungestümen Söhne geht. Ich wende mich auf dem Spielplatz im Gespräch mit einem Freund ab und fange, beinahe, ohne den Satz zu unterbrechen, meinen zweijährigen Sohn in der Luft auf, als er von einem zu hohen Klettergerüst herunterspringt. Oder wenn die beiden im Wohnzimmer miteinander raufen, verwandelt in Löwenjunge oder Hyänen, spüre ich, wie sich meine Muskeln anspannen und sich auf eine Reaktion vorbereiten, falls sie zu tief in die Wildnis abtauchen.

Vorausschauend zu sein, ist natürlich keine Besonderheit der Elternschaft. Das Gehirn ist von Natur aus so konzipiert. Im Jahr 1988 umrissen der Neurobiologe Peter Sterling und der Epidemiologe Joseph Eyer ihr Konzept der Allostase oder der »Stabilität durch Wandel«[6]. Demnach sieht das Gehirn die Anforderungen an den Körper voraus, reguliert Organe und Systeme, um ihnen gerecht zu werden, und nutzt den Erfolg oder Misserfolg zu entsprechend angepassten Vorhersagen. Da unser Körper nur über begrenzte Ressourcen verfügt und dennoch effizient auf sich ständig verändernde Lebensumstände (und die sich ständig weiterentwickelnde Natur unserer – und jeder anderen – Spezies) reagieren muss, hängt alles von dieser Fähigkeit ab. Dennoch lief das Konzept der Allostase zunächst der dominierenden Vorstellung der Homöostase zuwider. Letztere ging lange Zeit davon aus, dass die Organe eines Menschen mehr oder weniger lokal gesteuert werden, und zwar durch negative Rückkopplungsschleifen, die Fehler korrigieren, um innerhalb der festgelegten Parameter in optimalem Betrieb zu bleiben. Das Ziel der Homöostase war somit Beständigkeit und nicht Wandel.

Sterling ist seit jeher Aktivist und erklärt in seinem Buch *What is Health?*, wie seine Überlegungen zur Allostase zum Teil auf seinen eigenen inneren Konflikt zurückgehen, da sie zu einer Zeit entstanden, die er zu gleichen Teilen als Student der Neuroanatomie im Labor und als Aktivist für soziale Gerechtigkeit und Antikriegskampagnen auf der Straße verbrachte.[7] Als er an die Fakultät der University of Pennsylvania kam, ermutigten ihn seine Kollegen – darunter auch Eyer –, nach Themen Ausschau zu halten, die seinen besonderen Interessen entsprachen. Sterling hatte bemerkt, dass in einem armen und überwiegend von Schwarzen bewohnten Stadtteil in Cleveland, den er während seiner Zeit an der Western Reserve University häufig besuchte, Schlaganfälle besonders häufig vorkamen. In den Lehrbüchern war zu lesen, Schlaganfälle und chronischer Bluthochdruck würden durch zu hohe Salzaufnahme und eine vererbte Salzintoleranz verursacht – durch einen bestimmten Lebensstil und schlechte Gene. »Das Gehirn und der Rassismus spielten keine Rolle«, schreibt Sterling.

Im vorherrschenden Verfahren der Medizin würde aller Wahrscheinlichkeit nach der Blutdruck einer Person gemessen, ein hoher Wert als »unangemessen« bezeichnet und eine Behandlung verordnet werden, meist ein Medikament oder eine Kombination von Medikamenten, um diesen Wert wieder in den optimalen Bereich zu bringen. Allostase geht davon aus, dass Bluthochdruck das Ergebnis von Armut und systemischem Rassismus sein kann und dass der chronische Stress, den beide Faktoren auslösen, eine durchaus »angemessene«, wenngleich ungesunde Reaktion sein kann.[8] Die Behandlung könnte sowohl darin bestehen, den Einzelnen zu ermutigen, Stress durch Ruhe, Spiel oder Bewegung zu reduzieren, als auch darin, die Gesellschaft zu verändern.

Gerade Letzteres ist natürlich ein schwer erreichbares Ziel und Allostase ein etwas umstrittenes Konzept. Manche argumentieren gegen einen Neuansatz, da eine moderne Vorstellung der Homöostase inzwischen die regulierende Rolle des Gehirns berücksichtigt. Andere haben eigene Modelle vorgeschlagen, die beide Begriffe neu formulieren oder sie miteinander verflechten.[9] Unabhängig davon, welche Bezeichnung man wählt, hat die Vorstellung, dass unser Gehirn ständig Anpassungen vornimmt, um bessere Vorhersagen für die Zukunft zu treffen, die Art und Weise verändert – oder sollte sie verändern –, wie wir Gesundheit insgesamt betrachten. Sie hat den Forschenden eine bessere Antwort auf die Frage verschafft, inwieweit Umwelt- oder systemische Faktoren, insbesondere Stresserfahrungen von Trauma oder Armut in der frühen Kindheit, die Gesundheit einer Person ein Leben lang prägen können. Und sie verrät uns auch viel über Elternschaft.

Sterling schrieb, das Gehirn führe eine Art »Einkaufsliste« seiner Grundbedürfnisse und aktualisiere sie ständig – Wasser, Salz, Glukose, Temperaturregelung usw. Der Mensch wird durch ein System von Zuckerbrot und Peitsche dazu gebracht, diese Bedürfnisse zu befriedigen.[10] Die Peitsche ist hier die Angst, die beim Warten auf die Erfüllung der Bedürfnisse entsteht, wobei der Amygdala, die Reize wahrnimmt, eine Schlüsselrolle zukommt. Das Zuckerbrot ist das Freisetzen des Dopamins im Nucleus accumbens und im präfrontalen Kortex, sobald das Bedürfnis erfüllt ist. Das Gleichgewicht zwischen beidem, der Angst (oder Anstrengung) und der Freude (oder Befriedigung) – und manchmal auch das Ungleichgewicht zwischen diesen Polen – ermöglicht es dem Gehirn, aus Erfahrungen zu lernen und seine Prognosen anzupassen.

Die Neurowissenschaftlerin Lisa Feldman Barrett beschreibt Allostase als »Budgetierung des Körpers«. Alle Organismen verfügen über begrenzte Ressourcen, die schnell erschöpft sein können und für deren Erneuerung vielleicht Schlaf oder Nahrung notwendig sind. Die Verfügbarkeit dieser Erneuerungsquellen ist jedoch (wie frischgebackene Eltern nur allzu gut wissen) nicht immer gewährleistet. Daher treffen selbst Einzeller Vorhersagen, um zu bestimmen, ob eine bestimmte Aktivität die dafür erforderlichen Ressourcen wert ist. Bei komplexeren Lebewesen hat sich das Gehirn zur »Kommandozentrale« dieser Berechnungen entwickelt. Das menschliche Hirn trifft nicht nur Vorhersagen über unsere internen körperlichen Bedürfnisse, sondern auch über unsere Bedürfnisse im Verhältnis zu den Mitgliedern der sozialen Spezies, der wir angehören. »Ihr Körperhaushaltsplan lässt sich mit Tausenden von Konten eines riesigen, multinationalen Unternehmens vergleichen, und Sie besitzen ein Gehirn, das alles genau im Blick hat«, schreibt Barrett in *7½ Lessons About the Brain*. »Die Haushaltsplanung Ihres Körpers findet in einer ungeheuer komplexen Welt statt, die durch andere Gehirne-in-Körpern, mit denen Sie sich diese Welt teilen, noch komplexer wird.«[11]

Wir haben alles genau im Blick. Das klingt beruhigend. Doch die neue Elternschaft – um die Unternehmensmetapher zu erweitern – ist eine ziemliche Betriebsstörung. Es handelt sich um eine große Übernahme, die abgeschlossen wurde, noch bevor jemand die Bücher des Übernahmekandidaten genau geprüft hat. Die Babys treffen als weitgehend unbekannte Wesen ein. Ihre Ressourcen – die Geräusche und Gerüche, die Ihnen Freude bereiten, die kleinen Kulleraugen mit ihren schweren Lidern – werden zu Ihren eigenen Ressourcen. Ihre Bedürfnisse werden zu Ihren eigenen Bedürfnissen.

Vor Beginn meiner Schwangerschaft standen auf der Einkaufsliste meines Gehirns Grundbedürfnisse wie Nahrung, Wasser, Schutz und soziale Bindungen. Ich kam ihnen gewohnheitsmäßig nach und arbeitete die Liste regelmäßig auf einem methodischen Gang durch den Supermarkt ab, setzte einen Haken hinter jeden Punkt und gab zwei- oder dreimal der vorhersehbaren Versuchung nach, etwas, das nicht darauf stand, ebenfalls mit in meinen Einkaufswagen zu packen. Als mein Sohn zur Welt gekommen war, landeten seine Bedürfnisse plötzlich ganz oben auf meiner Liste. Die Gesamtheit seiner Bedürfnisse. Und damit zugleich auch die Gesamtheit meiner Bedürfnisse. Mit einem Mal hatte ich das Gefühl, als manövrierte ich ungeschickt zwei Einkaufswagen an den Regalen entlang, einen mit wackeligen Rädern, in dem sich Lebensmittel stapelten, und der andere mit einem winzigen Baby in einer Babyschale, das nicht viel mehr tun konnte, als in die grelle Deckenbeleuchtung des Supermarktes zu starren, unter der sein kleines Köpfchen vorbeirauschte. Aber mein Gehirn war dennoch damit beschäftigt, seine Bedürfnisse vorherzusagen, angetrieben vom Gegentakt der Ängste und Belohnungen und sein durch Dopamin induziertes Lernvermögen. Um ihr Kind zu schützen, werden Eltern zu Koordinatoren der Allostase und regulieren sich zugleich selbst. Aber *wie* genau geht das vor sich? Wie kann das elterliche Gehirn die Bedürfnisse des Babys verstehen, die es in einer offenbar noch unerforschten Sprache kommuniziert?

Jeder Mensch besitzt ein eigenes Vorhersagesystem, mit dem er die gegenwärtigen und zukünftigen körperlichen Bedürfnisse und die für deren Befriedigung nötigen Ressourcen abschätzt. Ein umfassendes Netzwerk von Gehirnregionen wird koordiniert, um den inneren Zustand einer Person zu erfassen und ihm Sinn zu verleihen. Diesen Vorgang bezeichnet man als Interozeption.[12] Dabei geht es nicht nur um eine Bestandsaufnahme der Physis. Vermutlich erstellt das Gehirn eine Art mentale Repräsentation aller körperlichen Empfindungen, denen es emotionale und abstrakte Konzepte zuschreibt, und nutzt diese Repräsentation dann als Barometer, um potenzielle künftige

Verhältnisse – basierend auf vorherigen Erfahrungen – vorherzusagen. Der Prozess sorgt auch für die Selbstwahrnehmung innerhalb von Raum und Zeit – getrennt von anderen Menschen und in Beziehung zu ihnen –, und der Neurowissenschaftler A. D. Craig bezeichnet ihn als »das grundlegende Bild des physischen Selbst als eine fühlende (empfindungsfähige) Entität«.[13]

Barrett und ihre Kollegen haben dargelegt, dass dieser Vorhersageprozess durch ein Verteilersystem im Hirn erfolgt, das aus dem Salienznetzwerk, wie in Kapitel 3 diskutiert, und dem sogenannten Ruhezustandsnetzwerk besteht. Zusammen, so Barrett und ihr Team, bilden diese Netzwerke das »Hochleistungsrückgrat für die Zusammenführung von Informationen im gesamten Hirn«.[14]

Auch das Ruhezustandsnetzwerk ist ein Gehirnsystem, das mehr beinhaltet als sein Name denken lässt.[15] Wenn Forschende die Bilder von Gehirnen von Menschen sammeln, die mit einer bestimmten Aufgabe beschäftigt sind, betrachten sie auch häufig das Hirn vor und nach diesen Aufgaben zur experimentellen Kontrolle, wenn die Testpersonen sich mehr oder weniger im Ruhezustand befinden. Mitte der 90er-Jahre wurde dabei ein Netz von Hirnarealen nachgewiesen, die im Ruhezustand aktiver waren und deren Aktivität, wenn eine Person eine Aufgabe ausführte, abnahm. Zuerst sah man darin den passiven Grundzustand des Hirns, den Ruhezustand. Jahrelang schenkte die Forschung diesem keine Beachtung oder ging davon aus, dass er für die Steuerung der Gehirnfunktionen nur von geringem Wert sei. Das Gehirn befand sich im Ruhemodus, driftete in einen Tagtraum ab. Im Jahr 2001 stellte eine Forschungsgruppe der Washington University in Missouri diese Vorstellung infrage indem sie darauf hinwies, dass die Gehirnregionen, die im Ruhezustand aktiver sind, dieselben sind, die mit selbstreferenziellen Vorgängen in Verbindung gebracht werden. Sie stellten erstmals in den Raum, dass das Ruhezustandsnetzwerk wesentlich dazu beitrage, wie das Gehirn das Narrativ des »facettenreichen ›Selbst‹« konstruiere.

Das Ruhezustandsnetzwerk – mit Knoten im medialen präfrontalen Kortex, dem inferioren Scheitellappen, dem Precuneus und dem posterioren cingulären Kortex – ist keineswegs nur bei passiven mentalen Zuständen aktiv.[16] Es spielt eine Schlüsselrolle in unserem Innenleben, in der Art und Weise, wie wir Erinnerungen über uns selbst abrufen und sie zum Aufbau einer fortlaufenden Autobiografie nutzen, bei der Problemlösung (eingeschlossen moralischer Dilemmata), und es simuliert alternative Ergebnisse und zukünftige Bedürfnisse.[17] Ein grundlegendes Merkmal des Ruhezustandsnetzwerks ist, dass das Verstehen des Selbst Hand in Hand mit dem Verstehen des anderen geht. Das Ruhezustandsnetzwerk umfasst auch die »Theory of Mind« (eine spezielle Art der Kognition, in der über die mentalen Zustände anderer nachgedacht wird, Anm. d. Ü.) und die Mentalisierung: unsere Fähigkeit, die Überzeugungen, Emotionen und mentalen Zustände anderer Personen zu erfassen. Eine bahnbrechende Arbeit beschreibt die Funktion dieses Netzwerks als »Lebenssimulator – eine Reihe interagierender Systeme verschiedener Ordnungen, die vergangene Erfahrungen nutzen können, um soziale und ereignisbezogene Szenarien zu erforschen und vorauszusagen«.[18] In der Elternschaft, so die Forschung, verändert sich das Ruhezustandsnetzwerk.

In mehreren Studien wurde Mutterschaft mit einer veränderten Aktivität der Komponenten des Ruhezustandsnetzwerks in Verbindung gebracht oder mit sich überlagernden Regionen, die vermutlich die Mentalisierung unterstützen.[19] In einer dieser Studien wurden Mütter und Nichtmütter gebeten, eine zielorientierte Aufgabe auszuführen (sie sollten Silben zählen), die typischerweise das Ruhezustandsnetzwerk deaktiviert, und sich gleichzeitig Babyweinen und andere emotionale Geräusche anzuhören. Bei den Müttern – nicht jedoch bei den kinderlosen

Frauen – blieben die Knoten des Netzwerks während der Aufgabe jedoch teilweise aktiv. Die Forschenden schlugen vor, dies könne möglicherweise auf eine Umverteilung kognitiver Ressourcen bei Müttern hinweisen, die Babyweinen und andere Laute als sozial hervorstechende und für das eigene Selbst relevante Schlüsselreize verarbeiteten. Ergebnisse, die allen Eltern, die noch schnell einen Abgabetermin vor dem Ende des Mittagsschläfchens einhalten wollen, sicher einleuchten dürften. Sie sind vollkommen konzentriert bei der Sache *und* sich zugleich bewusst, wenn das Baby sich zu rühren beginnt. Andere Studien haben Mütter mit postpartaler Depression und Mütter ohne Depression miteinander verglichen und Unterschiede in der Konnektivität im Ruhezustand festgestellt, die als wichtiger Hinweis auf die Bedeutung dieser Hirnregion für eine gesunde Anpassung an die Elternschaft betrachtet wurden.[20]

In einer in Spanien und den Niederlanden durchgeführten erstaunlichen Studie wurde die Gehirnanatomie von Frauen vor der Schwangerschaft, nach der Geburt und zwei Jahre nach der Geburt untersucht.[21] Nach der Schwangerschaft nahm bei der Gruppe das Volumen an grauer Hirnsubstanz signifikant ab, insbesondere in den Arealen des medialen präfrontalen Kortex, des Precuneus und des posterioren cingulären Kortex. Diese Abnahme wurde als Feinanpassung betrachtet, und die Veränderungen überschnitten sich weitgehend mit dem Theory-of-Mind-Netzwerk. Die Forschungsgruppe untersuchte anschließend ein zweites Mal einige Frauen aus der Gruppe und stellte fest, dass die Veränderungen mindestens bis zu sechs Jahren nach der Geburt bestanden. Ein genauerer Blick auf diese Studien ist lohnend und ein Gegenstand des folgenden Kapitels. Halten wir zunächst fest, dass die Geburt eines Kindes offenbar jene Teile des Gehirns umstrukturiert, die an der Verarbeitung sozialer Interaktionen und unseres eigenen Selbst im sozialen Kontext beteiligt sind, und dass viele davon möglicherweise bestehen bleiben.

Die Forschungslage bei Vätern ist zwar dünner, dennoch werden auch bei ihnen Hirnregionen aktiviert, die an der Mentalisierung (mentale Zustände anderer interpretieren) beteiligt sind, wenn sie mit den Signalen eines Babys konfrontiert sind.[22] Dazu gehört auch der in Kapitel 3 beschriebene Sulcus temporalis superior bei Vätern in den Rollen als erste und zweite Bezugsperson des Kindes – eine Hirnregion, die an sozialer Kognition und Vorhersageverhalten beteiligt ist. Als Forscher die Gehirne von Vätern und Nichtvätern untersuchten, während sie Bilder von Kindern (nicht ihre eigenen) betrachteten, fanden sie eine Reihe von Unterschieden in den Regionen, die mit dem Deuten emotionaler Signale anderer und der Interpretation ihrer mentalen Zustände zusammenhängen.[23] Die Bereiche der erhöhten Aktivierung bei Vätern deckten sich mit den Knoten des Ruhezustandsnetzwerks; die Forscher stellten außerdem fest, dass Väter möglicherweise die Gesichter ihnen unbekannter Kinder im Vergleich zu Nichtvätern eher als »für sich selbst relevant« empfinden, weil sie Verbindungen zu ihrem eigenen Kind herstellen.

Wenn diese sozialen und auf das Selbst bezogenen Netzwerke durch Schwangerschaft und Elternschaft verändert werden, was genau bedeutet das dann für die Selbstwahrnehmung der Eltern? Bisher ist die Forschung noch nicht in der Lage, diese Frage zu beantworten. Tatsächlich wird die Wissenschaft diese Frage in umfassendem Sinne für uns als Individuum auch nie beantworten können. Dennoch ist sie faszinierend und lädt zum Nachdenken ein.

Winnie Orchard, eine in Australien ansässige Forscherin, hat sich in ihrer Arbeit auch mit den langfristigen strukturellen Auswirkungen der Elternschaft befasst und sagte mir, dass die Veränderungen im Ruhezustandsnetzwerk ihrer Meinung nach widerspiegeln, wie sich in der Elternschaft das »Selbst einer Person ein wenig erweitert«, um das Kind einzubeziehen. Das

Tagträumen und Grübeln, die Interozeption, das Erfassen unseres inneren Selbst und die Narrative, die wir ausgehend von diesen Informationen entwickeln und nutzen, um vorherzusagen, was als Nächstes kommen könnte – unsere Kinder werden zu den Protagonisten dieser Geschichten. Die Zukunft, die wir planen, ist auch die ihre.

Solche Überlegungen verwandelt Dichter in Wissenschaftler. *Willkommen am Ende des Alleinseins in deinem Kopf*, singt Brandi Carlile zu Beginn ihrer schmerzhaft schönen Ballade *Mother*, die sie für ihre Tochter Evangeline und sich selbst geschrieben hat. *Gefesselt aneinander, und pausenlos besorgt. Du kanntest stets die Melodie, nur gereimt hat sich kein Wort.*

Es leuchtet ein, dass ein Gehirnnetzwerk, das vollauf damit beschäftigt ist, unsere körperlichen Informationen zu verarbeiten, sich mit der Geburt eines Kindes verändert. Schließlich ist das Baby während der etwa 40-wöchiger Schwangerschaft buchstäblich Teil des gebärenden Elternteils – und bleibt es in vielerlei Hinsicht auch. Der Körper der Gebärenden wird zu einem Körper, der ein Kind ausgetragen hat. Durch seine unglaubliche Fähigkeit zur Milchbildung und den damit verbundenen hormonellen und metabolischen Umstellungen. Durch seine veränderte Form und sein neues Gewicht. Durch die auseinanderweichenden Bauchmuskeln und einen veränderten Beckenboden. Durch das Trauma und die Heilung von Schwangerschaft und Geburt, das mit dem Trauma und der Heilung des vorhergehenden Lebens verknüpft ist. In der sehr häufigen Erfahrung von Phantombabytritten im Bauch, von denen viele noch Jahre nach der Geburt berichten.[24] Oder in den fötalen Zellen, die die Plazenta durchwandern und sich langfristig im Körper eines gebärenden Elternteils ansiedeln können – oder auch in den Körpern von Personen, die eine Fehlgeburt oder einen Schwangerschaftsabbruch erlitten haben –, sogar im Gehirn, ein noch wenig erforschtes und als Mikrochimärismus bezeichnetes Phänomen.[25]

Nach der Geburt werfen Babys den Körperhaushaltsplan ihrer Bezugspersonen nachhaltig um. Sie verändern sämtliche Schlaf- und Essgewohnheiten und die Art und Weise, wie wir uns Bewegung verschaffen. Sie dominieren die wachen Stunden, gestalten das soziale Leben der Familie um, benötigen nahezu ständigen Körperkontakt und ändern die unbewusste Existenz ihrer Bezugspersonen so tiefgreifend, dass sich Erwachsene dabei ertappen, wie sie sich in der Schlange beim Gemüsehändler vor- und zurückwiegen, als müssten sie ein schläfriges Baby beruhigen. Wie eine Forschungsgruppe es ausdrückte, ist die Grenze zwischen dem Selbst und dem Anderen »durchlässig wie die Nabelschnur« während der Schwangerschaft.[26] Nach der Geburt beanspruchen Babys ihre Eltern so vollständig, dass die Grenze »weiter verschwimmt und die im Mutterleib stattfindende Verflechtung sich in den Bereich des täglichen Lebens überträgt«. Säuglinge sind darauf angewiesen. Sie sind darauf angewiesen, dass ihre Eltern sich um sie kümmern und ihnen dabei helfen, zu überleben und, natürlich, zu gedeihen. Sie sind auch darauf angewiesen, dass ihre Bezugspersonen ihnen zeigen, wie man ein Mensch unter anderen Menschen ist, wie man Teil einer sozialen Spezies wird.[27]

Das mag wie ein hochgestecktes, ja vielleicht sogar unerreichbares Ziel klingen. Aber die Mutter-Kind-Bindung ist die häufigste und dauerhafteste soziale Bindung bei allen Säugetierarten. Das mütterliche Verhalten ist »die Urform aller Fürsorgesysteme« bei Säugetieren, so Michael Numan und Larry Young, deren Arbeit grundlegend war, um die Neurowissenschaft der Elternschaft in anderen Tieren zu verstehen und die für den Menschen relevanten Teile darin aufzuspüren.[28] Die am mütterlichen Verhalten beteiligten neuronalen Schaltkreise haben wahrscheinlich jenes »neuronale Gerüst« gebildet, worauf andere Bindungen aufgebaut wurden, einschließlich derjenigen zwischen Paarungspartnern und innerhalb größerer Verwandtschaftsstrukturen. Die mütterliche Motivation, so die Forscher, könne die evolutionäre Grundlage für Empathie, Altruismus, Vertrauen und Zusammenarbeit sein – viele jener charakteristischen Merkmale, die für uns die Natur des Menschen ausmachen.

Die völlige Abhängigkeit des Neugeborenen von seinen Eltern könnte auch eine Art Einschränkung gewesen sein, die es dem Primatenhirn möglich machte, zu wachsen, und das Becken so formte, dass der Mensch aufrecht zu laufen vermochte. Diese Schwachstelle bot zugleich eine Chance. Sie schuf eine Dynamik, in der sich die grundlegende Architektur des Gehirns eines Babys entwickelt, sobald es zur Welt kommt und mit mindestens einem anderen menschlichen Wesen zusammenlebt. Die in diesem Kontext stattfindende Gehirnentwicklung unterstützt das komplexe Beziehungsgeflecht, das sich über das ganze Leben eines Menschen erstreckt. Die körperlichen Grundbedürfnisse des Babys müssen befriedigt werden. Und um dieses Ziel zu erreichen, müssen Eltern ihre eigenen Bedürfnisse anpassen. Das menschliche Gehirn ermöglicht diesen Prozess durch die gegenseitige Abhängigkeit von Baby und Eltern.

Verschiedene Modelle wurden vorgestellt, um die gegenseitige Regulierung zu erklären. Ruth Feldman, Simms-Mann-Professorin für Developmental Social Neuroscience am Interdisciplinary Center in Herzliya in Israel, beschreibt sie als »bio-behavioristische Synchronizität«.[29] Ein Mutter-Säuglings-Paar koordiniert biologische Reaktionen (Herzfrequenz, Oxytocinspiegel und neuronale Aktivität) und stimmt gleichzeitig seine Verhaltensweisen (Blicke, liebevolle Berührungen, Lautäußerungen) aufeinander ab. Denken Sie nur an die stille Euphorie, wenn ein Baby mit vollem Bauch an der Brust eines Elternteils einschläft. Oder an den rhythmischen Austausch von Reaktionen beim Guck-Guck-Spiel. Die Gehirne von Eltern und Säugling stellen sich aufeinander ein, insbesondere bei der Interaktion.[30]

Wenn wir uns mit Freunden, Liebespartnern und Kollegen vernetzen, und sogar, wenn wir uns als Mitglied einer Sportmannschaft wahrnehmen oder uns einer Nation zugehörig fühlen – in Augenblicken, die weniger still, aber vielleicht auch euphorisch sein können –, greifen wir auf diese »grundlegende Maschinerie« zurück, die in der Verbindung zwischen Eltern und Baby entstand, schrieb Feldman.[31] Aufgrund seiner Rolle, die es für das Überleben der Art spielt, und seiner Fähigkeit, uns Sozialität zu lehren, bezeichnete sie das elterliche Gehirn als »einen Höhepunkt der menschlichen Evolution«.[32]

Die Neurobiologin Shir Atzil und ihre Kollegen, darunter auch Barrett, haben diese Bindung mit der Allostase verknüpft.[33] Eltern kümmern sich auf sehr unterschiedliche Weise um ihr Neugeborenes. Sie füttern es. Sie machen sich Gedanken um die ausreichende Anzahl an Kleidungsstücken im Winter oder den richtigen Sonnenschutz im Sommer. Sie versorgen es, singen ihm etwas vor, reden leise auf es ein und streicheln seine Wangen, um es zu beruhigen. Ein Baby hat ein bestimmtes Bedürfnis und erlebt, dass immer dann, wenn dieses Bedürfnis gestillt wird, ein Elternteil da ist, sagt Atzil, die am Bonding Neuroscience Laboratory der Hebräischen Universität in Jerusalem lehrt. Dieser Kreislauf wiederholt sich stetig, am Tag und in der Nacht. Wenn das Baby eine Woche alt ist, erzählte mir Atzil, »hat es bereits Hunderte von Versuchen hinter sich und gelernt, dass Mama gleich Belohnung ist. Papa ist gleich Belohnung. Mensch gleich Belohnung.«

Die Schaltkreise im Hirn, die die Allostase und die soziale Verarbeitung eines Babys unterstützen – das Salienznetzwerk und das Ruhezustandsnetzwerk sowie die Hochgeschwindigkeitsbahnen der Informationen, die sie koppeln –, befinden sich noch im Entstehungsprozess. Es dauert Jahre, bis sie völlig entwickelt sind, und währenddessen verschalten die Interaktionen mit seinen erwachsenen Bezugspersonen das Gehirn des Babys derart, dass es versteht, wie wichtig andere Menschen für die Befriedigung seiner eigenen Bedürfnisse sind. Der Mensch kommt nicht mit einem »sozialen Gehirn« zur Welt, so die Forschungsgruppe, »sondern mit der biologischen Fähigkeit zur sozialen Anpassung als Folge der Allostase-Abhängigkeit«.

Ein Gedanke, der die Flexibilität der Elternschaft unterstreicht, besonders im Hinblick auf einige wichtige und aufregende Aspekte. Erstens: Wenn die soziale Zugehörigkeit eine Fähigkeit ist, die Babys durch ihre Eltern – und den gesamten sozialen Kontext um sie herum – erlernen, ist Elternschaft fraglos ein mächtiges evolutionäres Instrument, um das für die Teilhabe in einer Gesellschaft oder sozialen Einheit notwendige kulturelle Wissen und die nötigen Verhaltensweisen deutlich schneller weiterzugeben, als es die natürliche Auslese erlauben würde. Allem Anschein nach kann diese Rolle eines Elternteils in diesem Fall von jedem Erwachsenen ausgefüllt werden, der in der Lage ist, die Bedürfnisse eines Babys liebevoll zu erfüllen. (Erwähnenswert ist hier, dass dieses Modell der sozialen Abhängigkeit sich nicht auf Säugetiere beschränkt. Die meisten Vögel sind ebenfalls sozial, und ihre Jungen können ohne engagierte Eltern nicht überleben. Sie haben verschiedene Strukturen der Fürsorge, die häufig Mutter und Vater und manchmal andere erwachsene Tiere miteinbeziehen und in denen komplexe soziale Verhaltensweisen weitergegeben werden.)

Und dann wäre da noch ein zweiter grundlegender Aspekt der Allostase, der für die Elternschaft fundamental ist: Es geht hier um Leben und Tod. Schließlich geht es nicht allein darum, eine andere Person bei der Regulierung ihrer Emotionen zu unterstützen. Es geht um die Regulierung grundsätzlicher physiologischer Bedürfnisse, so Atzil. Welche erstmaligen Eltern haben die volle Tragweite dieser Wahrheit in den ersten Stunden und Tagen mit dem Neugeborenen zu Hause nicht empfunden? »Das ist entscheidend«, sagte Aztil. »Es ist eine absolut überwältigende Erfahrung. Man muss sich um den Säugling kümmern … Man muss überaus aufmerksam sein. Und überaus motiviert. So wird man zur umsorgenden Bezugsperson. Der neuronale Schaltkreis wird verstärkt.«

2017 veröffentlichten Atzil und Barrett gemeinsam mit einem Forschungsteam eine Arbeit, in der sie die Rolle der Schaltkreise im mütterlichen Gehirn noch eingehender verdeutlichten.[34] Mit einem Scanner, der mit zwei bildgebenden Verfahren arbeitete – fMRT und Positron-Emission-Tomografie (die Gewebeaktivität abbildet) –, zeichneten sie die Gehirnaktivität von 19 Müttern auf, während diese Videos ihrer eigenen oder unbekannter Kinder betrachteten. Ihre Babys waren zwischen vier Monaten und zwei Jahren alt – und keine der Mütter stillte. Mithilfe eines in den Arm der Mütter injizierten Tracers (eine künstliche, körperfremde Markierungssubstanz), der an unbesetzte Dopaminrezeptoren im Hirn anbindet, konnte das Team die Dopaminreaktionen der Mütter vergleichen, während sie die Bilder der Kinder betrachteten. Zugleich untersuchten sie mit einem fMRT die Konnektivität einzelner Hirnareale, die zusammen das sogenannte mediale Amygdala-Netzwerk bilden, mit Knoten im Nucleus accumbens, Hypothalamus, medialen präfrontalen Kortex sowie posterioren cingulären Kortex. Beobachtet wurde außerdem das Verhalten der Frauen im häuslichen Umfeld, inwieweit sie auf die Signale ihrer Kinder in ihrem Wunsch nach sozialem Austausch – Lautäußerungen oder allgemeines Verhalten – reagierten.

Die Studie konnte nachweisen, dass sich bei Frauen mit ausgeprägt synchronem Verhalten – sie reagierten sensibler auf die Signale ihres Kindes – auch eine stärkere Dopaminreaktion auf ihr eigenes Baby als auf ein fremdes zeigte. Mütter mit geringerem synchronen Verhalten wiesen dagegen eine stärkere Dopaminreaktion auf das unbekannte Kind auf. Die synchronen Mütter zeigten zudem eine ausgeprägtere intrinsische Konnektivität im medialen Amygdala-Netzwerk. Netzwerk-Konnektivität und Dopamin waren ebenfalls gekoppelt: Frauen mit stärkerer Konnektivität hatten beim Anblick ihres eigenen Kindes ein erhöhtes Dopaminniveau in wichtigen Netzwerkknoten. Das Team kam zu dem Schluss, dass die mütterliche Bindung beim Menschen, genau wie in Tierstudien vermutet, von der Dopaminaktivität abhängt, und zwar insbesondere in dem für die Verarbeitung sozialer Prozesse wichtigen Amygdala-Netzwerk.

Das mediale Amygdala-Netzwerk spannt sich wie eine Brücke mit vielen Pfeilern zwischen der Wahrnehmung eines auffälligen Reizes unter vielen und Mentalisierung. Wie Atzil mir sagte, spielt dieses Netzwerk und das darauf wirkende Dopamin offenbar eine zentrale Rolle dabei, wie das Hirn wichtige soziale und allostasische Signale sowie Vorstellungen über das Selbst und Andere verarbeitet – jene abstrakten Ideen, die die Grundlage für Vorhersagen bilden.

Genau wie Babys mentale Modelle der Menschen erschaffen, die sie versorgen, erstellen Eltern vorhersagende Modelle ihrer Kinder. Das ist nötig, weil die elterliche Fürsorge so viel Energie beansprucht. »Wenn du Hunger verspürst, erhält dein Hirn einen Hinweis vom Körper. Wenn dein Kind hungrig ist, fehlt der entsprechende Rezeptor dafür in deinem Körper«, so Atzil. »Man muss also sehr aufmerksam und vertieft in die subtilen Signale des Säuglings sein, um zu erkennen, dass er Hunger hat.« In der Regel warten die Eltern ja mit dem Füttern nicht, bis das Baby vor Hunger schreit. Stattdessen lernen sie aus seinen Signalen und entwickeln ein Konzept, mit dessen Hilfe sie den Hunger antizipieren; sie schrecken vielleicht sogar aus dem Schlaf, bevor das Baby sich überhaupt gemeldet hat. Sie wissen einfach, dass es bald so weit ist. Dieses Modell basiert auf Gehirnsystemen, die Angst und Belohnung, eine kontinuierliche Selbstwahrnehmung und die Wahrnehmung der anderen verarbeiten.

In derselben Arbeit stellen Atzil und ihr Team weitere interessante Ergebnisse vor. In Blutproben der Mütter maßen sie das zirkulierende Oxytocin und stellten fest, dass der Oxytocinspiegel im umgekehrten Verhältnis zur Netzwerkkonnektivität und den Dopaminreaktionen stand: Je stärker die Konnektivität im medialen Amygdala-Netzwerk, desto *geringer die Ausschüttung* des zirkulierenden Oxytocins. Peripheres Oxytocin wirkt mitunter als Stellvertreter des zentralen Oxytocins, das im Hirn ausgeschüttet wird, beim Menschen ist die Verbindung zwischen beiden jedoch nicht deutlich. Bisher wird in der Forschung noch nach Möglichkeiten gesucht, die Aktivitäten des Neuropeptids im Hirn genauer zu untersuchen. Die Lage der Oxytocin-Rezeptoren ist ungeklärt, und obgleich die Forschung in den vergangenen Jahren große Fortschritte erzielt hat, fehlt es bisher an minimalinvasiven Techniken, um den Rezeptor aufzuspüren.[35] Das Ergebnis dieser Untersuchung legte nahe, dass bindungsbezogene Gehirnaktivität nicht von einem erhöhten Oxytocinspiegel im Plasma abhängig ist. Tatsächlich ist genau das Gegenteil der Fall.

Oft wird uns die Geschichte von der Allmacht des Oxytocins erzählt, das »Kuschelhormon«, das gebärende Eltern bei der Geburt ihres Kindes und während des Stillens regelrecht überspült und sie dazu veranlasst, ihr Kind zu lieben, oder ebenso auf ihren jeweiligen Partner wirkt, wenn er das Kind zum ersten Mal hochnimmt. »Diese Geschichte stimmt einfach nicht«, sagte mir Atzil. »So funktioniert das nicht.« Womit nicht gesagt sein soll, dass Oxytocin keine entscheidende Rolle spielt. Das tut es sehr wohl. Es stimuliert die Kontraktionen bei der Geburt und fördert die Wehentätigkeit. Oxytocin ermöglicht den

Milcheinschuss. Es ist ein Treiber des Dopaminsystems, das die menschliche mütterliche Motivation beeinflusst.[36] Stärkere Ausschläge des zirkulierenden Oxytocins standen in wechselseitiger Beziehung mit einem liebevolleren Verhalten der Mütter und anregenderen Interaktionen zwischen Vätern und ihren Kindern. Ein höherer Ausgangswert von Oxytocin im Plasma korreliert mit einer stärkeren Aktivierung des Nucleus accumbens und einem synchroneren Verhalten zwischen Mutter und Kind. Allerdings ist der Gedankenschluss oder die mystische Vorstellung, durch eine verstärkte Oxytocin-Ausschüttung würde wie von Zauberhand die Mutter-Kind-Bindung entstehen, problematisch oder, wie Atzil es ausdrückte, eine »ungerechtfertigte Vereinfachung«.

Zunächst einmal unterscheidet sich der Ausgangswert von Oxytocin im Plasma im Allgemeinen nicht zwischen stillenden oder mit Anfangsnahrung fütternden Eltern. Oder zwischen Männern und Frauen. Oxytocin ist kein »Liebeshormon«.[37] Es ist offenbar auch nicht explizit »prosozial«. Es kann Menschen dabei helfen, Angst auslösende Signale in sozialen Situationen besser zu verarbeiten, bei Nagetieren wurde es dagegen mit mütterlicher Aggression gegenüber Eindringlingen in Verbindung gebracht.[38] Inzwischen betrachtet man es zunehmend allgemeiner als eine regulierende Kraft, die das Überleben und die Anpassung durch Flexibilität erleichtert.

Oxytocin ist an allen Prozessen beteiligt, die eine effiziente Körperfunktion aufrechterhalten, unter anderem im Herz-Kreislauf- und Magen-Darm-System. Seine Rolle im Energiestoffwechsel geht auf sehr alte, noch vor der Evolution der Wirbeltiere liegende Wurzeln zurück. Daniel Quintana und Adam Guastella, zwei Forscher der biologischen Psychiatrie, haben auf die zentrale Bedeutung des Oxytocins für Lern- und Verhaltensreaktionen hingewiesen, durch die der Energiebedarf besser vorhergesagt und gesteuert werden kann.[39] Oxytocin spielt nicht nur in der Liebe und bei der Bindung eine Rolle. Es ist vor allem wichtig für die Allostase. Tatsächlich, so Quintana und Guastella, wäre die Bezeichnung »allostatisches Hormon« zutreffender.

Die Ergebnisse von Atzil und ihren Kollegen zeigen, dass wir noch vieles über die allostatische Rolle des Oxytocins im Zusammenhang mit der Bindung lernen müssen. Deutlich ist jedenfalls, dass nicht alles zugleich oder durch einen einzigen Mechanismus geschieht. Es vollzieht sich fortlaufend und wechselseitig.

Und das muss auch so sein. Menschen sind bekanntlich höchst unterschiedlich. Und während sich Babys in den Armen ihrer Bezugspersonen weiterentwickeln, bringen sie ihre eigene genetische Veranlagung, ihr eigenes Temperament und ihre eigenen ausgeprägten Bedürfnisse mit. Wie die Studie mit Müttern auf der Intensivstation für Neugeborene zeigt, stellt sich das elterliche Gehirn offenbar auf die Vorhersage und Erfüllung dieser einzigartigen Bedürfnisse ein.

In einer anderen Studie in Mexiko-Stadt wurde untersucht, wie Gruppen von Müttern den Anblick von Säuglingsgesichtern verarbeiteten.[40] Dafür wurden die Hirnaktivitäten von Müttern mit normal entwickelten und Müttern mit autistischen Kindern gescannt. Diese Kinder waren etwas älter – im Vor- oder Grundschulalter –, und bei den Babygesichtern, die beiden Gruppen vorgelegt wurden, handelte es sich nicht um Aufnahmen ihrer eigenen Kinder. Das Forschungsteam stellte bei den Müttern der autistischen Kinder dennoch eine, wie sie es bezeichneten, »angepasste neuronale Spezialisierung« fest, mit einer stärkeren Aktivität der rechten, an der Verarbeitung von Emotionen beteiligten Gehirnhälfte, die desto deutlicher ausfiel, je sensibler und empfänglicher die Mutter im Rahmen einer Beobachtungsstudie auf ihr eigenes Kind reagierte. Letztlich blieb unklar, ob dieser Unterschied auf die biologische Ausstattung der Mutter oder auf ihre Erfahrung als Elternteil zurückzuführen war. Aber auch hier legte die Forschungsgruppe nahe, dass ein Kind mit besonderen Bedürfnissen – in diesem Fall eine Störung, die sich auf die soziale Verarbeitung und Kommunikation der Kinder auswirkt – das mütterliche Gehirn dazu veranlasste, anders zu reagieren, um die Emotionen des Kindes besser zu erkennen und auf sie einzugehen.

Die Tierforschung könnte ebenfalls einige Hinweise darauf liefern, wie genau sich das elterliche Gehirn anpasst. Mariana Pereira, Verhaltensneurologin an der University of Massachusetts, und ihre Kollegen haben bereits wichtige Untersuchungsergebnisse über die Flexibilität des mütterlichen Rattenhirns und die sich verändernden Funktionen des medialen präoptischen Areals – MPOA – vorgelegt und nehmen jetzt genauer in den Blick, *wie genau* Ratten sich anpassen. Zur Erinnerung: Das MPOA wirkt wie eine Art Empfänger, der eine Vielzahl von Reizen der Jungen aufnimmt und eine Reaktion auslöst. In Studien, die beim Verfassen dieses Buches noch nicht veröffentlicht waren (und deren Prüfung durch Fachkollegen somit noch ausstand), deaktivierte das Forschungsteam das MPOA bei erfahrenen Rattenmüttern und setzte ihnen dann Junge mit unterschiedlichen Bedürfnissen vor. Einige waren gerade geboren, andere etwas ältere, gut versorgte Jungtiere. Manche Jungtiere wurden bedürftig gemacht, indem man sie einen halben Tag von der mütterlichen Fürsorge trennte. Die Mütter kümmerten sich um alle Jungtiere. Verglichen mit der normalen Reaktion einer Rattenmutter mit funktionierender MPOA, leckten und pflegten sie die fordernden Jungen weniger und verbrachten generell weniger Zeit mit ihnen, obwohl die Jungen dringendes Verlangen nach Wärme, Futter und Aufmerksamkeit signalisierten.[41] Mit anderen Worten: Sie verstanden die Bedürfnisse der Jungen weniger gut und konnten ihre Reaktion nicht entsprechend anpassen.

In einem nächsten Schritt wollte das Team erfahrene Rattenmütter mit fordernden oder weniger fordernden Jungen konfrontieren und anschließend die spezifischen Unterschiede in der MPOA-Reaktion und deren Projektionen in andere Schlüsselregionen des Hirns kartieren. Das ist Grundlagenwissenschaft des elterlichen Gehirns, die jedoch auch für unseren Alltag von Nutzen sein könnte.

Wenn Rattenmütter, die so gezüchtet wurden, dass sie ähnliche Eigenschaften wie Depressionen haben, Junge vorgesetzt bekommen, haben sie große Mühe, deren Anforderungen zu erfüllen. Pereira sagte, das Ziel der Untersuchung bestehe letztlich darin, Einblicke zu erhalten, wie man Eltern in Not helfen könne, etwa um Medikamente zu entwickeln, die Eltern mit postpartaler Depression in ihrer Sensibilität förderten, oder um vielversprechende Angebote wie Achtsamkeitsprogramme noch gezielter auf die elterliche Betreuung anzuwenden. Das ist sehr wichtig und absolut lohnend, doch zugleich möchte ich einfach genauer wissen, wie sich das elterliche Gehirn an Babys anpasst, für die es ja keinen Prototyp gibt, oder an die sich verändernde Dynamik einer größer werdenden Familie, in der jedes Kind mit seinen ganz persönlichen Eigenarten und Bedürfnissen ankommt. »Das ist eben das Schöne am elterlichen Gehirn«, erklärte mir Pereira. »Es muss aufnahmebereit und flexibel bleiben, damit die Eltern ihre Kinder tatsächlich wahrnehmen.«

Vor den Forschenden liegt noch ein weiter Weg, um das Zusammenspiel zwischen dem elterlichen Gehirn und dem des Babys zu verstehen, ganz zu schweigen vom Gehirn der Geschwister und anderer Familienmitglieder. Einige Stimmen fordern daher mehr Studien, die das transaktive, auf Kooperation aufgebaute Gehirn untersuchen und dabei auch echte Eltern-Kind-Interaktionen miteinbeziehen.[42] Diese Studien sind bei Menschen schwierig durchzuführen, denn sichere Erkenntnisse über die Gehirne von Säuglingen sind kaum zu erlangen, neben der Tatsache, dass die Bindung wahrscheinlich bereits im Mutterleib einsetzt. Aber die Fragen, die Wissenschaftler und Wissenschaftlerinnen verfolgen, werden sie zweifellos in diese Richtung führen, d. h. zu einer gleichzeitigen Untersuchung von Eltern und Kind. Denn in Wirklichkeit kann man die beiden nicht voneinander trennen.

Bevor ich schwanger wurde, bin ich gern geschwommen. Ich war nie sehr gut darin. Aber ich bin damit aufgewachsen, im Sommer in einem See im Norden von Maine zu planschen oder mich im Wasser treiben zu lassen und den Wolken zuzusehen, die über den bewaldeten Bergrücken am Ufer des Wassers vorbeizogen. Im Winter lag ich auf dem Boden unseres Teppichs im Wohnzimmer, viele Hundert Meilen von diesem See entfernt, und stellte mir vor, wie ich meinen Körper mit den Händen, die zwischen dem gespiegelten Himmel und dunklen Grund wie weiße Ruder aussahen, durch das glasklare Wasser führte. Im Wasser gelang es mir, mich in der Schwerelosigkeit, in der großen Weite zu verlieren.

Während meiner Schwangerschaft wollte ich jedoch nicht schwimmen. Ich dachte, es läge an der Kälte des Wassers, an den Veränderungen meines Körpers – an dem Körper in meinem eigenen und dem zusätzlichen Blut, das uns warm hielt. Dann war Hartley ein Kleinkind, aber es zog mich immer noch nicht ins Wasser. Erst als meine beiden Jungen drei und fünf Jahre alt waren, schwamm ich an schönen Tagen mit blauem Himmel ein bisschen vom Steg weg und hoffte darauf, mich aufs Neue so zu verlieren wie früher. Doch es gelang mir nicht, und ich wusste auch, woran das lag. Ein Teil meines Selbst war an das Ufer gefesselt, wo zwei kleine Jungen in Badehosen und neonfarbenen Schwimmhilfen nach mir riefen, damit ich sie auffing, wenn sie ins Wasser hüpften.

Ich glaube, dieser Teil des elterlichen Gehirns – die Verflechtung – ist etwas sehr Schönes. Aber gleichzeitig ist es auch beängstigend und beunruhigend. Beängstigend, weil so viel auf dem Spiel steht, wenn man für die Entwicklung eines anderen Menschen verantwortlich ist. Beunruhigend wegen der alten Geschichte, in der Mütter an allem die Schuld tragen, was im Verlauf eines Menschenlebens schieflaufen kann. Und beunruhigend auch deswegen, weil die Beziehung zwischen Mutter und Kind so häufig als etwas Vorbestimmtes und Absolutes dargestellt wird.

Man hat Mütter lange als das entscheidende Scharnier betrachtet, an dem die gesamte Zukunft des Kindes hängt; Störungen der kindlichen Entwicklung waren eine direkte Folge mütterlicher Sünden. Jahrhunderte volkstümlicher Überlieferungen, des Aberglaubens und populärer Ansichten förderten die Vorstellung, das Innenleben einer Mutter – ihre großen oder kleinen Wünsche oder Ängste – würde sich im Körper ihres zukünftigen Kindes abbilden. Der Arzt und Hebammenausbilder John Maubray warnte 1724 unter anderem vor Wut, Leidenschaft, »Störungen des Geistes« und ernsthaften Gedanken.[43] Im ausgehenden 19. Jahrhundert hatten sich diese Vorstellungen zu einer Theorie der »mütterlichen Prägung« verfestigt. Mütterliches Fehlverhalten galt als direkte Ursache für Epilepsie, Blindheit, beschränkte geistige Fähigkeit, mentale Störungen, Straffälligkeit und anderes. Indes wurden Wunderkinder ebenfalls mit dem pränatalen Einfluss der Mutter – ihrer Aufmerksamkeit und ihren reinen Gedanken – in Zusammenhang gebracht.

In seinem 1897 zu diesem Thema erschienenen Buch schrieb C. J. Bayer, dass eine Mutter, die ein Heim für Blinde besuche und Mitgefühl für die Insassen empfinde, dadurch ihr eigenes Kind der Gefahr aussetzen könne, zu erblinden. Entwickle sie eine Abneigung gegen bestimmte Nahrungsmittel, hemme sie die Geschmacksentwicklung ihres Kindes für ebendiese Nahrungsmittel. Der Wunsch, nicht schwanger zu werden, bringe das »Gehirn eines Mörders« im zukünftigen Kind hervor. Mütter, so Bayer, seien die »einzigen Schiedsrichterinnen« über das Schicksal ihres Kindes: »Sorge dafür, dass der Baum gut ist und dann wird, ja muss, er auch gute Früchte tragen.«[44]

Ich schickte Freundinnen kleine Textauszüge aus Bayers Werk und schrieb: *Seht euch das an – wie absurd! Weiß er eigentlich, wie viele kleine Mörder und Mörderinnen es gäbe, wenn seine Theorie zutreffen würde?* Heute mag es lustig klingen. Oder es könnte vielleicht lustig sein, wenn sich dahinter nicht Fingerzeige auf jene mütterlichen Schuldgefühle versteckten, wie sie viele von uns auch heute noch mit sich herumschleppen.[45]

Schon seinerzeit kritisierten viele Mediziner Bayers Behauptungen, insbesondere als die Embryologie an Bedeutung gewann. Einer von ihnen, der im Jahr vor der Veröffentlichung des Buches vor der Obstetrical Society of Boston sprach, äußerte, es gebe »keinen Beweis, dass mütterliche Prägungen irgendeine Auswirkung auf den Embryo hätten«.[46] Später gab das United States Children Bureau eine Broschüre für junge Mütter heraus, in der Bayers Vorstellungen offiziell widerlegt wurden.[47] Dennoch waren in der Medizin und in den privaten Haushalten in den Vereinigten Staaten Veränderungen im Gange, die in mancher Hinsicht Bayers Annahmen bestätigten: Gute Mütter bringen gute Kinder hervor. Und schlechte Mütter eben schlechte Kinder.

Die wissenschaftliche Erforschung der kindlichen Entwicklung trieb damals ihre ersten Blüten, teils bestärkt durch die Beobachtungen Charles Darwins an seinem eigenen Sohn, die er 1877 veröffentlichte, und vergleichbare Aufzeichnungen, die ebenfalls um diese Zeit erschienen. Innerhalb von Gesellschaften, die sich mit der kindlichen Entwicklung beschäftigten, entstand eine Bewegung von Müttern, die ihre eigenen Kinder beobachteten und sich im Rahmen dieser Einrichtungen mit anderen Müttern darüber austauschten.[48] Viele Frauen fühlten sich in ihren Anliegen den damaligen Psychologen verbunden, doch ihre Bemühungen wurden von der Arbeit männlicher Experten überschattet und abgewertet. Einer von ihnen, James Sully, schrieb 1881, der mütterliche Instinkt einer Frau – nicht jedoch die Elternschaft eines Mannes – mache sie für das wissenschaftliche Studium des Kindes »ungeeignet« und unfähig zur objektiven Analyse.[49] (Später scheint Sully in diesem Punkt etwas nachgiebiger geworden zu sein, als er Eltern darum bat, ihm bei seiner eigenen Datenerhebung zu helfen, es steht jedoch nicht fest, ob er tatsächlich meinte, dass auch Mütter sich melden sollten.)[50] Frauen wurden weitgehend aus dem wissenschaftlichen Feld ausgeschlossen und ihre Perspektive von Männern abgetan, deren Arbeit anschließend als Maßstab für den Erfolg der Frauen als Mütter galt.

Führende Wissenschaftler erzielten im Folgenden zwar bemerkenswerte Fortschritte, die das Gebiet der Pädagogik, das öffentliche Gesundheitswesen, Elternschaft und die Art und Weise, wie wir über Kindheit denken, grundlegend beeinflussen sollten. Doch als sie die »Meilensteine« der kindlichen Entwicklung festlegten, zementierten sie damit gleichzeitig auch das, was die Autorin Sarah Menkedick als die »Knotenpunkte mütterlicher Angst« bezeichnete. »Mit einem Mal gab es den prototypischen ›normalen‹ Säugling, der alle Zielvorgaben erreichte, einen außerordentlichen, der sie überflügelte, und einen dysfunktionalen oder gestörten, der eine oder mehrere davon verfehlte«, schreibt sie in *Ordinary Insanity*.[51]

Für Generationen von Frauen, denen gesagt wurde, sie müssten sich für das Wohlergehen ihres Kindes über die neuesten wissenschaftlichen Erkenntnisse informieren und den Vorgaben der Ärzte folgen, bekamen diese Maßnahmen eine übergroße Bedeutung. Die Methoden der Mutterschaft änderten sich: Statt von anderen Müttern oder durch eigene Erfahrung zu lernen, wurde sie nun von Ärzten und Experten dominiert.

Rima Apple hat Aufstieg und Fortbestand der wissenschaftlichen Mutterschaft in ihrem Buch *Perfect Motherhood* dargestellt. Über weite Strecken des 20. Jahrhunderts wurde Müttern recht unmissverständlich nahegelegt, den Anweisungen des Arztes zu folgen, wenn sie das Wohlbefinden ihres Kindes nicht aufs Spiel setzen wollten. Die Ärzte waren die Könige, die Erzieher der Mütter und die Retter der Kinder, eine Sichtweise, die von den rasch mächtiger werdenden Ärzteorganisationen gefördert wurde. Dabei seien Mütter, so Apple, in der ersten Hälfte des vorigen Jahrhunderts nur allzu bereit dazu gewesen, den Anweisungen zu folgen, da Fortschritte in der Medizin und im Gesundheitswesen dazu geführt hatten, dass die Säuglings- und Kindersterblichkeit sank.[52] Die Weltwirtschaft veränderte sich rasch. Es war wahrscheinlicher als in den vorhergehenden Generationen, dass die Menschen von ihrer gesamten Familie getrennt leben würden. Die Größe der Familien nahm ab. Der relative Wert des einzelnen Kindes nahm dagegen zu, und Frauen konnten vor ihrer eigenen Mutterschaft seltener auf eigene Erfahrungen zurückgreifen, die sie gesammelt hatten, als sie sich um jüngere Geschwister kümmerten.

Über weite Strecken lesen sich die Erziehungsratschläge, die Frauen in der ersten Hälfte des 20. Jahrhunderts erteilt wurden, heute wie Parodien. 1928 stieß John B. Watson in seinem Buch *Psychological Care of Infant and Child* ins selbe Horn wie Bayer und schrieb Müttern nahezu ausschließlich die Verantwortung für die Entwicklung ihrer Kinder zu. Menschen würden konditioniert, und die mütterliche Liebe und Zuneigung stelle in diesem Kontext ein »gefährliches Instrument« dar, das »Invalidität« hervorrufe. Besser sei es, das Baby den Großteil des Tages im eingezäunten Hinterhof zu lassen, unbeaufsichtigt, aber mit einem kleinen Sandhaufen und kleinen Löchern darin, in die es hinein- und wieder herauskrabbeln könne. »So sollten Sie von Geburt an verfahren«, schreibt Watson.[53] Trotz der Kritik einiger Kollegen und unabhängig davon, dass jeder, der je tatsächlich ein Kind erzogen hatte, sofort auf die Fehler in Watsons Denken hätte hinweisen können, verkaufte sich das Buch in den ersten Monaten nach der Veröffentlichung zehntausendfach[54] und beeinflusste die Erziehungsideale bis in die 30er-Jahre.[55] Noch einmal: Es ist lustig. Und dann ist es auch wieder ganz und gar nicht lustig.

Es verwundert daher nicht, dass der Einleitungssatz in Dr. Benjamin Spocks 1946 erschienenem klassischen Erziehungsratgeber *The Common Sense of Baby and Child Care* für viele Frauen frischen Wind brachte: »Vertrauen Sie sich selbst.« Spock vertrat einen deutlich sanfteren Ansatz, und Apple schreibt, er und seine Kollegen hätten das Blatt gewendet.[56] Nach wie vor herrschte die an der damaligen Wissenschaft orientierte Mutterschaft vor, aber die Mütter durften jetzt ihren eigenen Verstand benutzen. Den Rat von Fachleuten – und davon gab es nach wie vor reichlich – konnten sie abwägen und eigene Entscheidungen treffen.

Doch sogar in Spocks begrüßenswertem Umdenken wurde eine Mutter an ihrer Fähigkeit gemessen, die vielen notwendigen Aufgaben der Kindererziehung zu erfüllen, und – ein Novum – an dem Grad der inneren Erfüllung, den sie dabei empfand. Spock und die Architekten der modernen Elternratgeberindustrie, die nach seinem Vorbild entstanden ist, konstruierten das Bild der »guten« Mutter: Unermüdlich, aufopferungsvoll, stets einfühlsam und allgegenwärtig meistert sie mit ein wenig Hilfe vertrauensvoll ihre Rolle als Alleinverantwortliche für das Wohlbefinden ihres Kindes, so Shari Thurer, Psychologin und feministische Wissenschaftlerin. Die Erziehungsratgeberindustrie boomte und überschüttete Mütter mit Literatur. Die Bücher gemahnten die Mütter an die enorme Macht, die sie besäßen, um die mentale Gesundheit ihrer Kinder zu fördern oder zu zerstören. »Während sie den Müttern versicherten, sie seien von Natur aus in der Lage, ihre Aufgabe zu erfüllen, hörte sich das doch etwas unglaubwürdig an, als würde ein Trainer seiner Mannschaft vor dem entscheidenden Spiel zuraunen, sie sollten bloß nicht so nervös sein«, schreibt Thurer in *The Myths of Motherhood*. »Vielleicht wollten sie dadurch die Spannung reduzieren, aber tatsächlich riefen sie bei den Müttern ein beispielloses Maß an Angst und Schuldgefühlen hervor.«[57]

Das engstirnige Wenn/Dann-Denken nach dem Vorbild Watsons ist nach wie vor präsent. Es zeigt sich zum Beispiel darin, wie wir über das Stillen sprechen, als etwas, das sich in höchstem Maße und uneingeschränkt positiv auf die Entwicklung der Mutter und die Gesundheit des Kindes auswirkt, selbst wenn sich die genaue Ursache dieser Wirkung nicht von dem Einfluss anderer neurobiologischer Faktoren und elterlicher Verhaltensweisen oder von der finanziellen Sicherheit, dem Bildungsniveau oder weiteren Unterstützungsmaßnahmen der Familie abgrenzen lässt.

Dieses Denken findet sich auch in der bindungsorientierten Elternschaft (*Attachment Parenting*), einer auf John Bowlbys Arbeit beruhenden Erziehungsphilosophie, die in den 90er-Jahren durch William und Martha Sears zu großer Popularität gelangte. Ansätze der bindungsorientierten Elternschaft sind auch heute noch verbreitet, obwohl sie häufig in neuer Begrifflichkeit – als natürliche oder artgerechte Elternschaft (*natural parenting*) – diskutiert und von Experten oder Influencern in den sozialen Medien beworben werden. Über die Sears-Version und die Debatte ist schon viel geschrieben worden: ob sie nun restriktiv ist oder im Gegenteil Mütter ermächtigt, und ob die Kultur der Elternschaft, die sich in diese Richtung entwickelt hat, auch tatsächlich dem Ansatz gerecht wird, den Sears vertritt.[58] Ich bin der Meinung, jede Familie sollte den Erziehungsstil wählen, der am besten zu ihr passt. Mir geht es hier nur darum, welche Ergebnisse sie den Müttern versprechen.

Das 2001 veröffentlichte *Attachment Parenting Buch* stellt den Erziehungsansatz gleich auf der vierten Seite in einer einfachen Grafik dar: Bonding bei der Geburt, stillen, Babytragen, gemeinsames Schlafen, Glaube an das Weinen des Babys, Gleichgewicht und Grenzen sowie »Vorsicht vor Babytrainern«.[59] Wer diese in der englischen Ausgabe mit dem Buchstaben B anlautenden Punkte befolgt, so Sears, dessen Kind wird mit großer Wahrscheinlichkeit die unter A und C genannten Qualitäten entwickeln: A wie *accomplished* (vollkommen), *admirable* (bewundernswert), *affectionate* (warmherzig), *assured* (sicher) und C wie *caring* (fürsorglich), *communicative* (aufgeschlossen), *considerate* (umsichtig) und *curious* (neugierig). Gute Mütter bringen gute Kinder hervor.

Manchmal fühle ich mich beim Lesen der Literatur über das elterliche Gehirn genauso wie beim Lesen dieser Kategorien: Mir wird ganz einfach schlecht. Diese Wissenschaft kategorisiert die untersuchten Menschen oder Tiere je nach der Art der Fürsorge, die sie erhalten oder geben, oder nach dem Grad an Pathologie, den sie aufweisen. Mütter werden sortiert nach sicher oder unsicher gebunden. Ob sie Ängste haben oder gut angepasst sind. Ob sie mit den Bedürfnissen ihres Kindes synchronisiert oder aufdringlich sind. Ob ihr Verhalten depressiv oder gesund ist. Diese Kategorien beruhen nicht selten auf kurzen Beobachtungen von Mutter und Baby, die höchstens ein paar Minuten dauern. Bindung lässt sich dann als die Reaktion des Babys auf die Rückkehr der Mutter beschreiben, nachdem diese den Raum verlassen hat. Manchmal werden Familien auch über längere Zeiträume hinweg beobachtet und ihre erste Einordnung mit der Entwicklung ihres Kindes Jahre später abgeglichen. Diese Einordnungen sind wichtige Komponenten im Studiendesign, um Unterschiede der neuronalen Aktivität oder Konnektivität des Gehirns zu bewerten oder um Hirnaktivitäten zu beschreiben, die mit adaptivem oder maladaptivem

Verhalten korrelieren. Sie sind wichtig, weil eine liebevolle, aufmerksame elterliche Fürsorge tatsächlich wichtig für die Gesundheit und die Zukunft eines Neugeborenen ist.

Dennoch kommt mir beim Lesen dieser Arbeiten häufig der Gedanke: Und was ist mit dem wirklichen Leben? Berücksichtigen die Forscherinnen und Forscher bei ihren Beobachtungen, ob Mutter und Kind in der vorhergehenden Nacht ausreichend viel geschlafen haben oder hungrig sind? Wenn ein Baby häufig von anderen liebevollen Erwachsenen betreut wird, eingeschlossen andere Eltern, Familienmitglieder oder professionelle Erzieher, wird sich seine Reaktion auf die Abwesenheit der Mutter dadurch verändern? Werden individuelle Unterschiede im Ausdruck des Verhaltens, der Emotionen oder Aufmerksamkeit berücksichtigt? Und was ist mit neurodivergenten Müttern und Babys (aus der Umwelt eintreffende Reize werden anders verarbeitet als bei neurotypischen Menschen, Anm. d. Ü.) oder Unterschieden im kulturellen Kontext, in dem sie leben?

Forschende sprechen von der Mutter-Kind-Dyade, aber Babys leben in den unterschiedlichsten Familien und wachsen in einer alles andere als synchronen Welt auf, in der Armut und Klimawandel ihnen stark zusetzen können. Ebenso wie eine globale Pandemie, Rassismus oder Mitglieder der eigenen Familie. Wie sollen wir trotz all dieser Faktoren im Gleichtakt mit unseren Kindern bleiben? Und passt jemals einer von uns dauerhaft in nur eine Kategorie, während unsere Kinder heranwachsen, schwierige Entwicklungsphasen durchlaufen, während wir jeden Tag neu beginnen? Wie steht es beispielsweise mit dem ständigen Hin und Her der Anforderungen an Familien mit mehreren Kindern, in denen es nur höchst selten vorkommt, dass alle Bedürfnisse erfüllt werden?

Ich weiß, dass meine Kinder eine tiefe Bindung zu mir und meinem Mann verspüren, und genauso ist es umgekehrt. Trotzdem macht sich die Frustration, all diese miteinander konkurrierenden Bedürfnisse zu befriedigen, gelegentlich bemerkbar, als würde mir das Wasser bis zum Hals stehen und weiter ansteigen, bis das (Mutter)Schiff zu fluten droht. Manchmal schreie ich los oder breche in Tränen aus oder fühle mich wie paralysiert, nicht etwa, weil ich mich zurückziehe, sondern vielmehr, weil ich mich zu sehr bemühe und einfach nicht aufhören kann, mir Sorgen zu machen. Nach einem besonders anstrengenden Morgen saß ich an meinem Schreibtisch und las einen im Jahr 2011 erschienenen Aufsatz, in den Atzil als Co-Autorin involviert war. Es ging um die Frage, welchen Einfluss natürliche Variationen des mütterlichen Hirns und Verhaltens auf »die lebenslangen Fähigkeiten des Säuglings zur Stressregulierung und sozialen Zugehörigkeit haben«.[60] Die Arbeit beschreibt die Unterschiede in der Hirnaktivität von Müttern, deren Verhalten als synchron, und andere, deren Verhalten als intrusiv (übergriffig) – sie zeigten übermäßiges Erziehungsverhalten – bezeichnet wurde. »Gut angepasste Elternschaft scheint durch belohnungsorientierte Motivationsmechanismen, zeitliche Organisation und Zugehörigkeitshormone repräsentiert zu sein, während ängstliche Elternschaft vor allem durch stressbezogene Mechanismen und größere neuronale Desorganisation vermittelt wird«, hieß es darin. Mich überkam ein Gefühl der Beklemmung.

Monate später interviewte ich Atzil. Sie erzählte mir, dass sie ihre drei Kinder im Verlauf ihres weiterführenden Studiums bekommen hatte – während des Studiums, als sie die Doktorarbeit schrieb, und im Anschluss an die Promotion. In jeder dieser Phasen habe sie Daten über Mütter erhoben und dabei selbst einen Säugling im Arm gehalten. Als ich ihr erzählte, wie ich zu meinem Projekt gekommen war, von den Sorgen, die ich beim Übergang zur Elternschaft empfunden hatte, und meinem Bedürfnis, sie zu verstehen, sagte sie, ihre Geschichte sei ähnlich. »Es war eine schwierige Zeit«, meinte sie, »ungefähr so, wie

Sie es beschreiben, gekennzeichnet von vielen überwältigend großen Ängsten. Es war vollkommen anders, als ich mir Mutterschaft vorgestellt hatte.« Sie war eigentlich drauf und dran gewesen, Neuroimmunologie zu studieren, aber die Neurowissenschaft der Elternschaft erwies sich als noch faszinierender.

Wir sprachen eine Weile über mütterliche Schaltkreise und Allostase, und dann sagte sie etwas, was für mich einer echten Offenbarung gleichkam. Biologische Prozesse, einschließlich derjenigen, die das elterliche Verhalten prägten, seien nicht binär. Sie existierten innerhalb eines Spektrums, ohne kategorische Abgrenzungen. »Eine sichere Bindung oder eine unsichere – Sie finden keinen neuronalen Prozess, der beide Kategorien sauber voneinander trennt«, so Atzil. »Stellen Sie sich ein Kontinuum vor, in dem ein sehr komplexes Verhalten der Mutter mit dem sehr komplexen Verhalten des Säuglings interagiert.«

Sie sei früher davon ausgegangen, dass Synchronität das Ziel einer gut angepassten Mutterschaft sei. Aber das treffe nicht zu, sagt sie. Sie habe daraufhin begonnen, die Art und Weise, wie sie über das Thema schreibt und spricht, zu ändern, und stattdessen den biologischen Prozess der Allostase in der Bindung in den Vordergrund gerückt. »Entscheidend ist doch, dass wir für das Überleben der Neugeborenen sorgen müssen«, sagte sie. Um dieses Ziel zu erreichen, müssen Eltern aufmerksam sein und auf die Bedürfnisse eines Babys reagieren. Synchronität ist ein mächtiges Instrument. Indem ein Elternteil ein Baby in den Arm nimmt, kann es seine Köpertemperatur regulieren. Durch Reden und Singen kann es seine Stimmung regulieren. Aber es gibt noch andere Mittel. Manchmal braucht ein Elternteil Abstand, um sich selbst zu regulieren und besser darauf vorbereitet zu sein, seinem Kind zu helfen. Allostase erfordert die Hilfe anderer Menschen, insbesondere der Familienmitglieder und vertrauter Fürsorgender, die ebenfalls sehr wohl in der Lage sind, aufmerksam zu sein und auf die Bedürfnisse des Babys zu reagieren – und die, wie wir im folgenden Kapitel sehen werden, für die Erfüllung dieser Bedürfnisse unerlässlich sind. Eine Wissenschaftlerin sagte mir, auch Asynchronität spiele womöglich eine große Rolle für die Regulierung eines Babys, denn das Gefühl, aus dem Gleichgewicht geraten zu sein, liefere ihm wichtige Informationen über die Beschaffenheit der Welt. Das Leben stimme nicht immer mit den eigenen Vorhersagen überein.

Der gesamte Prozess, so Atzil, sei plastisch. Aus diesem Grund könnten ein Adoptivelternteil und ein Kind eine sehr enge Bindung zueinander entwickeln, die der Allostase des Kindes zugutekäme. Deshalb kann auch ein unter postpartalen Depressionen leidendes, gebärendes Elternteil ein gesundes Kind aufziehen und eine tiefe Bindung entwickeln. Und das ist auch der Grund, warum die Entscheidungen, die sich bei der Fürsorge für einen Säugling so schwerwiegend anfühlen können, etwa die Frage, ob das Stillen fortgesetzt oder ein Schlaftraining versucht wird, immer vor dem Hintergrund getroffen werden sollten, inwieweit eine solche Maßnahme es dem Baby und dem Fürsorgenden ermöglicht, ihr allgemeines Wohlbefinden zu erhalten, ihre gegenseitige Allostase. Diese Plastizität ermöglicht die Bindung zwischen Kindern und Menschen, die sie betreuen, über eine Reihe von kulturellen Kontexten und Familienstrukturen hinweg und innerhalb einer Vielzahl unterschiedlicher Erziehungsphilosophien.

Die Schaltkreise für die Verarbeitung sozialer Informationen sind in der Elternschaft wichtig, doch sie sind nicht ausschließlich auf die Elternschaft ausgerichtet. Die Hirnregionen, die Eltern dabei helfen, die Signale ihrer Kinder zu lesen, zu interpretieren und auf sie zu reagieren, sind dieselben, die sie auch zum Verstehen, Interpretieren und Reagieren auf soziale und emotionale Informationen anderer Menschen in ihrem Leben oder in der Welt um sie herum nutzen. Wenn wir davon ausgehen, dass diese Schaltkreise durch die Elternschaft verfeinert und gestärkt werden, welche Auswirkungen könnte das dann darauf haben, wie wir sie für den Rest unseres Lebens nutzen?

»Bedeutet es, dass wir nach der Geburt unseres Babys Experten darin werden, die Allostase anderer Menschen zu lesen und sehr sensibel und reaktionsschnell zu sein?«, fragte Atzil. »Ich glaube schon.« Bisher hat sie das noch nicht untersucht, und ich habe noch keine Studien gefunden, die sich damit beschäftigen. Diese intensive soziale Verarbeitung, die Elternschaft erfordere, so Atzil, könne logischerweise aber durchaus zur Verbesserung unserer sozialen Veranlagung führen und unsere Beziehungen zu anderen Menschen unterstützen. Natürlich geht das elterliche Gehirn selektiv vor. Die Motivation eines Elternteils ist an das eigene Kind – nicht an alle Kinder geknüpft. Jede Form sozialer Verbesserung könnte daher ebenfalls selektiv erfolgen und unsere engsten und intimsten Bindungen betreffen. Es ist jedenfalls ein interessanter Gedanke, sich Elternschaft als eine Art Training im Sozialverhalten vorzustellen, das uns neue, sich mit der Zeit verbessernde Fähigkeiten vermittelt.

Tatsächlich gibt es einen Zweig der elterlichen Gehirnforschung, der Erziehung und Musikunterricht miteinander vergleicht, ausgehend davon, dass musikalische Fähigkeiten im Laufe der Zeit aufgebaut werden.[61] Die Auswirkungen sind vielfältig. Musik zu spielen (und, in vielerlei Hinsicht, Musik zu hören), stellt ähnliche Anforderungen wie die Erziehung: Es erfordert hohe Aufmerksamkeit und die Interpretation nicht verbaler Signale; Denken höherer Ordnung und ausgeprägte motorische Kontrolle; Synchronisation mit den Mitspielern, um die Musik nicht nur als Ganzes vorzutragen, sondern auch den emotionalen Kontext einzufangen, den jeder Mitspieler – mit seinem eigenen Gehirn – wahrnimmt. Darbietungen, die das Publikum zu hören bekommt, sind oft das Ergebnis lebenslanger Übung und Erfahrung.

In einer wichtigen Arbeit untersuchte eine Forschungsgruppe, deren Mitglieder hauptsächlich aus Dänemark und Großbritannien kamen, wie erstmalige Mütter auf das Weinen eines unbekannten Säuglings reagierten.[62] Sie stellten fest, dass wichtige Hirnareale, darunter der orbitale Kortex und die Amygdala, umso stärker aktiviert wurden, je länger eine Person Mutter oder je älter ihr Baby war. Das leuchtet ein, schrieben die Forscher. In den ersten Lebensmonaten weint ein Baby durchschnittlich 121 Minuten pro Tag. Im Laufe dieser Zeit sammeln die Mütter Erfahrungen im Hören und Reagieren, was wiederum ihre neuronale Reaktion beeinflusst, »ebenso wie Musikunterricht unsere Reaktion auf musikalische Signale beeinflusst«. (Aus gleicher Quelle stammt auch eine Arbeit, in der festgestellt wurde, dass ein früherer Musikunterricht sich günstig auf die Fähigkeit depressiver Eltern auswirkte, die Signale sich unbehaglich fühlender Babys zu interpretieren.[63])

Das veranlasste mich dazu, darüber nachzudenken, ob Berufsmusiker, die Eltern sind, das unbekannte Terrain der Elternschaft möglicherweise anders erleben als Nichtmusiker. Nehmen sie Parallelen zwischen ihrem musikalischen Talent und ihrem Talent als Eltern wahr? Zwischen ihrer Kunst und ihrem Kind? Ein gemeinsamer Bekannter stellte den Kontakt zu Aoife O'Donovan und Eric Jacobsen her, und ich schickte den beiden – etwas verlegen – per E-Mail meine Fragen. Sie waren interessiert, was ich als Zeichen dafür wertete, dass meine Überlegungen nicht völlig abwegig waren, und wir verabredeten einen Termin. Die beiden sind verheiratet und haben eine Tochter, Ivy Jo, die zum Zeitpunkt des Gesprächs drei Jahre alt war und ein großer Fan von Sergej Prokofjews Ballett *Romeo und Julia*. Die musikalischen Karrieren der Eltern sind ebenso erfolgreich wie unterschiedlich.

Jacobsen ist Cellist, Dirigent und musikalischer Leiter des Orlando Philharmonic Orchestra. Er dirigiert mitunter Dutzende von Musikern, die aus der ganzen Welt zusammenkommen. Synchronität sei die große Herausforderung der Orchestermusik, bei der so viele verschiedene Menschen und Gegebenheiten im Spiel seien, meinte er. »Wenn man das Gefühl hat, zusammenzuarbeiten, wenn man wirklich mit jemandem im Gleichklang ist, bewegen sich beide in dieselbe Richtung«, erklärte Jacobsen. »Aber natürlich geht es um Führen und Folgen. So ähnlich wie ein Vogelschwarm am Himmel: Wie bleiben sie zusammen?« Manchmal sei er sich auch als Elternteil seiner dirigentenähnlichen Rolle bewusst. Wenn Ivy Jo zum Beispiel einen Wutanfall hat, hilft es ihr dann eher, sie abzulenken und zum Lachen zu bringen, oder ist es besser, ihr Freiraum zu geben und sie in Ruhe zu lassen?

O'Donovan übt sich auf der Bühne in einer anderen Form von Synchronität. Als Sängerin und Songwriterin bildet sie mit Sarah Janosz und Sara Watkins das Folk-Trio *I'm With Her*. Die Serie *Tiny Desk* auf NPR (National Public Radio) befand zu Recht, die drei würden wie Schwestern klingen, die schon ihr ganzes Leben lang gemeinsam Musik machen. Als ihre Tochter acht Wochen alt war, nahm O'Donovan sie mit auf Tournee. Watkins hatte ebenfalls ihr Kind dabei, und ein Kindermädchen versorgte die beiden. Die Mütter wachten auf, wenn sich eines der Babys in den Reisebettchen im Tourneebus rührte, und wunderten sich, dass die anderen im Bus das Weinen der Kinder trotz der räumlichen Enge nicht hörten.

Auf der Bühne behalten sich O'Donovan und ihre Mitspielerinnen genau im Auge. Sie bewegen sich gemeinsam, atmen gemeinsam. Man sieht sie förmlich Flügelspitze an Flügelspitze über den Boden schweben. O'Donovan erzählte mir von einem Augenblick, als das Trio in Tanglewood, in den Berkshires im Westen von Massachusetts, auftrat.[64] Sie spielten und sangen das alte Gospelstück »Don't You Hear Jerusalem Moan«, und gegen Ende des Liedes legten sich ihre Stimmen in einem Kanon übereinander. Die Instrumente verstummten, dann setzten alle zugleich mit der Zeile – »and my soul's set free« – ein, und kurz darauf, während alle ein Schauer überlief, setzten auch die Instrumente erneut ein. Als die Frauen die Bühne verließen, drehte sich Jarosz, wie sich O'Donovan erinnert, zu den anderen herum und sagte: »Das war, als ob die Erde sich mit einem Mal aufgetan hätte, als wir diese eine Note getroffen haben.«

Der Augenblick sei deswegen so unvergesslich, weil die einzelnen Mitspielerinnen absichtlich »aus dem Gleichgewicht« geraten seien und dann wieder zusammengefunden hätten, erklärte O'Donovan. »Dahin wollen wir alle kommen, darum geht es«, sagte sie. »Auch wenn man allein musiziert. Dass alles zusammenfließt, die rechte und die linke Hand, oder deine Stimme und dein Instrument.« Man strebt nach der Fähigkeit, vom musikalischen »Pfad« abzuweichen und wieder zu ihm zurückzukehren, zu wissen, wo er verläuft. »Das lässt sich definitiv auch auf Elternschaft anwenden, und zwar in jeder Hinsicht«, meinte sie. »Manchmal weichen die Pfade voneinander ab, aber das Ziel besteht darin, sich bewusst zu sein, wo die andere Person sich gerade befindet und die Fähigkeit zu … wissen, dass man einander wieder treffen wird.«

Ich denke darüber nach, was O'Donovan gesagt hat und was ich von Atzil gelernt habe, und beschließe, mir anstelle einer einzigen Erziehungsphilosophie vielleicht lieber eine Art Leitsatz zum Vorbild zu nehmen. Ich habe meinen Kindern unzählige Male das Buch »Wo die wilden Kerle wohnen« von Maurice Sendak vorgelesen. Es gehört zu den Lieblingsbüchern bei uns zu Hause und in vielen anderen Familien. Die Hauptfigur Max ist ein Unruhestifter, der ohne Abendessen zu Bett geschickt wird und anschließend »Tag und Nacht und wochenlang« davonsegelt und in einer imaginären Welt landet, wo er König der wilden Kerle wird. Meine Jungen sind fasziniert von dem Jungen Max im Wolfsanzug, von den gelben Augen der Geschöpfe, denen er begegnet, und den merkwürdigen menschlichen Füßen des einen, der ansonsten viel Ähnlichkeit mit einem Stier hat. Ich blättere auf die letzte Seite, halte einen Moment inne. Darauf stehen nur fünf Wörter, die das Abendessen beschreiben, das Max schließlich doch noch von seiner Mutter gebracht wird: »Und es war noch warm.«[65]

Die Mutter ist nicht zu sehen. Aber ich kann sie spüren. Meine beiden Maxe sind jetzt sechs und vier Jahre alt, sie tragen immer Kostüme, springen von Möbeln und stecken mindestens die Hälfte der Zeit in ihren selbst erfundenen Geschichten, in denen fast ständig Monster mit schrecklichen knirschenden Zähnen vorkommen. Ich habe die beiden noch niemals hungrig zu Bett geschickt, aber ich kenne das Gefühl, wenn am Ende eines langen Tages die Wut aufsteigt und überzuschwappen droht. Und ich spüre, wie die Wut von Max' Mutter abebbt und jener beständigen Zärtlichkeit weicht, die sie immer für ihren Jungen empfindet, der so voller Tatendrang ist und dort oben, in seinem Wolfsanzug, im Bett liegt. Ich sehe sie förmlich vor mir, wie sie die Suppe kostet – noch warm –, ein Stück Kuchen abschneidet und mit einem Tablett zu Max ins Zimmer geht. Sie streicht ihm das Haar aus der Stirn und zieht die Kapuze zurück, damit er im Schlaf nicht schwitzt.

Das ist, so scheint mir, der entscheidende Punkt. Man muss ihren Hunger kennen. Ihr körperliches Wohlbefinden im Blick haben. Ihren Geist besänftigen. Die Kunst besteht darin, sie zu erreichen, ohne an die andere Seite der Kluft zu gelangen oder sie zu schließen. Es ist das Wissen, dass wir einander in jenem – unmöglichen – Zwischenraum treffen *können* und spüren, wie die Welt um uns zurückweicht.

Kapitel 5

EIN URALTER FAMILIENSTAMMBAUM

Meine Großtante und mein Großonkel bekamen innerhalb von 13 Jahren zwölf Kinder, und darunter waren nicht einmal Zwillinge. Als Kind bestaunte ich diese Zahlen voller Ehrfurcht und mit einem Anflug von Neid. Mir erschien das als eine geradezu übermenschliche Anstrengung, die zu einer Familie führte, die von meiner eigenen sehr verehrt wurde, und zwar weniger aufgrund der Größe, sondern weil es darin so viel Liebe und Verstand gab. Mein Großonkel war Bundesrichter und seine Frau das liebevolle Familienoberhaupt; die gesamte Familie, in der es von Richtern und Ärzten nur so wimmelte und die auf vier Dutzend Enkelkinder anwuchs, hielt untereinander engen Kontakt. Als ich selbst zwei Söhne hatte, kamen mir die Zahlen noch fantastischer vor.

Wie hatte sie das bloß gemacht? Ein Dutzend Schwangerschaften lagen schon jenseits meiner Vorstellungskraft. Aber was ist mit den zwölf Kindheiten, in denen jeden Morgen das Frühstück bereitstehen musste? Und dann gingen sie noch sonntags in die Kirche. Was war mit den Badezeiten? Wie konnten die Kinder alle sauber werden? Was war mit den Schulsachen, dem Versorgen großer und kleiner Wehwehchen und Verletzungen? Was war mit der Wäsche, den Geburtstagen, der Aufgabe, ihre eigenen Kinder auf deren Elternschaft vorzubereiten? Tante Marion hatte auch nur zwei Hände, genau wie ich. Und irgendwie hatte sie es fertiggebracht, sechsmal so viele Kinder großzuziehen.

Die Antwort auf diese Fragen lautet natürlich, dass sie Hilfe hatte. Ihr liebender Ehemann, die erweiterte Verwandtschaft, ältere Kinder, die sich um ihre jüngeren Geschwister kümmerten, und wahrscheinlich Hilfskräfte, die angestellt oder mit anderen Familien der großen Irisch-Katholischen Gemeinschaft ausgetauscht wurden, in der sie tief verwurzelt war.

Babys und Eltern wachsen im Tandem, ihre sozialen Schaltkreise verändern sich in Abhängigkeit voneinander, und man könnte das als Bestätigung der absoluten Bedeutung der Mutter-Kind-Bindung interpretieren. Folgt daraus nicht, dass ein Baby in die Arme seiner Mutter gehört und der Platz einer Mutter bei ihrem Baby sein muss? In dieser Logik steckt jedoch ein grundlegender Fehler, der schon rein rechnerisch durch Tante Marions zwölffache Mutterschaft deutlich und auch heute durch nahezu alle Eltern bestätigt wird, die ich kenne und die schwer damit zu kämpfen haben, ihr Geld zu verdienen und eine Familie großzuziehen: Die Aufmerksamkeit eines Elternteils ist geteilt. Das trifft auf die gesamte menschliche Evolution zu. Vielleicht ist es sogar eine wesentliche menschliche Eigenschaft.

Babys von Säugetieren kommen meist hilflos zur Welt, und sie sind sehr gut darin, Erwachsene, von denen ihr Überleben abhängt, an sich zu binden. Wie bereits gezeigt, sind ihre niedlichen Gesichter und unwiderstehlichen Rufe ein mächtiger Reiz, der Schaltkreise der Motivation, Reaktion und des eigenen Selbst aktiviert und ändert. *Sieh nicht weg*, sagen sie. *Kümmere dich um uns. Unser Überleben ist dein Überleben.*

Bei vielen, aber gewiss nicht allen Säugetieren haben sich Babys an die Erwachsenen gebunden, die sie zur Welt brachten. Bei ungefähr 20 Prozent der nicht menschlichen Primaten helfen die Erwachsenen einer Spezies der Mutter, ihr Kind zu halten oder es manchmal mit Nahrung zu versorgen.[1] Abgesehen von einigen höchst kooperativen Affen stellt diese Hilfe nur eine geringe Unterstützung bei der Überlebenssicherung des Babys dar. Die mütterliche Fürsorge dominiert.

Vor ungefähr zwei Millionen Jahren, im frühen Pleistozän oder noch vorher, zeichneten sich die ersten wichtigen Unterschiede zwischen menschlichen Vorfahren und den ihnen verwandten Primaten ab. Bei Ersteren setzte eine Entwicklung ein, in deren Verlauf die Intervalle, in denen sie Kinder bekamen, kürzer wurden und sie ein zweites – oder drittes oder viertes – Mal schwanger wurden, ehe das erste Kind sich selbstständig ernähren oder schützen konnte.[2] In der Folge, so die Anthropologin Kristen Hawkes, »entfiel für Menschenbabys das Geburtsrecht auf den uneingeschränkten mütterlichen Einsatz«.[3] Die Babys waren also auf die Hilfe anderer Erwachsener angewiesen. Das mussten sie. Es gehörte zu ihrer Überlebensstrategie. Vielleicht war es aber auch genau umgekehrt. Ohne erhebliche Unterstützung bei der Kindererziehung hätten die Mütter dieser Urahnen nicht in so kurzen Abständen schwanger werden können, was ihre Geburtenrate erhöhen und ihre Art schließlich zum dominanten und hervorstechend sozialen Primaten des Planeten machen sollte.

Mütter hatten für die frühen Menschen eine enorme Bedeutung.[4] *Und* es gab nicht annähernd genug von ihnen. Die natürliche Auslese begünstigte Familien, deren Babys es verstanden, die Aufmerksamkeit ihrer Bezugspersonen auf sich zu lenken und Erwachsene – nicht nur weibliche, sondern alle Erwachsenen – zu sich zu locken. Viele Primaten sind sozial, aber einige bekannte Anthropologen vertreten die Ansicht, dass gerade die große Abhängigkeit der Babys von anderen Erwachsenen die Menschen evolutionär zu einem derart kooperativen Lebewesen werden ließ.

Diese Abhängigkeit öffnete die Tür zu dem, was E. O. Wilson als Erster »Alloparenting« (ungefähr: Ersatzelternschaft) nannte – »allo« ist der griechische Begriff für »andere«.[5] Es ermöglichte die große Vielfalt heutiger Familienstrukturen und führte zu den Mustern neurobiologischer Veränderungen, die nach und nach im elterlichen Gehirn entdeckt werden, während die Forschung die Einzelteile des, wie sie es nennt, globalen elterlichen Fürsorgenetzwerks zu seinem schlüssigen Gesamtbild zusammensetzt. Die Ergebnisse unterstreichen die neurobiologischen Gemeinsamkeiten zwischen Eltern – ob Mütter, Väter oder andere, ob gebärend oder nicht.[6]

Alle erwachsenen Menschen besitzen die Fähigkeit, sich zu Fürsorgenden zu entwickeln. Wirklich alle erwachsenen Menschen, nicht nur leibliche Eltern, werden durch den Akt der Elternschaft grundlegend verändert. In diesem und dem folgenden Kapitel befassen wir uns mit Forschungsergebnissen, die diese Tatsache herausheben – und damit, dass viele dieser Veränderungen offenbar von Dauer sind, zum Teil deswegen, weil das elterliche Verhalten eines Tages anderen Kindern zugutekommen könnte, einschließlich späterer Nachkommen, Nichten und Neffen, Nachbarn oder, besonders wichtig, den Enkelkindern. Wir werden auch in Betracht ziehen, ob dieses neue Kapitel innerhalb der langen Geschichte der Elternschaft die Art und Weise, wie wir über Menschen denken, die Eltern sind, und wie wir die Kategorien bewerten, in die wir sie einzuordnen versuchen, möglicherweise verändern könnte.

Ich will hier nicht die immer selbe alte Leier anstimmen und die evolutionär bedingten mütterlichen Qualitäten von Vätern hochleben lassen, damit sie spüren, dass die Kindererziehung auch auf sie übertragbar ist. Und es ist auch kein Versuch, Familien, die mithilfe einer Leihmutter oder eines Spenders gegründet wurden, oder solche, deren Kinder von gleichgeschlechtlichen, nichtbinären oder Adoptiveltern aufgezogen wurden, eine neue biologische Wahrheit aufzudrücken. Es trifft zu, dass die Menschheit heute auf Fortpflanzungsmöglichkeiten zurückgreifen kann, die noch nie zuvor anderen Lebewesen in der Geschichte unserer Planeten zur Verfügung standen. Die Fähigkeit eines Erwachsenen, sich intensiv an der Erziehung von Kindern zu beteiligen, die von einem anderen Erwachsenen ausgetragen wurden, unabhängig davon, ob der gebärende Elternteil ein Partner ist oder ein biologischer Verwandter, ist hingegen keineswegs neu. Diese Fähigkeit war von Anfang an vorhanden. Vielleicht gehört sie sogar zu den grundlegenden Merkmalen, die Menschen auszeichnen.

Zugehörigkeit oder die Fähigkeit, sich auf tiefe und dauerhafte Weise an andere Menschen zu binden, unsere eigenen inneren Zustände mit ihren zu koppeln, mit ihnen Vorhersagen zu treffen und zu planen, geistige Zustände mit ihnen zu teilen oder zu verstehen, worin sich unsere Geisteshaltungen voneinander unterscheiden – diese Vorgänge sind Grundlagen der menschlichen Gesellschaft. Sie könnten auf die besonderen Bedürfnisse des frühen menschlichen Kindes zurückgehen, das gerade zu einem älteren Bruder geworden ist – stellen Sie sich das elfte Kind in einer zwölfköpfigen Familie vor –, und darin, dass jemand in seiner Nähe bereit ist, sich um es zu kümmern.

Ich komme immer wieder auf diesen Punkt zurück, weil er wichtig ist: Ein großer Teil des populären Denkens über Elternschaft und insbesondere Mutterschaft beruht auf dem, was wir als »natürlich« betrachten, oder auf unserem Gefühl, wie die Dinge im Verlauf der Evolution schon *immer* funktioniert haben und wie wir sie heute im Vergleich unseres Verhaltens mit dem anderer Säugetiere nachgewiesen haben. Doch unser Verständnis anderer Arten und unserer eigenen Art basiert häufig auf lange zurückliegenden Beobachtungen männlicher Wissenschaftler, die ihr eigenes moralisches Urteil an die Stelle der Wissenschaft setzten und deren Aufzeichnungen ebenso fehlerhaft wie unvollständig sind.

Berühmte naturalistische Wissenschaftler des ausgehenden 19. Jahrhunderts beschrieben, was sie als »prägende Psychologie« der Weibchen aller Arten ansahen, die auch auf Frauen zutraf und die Mutterschaft als deren wesentliche Rolle bestätigte, wie die Wissenschaftshistorikerin Marion Thomas darlegt.[7] Hier, so die Naturalisten, ist vor allem die Aufopferung der Krabbenspinne zu nennen, die alle körperlichen Ressourcen bindet, um ihre Eier zu legen, und sich anschließend »einem sanften Tod hingibt«. Oder man denke daran, wie unermüdlich die weibliche Wespe ihren Nachwuchs ernährt, der sie nie als Mutter erkennen wird, ebenso wie menschliche Mütter »heroische Taten« vollbringen, indem sie sich um Kinder kümmern, deren Zuneigung nicht garantiert ist. Aber was ist mit den vielen Beispielen von Müttern, quer durch alle Arten, die ihre Kinder entweder auffressen oder sie verlassen oder kaum an der Aufzucht beteilig sind? Oder jener kleinen, aber vielfältigen Gruppe von Arten, bei denen die Männchen eng in die Kindererziehung eingebunden oder sogar hauptverantwortlich dafür sind?

Auch Konrad Lorenz stellte sich selbst gern als Mutterfigur für seine Gänse dar, insbesondere wenn er wieder und wieder die Geschichte seines »Gänsekindes« Martina erzählte. Die Historikerin Marga Vicedo argumentiert, diese Charakterisierung habe es den zeitgenössischen Psychologen damals erleichtert, die Idee der Prägung als Grundlage der Mutter-Kind-Verbindung anzusehen.[8] Und nebenbei konnte sich Lorenz dadurch als Experte zum Thema der menschlichen Bindung hervortun. Lorenz selbst war sich jedoch darüber im Klaren, dass die Gänse, selbst wenn sie auf ihn geprägt waren, nicht zum Gesicht eines Mannes mit breitem weißem Ziegenbart und einer Pfeife in der Hand aufsahen und *Mama* dachten. Sie schlossen sich vielmehr der menschlichen Spezies im Allgemeinen und nicht einer bestimmten mütterlichen Figur an.[9]

John Bowlby analysierte das mütterliche Verhalten bei vier Primatenarten – Schimpansen, Gorillas, Pavianen und Rhesusaffen –, als er seine Bindungstheorie entwickelte. In seinem bahnbrechenden, 1969 erstmals veröffentlichten Buch erläutert Bowlby, er habe diese Arten ausgewählt, weil sie, wie die frühen Menschen, Landbewohner seien und bereits zahlreiche Feldstudien über sie vorlagen.[10] Diese Arten sind jedoch auch zufällig besonders engagiert in der mütterlichen Fürsorge. Die Mütter haben ständigen körperlichen Kontakt zu ihren Säuglingen und legen sie monatelang nicht ab. Die Anthropologin Sarah Blaffer Hrdy vertrat die Ansicht, noch andere Faktoren könnten dazu beigetragen haben, dass Bowlby diese Primaten statt anderer, die ihrem Nachwuchs keine konstante Fürsorge durch Körperkontakt boten, für seine Vergleichsstudien auswählte. »Jede dieser Arten entsprach dem vorgefassten westlichen Ideal, wie eine Mutter für ihr Kind zu sorgen hatte«, schrieb sie in ihrem Buch *Mütter und andere.*[11]

Bowlby sah seine Thesen in modernen Jäger- und Sammlergemeinschaften bestätigt, in denen Mütter, so die Annahme, bei der Erziehung ein ähnliches Modell der konstanten Fürsorge bevorzugten und ihre Babys stets hielten oder sie in einer Schlinge trugen. »Lediglich in wirtschaftlich entwickelten Gesellschaften, vor allem in westlichen Gesellschaften, haben die Säuglinge stundenlang und manchmal sogar in der Nacht keinen Körperkontakt zur Mutter«, schrieb Bowlby.[12] Aus seiner Sicht war das Erziehungsmodell der Primaten das natürliche Modell.

Aber hinter dieser Geschichte steckte noch mehr. Es trifft zu, dass Affenjunge in freier Wildbahn ausschließlich von ihren Müttern versorgt werden. Schimpansenmütter lassen ihre Jungen in den ersten dreieinhalb Lebensmonaten nicht los, bei Orang-Utang-Affen sind es sogar fünf Monate. Bei Primaten insgesamt bestehen jedoch erhebliche Unterschiede in der Aufzucht.[13]

Bei vielen Arten wird das Baby auch vom Vater, den älteren Geschwistern oder älteren Frauen der Gemeinschaft getragen und manchmal mit Nahrung versorgt. Titi-Affenmütter nehmen ihre Babys nur einige Male am Tag, um sie zu füttern, während sich die Väter oder andere Kinder den *größten* Teil des Tages um die Babys kümmern. Bei den Seidenäffchen und Tamarinen-Affen – eine Gruppe der Neuweltaffen, deren Vorfahren sich vor rund 40 Millionen Jahren von den afrikanischen Affen abspalteten und in Südamerika verbreiteten – ist die kooperative Aufzucht, an der Väter und andere erwachsene Tiere beteiligt sind, die Norm. Diese Arten vermehren sich rasch und werfen innerhalb kurzer Zeiträume Zwillinge und Drillinge. Hrdy argumentiert, ein solcher Fortpflanzungserfolg sei möglich, weil die Mutter von anderen Familienmitgliedern unterstützt werde.[14] Eine Ressource, an der es Affenmüttern häufig mangelt, da sie meist von ihrer ursprünglichen Horde in eine andere Gruppe wechseln, um einen Paarungspartner zu finden. Eine Unterfamilie von Affen namens Schlank- und Stummelaffen (Colobinae) zeigt den Einfluss vertrauenswürdiger Ersatzeltern – Hrdy bezeichnet dies als »familiäre Tagespflege« – ganz deutlich. Verlassen die Weibchen bestimmter Arten der Schlank- und Stummelaffen ihre Gemeinschaft, um sich in einer anderen Gruppe fortzupflanzen, sind sie ausschließlich für die Aufzucht der Jungen verantwortlich. Bei vielen Arten bleiben die Weibchen jedoch in der Regel in der Nähe ihrer Eltern und Geschwister, und in diesem Fall spielen die Ersatzeltern eine entscheidende Rolle. Wie Hrdy schreibt, gibt es offenbar kein einheitliches, globales Muster der Säuglingsbetreuung bei Primaten. Eine ausschließlich mütterliche Fürsorge scheint eine Art »letzter Ausweg« zu sein.

Moderne Jäger- und Sammlergemeinschaften zeichnen heute ein viel differenzierteres Bild, als die Psychologen zu Bowlbys Zeiten annahmen. Lange Zeit versprach man sich durch ihre Beobachtung wertvolle Einblicke in die Funktionsweise menschlicher Gesellschaften vor dem Übergang zu sesshaften, landwirtschaftlichen Gemeinschaften vor rund 12.000 Jahren. Wissenschaftlerinnen und Wissenschaftler suchten nach Beweisen für frühe menschliche Ernährungsgewohnheiten, Fortpflanzungsmuster und andere Merkmale, die sich auch heute noch bei Jägern und Sammlern finden. Wichtig ist hier vor allem der Hinweis, dass sich in nahezu keiner dieser Forschungen eine gleichberechtigte Stimme der Indigenen selbst findet, und bis vor relativ kurzer Zeit wurde von den Forschenden auch nicht berücksichtigt, inwieweit sich diese Gemeinschaften bereits auf unterschiedliche Weise an die moderne Welt angepasst haben.[15]

Eine der ersten, 1972 veröffentlichten systematischen Untersuchungen über die Säuglingsbetreuung in modernen Jäger- und Sammlergemeinschaften beschäftigte sich mit der im südlichen Afrika lebenden Gesellschaft der !Kung. Sie beschrieb, dass die !Kung ihre Kinder selten ablegten und diese meistens auf dem Rücken der Mutter oder in einer Schlinge getragen wurden. Aber, merkt Hrdy an, spätere Analysen stellten einen wichtigen Unterschied fest. !Kung-Babys wurden zwar konstant getragen, doch 25 Prozent der Zeit nicht von der eigenen Mutter.[16] Bei den Hazda im Norden Tansanias werden Neugeborene in den ersten Tagen nach der Geburt 85 Prozent der Zeit von Verwandten und Nachbarn getragen, in gewisser Weise geradezu Idealbedingungen für einen Elternteil, der sich erholt.

Selbstverständlich überlassen Eltern auch heute überall auf der Welt anderen Menschen ihre Babys, drücken sie manchmal Erwachsenen in den Arm, die die winzigen Zehen bestaunen, ein paar Fotos machen und sich fragen, wie das Baby wohl einmal aussehen wird. Und trotz der weiterhin bestehenden Idealisierung von Müttern, die so etwas Ähnliches wie das oben erwähnte Modell konstanter Fürsorge praktizieren, ist diese Art der Kindererziehung nur für eine Minderheit der Menschen Realität. »Menschliche Mütter sind genauso hyperwachsam wie andere Affenmütter«, schrieb Hrdy, »aber nicht so hyperbesitzergreifend.«[17]

Warum ist das so? Der Mensch ist viel enger mit Schimpansen verwandt als mit Seidenaffen, warum hat die menschliche Erziehung dann einen anderen Weg eingeschlagen als andere Menschenaffen? Eine Antwort auf diese Frage sind offenbar die Großeltern, insbesondere die Großmütter.

Anthropologen gingen lange davon aus, dass die Männer in den Familien unserer Vorfahren jagten, während die Frauen Nahrung sammelten und sich um die Kinder kümmerten. Die vom Vater erjagte Nahrung bildete das Zentrum der Familieneinheit, sie war die Währung, die ein Paar zusammenhielt. Gewohnheitsmäßiges Teilen der Nahrung zu Hause (oder am jeweiligen Lager, bei einer nomadischen Lebensweise) bildete die Grundlage des Familienlebens. Das Bild des jagenden Mannes und Versorgers wurde anderen sozialen Gruppen von Mutter und Nachwuchs, wie man sie bei Affen beobachtet hatte, hinzugefügt. Die Jagd-Hypothese lieferte die Urgeschichte der modernen Kernfamilie.

Zu Beginn der 80er-Jahre untersuchten einige Forschungsgruppen die Hazda- und !Kung-Völker und die Aché-Sammler im östlichen Paraguay; dabei fielen ihnen Verhaltensmuster auf, die nicht mit dieser Theorie übereinstimmten. Wenn die Männer auf die Jagd gingen, brachten sie die Beute nicht zu ihren Partnern und dem Nachwuchs zurück. Sie teilten sie. Genaue Beobachtungen der Nahrungsteilung bei den Aché ergaben, dass jede Person innerhalb der Gemeinschaft drei Viertel ihres täglichen Kalorienbedarfs von einer Person außerhalb ihrer Kernfamilie erhielt. Die Männer der Hazda hatten sich trotz niedriger Erfolgsquoten auf die Großwildjagd spezialisiert. Der Großteil des Fleisches, das sie von der Jagd zurückbrachten, wurde für die Nahrung der Gemeinschaft genutzt, der tägliche Bedarf ihrer Partner und Kinder ließ sich damit jedoch nicht zuverlässig decken.[18]

Eine Gruppe von Anthropologinnen und Anthropologen, zu der auch Kristen Hawkes, James O'Connell und Nicholas Blurton Jones gehörten, schloss daraus, dass diese Teilung von Nahrungsmitteln nicht mit Fug und Recht als rein »väterliche Anstrengung« bezeichnet werden konnte. Die Männer stellten vielmehr – zugunsten einer Gesamtgruppe, zu der auch ihr eigener Nachwuchs gehörte – Ware im Austausch gegen soziales Kapital zur Verfügung.[19]

Hawkes und ihre Kollegen untersuchten daraufhin eingehender die weiblichen Strategien beim Sammeln der Nahrung und machten einige bemerkenswerte Beobachtungen. Eine Erkenntnis stach besonders hervor: Bei den Hazda waren ältere Frauen jenseits des gebärfähigen Alters *mit Abstand* die produktivsten Sammlerinnen.[20] Ältere Mädchen, die noch nicht schwanger waren, suchten weniger als drei Stunden am Tag und schwangere Frauen rund viereinhalb Stunden täglich. Die Älteren arbeiteten hingegen durchschnittlich mehr als sieben Stunden pro Tag. Sie arbeiteten ebenso schnell wie die anderen, verrichteten aber häufig die schwersten Arbeiten, wie etwa das Ausgraben tiefer Wurzelknollen. Die Forschungsgruppe kam zu der Erkenntnis, dass nicht nur die Vorstellung, Männer würden ihre eigenen Familien mit Nahrung versorgen, falsch war, sondern dass außerdem noch ein Versorger im Spiel war, den niemand in ihrem Fachgebiet zuvor berücksichtigt hatte: die hart arbeitenden Großmütter.

Um ihre »Großmutter-Hypothese«[21] vorzustellen, glichen Hawkes und Kollegen ihre eigene Arbeit mit Beobachtungen ab, die bis in die Jahre 1930 und 1950 zurückreichten; sie korrelierten die Lebensdauer der großmütterlichen Ahnen mit der Gesundheit und Entwicklung des Nachwuchses von deren Töchtern. Hazda-Kinder waren aktive Sammler, aber nicht besonders geschickt im Ausgraben der tiefen Knollen, einem wichtigen Bestandteil der Nahrung. Sobald kleine Kinder abgestillt waren, entsprach ihre Gewichtszunahme den Erfolgen ihrer Mutter beim Sammeln. Sobald diese ein zweites Kind bekam, änderte sich das. Mit dem neugeborenen Kind, für das sie sorgen musste, nahm die Sammelleistung der Mutter ab. Die Gewichtszunahme der Kinder hing dann von der jeweiligen Sammelleistung der Großmutter ab.

Affenmütter und menschliche Mütter hören etwa im gleichen Alter auf, sich fortzupflanzen, wobei die Affenmütter normalerweise nicht mehr viel älter werden. Wenn die Großmütter unserer Vorfahren auch nur etwas älter geworden wären – über ihre reproduktiven Jahre hinaus –, hätten sie ihren Töchtern beim Sammeln der Nahrung und beim Betreuen abhängiger Enkelkinder helfen können. Damit hätten ihre Töchter auch mehr Zeit gehabt, um schneller ein weiteres Kind zu bekommen.

Babys sind kostspielig. Allgemein geht man davon aus, dass eine Mutter umso mehr Zeit braucht, sich zu erholen und sich erneut fortzupflanzen, je größer und bedürftiger das Baby ist. Hrdy stellt fest, dass unter den Primaten Menschen zwar die größten und am langsamsten reifenden Babys zur Welt bringen, sich aber am schnellsten wieder fortpflanzen.[22] Vielleicht liegt das daran, dass die frühen Mütter auf ihre eigenen Mütter zurückgreifen konnten, wenn sie Hilfe benötigten.

Hilfsbereite Großmütter, so die Hypothese, erhöhen die Überlebenschancen ihrer Nachkommen und die Chance, ihre eigenen, langsamer alternden Gene weiterzuvererben.[23] Natürliche Selektion begünstigte ein längeres Leben der Großmutter und damit die Menopause. In mathematischen Modellen wurde berechnet, wie nur wenige, über die reproduktive Zeit hinaus lebende Frauen der Vorfahren – »unterstützende Groß- mütter« – den Erfolg ihrer Nachkommen derart steigerten, dass es die menschliche Population nachhaltig beeinflusste. Die Langlebigkeit nahm allgemein zu – sowohl bei Männern als auch bei Frauen – und führte schließlich zu modernen Popu- lationen wie Jäger- und Sammlergemeinschaften, in denen ein Drittel der Frauen das reproduktive Alter überschritt.

Dieser Prozess führte natürlich auch zu länger lebenden Männern, die bis ins hohe Alter reproduktionsfähig blieben. Das Verhältnis von verfügbaren reproduktiven Männern zu reproduktiven Frauen nahm zu. Mehr Männer bedeutete auch mehr Wettbewerb, was die Bindung zwischen den Partnern ge- stärkt haben könnte, da die Männer dieser Vorfahren – deren Fähigkeit, die Gedanken anderer zu lesen und sich in sie hin- einzuversetzen, ebenfalls zunahm – bestrebt waren, mit einer Frau zusammenzubleiben, um einen Verdrängungswettbewerb zu vermeiden.

Auch in der jüngeren Geschichte lässt sich die Wichtigkeit von Großmüttern belegen. In London analysierte ein For- schungsteam Daten der Familienstrukturen und Kindersterb- lichkeit aus 45 Forschungsarbeiten, die Populationen auf der gesamten Welt – meist ohne Zugang zu modernen Verhütungs- mitteln – innerhalb der letzten vier Jahrhunderte repräsentier- ten.[24] Das besondere Interesse der beiden Forscherinnen galt dabei der Wechselwirkung zwischen dem Überleben des Kin- des und dem Überleben seiner Verwandten. Durchgängig wa- ren das Überleben der Mutter und das Überleben des Kindes in den ersten beiden Lebensjahren gekoppelt. Nach diesem Zeit- raum ließ der »Mutter-Effekt« jedoch nach oder verschwand so- gar ganz, was nahelegte, dass andere Fürsorgende sich um das Kind kümmerten, falls die Mutter starb. Der Zusammenhang zwischen einem anwesenden Vater und der Kindersterblichkeit war, je nach dem sozialen Kontext, deutlich inkonsistenter. Die Anwesenheit einer Großmutter erwies sich hingegen belegbar als Schutz.

Als eine Forschungsgruppe die detaillierten Kirchenaufzeichnungen aus dem vorindustriellen Finnland sichtete – sie reichten von 1731 bis 1895, als Tuberkulose, Pocken, Masern, Durchfallerkrankungen und andere noch nicht genau identifizierte, ansteckende Erkrankungen besonders gefährlich für kleine Kinder waren –, stellte sie fest, dass die Nähe der Großmutter mütterlicherseits (aber nicht väterlicherseits) die Überlebenschancen der Kinder nach dem Abstillen, im Alter zwischen zwei und fünf Jahren, erhöhte.[25] Dieser Effekt wurde schwächer, sobald die Großmütter um die 70 Jahre alt waren und ihre eigenen Bedürfnisse vor denen der jüngsten Kinder womöglich in den Vordergrund traten. In den ersten französischen Einwandererfamilien, die sich im 17. und 18. Jahrhundert im St. Lawrence Valley ansiedelten, brachten Frauen, die in der Nähe ihrer eigenen Mutter lebten, früher Kinder zur Welt als ihre weiter entfernt lebenden Schwestern; sie hatten zudem mehr Kinder mit einer geringeren Sterblichkeitsrate.[26]

Die Großmutter-Hypothese ist jedoch keineswegs gesichert. Einige der Forscher, mit denen Hawkes Jäger- und Sammlergemeinschaften untersuchte, stimmen nicht mit ihren Schlussfolgerungen überein. Aus Sicht mancher Kritiker schmälert die Hypothese unnötig die Beiträge des Vaters bei der Fürsorge und Nahrungsmittelbeschaffung, da nährstoffreiche Fleischnahrung einen wichtigen Faktor darstellte, der es den Müttern erlaubte, ihre Sammelleistung zu reduzieren und stattdessen mehr Babys zu bekommen. Unsere menschlichen Vorfahren hatten womöglich keine geschlechtsbezogene Arbeitsteilung, und Väter könnten eine wichtige Rolle bei der Nahrungsbeschaffung und dem Tragen der Kinder gespielt haben, was die Energieressourcen der Mutter geschont und früheres Abstillen

ermöglicht haben könnte. Vielleicht waren männliche »Helfer«
oder kinderlose Väter bei der Versorgung des Nachwuchses
noch wichtiger als Frauen nach der reproduktiven Phase. Manche behaupten, die Jagd und die Aneignung der dafür erforderlichen »intensiven Geschicklichkeit« seien die wahren Treiber
der menschlichen Langlebigkeit gewesen, und es gäbe keine
Beweise dafür, dass Großmütter je die dominierenden »Brot-
verdienerinnen« einer Familie waren.[27]

Dieser letzte Punkt geht allerdings an der Argumentation
von Hawkes und Kollegen vorbei. Zweifellos war die Jagdbeute
ein wichtiger Bestandteil der Ernährung. Was die Großmütter
jedoch wirklich boten, war Präsenz. Tagein, tagaus füllten sie
mit ihrer Sammeltätigkeit Versorgungslücken, unabhängig davon, ob die Männer bei der Jagd erfolgreich waren oder nicht.
Sie kümmerten sich außerdem – nicht minder wichtig – um die
Kleinkinder und älteren Kinder, während die Mutter ein Neugeborenes stillte. Vermutlich brachten sie ihnen bei, wie man
die besten Knollen ausgräbt, oder erzählten ihnen Geschichten,
die ihre Fantasie anregten. Sie lernten die Gedanken ihrer Enkel kennen und teilten auch ihre eigenen mit.

Wahrscheinlich haben alle der oben genannten Faktoren die
Evolution in unterschiedlichem Maße beeinflusst. Aber die Beiträge der Großmütter weisen auf etwas Wichtiges hin: Es geht
nicht darum, eine von der Großmutter unterstützte Familie
als Standardfamilie und als »für Menschen typisch« hervorzuheben. Es zeigt vielmehr, dass menschliche Mütter die Erziehungsarbeit nicht ohne Hilfe bewältigen konnten und es meist
auch nicht taten.

Gut möglich, dass die subventionierte und im 20. Jahrhundert über weite Strecken glorifizierte Kernfamilie[28] – ganz besonders in den Vereinigten Staaten nach dem Zweiten Weltkrieg – zu keinem Zeitpunkt grundlegend war. Großmütter
mütterlicherseits waren vielleicht die am häufigsten zur Verfü-

gung stehenden Helferinnen in den Familien unserer frühen Vorfahren, und ihre Hilfsbereitschaft könnte die folgenden Generationen in ihrem Wunsch gestärkt haben, die Bedürfnisse der Kinder immer besser zu verstehen und zu befriedigen. Ersatzeltern gibt es seit Langem und in den unterschiedlichsten Formen, als Tante und Onkel, Großvater, ältere Geschwister und enge Freunde. Unabhängig davon, wer die Lorbeeren erntet und warum, ist die wesentliche Rolle der kooperativen Kindererziehung in der menschlichen Evolution unstrittig. »Ohne alloparentale Fürsorge«, so Hrdy, »hätte es die menschliche Spezies nie gegeben.«

Ich gestehe meine eigene Voreingenommenheit beim Lesen der Arbeiten von Hawkes und Hrdy ein. Die Großmutter-Hypothese *fühlt* sich für mich richtig an. Vielleicht liegt das daran, dass ich weiß, wie schlimm es sein kann, keine Großeltern in der Nähe zu haben, nicht nur, um sie in den Ferien zu besuchen, sondern auch, um meinen Mann und mich in den vertrauten, alltäglichen Momenten der Erziehung zu unterstützen. Oder daran, dass ich, wenn ich Hawkes Beschreibungen möglicher Kochgewohnheiten unserer in der Savanne lebenden Vorfahren lese, die ein Feuer entfachten und »gemeinsam der Reihe nach Portionen zubereiteten«, sofort an meine Doppelportionen warmer Aufläufe denken muss, die ich seit Jahren zubereite, teils für meine Kinder und teils für eine Freundin, die gerade ein Kind bekommen hat. Kein Zweifel, als ich Hrdys Arbeit über die Ursprünge mütterlicher Ambivalenz las, habe ich mich selbst wiedererkannt.

Hrdy legte nahe, dass diese widerstreitenden Gefühle vielleicht mit den Ersatzeltern in Zusammenhang stehen.[29] Ihr zufolge nahmen diese zu, als die frühen Mütter anfingen, über bestimmte Fragen nachzudenken, wie etwa: »*Soll ich meine Mutter bitten, das Baby zu halten, während ich Nüsse knacke?*« oder: »*Sollte ich mein Baby auf eine lange Wanderung zum*

Beerensammeln mitnehmen oder es lieber bei der Tante lassen?«
Menschliche Eltern wollten seit jeher ihr Kind beschützen und
waren zugleich auf die Unterstützung anderer angewiesen, um
es großzuziehen, was zu inneren Konflikten führte. Liebe und
Ambivalenz gehören beide zur Mutterschaft, sagte mir Hrdy.
»Sie sind in ihr angelegt.«

Mütterliche Ambivalenz ist kein Dilemma, in dem sich
Frauen plötzlich nach Eintritt in die moderne Arbeitswelt wie-
derfanden, kein Schandfleck auf dem wahren Wesen der Mutterschaft, verursacht von Frauen, die nicht willens sind, ihre
biologische Bestimmung voll und ganz zu erfüllen. Hier ließe
sich einwenden, dass die frühen Mütter, gerade indem sie sich
mit ihrem eigenen emotionalen Durcheinander herumschlu-
gen, den Pfad der menschlichen Natur geprägt haben. Die Entwicklung, die Hawkes beschreibt, erfordert nicht nur die Anwesenheit einer hilfsbereiten Großmutter, sondern die Mutter
selbst muss auch bereit sein, sich helfen zu lassen.

Zusammen mit der Neurowissenschaftlerin Barbara Finlay
vertritt Hawkes die Ansicht, dass die Großmutter-Hypothese
weit mehr erklären könnte als nur die längere Dauer der
menschlichen Lebensspanne oder die Menopause. Bei allen
Säugetierarten besteht durchweg ein Zusammenhang zwischen Langlebigkeit und Dauer der kindlichen Entwicklung.
Je mehr Zeit diese Entwicklung beansprucht, desto größer ist
das Gehirn. Unterstützung von Großmüttern (oder anderen
Helfern) könnte ein Muster in der Geschichte des Menschen
begünstigt haben: Sie ermöglichte nicht nur ein größeres Gehirn, sondern auch, dass diese Gehirnentwicklung in einem
ausgeprägt sozialen Kontext stattfand, da die Babys unserer
Vorfahren früher abgestillt wurden als die der anderen Primaten. Hawkes und Finlay verweisen hier auf die Formbarkeit
der Motivations- und Belohnungsschaltkreise des Gehirns.
Menschliche Säuglinge, die eine Bindung mit Ersatzeltern

eingingen, könnten daher besonders empfänglich für soziale Belohnungen gewesen sein.[30]

Wenn die Säuglinge unserer Vorfahren innerhalb der Familie oder Gruppe herumgereicht wurden, mussten sie besondere Fertigkeiten entwickeln, die Affenbabys nicht im gleichen Maß benötigten. Sie mussten lernen, die Gesichter der Menschen zu lesen, die sie trugen, deren mentalen Zustand bestimmen und Laute von sich geben, die deren Zuneigung und zugleich die Aufmerksamkeit der eigenen Mutter erregten. Diese Anstrengungen beförderte die Entwicklung »einer neuen Art von Affen, die mit unterschiedlich sensibilisierten neuronalen Systemen ausgestattet waren und von einem sehr frühen Alter an die Absichten anderer wahrnahmen«, so Hrdy.[31] Natürliche Selektion begünstigte Babys, die die Gedanken anderer erfassten und beeinflussen konnten – und Erwachsene, die, unabhängig davon, ob sie das Baby selbst geboren hatten oder nicht, für den Ruf empfänglich waren. Hrdy erzählte mir, Babys hätten alles darangesetzt, sich an Erwachsene zu binden, und dabei eine sehr einfache Botschaft im Sinne gehabt: »Wähle mich aus.«

An einem Frühlingstag, als ich die Kinder abholte, kam ich mit Meredith McCabe ins Gespräch, deren ältester Enkel Oscar mit meinem Sohn in den Kindergarten geht. Ihre Tochter ist eine Freundin und ebenfalls Journalistin. McCabe fragte mich, ob ich mit meinem Buch vorankäme und was ich bisher dabei erfahren hätte. Ich gab meine übliche Antwort, dass die neurologischen Veränderungen im elterlichen Gehirn sich deutlich von den gängigen Klischees über das mütterliche Denken abhoben, wie flexibel und anpassungsfähig das Mutterhirn in Wahrheit sei, und dass es uns auf die Herausforderungen der Elternschaft vorbereite. Und vielleicht auch auf die Großelternschaft, fügte ich hinzu. Sie schwieg einen Moment lang, während wir den Jungen zusahen, die Eicheln unter einer Reihe hoher Eichen sammelten. Sie trug ihre kleine Enkelin auf dem Arm. Was sie am meisten überrascht habe, sagte sie schließlich, sei die tiefe Bindung zu ihren Enkelkindern. Das habe sie nicht erwartet.

Später, in einem ausführlichen Gespräch über ihr Leben als Mutter und Großmutter, erzählte sie mir, dass sie jemand sei, der sich ständig Sorgen mache und selbst zwei Fehlgeburten erlitten habe. Deswegen war sie auch ausschließlich damit befasst gewesen, ihre Tochter bis zum Tag der Entbindung zu unterstützen, weshalb sie kaum einen Gedanken darauf verschwendet hatte, was es für sie selbst bedeutete, Großmutter zu werden. Dann kam um zwei Uhr morgens eine SMS ihres Schwiegersohns aus New York City: Das Baby sei unterwegs.

In den frühen Morgenstunden machte sie sich von Maine mit dem Auto auf den Weg – in ängstlicher Stimmung, ohne weitere Neuigkeiten aus dem Krankenhaus. Dann endlich traf eine ein: Oscar war da. »Ich fragte nur: ›Ist sie okay?‹«, erzählte McCabe. »Ich wollte nur wissen, ob mit meiner Tochter alles in Ordnung war.« Es ging ihr gut, aber sie hatte eine schwere Geburt hinter sich. Außerdem war Oscars Blutzuckerspiegel zu niedrig, und er musste er einige Tage auf der Intensivstation für Neugeborene bleiben. Schließlich durften sie nach Hause gehen, und McCabe konnte in aller Ruhe bei ihrem Enkel sitzen und ihn bewundern.

Natürlich wusste sie aus eigener Erfahrung einiges über Neugeborene und dass sie besonders sind, aber diesmal berührte es sie anders, tiefer. »Ich habe es einfach in meinem Innersten gespürt, eine Art Bindung, die so stark war, dass ich sie wahrnehmen musste«, sagte McCabe. »Er war mehr als nur das Baby meiner Tochter und meines Schwiegersohnes, zwar nicht mein eigenes Baby, aber er war mein Enkelkind.«

Die Veränderungen im elterlichen Gehirn bestehen offenbar lange über die postpartale Periode und die reproduktive Phase hinaus. Ein Grund dafür könnte die lange Abhängigkeit der Kinder von ihren Eltern sein. Schließlich würde es keinen Sinn ergeben, wenn sich das elterliche Gehirn während der Schwangerschaft und der Zeit nach der Geburt veränderte, um dann direkt nach dem Abstillen oder nach dem ersten Zahn des Kindes wie eine Sprungfeder in den Ausgangszustand zurückzuschnellen. Die Vorstellung, irgendein Körperteil von uns (die Brust oder der Bauch oder das Gehirn) sei so angelegt, ist schlichtweg absurd, und darüber hinaus wäre es eine enorme Energieverschwendung. Das Baby benötigt nach wie vor und noch über Jahre hinaus empfängliche und fürsorgliche Eltern. Und nach ihm und seinen Geschwistern kommen vielleicht noch Enkel.

Möglicherweise bleiben diese Veränderungen bestehen, weil sie überlebenssichernd sind. Es könnte sein, so sagte mir Elseline Hoekzema, dass Enkelkinder, deren Großeltern »sich auch bei Geburt der Enkelkinder noch im aktiven Fürsorgemodus befinden«, einen evolutionären Vorteil haben – zumindest in der Frühzeit der Menschheit.

Hoekzema ist Neurowissenschaftlerin und Leiterin des kürzlich gegründeten Hoekzema Lab am Amsterdam University Medical Center. In ihrer Zeit als Doktorandin in Barcelona hat sie verschiedene Aspekte der Neuroplastizität untersucht. Sie arbeitete dort mit zwei Kolleginnen zusammen, die, wie sie selbst, mit dem Gedanken spielten, Mutter zu werden. Aus Neugier, was Mutterschaft für ihr eigenes Gehirn bedeuten könnte, entwickelten die Frauen eine Studie, um die Anatomie des Gehirns vor und nach der Schwangerschaft zu untersuchen.

Für die Studie wurden Paare – Männer und Frauen – gesucht, die noch nicht schwanger waren, es aber werden wollten; letztlich war es eine Gruppe von insgesamt 25 Erstgebärenden, etwas kleinere Gruppen von erstmaligen Vätern und kinderlosen Männern und Frauen. Der Prozess erstreckte sich über mehr als fünf Jahre, da das Team daneben noch andere Studien betreute, die in Hoekzemas Fall hauptsächlich das Gehirn alternder Ratten und Störungen der Neuroentwicklung beim Menschen betrafen. Zudem war anfangs die Finanzierung der Studie zum mütterlichen Gehirn ungeklärt.

Als die Ergebnisse im Jahr 2016 erstmals in der Zeitschrift *Nature Neuroscience* veröffentlicht wurden, erwartete Hoekzema gerade ihr zweites Kind und war überwältigt von Hunderten Interviewanfragen von Journalisten aus der ganzen Welt. Zum ersten Mal hatte die Gruppe Beweise dafür entdeckt, dass eine Schwangerschaft das Gehirn nachhaltig verändert, und zwar nicht nur aufgrund der ersten, von Schlafentzug gekennzeichneten Monate, sondern über Jahre hinweg.

Die Forschungsgruppe hatte Gehirnscans vor und nach der Schwangerschaft verglichen und dabei eine signifikante Verringerung der grauen Hirnsubstanz bei Erstgebärenden festgestellt, besonders in den an sozialer Kognition beteiligten Regionen. Die Veränderungen des Volumens war so deutlich, dass ein Computeralgorithmus die Frauen eindeutig zuordnen konnte, je nachdem, ob sie ein Baby hatten oder nicht.[32]

Die Wissenschaftlerinnen maßen auch die neuronalen Reaktionen der Erstgebärenden beim Betrachten von Babyfotos – ihrer eigenen Kinder und fremder – und stellten fest, dass einige Areale, in denen die Bilder der eigenen Babys die stärkste neuronale Aktivität ausgelöst hatten, zugleich die größten Verringerungen an Volumen während der Schwangerschaft aufwiesen. Die Forscherinnen wiesen darauf hin, dass die Verminderung des Volumens keineswegs eine Minderung der Funktionsfähigkeit darstellte, sondern vielmehr eine »weitergehende Reifung oder Spezialisierung« der an der sozialen Kognition beteiligten Netzwerke. Bei Erstgebärenden wurde daneben auch eine Wechselwirkung zwischen größeren Veränderungen des Volumens und höherer Trefferquote in einem Fragebogen, der die Aufmerksamkeit testete, ermittelt. Als man im

Anschluss die genauen Veränderungen im ventralen Striatum untersuchte, das den Nucleus accumbens einschließt und Teil des Belohnungsnetzwerks ist, wurde deutlich, dass Frauen mit größerer Minderung des Volumens in dieser Gehirnregion eine stärkere Reaktion auf Bilder ihres Kindes zeigten. Die Gruppe schrieb: »Unsere Ergebnisse liefern vorläufige Belege für eine aufgabengerechte Verfeinerung der sozialen Hirnstrukturen, die den Übergang zur Mutterschaft begünstigt.«[33] (Die ersten Studien der Gruppe stellten keine entsprechenden Veränderungen des Volumens bei Vätern fest, die kurz vor oder nach der Schwangerschaft ihrer Partnerin untersucht wurden. Bemerkenswert ist, dass die Männer zwei Jahre nach der Geburt nicht untersucht wurden. Eine weitere Analyse derselben Daten vor und nach der Schwangerschaft der Partnerin ergab eine Verringerung des Volumens und der kortikalen Dicke im Precuneus der Väter, einem für die *Theory of Mind* wichtigen Knotenpunkt des Ruhezustandsnetzwerks.)[34]

Besonders interessant ist jedoch, dass diese möglichen Verfeinerungen offenbar dauerhaft sind. Bei einer kleineren Gruppe von Müttern, die zwei Jahre nach der Geburt ihres Kindes abermals gescannt wurde, war das Volumen an grauer Hirnsubstanz nach wie vor meist vermindert. Auch ein weiterer, sechs Jahre später durchgeführter Test bestätigte die unveränderte Minderung des Volumens, das mit dem Grad der Bindung korrelierte. »Diese Ergebnisse weisen auf die Möglichkeit hin, dass die durch eine Schwangerschaft ausgelösten Veränderungen im Gehirn erhalten bleiben«, so die Gruppe.[35]

Auf den ersten Blick scheinen die Untersuchungsergebnisse dieser Gruppe in unmittelbarem Gegensatz zu denjenigen einer anderen Gruppe zu stehen. Hier wurde eine *Zunahme* an grauer Hirnsubstanz im Gehirn von Müttern zwischen dem ersten und dem vierten Monat nach der Geburt festgestellt.[36] Der Aufbau und insbesondere der zeitliche Rahmen beider Studien unterscheiden sich jedoch wesentlich. Die Arbeit aus dem Jahr 2010 von Pilyoung Kim, James Swain und Kollegen – damals am Yale Child Study Center – legte den Schwerpunkt auf die postpartalen Monate in einer gemischten Gruppe aus Erstgebärenden und erfahrenen Müttern. Das Volumen vor der Geburt wurde nicht gemessen. Zunahmen in der mittleren Hirnregion wurden mit der positiven Wahrnehmung des Kindes der Mutter korreliert. Eine Studie aus dem Jahr 2020 kam zu ähnlichen Ergebnissen bei Analyse der Daten einer vergleichbaren kleinen Gruppe von Müttern ein oder zwei Tage nach der Geburt und ein zweites Mal sechs Wochen später.[37] Sowohl Hoekzema als auch Kim haben angemerkt, dass ihre unterschiedlichen Untersuchungsergebnisse darauf zurückzuführen sind, dass sich das Gehirn nicht linear verändert.[38] Graue Hirnsubstanz könnte sich demnach während der Schwangerschaft vermindern, aber, abhängig von der jeweiligen Hirnregion, anschließend auch wieder zunehmen.

Hoekzemas Team fand eine teilweise Wiederherstellung des Volumens im Hippocampus während des ersten postpartalen Scans und des letzten, zwei Jahre nach Geburt. Der Hippocampus ist ein hochgradig formbarer Teil des Hirns und besonders wichtig für unser Lernvermögen und Gedächtnis. Er liefert auch die meisten Hinweise darauf, dass Menschen eine Neurogenese erleben – die Bildung neuer Neuronen aus neuronalen Stammzellen oder den Nachkommen der Stammzellen, sogenannte Progenitorzellen –, ein Prozess, der, wie Tiermodelle gezeigt haben, von Hormonveränderungen beeinflusst wird.

Wie wiederholt festgestellt wurde, nimmt die Entstehung neuer Zellen im Hippocampus bei Rattenmüttern ab, unabhängig von der Anzahl ihrer Würfe. Die Forschung bezeichnet das häufig als eine Folge des Stillens, wenn Hirn und Körper der Mutter die Energieressourcen umlenken. Bei Rattenmüttern nimmt die Zellproliferation im Hippocampus nach dem Entwöhnen wieder zu.[39] Aus einer Reihe von Gründen lässt sich allerdings nur schwer überprüfen, ob das auch für Menschen zutrifft, obgleich einige Forscher und Forscherinnen die Hypothese aufstellen, dass ein ähnlicher Produktionsrückgang eine Ursache für subtile Defizite bei bestimmten Gedächtnisleistungen während der Schwangerschaft und in den ersten Monaten nach der Geburt sein könnte. (Mehr dazu in Kapitel 8.)

Wie Hoekzema und ihre Kollegen festhielten, sei es auf der Basis ihrer Ergebnisse möglich – auch wenn nicht abschließend belegt –, dass auch bei Menschen eine Abnahme der Produktion neuer Neurone während der Schwangerschaft und eine spätere Zunahme vorliege. Im Gespräch sagte sie mir, es sei nicht anzunehmen, dass bedeutende Veränderungen des Gehirns, die während der Schwangerschaft und der Zeit nach der Geburt auftreten, immer vollständig adaptiv seien. »Sie könnten ihren Preis haben, etwa Gedächtnisverlust, erhöhte Anfälligkeit für Stimmungsstörungen oder Derartiges«, sagte sie.

Es liegt nahe, diesen Verlust an Gehirnsubstanz als etwas Schlechtes zu sehen, daher kommt dieser Aspekt auch so häufig zur Sprache, wenn sich Menschen zu den Folgen der Elternschaft für das Gehirn äußern – falls den Leuten überhaupt etwas dazu einfällt. Gedächtnisverlust war der Begriff, den auch Hoekzema vor allem zu hören bekam, als sie und ihre Kollegen die Untersuchungsergebnisse veröffentlichten. »Die Leute um uns herum riefen sofort: ›Oh, Verlust an grauer Hirnsubstanz! Wie furchtbar! Ich kann mich an nichts mehr erinnern!‹« Sie habe dasselbe sogar von Fachkollegen gehört, die die Gehirnentwicklung von Jugendlichen mit bildgebenden Verfahren erforschen, was ziemlich überraschend ist. Teenager-Gehirne sind weit besser erforscht als das mütterliche Gehirn, und inzwischen ist unstrittig, dass der Verlust an grauer Hirnsubstanz bei Jugendlichen in Zusammenhang mit Prozessen einer Feinabstimmung der Netzwerke durch *synaptic pruning* (synaptische

Verbindungen werden zurechtgestutzt) und Veränderungen der Myelinisierung (isolierender weißer Mantel, der die Axone umkleidet, Anm. d. Ü.) steht. Sie helfen Jugendlichen dabei, sich an ihr neues Erwachsenendasein anzupassen – und sind mitnichten ein Verlust an Gehirnfunktion.

Also nahm sich die Forschungsgruppe unter der Leitung von Susanna Carmona die Daten von 25 mütterlichen Gehirnen vor und nach der Schwangerschaft vor, um sie mit den Daten von 25 weiblichen Jugendlichen abzugleichen – junge Frauen in einer Lebensphase, die mit Hormonschüben, signifikanten Verhaltensänderungen und einem erhöhten Risiko für psychische Störungen einhergeht.[40] In beiden Gruppen sahen die strukturellen Veränderungen im Gehirn erstaunlich gleichartig aus. Es zeigten sich jeweils eine sehr ähnliche Abflachung des Kortex und eine Verbreiterung der Furchen auf der Hirnoberfläche sowie eine nahezu identische Verringerung des gesamten Hirnvolumens, die dem gleichen morphometrischen Muster folgte.

Die Ähnlichkeiten zwischen Müttern und weiblichen Teenagern besagen nicht, dass ihre Lebensphasen direkt miteinander vergleichbar wären. Sie deuten jedoch darauf hin, dass die mit der Schwangerschaft eintretenden Veränderungen zwar komplex, aber adaptiv und mit großer Sicherheit *nicht* Teil eines neuronalen Verfalls sind.

Die Stichprobengrößen der von Hoekzema und ihrem Team veröffentlichten Studien sind, ebenso wie die der Forschungsgruppe aus Yale, relativ klein, was nicht zuletzt an den Schwierigkeiten liegt, Probanden zu finden, die zu Beginn der Studie nicht schwanger sind, im Laufe der Studie schwanger werden und am Ende der Studie ein Kind zur Welt bringen. Die Ergebnisse sind dennoch belastbar, weil es sich um eine Längsschnittstudie handelt und die Veränderungen des Gehirns jeder einzelnen Person über längere Zeiträume verfolgt werden, anstatt Gruppen zu verschiedenen Zeitpunkten zu vergleichen. Die Ergebnisse müssen allerdings mit größeren Stichproben wiederholt werden, und diese Arbeit ist bereits im Gange. Aber schon jetzt werden die Studien von vielen aus diesem Feld als bahnbrechend angesehen. Sie haben sicherlich das öffentliche Bewusstsein für die langfristigen Auswirkungen der Schwangerschaft und Elternschaft geschärft und offenbar auch mehr Forschende dazu inspiriert, prospektive Studien durchzuführen, in denen die Gehirne von Eltern über längere Zeiträume mit bildgebenden Verfahren untersucht werden.

Als ich im Frühjahr 2021 mit Hoekzema sprach, war sie mit der Vorbereitung einer umfangreichen Studie beschäftigt, die vom European Research Council finanziert wurde. So viele Fragen seien immer noch offen, sagte sie. Welche Auswirkungen hat die Schwangerschaft auf die weiße Hirnsubstanz mit den dichten, von Myelin umhüllten Axonen, die die Hirnareale miteinander vernetzen? Welchen Einfluss haben die Veränderungen in der elterlichen Gehirnstruktur und Gehirnaktivität auf die Betroffenen? Wie entwickeln sich diese Veränderungen langfristig? Durch welche Hormone werden sie getriggert? Inwieweit wirken sich Schlafmangel und übermäßiger Stress auf das elterliche Gehirn aus? Und was geschieht im Gehirn während der zweiten oder dritten Schwangerschaft?

Hoekzema konnte in Vollzeit an der Erforschung des mütterlichen Gehirns arbeiten, nachdem ihr erste Datenerhebungen ihre Finanzierung gesichert hatten. Sie setzte die Arbeit an diesem Projekt an der Universität in Leiden fort, wo sie die Daten analysierte. Inzwischen leitet sie eine Reihe von Studien zu diesem Thema in ihrem Labor in Amsterdam. »Ich habe viele Interessen«, sagte Hoekzema, »aber seit ich dieses Thema entdeckt habe, gibt es wohl nichts, was mich als Mutter und Wissenschaftlerin mehr fasziniert. Es ist einfach absolut grundlegend.«

Einige Forscherinnen und Forscher nehmen mittlerweile bereits die langfristigen Auswirkungen dieser einschneidenden Lebensphase ins Visier, indem sie untersuchen, welchen Fingerabdruck die Elternschaft im Gehirn älterer Erwachsener hinterlässt, deren Kinder längst erwachsen sind. Erzählungen wie die der verringerten Gedächtnisleistung erstmaliger Mütter hören wir in ähnlich entmutigender Form auch, wenn es um die spätere Lebensphase von Eltern geht: Frauen haben ein deutlich höheres Risiko, an Alzheimer zu erkranken als Männer, wobei Müttern eine frühere Erkrankung und ein stärkerer kognitiver Abbau droht, obwohl die Beweise uneindeutig sind.[41] Anders ausgedrückt: Ein Kind großzuziehen, kann letztlich eine neurodegenerative Wirkung auf einige Mütter haben. Allerdings legen jüngste Forschungsergebnisse nahe, dass das Gesamtbild erheblich komplexer und vielleicht nicht ganz so düster ist.

Mithilfe neuer Techniken, die Daten aus bildgebenden Verfahren und künstlicher Intelligenz (KI) kombinierten, veröffentlichten Forschungsgruppen in Oslo und Oxford eine Reihe von Arbeiten, für die Tausende von Gehirnscans auf bestimmte Muster hin untersucht wurden. Die Scans gehören zu einer riesigen Datenbank biomedizinischer Informationen namens UK Biobank. Nach Sichtung der Scans von 19.787 Frauen im Alter zwischen 45 und 82 Jahren stellte die Gruppe fest, dass die Frauen mit Kindern »jünger aussehende« Gehirne hatten.[42] Ein Computersystem analysierte Hunderte von Gehirneigenschaften, die mit dem Volumen der kortikalen und subkortikalen Areale in Verbindung stehen, und schätzte das »Gehirnalter« der Mütter jünger ein, als es angesichts ihres tatsächlichen Alters zu erwarten war.

Der Effekt war umso deutlicher, je mehr Kinder eine Frau hatte (die Ergebnisse der Frauen mit mehr als fünf Kindern waren allerdings weniger eindeutig). Die Gruppe unter Ann-Marie G. de Lange, die inzwischen das FemiLab zur weiblichen

Gehirngesundheit in Lausanne leitet, identifizierte Gehirnregionen, in denen der Effekt besonders ausgeprägt war, darunter der Hippocampus, der Thalamus, die Amygdala und insbesondere der Nucleus – Teil des in Kapitel 3 besprochenen Belohnungs- und Motivationssystems. Im Jahr 2021 veröffentlichte die Gruppe neue Ergebnisse zur weißen Hirnsubstanz, deren Verringerung als ein Faktor des altersbedingten kognitiven Abbaus gilt. Auch hier wurde eine höhere Zahl von Geburten mit einem »jüngeren« Muster der weißen Substanz in Verbindung gebracht.[43]

Bisher ist die Wechselwirkung zwischen Schwangerschaften und dem Gehirnzustand im späteren Leben noch recht unbestimmt. Die Analyse beinhaltet keine Messung der kognitiven Funktion oder anderer Parameter der Gehirngesundheit. Das Hirnalter wird hier als Stellvertreter dieser Bereiche genommen und ein höheres Hirnalter mit Alzheimer, Schizophrenie und kognitiven Beeinträchtigungen in Verbindung gebracht.[44] Es ist nicht ganz klar, ob die schützenden Wirkungen, falls es sich um solche handelt, auf eine physiologische Reaktion auf die Schwangerschaft, auf die Elternschaft über einen längeren Zeitraum hinweg oder auf wichtige soziale und wirtschaftliche Unterschiede zurückzuführen sind, die zwischen kinderlosen Personen und Eltern mehrerer Kinder bestehen – Unterschiede, die möglicherweise schon vor der Schwangerschaft bestanden. Um Ursache und Wirkung näher zu bestimmen, sind noch umfassende Studien, die dieselben Personen über einen längeren Zeitraum hinweg verfolgen – von der Schwangerschaft bis ins späte Leben –, erforderlich. Einstweilen, so die Gruppe, deuten diese Ergebnisse darauf hin, dass die Veränderungen des Gehirns, die eine Person während der Schwangerschaft und nach der Geburt durchläuft, »noch Jahrzehnte nach der Geburt nachweisbar sein können«.[45]

Andere Forschende haben versucht, einen Zusammenhang

zwischen diesen nachweisbaren Wirkungen und der kognitiven Funktion herzustellen. Anhand einer großen Datenbank mit Gesundheitsinformationen – mit den erhobenen Daten sollte ursprünglich geprüft werden, ob die regelmäßige Einnahme einer niedrigen Dosis Aspirin Behinderungen oder Demenz vorbeugen kann – analysierte ein Team der Monash University in Melbourne die Gehirnscans von fast 550 Australiern in einem Alter zwischen 70 und 90 Jahren; der Anteil weiblicher und männlicher Teilnehmer, die mindestens ein Kind aufgezogen hatten, war gleich. Sie betrachteten auch eine kleine Gruppe von Kinderlosen sowie die Ergebnisse der kognitiven Tests der Teilnehmenden.

Mutterschaft stand, so das Ergebnis der Studie, in Zusammenhang mit einer »Dosis-Wirkungs-Beziehung«[46] (die Größe der Belastung und die daraufhin eintretenden körperlichen Veränderungen, Anm. d. Ü.) der kortikalen Dicke bestimmter Gehirnregionen: Diese erhöhte sich im parahippocampalen Gyrus, beteiligt an der Gedächtniskonsolidierung und Kohäsion, und nahm in drei mit komplexen sensorischen Schaltkreisen in Verbindung stehenden Arealen ab. Die Unterschiede wurden mit steigender Anzahl der Kinder einer Frau ausgeprägter. Das Team stellte auch Unterschiede zwischen Vätern und Nichtvätern fest, allerdings ließ sich keine Dosis-Wirkungs-Beziehung nachweisen. Darüber hinaus schnitten mehrfache Mütter im verbalen Gedächtnistest geringfügig besser ab.

Ausgehend von derselben Stichprobe älterer Erwachsener untersuchte man im Folgenden die unterschiedlichen Werte der erhaltenen Gehirnfunktionen, dieses Mal ausschließlich bei Eltern, und sichtete dafür im Ruhezustand erhobene Daten. Mit dem Ergebnis, dass bei Frauen die Trennung zwischen den Gehirnnetzwerken, den Hemisphären und den anterioren und posterioren Arealen umso ausgeprägter war, je mehr Kinder diese hatten. Die Projektleiterin, Winnie Orchard, erklärte, in diesem Fall sei die Trennung positiv und spiegele eine geringere Auswirkung des Alterungsprozesses wider.[47]

In einem gesunden alternden Gehirn – dessen Leistungsfähigkeit dennoch abnimmt – binden sich Hirnregionen, die an Funktionskraft verlieren, stärker mit anderen, um Hilfe bei der Erledigung bestimmter Aufgaben zu erhalten. »Um dieselbe Aufgabe zu erledigen«, so Orchard, »benötigen sie mehr Unterstützung.« Bei Müttern war der Zugriff auf andere Regionen jedoch weniger ausgeprägt als erwartet, und auch dieser Effekt war linear: je mehr Kinder, desto weniger Unterstützung anderer Regionen. »Die Ergebnisse bestätigen die Annahme eines flexibleren und widerstandsfähigeren mütterlichen Hirns bei älteren erwachsenen Frauen«, so das Team. Bei Vätern ließ sich dieser Effekt nicht feststellen.

Die Daten der Studie enthielten nur grundlegende Informationen – ob die Teilnehmenden Kinder hatten und wie viele. Sie enthielten weder hormonelle Daten noch Angaben zur Erziehung oder Familienstruktur. Es wurden auch keine Informationen zu Geburts- oder Ernährungsmethoden erfasst, ob es in der reproduktiven Geschichte der Teilnehmer zu Fehlgeburten oder Abtreibungen gekommen war oder ob deren Kinder biologisch oder adoptiert waren. Daher lässt sich der Forschungsgruppe zufolge auch nur schwer bestimmen, ob die beobachteten Auswirkungen in direktem Zusammenhang mit Schwangerschaften oder dem »komplexen Umfeld« der Elternschaft stehen. Während die hormonellen Veränderungen im Verlauf der Schwangerschaft und der Zeit nach der Geburt für die Mütter den Ausschlag gegeben haben könnten, wurden diese Frauen erst um die drei Jahrzehnte später mittels bildgebender Verfahren untersucht. Elternschaft, so das Team, stelle eine lebenslange Herausforderung dar, die mit jedem weiteren Kind noch verstärkt würde. Dies erfordere »schnelle Verhaltensumstellungen und den Erwerb von Fähigkeiten.«

Welche Erklärung gibt es dann für die geringfügigeren oder sogar nicht feststellbaren Auswirkungen in den Gehirnen der Väter? Laut Orchards Gruppe stammten die Teilnehmenden der von ihr verwendeten Datenbank aus einer Generation, in der überwiegend »traditionelle« Strukturen der Elternschaft herrschten: Die Väter fungierten als Ernährer und die Mütter als Hauptbezugspersonen. Das könnte bedeuten, dass diese Männer weitaus weniger Zeit in jener komplexen Umgebung von Kindern verbracht haben und somit auch weniger elternspezifische Veränderungen im Gehirn stattgefunden haben.

Bekanntlich kommt es auf Erfahrung an, und Erfahrung gewinnt man mit der Zeit und durch Nähe. Das Gehirn einer Person, die das Haus verlässt, bevor die Kinder wach sind, und zurückkehrt, wenn sie bereits schlafen, oder die ihre Kinder nur sporadisch sieht oder Babys einfach nicht als ihre Angelegenheit betrachtet, hat daher keine Möglichkeit, um – zumindest auf neurobiologischer Ebene – als Vater verändert zu werden. Sicherlich nicht im Vergleich zu den Vätern der Aka, ein sammelndes Volk in der Zentralafrikanischen Republik, die, wie der Anthropologe Barry Hewlett in den 80er- und 90er-Jahren feststellte, 47 Prozent ihrer Zeit damit verbrachten, ihr Kind zu halten oder sich in seiner Reichweite aufzuhalten.[48] Und auch nicht im Vergleich zu meinem Mann – und vielen anderen Eltern –, der bereits früh lernte, was es körperlich bedeutet, ein Neugeborenes durch Wiegen, Murmeln und Halten zu beruhigen. Der die Verantwortung für die Aufgabe übernahm, unserem Sohn das Trinken aus dem Fläschchen beizubringen, als ich wieder zu arbeiten begann, und der währenddessen lernte, die Signale seines Sohnes zu lesen und darauf zu reagieren. Und der sich in den ersten Wochen der Pandemie praktisch im Alleingang um unsere Kinder, damals zwei und fünf Jahre alt, kümmerte und sie mit Spielen und selbst ausgedachten Unterrichtsstunden auf Trab hielt. Väterliche Erfahrungen sind sehr unterschiedlich. Das mag der Grund sein, warum andere Studien *sehr wohl* wesentliche Veränderungen bei Vätern in der postpartalen Phase und viel später im Leben festgestellt haben.

Dasselbe Forschungsteam aus Yale, das eine Zunahme an grauer Substanz festgestellt hatte, führte später eine Studie über strukturelle Gehirnplastizität bei Vätern durch. Sie scannten die Gehirne von 16 Männern in den ersten Wochen der Vaterschaft und ein zweites Mal drei oder vier Monate später. Die Gruppe bestand aus erstmaligen und erfahrenen Vätern. Innerhalb dieses Zeitraums stellten die Forschenden Veränderungen im Volumen der Hirnareale fest, die wichtig für die elterliche Fürsorge sind. Unter anderem fanden sie Abnahmen in den Knoten des Ruhezustandsnetzwerkes und Zunahmen im lateralen präfrontalen Kortex und subsidialen temporalen Gyrus; Letzterer war bei Vätern deutlicher aktiviert als bei Müttern, wenn diese ihr eigenes Kind im Vergleich zu anderen betrachteten. Das belegen auch andere Studien.[49]

Eine anderes Forschungsteam an der University of Southern California in Los Angeles zog ebenfalls Daten aus der UK-Biobank heran, untersuchte dabei aber Männer und Frauen im mittleren Alter. Sie analysierten Daten von insgesamt 303.196 Personen, mehrheitlich um die 50 oder 60 Jahre alt; sie verglichen die Anzahl der Kinder, die diese Personen hatten, und deren Abschneiden in zwei kognitiven Tests, in denen die Reaktionszeit und das visuelle Gedächtnis gemessen wurden. Dabei wurde Elternschaft mit schnellerer Reaktionszeit sowie weniger Fehlern beim Erinnern assoziiert. Die Leistungsunterschiede waren dann am auffälligsten, wenn die Teilnehmenden zwei oder drei Kinder hatten, im Vergleich zu denjenigen, die kinderlos waren, und bei Vätern am deutlichsten.

In einer kleineren Testgruppe – 13.584 Personen – wurden ebenfalls Daten gesammelt und das Gehirnalter im Vergleich zu Gleichaltrigen gemessen. Elternschaft wurde mit einem

»jüngeren Gehirn« assoziiert und mit jedem zusätzlichen Kind eine leichte Senkung des relativen Gehirnalters festgestellt. Bei Männern mit zwei oder drei Kindern war diese Senkung des Gehirnalters besonders ausgeprägt. Dass die Ergebnisse zwar je nach Geschlecht unterschiedlich ausfielen, aber sowohl für Männer als auch für Frauen signifikant waren, zeige der Forschungsgruppe zufolge, wie wichtig es ist, die Auswirkungen der Elternschaft auch im Hinblick auf das Geschlecht zu untersuchen. Vieles deute jedoch darauf hin, dass »Lebensstil und Umweltfaktoren«, also das gesamte Leben eines Elternteils und nicht ausschließlich die jeweilige Schwangerschaftsgeschichte, die langfristige Gesundheit des Gehirns beeinflussen.

Dieses einleuchtende Ergebnis hat sich natürlich in der Tierforschung bereits wiederholt bestätigt: Die Umwelt eines Individuums prägt sein Gehirn ein ganzes Leben lang. Ratten, in einem großen Käfig mit viel Spielzeug, anderen Ratten und täglicher Übungszeit in einem Labyrinth entwickeln eine größere kortikale Tiefe im Vergleich zu Ratten aus demselben Wurf, die allein und ohne Spielzeug und Labyrinth aufwachsen. In einer spannenden Arbeit aus dem Jahr 1971 stellten Forscher fest, dass sich der Kortex einer weiblichen Ratte, die in einer derart anregungsarmen Umgebung aufgezogen wurde, nach der Mutterschaft mit dem Kortex einer jungfräulichen und in anregungsreicher Umgebung aufgezogenen Ratte vergleichen ließ.[50]

Vielleicht ist Elternschaft auch für Menschen eine anregende Umgebung der besonderen Art. Womit keineswegs gesagt sein soll, das Leben von Menschen ohne Kinder sei anregungsarm. Aber Elternschaft geht mit besonderen »lebenslangen kognitiven und sozialen Anforderungen« einher.[51] Aus meiner Sicht unterscheiden sich viele dieser Anforderungen physiologisch von anregungsreichen Anforderungen, die nicht im Zusammenhang mit einer Schwangerschaft stehen. Das liegt an der Intensität der kindlichen Anreize, der besonderen allostatischen Verbindung zwischen Baby und Eltern und den besonderen Schwierigkeiten der Elternschaft. »Kinder lösen einen permanenten Lern- und Reifungsprozess in uns aus, und wir müssen in jeder Lebensphase als Eltern anders agieren«, sagte mir Orchard. »Vielleicht müssen wir auch zwei oder drei Kinder in unterschiedlichen Entwicklungsphasen erziehen. In diesem Fall sind wir gezwungen, gleichzeitig verschiedene Muster anzuwenden, also ›okay, dieses Kind benötigt jetzt das von mir und das andere Kind jenes‹. Das ist natürlich schwierig und ein permanenter Entwicklungsprozess. Er ändert sich. Er ist niemals stabil. Wir können uns niemals selbstzufrieden zurücklehnen.«

Dennoch behauptet Orchard nicht, dass Elternschaft gut für das Gehirn ist. Obwohl es recht belastbare Beweise für die langfristigen Wirkungen der Elternschaft gibt, fehlt es an eindeutigen, absolut funktionsgebundenen Belegen.

Einige, aber nicht alle Studien haben festgestellt, dass keine oder nur wenige Kinder zu haben mit einer besseren kognitiven Leistung im späteren Leben in Zusammenhang steht.[52] Die kumulative lebenslange Östrogenexposition einer Person wird als ein wichtiger Faktor der späteren Gehirnfunktion angesehen, und die reproduktive Geschichte hat großen Einfluss auf diese Exposition. Während der Schwangerschaft steigt der Östrogenspiegel, ist aber bei den meisten Frauen nach der Entbindung niedrig; eine Schwangerschaft kann daher insgesamt zu einem niedrigen Spiegel führen. Viele andere Faktoren, eingeschlossen Verhütungsmittel, Stillzeit und das Alter einer Person bei der ersten oder letzten Schwangerschaft spielen ebenfalls eine Rolle.

Der Zusammenhang zwischen Schwangerschaft, Elternschaft und insbesondere einer Alzheimer-Erkrankung lässt sich schwierig fassen. Fünf oder mehr Kinder zu haben[53] – manchmal als »Große Multiparität« (grand multiparity) bezeichnet –, wird nicht nur mit einem höheren Risiko, sondern auch mit gesteigerter Intensität der Symptome in Verbindung gebracht. Dennoch hat eine Studie mit einer kleinen Kohorte älterer britischer Frauen, in der die jeweilige detaillierte Krankengeschichte ausgelesen wurde, ergeben, dass eine höhere kumulative Östrogenexposition, die auch durch *mehr* Schwangerschaftsmonate entsteht, einen Schutz vor der Alzheimer-Erkrankung bietet.[54] Man nimmt an, dass bestimmte Genotypen, die ein Alzheimer-Risiko bergen, mit der reproduktiven Vergangenheit interagieren und zu schlechteren Ergebnissen führen, eingeschlossen ein früherer Beginn der Erkrankung. Doch auch hier hieß es abschließend, dass viel umfassendere Informationen darüber nötig seien, wie sich die unterschiedlichen Erfahrungen der Elternschaft auf das Risiko und den Krankheitsverlauf auswirken.[55]

Elternschaft beeinflusst die Gesundheit auf komplexe Weise und während des gesamten Lebens. Sie ist keine homogene Erfahrung, und daher ist es plausibel, dass auch die Auswirkungen auf das Gehirn im späteren Leben in einer Population sehr unterschiedlich ausfallen. Eindeutig ist jedoch, dass es sich um dauerhafte Auswirkungen handelt und die reproduktive Vergangenheit einer Person eine wichtige und prägende Komponente ihrer physischen und mentalen Gesundheit über einen längeren Zeitraum darstellt. Das gilt sicherlich für Mütter und wahrscheinlich für alle engagierten Eltern.

Eine direkte Verbindung zwischen den langfristigen Auswirkungen der Elternschaft und der evolutionären Rolle der Großmütter lässt sich nicht herstellen. Immerhin profitieren Rattenmütter eindeutig und langfristig von einer Mutterschaft, denn ihre kognitiven Fähigkeiten nach dem Abstillen sind besser als die nicht mütterlicher Ratten, sie sind besser vor dem altersbedingten Rückbau des räumlichen Gedächtnisses geschützt und zeigen eine hippocampale Neubildung der Nervenzellen.[56]

Es ist ja nicht so, dass die Auswirkungen der Mutterschaft erst auftauchten, als die Evolution die Großmütter ins Spiel brachte. Ich denke jedoch, zwischen beidem besteht ein, bereits von Hoekzema angedeuteter, Zusammenhang. Wenn die Hilfe der Großmütter (oder anderer erfahrener Ersatzeltern) von ihren Verwandten benötigt wurde, lange nachdem sie eigene Kinder großgezogen hatten, könnte das darauf hinweisen, dass sie sich die Fähigkeit bewahrt haben, die Bedürfnisse eines Babys zu erkennen, zu erfüllen und mit ihm eine Bindung einzugehen.

Mir ist bisher nur eine Studie bekannt, die sich damit beschäftigt, wie das großmütterliche Gehirn auf die Reize eines Enkels reagiert. Eine Kohorte von 50 Großmüttern mit einem oder mehreren Enkeln im Alter von drei bis zwölf Jahren nahmen daran teil, von denen viele stark am Leben ihrer Enkelkinder beteiligt waren, und zehn davon sogar mit ihnen zusammenwohnten. Ein Forschungsteam an der Emory University verglich die fMRt-Daten der Frauen, wenn diese sich Bilder ihrer Enkelkinder, unbekannter Kinder, eines Elternteils des Kindes (häufig das eigene biologische Kind der Probandinnen) und eines unbekannten Erwachsenen ansahen. Falls die Großmutter-Hypothese zuträfe und die Fürsorge der Großmutter für ihre Nachkommen die Langlebigkeit des Menschen befördert habe, so das Team, sollte ein Enkelkind sich als »besonders hervorstechender Reiz im Gehirn postreproduktiver Frauen abbilden«.[57]

Die Großmütter zeigten – vielleicht nicht sehr überraschend – gleiche oder erhöhte Aktivität in bestimmten Hirnregionen beim Betrachten des erwachsenen Elternteils ihrer Enkelkinder im Vergleich zum Enkelkind. Das galt insbesondere für den Precuneus und könnte auf eine größere Fähigkeit hinweisen, die Perspektive eines anderen, vertrauten Erwachsenen einzunehmen. Regionen, die an emotionaler Empathie beteiligt sind, eingeschlossen die Insula und der sekundäre somatosensorische Kortex, zeigten jedoch mehr Aktivität beim Betrachten des Enkelkindes. Infolgedessen wurden Daten aus einer vorhergehenden Studie über Väter herangezogen und festgestellt, dass Großmütter im Vergleich zu Vätern, die ihre eigenen Kinder betrachteten, beim Bild ihrer Enkel stärkere Aktivität in den an der Verarbeitung von Empathie beteiligten Regionen und wichtigen, an Motivation und Belohnung beteiligten, subkortikalen Arealen zeigten.

McCabe, die Großmutter, mit der ich mich vor der Schule unterhielt, ist im Ruhestand und nicht mehr als klinische Sozialarbeiterin an Schulen tätig. Sie bietet jedoch an ein oder zwei Tagen pro Woche Therapien für Erwachsene an. »An den restlichen Tagen kümmere ich mich vor allem um meine Enkelkinder«, sagte sie. Sie hat ihre Tochter und deren Partner lange Zeit bei der Betreuung von Oscar und den drei anderen Enkelkindern, die nach ihm zur Welt kamen, geholfen. Dann brach die Pandemie aus, und McCabes altes Bauernhaus etwa 30 Minuten außerhalb von Portland wurde zum Zentrum des erweiterten Familienlebens. Die Eltern arbeiteten im Homeoffice, und McCabe begleitete die Enkel auf ihren Abenteuern draußen, wo sie im Teich Frösche suchten oder auf ihrem anderthalb Hektar großen Grundstück herumstapften und nach neuen Tierarten Ausschau hielten, die sie ihrer »Kreaturenliste« hinzufügen konnten.

McCabe macht sich erstaunlicherweise nichts vor. Sie weiß, ihre Enkel werden sich mit dem Alter ändern, und genau dasselbe gilt auch für sie. Wenn sie sich erschöpft fühlt, sagt sie, hält sie sich vor Augen, dass ihre Enkel sie nicht immer auf die gleiche Art benötigen werden und sie ihnen auch nicht ewig so viel geben kann. Bis dahin genießt sie die gemeinsame Zeit und besonders die Momente, in denen deutlich wird, wie lohnend das Zusammensein auch für ihre Enkel ist. »Ich erkenne es an ihren kleinen Gesichtern, wenn sie kommen«, sagt sie. »Es ist etwas sehr Kostbares. Ich fühle mich reich beschenkt.«

Auch nach 40 Jahren begeistert sich Hawkes noch immer dafür, die Einzelheiten der frühen Entwicklung der Menschheit zu enträtseln. Fragen über die Familien der Vorzeit sind für sie sehr präsent. Sie ist geradezu besessen davon, herauszufinden, wie wir zu »diesem Tier« geworden sind, sagte sie mir in einem Zoom-Meeting und wies dabei mit dem Zeigefinger auf ihr eigenes Gesicht. Meine Frage, ob die frühen Großmütter die Ersatzelternschaft in unserer Spezies überhaupt erst ermöglicht hätten, beantwortet sie mit einem detaillierten Exkurs in die Geistesgeschichte ihres Fachgebietes, den sie schließlich mit einer einfachen Antwort abschließt: »Absolut«, sagte sie.

Die elterliche Fürsorge folgt keinem bestimmten Muster, und das gilt für alle Arten. Sie wird keineswegs durch eine geschlechtsspezifische »charakteristische Psychologie« geprägt, sondern vielmehr von dem sich wandelnden Kontext der jeweiligen Spezies. Das, was E.O. Wilson als Anpassungsmechanismus auf Gruppenebene bezeichnet hat, ist ein äußerst flexibles und wirkungsvolles Werkzeug der Evolution.[58] Unsere frühen Vorfahren folgten einem Muster, das sich bei Säugetieren und überall dort als nützlich erwiesen hat, wo auch immer eine Spezies eine ökologische Nische besetzte, in der sie weitläufige soziale Bindungen eingehen und dadurch ihr Überleben und Gedeihen sichern konnte, während sie der von Raubtieren ausgehenden Gefahr oder einer instabilen Umwelt ausgesetzt war, wie dem Waldsterben und wachsenden Savannen, die die frühen Menschen erlebten.

Das *cooperative breeding*, die gemeinsame Aufzucht des Nachwuchses, bindet Helfer neben dem Brutpaar ein und stellt einer Forschungsgruppe zufolge eine »Extremform der Kooperation dar«.[59] Es kommt nur bei 3 Prozent aller Säugetiere vor: bestimmte Mäusearten und Erdmännchen, Stachelschweine und Biber, Wildhunde und hochreproduktive Affenarten. In dieser Aufzählung nicht enthalten sind die Vertreter einer

»pluralen« Aufzucht, bei denen Gruppen von Weibchen zusammen und meist getrennt von den Männern die Kinder versorgen (etwa Elefanten und Löwen). Bemerkenswert ist, dass die einzige Spezies neben den Menschen, die bekanntermaßen in die Wechseljahre kommt, bestimmte Zahnwale sind, darunter Orkas und Belugawale, die ebenfalls komplexe Sozialstrukturen haben und auf das Alloparenting beziehungsweise auf die Fürsorge von Ersatzeltern angewiesen sind.

Daneben verfolgen auch viele Vogelarten die kooperative Aufzucht. Noch hat die Wissenschaft nicht herausgefunden, warum sich einige selbst eng miteinander verwandte Arten in ihrer Vorgehensweise unterscheiden, obwohl manche Belege für das sprechen, was Wilson bereits 1975 vorgeschlagen hat: dass Familien in Umfeldern schwankender Produktivität zu mehr Kooperation neigen, um sich abzusichern.[60]

Kurz nachdem wir in unser neues Haus eingezogen waren, das an eine Baumgruppe in einem ansonsten dicht bebauten Viertel grenzt, stellten wir fest, dass wir Gesellschaft hatten. Eine Gruppe heimischer Krähen – ein Krähenschwarm wird übrigens im Englischen als »a murder« (dt. Mörder) bezeichnet – erwachte bei Sonnenaufgang, und wir mussten eilends die Fenster im Zimmer unseres kleinen Sohnes schließen, damit er von ihrem lauten Morgengruß nicht geweckt wurde. Zuerst empfanden wir die Vögel als ziemlich lästig, aber mit der Zeit wuchsen sie mir ans Herz. Abends, wenn wir von der Arbeit und dem Kindergarten nach Hause kamen und uns allmählich an unsere allabendliche Routine gewöhnten, hielt ich nach den Krähen Ausschau, wie sie am Horizont auftauchten und sich in den Baumkronen niederließen.

Im Frühjahr 2021 hatte ein Krähenpaar angefangen, ein Nest im Ahornbaum direkt an unserem Garten zu bauen. Meine Söhne und ich sahen zu, wie sie die herbeigetragenen Stöckchen und das Gras zu einem Nest zusammensteckten. Wir beobachteten, wie der Vater – das nehme ich zumindest an – der brütenden Mutter Nahrung brachte und gelegentlich den Platz mit ihr tauschte, damit sie zwischen den Ästen davonfliegen, Futter suchen und sich ein bisschen ablenken konnte.

Eines Tages saß eine Krähe im Nest, und eine andere hielt sich ganz in der Nähe auf, als eine dritte Krähe heranflog. Wir hatten in der Bauphase schon andere Krähen in der Nähe des Nestes gesehen, und bisher hatte ich die Interaktion des Paares mit den anderen Krähen als recht feindselig eingeschätzt. Sie verteidigten ihr Territorium. Ich rechnete also damit, dass sie den Eindringling verscheuchen würden. Stattdessen erhob sich der Vogel im Nest, rückte zur Seite, und der dritte Vogel hüpfte gelassen auf den Rand des Nests, um alles genauer zu besehen, da die Jungen vermutlich gerade geschlüpft waren.

Zunächst dachte ich, der Vogel sei eine Tante, die bei ihrer Schwester und deren Babys nach dem Rechten sehen wollte – wahrscheinlich wegen meiner eigenen Voreingenommenheit, weil mir die pandemiebedingt ausbleibenden Besuche meiner Schwester und ihrer Familie sehr fehlten. Schließlich brachte mich die Beobachtung aber dazu, die gesamte Szene, deren Zeugin ich geworden war, neu zu betrachten. War wirklich nur ein Krähenpaar am Nestbau beteiligt gewesen oder eine ganze Truppe, die ich nicht auseinanderhalten konnte? In den folgenden Wochen, als die Krähen Nahrung zum Nest brachten, fragte ich mich, wie viele an der Versorgung der hungrigen heranwachsenden Brut beteiligt waren.

Wie sich herausstellte, ist die Gattung Corvus, zu der Krähen, Raben, Eichelhäher und Elstern gehören, besonders kooperativ. Sie gelten als kognitiv komplex, hochsozial, langlebig und loyal. 40 Prozent der Gattung sind bei der Aufzucht des Nachwuchses kooperativ.[61] Manche werden von ihren älteren Jungen, manche von den nicht verwandten Mitgliedern des Schwarms unterstützt. Einige Arten brüten »in Kolonien« und bauen ihre

Nester nahe beieinander. Wahrscheinlich waren die Helfer an unserem Nest im Garten Geschwister, die im letzten Jahr zur Welt gekommen waren und noch nicht selbst brüteten.[62]

Elternschaft folgt keinem festgelegten Muster. Wie aber lässt sich eine derartige Bandbreite zwischen den verschiedenen Arten und Umfeldern erklären? Über die Zeit hinweg? Die Antwort liegt zum Teil in einer viel umfassenderen kulturellen Debatte, die derzeit über Geschlechtsunterschiede und das Gehirn geführt wird. Während ich an diesem Buch schreibe, rollt über die Vereinigten Staaten eine neue Welle politischer Rhetorik hinweg, teilweise durch die Panik über die sinkende Geburtenrate und die Empörung von Müttern angeheizt, die erkannt haben, wie sehr ihr eigenes Leiden während der Pandemie durch gewählte Beamte und Arbeitgeber verschlimmert wurde, die sich jahrzehntelang – und bis heute – schlichtweg geweigert haben, die tatsächlichen Bedürfnisse von Familien anzuerkennen. »Covid hat mit dem Brecheisen die Kluft zwischen den Geschlechtern aufgestemmt«, sagte die Wirtschaftswissenschaftlerin Betsey Stevenson im Februar 2021 in einem Interview mit der *New York Times*.[63] Schuld daran sei die politische Apathie oder jene Konservativen, die alle Bemühungen um bezahlten Elternurlaub oder ausreichende Kinderbetreuung als »linke Sozialsteuerung« abtäten und auf die fest verwurzelte Idee zurückgriffen, der Bedarf an Kinderbetreuung sei gleichbedeutend mit dem Versagen der amerikanischen Familie – etwas, das in Armut lebende, zerrüttete Familien nötig hätten, nicht aber der Allgemeinheit zur Verfügung stehen müsse.[64]

Menschen, die diese Meinung vertreten, glauben häufig, dass Kinder dazu bestimmt sind, zu Hause von einer engagierten Mutter betreut zu werden – und dass dies die von der menschlichen Biologie vorgegebene Familienstruktur ist. Und auch seit jeher so war.

Sie irren sich.

Kapitel 6

DER HANG ZUR FÜRSORGE

Lange Zeit war das elterliche Verhalten für Catherine Dulac überhaupt kein Forschungsschwerpunkt. Sie untersuchte sensorische Einflüsse auf das Sozialverhalten bei Mäusen. »Die Elternschaft hatte ich absolut nicht auf dem Schirm«, erzählte mir die Professorin der molekularen und zellulären Biologie an der Harvard University. »Mir ging es vor allem um die Interaktion zwischen Erwachsenen – männlich/männlich, männlich/weiblich, um Kampf und Paarung, also die eher klassischen sozialen Interaktionen, die man sich normalerweise anschaut.« Klassisch, fuhr sie fort, seien sie vor allem deswegen, weil so lange Männer in der Forschung den Ton angaben. In deren Augen waren Kampf und Paarung grundlegender als Fürsorge, was als ausgesprochen weibliches Verhalten angesehen wurde.

Anfang der 2000er-Jahre untersuchten Dulac und ihre Kollegen, welche Rolle das Vomeronasal-Organ – ein schlauchähnliches Organ in der Nasenhöhle – beim Aufspüren von Pheromonen spielt und inwiefern es geschlechtsspezifisches Verhalten auslöst. Sie stellten fest, dass Weibchen mit genetisch gestörter vomeronasaler Signalübertragung männertypische Verhaltensweisen zeigten, etwa Besteigen und Beckenstöße. Als die Gruppe später die Männchen mit ebenfalls gestörter Signalübertragung untersuchte, zeigte sich dagegen, dass die Mäuse sich den Jungtieren gegenüber weniger aggressiv verhielten und stattdessen Nester bauten, sie pflegten und sich wie zum Säugen über die Jungen hockten. Mit anderen Worten, so die Gruppe, enthielten die Gehirne der männlichen Mäuse offenbar Schaltkreise für typisches Verhalten der weiblichen Mäuse, das normalerweise durch die vomeronasale Kontrolle maskiert wurde. Und ebenso verhielt es sich umgekehrt.[1]

Diese Untersuchungsergebnisse wurden in mehreren Arbeiten in der angesehenen Wissenschaftszeitschrift *Nature* veröffentlicht und erregten einige Aufmerksamkeit, sind jedoch nicht unumstritten. Andere Forscher haben Ergebnisse vorgelegt, die dem widersprechen, und die Methoden des Labors infrage gestellt.[2] Für mich ist die Studie jedoch insofern interessant, als sie Dulac zum Thema der Elternschaft geführt hat.

In der Neuroendokrinologie, die sich mit der Verknüpfung des Hormonsystems mit dem Nervensystem befasst, wurde Fürsorge lange als klassisches und erforschungswürdiges Sozialverhalten betrachtet, das alle Vertreter der Spezies betraf. In anderen wissenschaftlichen Feldern – und über weite Teile der zweiten Hälfte des 20. Jahrhunderts – herrschte jedoch die allgemeine Meinung vor, dass Testosteron (und sein Metabolit Östradiol) ein geschlechtsspezifisches neuronales Netzwerk im männlichen Hirn errichtet und dieser vom weiblichen Hirn abweichende Schaltkreis natürlich auch ein anderes Verhalten im Zusammenhang mit Paarung und Fürsorge hervorruft. (Männer stammen vom Mars, Frauen von der Venus und so weiter).[3] »Männliche und weibliche Gehirne mussten ebenso unterschiedlich sein wie die Genitalien von Männern und Frauen – also strukturell unterschiedlich«, sagte mir Dulac. »Ich denke jedoch, dass zwischen ihnen kein struktureller Unterschied besteht.«

Zum einen sei es ihrer Meinung nach »schwierig, das Gehirn zu bauen«. Es wäre ineffizient gewesen, hätten sich verschiedene Versionen für verschiedene Geschlechter entwickelt. Stattdessen kam sie allmählich zu der Einsicht, dass das Hirn bei allen Menschen ähnlich beschaffen ist und regulierende Schalter enthält. Diese Schalter werden wiederum durch eine Reihe von Faktoren moduliert, zu denen auch das biologische Geschlecht und der soziale Kontext gehören.

So kann man ein sehr komplexes Thema herunterbrechen. Das Gehirn ist überaus kompliziert, und die Bedeutung, die wir jeder neuen Erkenntnis beimessen, macht es noch komplizierter. Wir wissen, dass Menschen (und andere Säugetiere) die Fähigkeit besitzen, für Kinder zu sorgen, die sie nicht geboren haben oder mit denen sie nicht biologisch verwandt sind. Das nehmen wir rings um uns wahr, bei engagierten biologischen Vätern, liebevollen Adoptiveltern oder anderen unermüdlichen Betreuern. Die Wissenschaft der geschlechtsspezifischen Unterschiede im Gehirn, die sich seit rund zwei Jahrzehnten entwickelt hat, zeichnet ein erheblich differenzierteres und vielschichtiges Bild, mit durchschnittlichen Unterschieden im gesamten Hirn, die sich nichtsdestotrotz von Person zu Person ändern können und von Faktoren bestimmt werden, die mit Sexualhormonen zusammenhängen *oder* völlig unabhängig davon sind. Wir haben jedoch auch gesehen, dass unser kulturelles Verständnis von Elternschaft tief in unserem kulturellen Verständnis von Geschlecht und Gender verwurzelt ist. Die Forschung zum elterlichen Gehirn stellt das eine wie das andere auf den Kopf und zeigt, dass die neuronale Kapazität für elterliches Verhalten über die Arten hinweg gleich ist, und stellt damit zugleich die starren Grenzen des Geschlechts infrage.

Die Frage, wie ähnlich oder unterschiedlich die Gehirne von Männern und Frauen sind, ist heikel und wird oft auf beunruhigende Stereotype reduziert. Als ich zum ersten Mal etwas über das mütterliche Gehirn veröffentlichte, erhielt ich eine Mail von Larry Cahill, Neurowissenschaftler an der University of California, Irvine, und bekannter Forscher auf dem Gebiet der Geschlechtsunterschiede. Er beglückwünschte mich mehr oder weniger zur Wahl meines Themas (obgleich ich über Mutterschaft und nicht über Weiblichkeit geschrieben hatte) und verwies mich auf seine eigene Forschung.

Lange Zeit behaupteten Forscher, dass die Untersuchung weiblicher Tiere schwieriger sei, da sie aufgrund ihrer reproduktiv bedingten hormonellen Schwankungen »variabler« seien – obwohl auch der männliche Hormonhaushalt Schwankungen aufweist.[4] Sowohl in Tiermodellen als auch in Humanstudien wurden weibliche Tiere und Frauen daher schlicht übergangen. Wenn Frauen in Studien einbezogen wurden, waren die Daten nicht sinnvoll nach Geschlecht geordnet (und sind es übrigens bis heute häufig nicht, obwohl Förderungsorganisationen Maßnahmen ergriffen haben, um diese Lücke zu schließen). Das führte zu großen geschlechtsspezifischen Unterschieden in der Diagnose und Behandlung von Krankheiten, was Versäumnisse in der Feststellung von Herzinfarkten, Schlaganfällen oder neurobiologischen Unterschieden einschließt. Außerdem wirkte es sich nachteilig auf die Gabe verschreibungspflichtiger Medikamente aus. Hinzu kommt, dass das Geschlecht als biologische Variable bei Prozessen der Neuroplastizität oder bei der Prävalenz und dem Verlauf psychischer Erkrankungen weitgehend unterschätzt wurde.

Cahill gehört zu den einflussreichsten Verfechtern der Einbeziehung von Frauen in neurowissenschaftliche Studien zu Menschen und Tieren. Außerdem zählt er zu jenen umstrittenen Stimmen, die kategorische Unterschiede im Verhalten von Männern und Frauen auf geschlechtsspezifische Unterschiede im Gehirn zurückführen.[5] Überlegen Sie, sagte er mir am Telefon, warum es nur so wenige Klempnerinnen gibt. Er erklärte diese Ungleichheit mit dem ausgeprägteren Geruchssinn[6] von Frauen, die deswegen mit heftigem Ekel auf jeglichen Gestank reagierten, während ich vielmehr an die Generationen von Männern dachte, die den Berufseinstieg in dieses Gewerbe durch ihre männerdominierten Ausbildungsprogramme reguliert haben.

Es gibt jedoch auch andere und, wie ich finde, differenzierte Sichtweisen, die den Forschungen zu Geschlechtsunterschieden eine hohe Bedeutung beimessen, weil das biologische Geschlecht ein wichtiger Faktor in der Entwicklung jedes Menschen ist. Bei der Ausformung des Gehirns und des Verhaltens ist es jedoch nur ein Faktor unter vielen, einschließlich der Geschlechtsidentität und der unaufhörlichen, komplexen Erfahrung, ein Körper innerhalb dieser Welt zu sein. Wie Catherine Woolley, Neurowissenschaftlerin an der Northwestern University, im Januar 2021 schrieb: »Geschlechtsunterschiede im Gehirn sind real, aber nicht so beschaffen, wie Sie vielleicht gedacht haben.«[7]

Woolleys Labor hatte wichtige Ergebnisse über geschlechtsspezifische Unterschiede in der molekularen Aktivität des Gehirns vorgelegt, unter anderem einen Mechanismus zur Anpassung der Synapsenstärke im Hippocampus. Das Verständnis dieser Unterschiede sei von entscheidender Bedeutung, schrieb sie, da Medikamente, die auf diese Mechanismen abzielten, bei Männern und Frauen unterschiedlich wirken könnten. Sie hielt jedoch auch fest, dass Unterschiede auf molekularer Ebene nicht zu grundlegenden Unterschieden in der Art und Weise führen, wie Menschen verschiedenen Geschlechts ihr Leben gestalten. Tatsächlich entdecken die Forscher und Forscherinnen zusehends mehr »latente geschlechtsspezifische Unterschiede« im Hirn, die keine Unterschiede im funktionalen Ergebnis auslösen. »Zwei Wege führen zu ein und demselben Ziel«, so Woolley. Vielleicht sind es sogar mehrere.

Natürlich ist es wichtig, diese Wege zu verstehen, wo sie sich überschneiden oder auseinandergehen. Und deswegen ist auch Forschung wichtig, die Frauen einbezieht und mögliche geschlechtsspezifische Unterschiede analysiert – ein Gesichtspunkt, den Dulac ebenfalls betont. Ebenso wichtig ist aber auch eine rigorose Kritik an dieser Analyse, damit wir uns nicht wieder dabei ertappen, dass wir alte Vorstellungen über das Wesen der Frau nur in einen wissenschaftlichen Mantel hüllen.

Die Erforschung geschlechtsspezifischer Unterschiede verhilft manchmal zu völlig neuen Sichtweisen. Sie erinnern sich daran, wie Dulac und ihre Kollegen feststellten, dass die Galanin-Pools in den MPOAs (mediale präoptische Areale) von Mäusen wesentlich an der Aktivierung des Erziehungsverhaltens beteiligt sind. Die Aktivierung dieser Neurone löste Elternverhalten aus, auch bei jungfräulichen männlichen und weiblichen Mäusen. Ohne ihre Aktivierung unterblieb das Elternverhalten. Die Anzahl der Galanin-Neurone in der MPOA der Maus war *weder* sexuell zweigliedrig *noch* unterschiedlich bei Männchen und Weibchen. Der Schaltkreis für Elternschaft war bei beiden Geschlechtern gleich – ein eher auf der Spezies als auf dem Geschlecht basierender »Elterninstinkt«, wenngleich er »sowohl fest verdrahtet als auch plastisch« sei, wie Dulac mir sagte. Ihr und ihren Kollegen am Harvard Center for Brain Science zufolge untermauere dieser Befund die Vorstellung von »bipotenten männlichen und weiblichen Gehirnen«, deren elterliche Kernschaltkreise je nach physiologischem Zustand, Umfeld und Exposition gegenüber Reizen des Nachwuchses aktiv seien oder nicht.[8]

Mäuse sind keine Menschen. Wir wissen daher nicht, ob ein ähnlicher Satz von Galanin-Neuronen in der menschlichen MPOA vorhanden ist. Aber die Anatomie und Funktion des Hypothalamus, wo diese Neurone vorkommen, ist bei allen Wirbeltieren in hohem Maße erhalten. Das bedeutet, dass sich die Lebewesen entwickelt haben, der Hypothalamus dabei aber weitgehend unverändert geblieben ist. Dulac schränkt diese Aussage zwar ein – »Wir haben noch keine Beweise« –, hält jedoch die Wahrscheinlichkeit, dass im menschlichen MPOA eine Reihe von Neuronen vorkommen, die »Galanin-gesteuerte Elternschaft ausdrücken«, für »ziemlich hoch«.

Mich interessiert hier vor allem der übergreifende Aspekt. Es könnte demnach sehr wohl geschlechtsspezifische Unterschiede in der Funktionsweise dieser Galanin-Pools geben. Aber auf einer sehr grundlegenden Ebene ist der elterliche Schaltkreis möglicherweise *universell* vorhanden und wird von Geschlecht zu Geschlecht, von Individuum zu Individuum und abhängig vom jeweiligen sozialen Kontext der Spezies unterschiedlich reguliert. Er ist nicht ausschließlich im weiblichen Gehirn angelegt.

Dieser Gedanke ist natürlich nicht ganz neu. Jay Rosenblatt und Kollegen haben bereits in frühen Arbeiten auf die Universalität des Fürsorgeverhaltens bei Nagetieren hingewiesen. Später, im Jahr 1996, stellten sie fest, dass das MPOA sowohl bei Männchen als auch bei Weibchen »mütterliches Verhalten« anregt und die Fürsorge der männlichen Ratte durch Läsion des MPOA beeinträchtigt wird.[9] Dulacs Arbeit fügte diesen Erkenntnissen wichtige Details über die Allgemeinheit der Fürsorge und ihre unterschiedliche Ausprägung hinzu.

Wie sie und ihre Kollegen an der Harvard University, Lauren O'Connell und Herbert Zheng Wu, schrieben, sind unterschiedliche Erziehungsmuster zwischen und innerhalb von Tierarten vielleicht gerade deshalb möglich, weil der Elternschaltkreis – ebenso wie der entgegengesetzte, das aggressive Verhalten steuernde Schaltkreis – allen gemeinsam ist. Auf den ersten Blick mag das widersprüchlich klingen, eine Gleichheit, die Unterschiede befördert. Doch diese Schaltkreise sind wie Hebel, die sich über eine »große, evolutionäre Distanz hinweg« eingestellt haben.[10] Schließlich ist die Erziehung aus evolutionärer Perspektive überaus nützlich, so Dulac. Und das keineswegs nur für Mütter.

Jake Roberts hatte niemals vorgehabt, Vater zu werden. Er hatte so gut wie keine Erfahrung mit kleinen Kindern oder Babys. Und es fehlte ihm an einem Vorbild für die Vaterschaft. Er war in Biddeford, Maine, aufgewachsen, sein eigener Vater verhielt sich distanziert und war Alkoholiker. Seiner Meinung nach, so sagte er mir, »will und sollte ich kein Vater sein«. Bis zu dem Augenblick jedenfalls, als ihm seine Frau am 1. April 2011 eröffnete, dass sie schwanger sei. (»Ist das jetzt ein Witz?«, fragte er.)

Ein Freund riet ihm, an einem Boot Camp für angehende Väter teilzunehmen, ein landesweites Programm, das in Maine von der gemeinnützigen Organisation *Boys to Men* durchgeführt wird. Sie organisiert Treffen von angehenden oder frischgebackenen Vätern und ihren Babys. »Mein Freund sagte: ›Da musst du hingehen. Da gibt's echte, lebende Babys. Du kannst Windeln wechseln, sie kacken, pinkeln und weinen, aber es ist einfach cool. Außerdem sind nur Männer dabei. Einfach nur Typen wie du und ich‹«, erinnerte sich Roberts. Er meldete sich an. Schließlich hatte er eine Menge aufzuholen.

Er erzählte mir, dass er dort im Boot Camp wahrscheinlich zum ersten Mal einen Mann gesehen habe, der allein mit seinem Baby unterwegs war. »Das war irgendwie cool – hey, sieh dir mal diesen Typ an. Das Baby fing an zu weinen. Und dann hat er es beruhigt. Er hat auch die Windeln gewechselt und es gefüttert. Ich dachte: ›Moment mal. Wenn die das schaffen, krieg ich das auch hin.‹«

Anschließend, so Roberts, »war ich total begeistert«.

Er war ganz versessen darauf, ein Vater zu werden – die Ankunft von Baby Lucas kündigte sich an, als er gerade an einem Sonntagabend den Truthahn aus dem Ofen holte –, und konnte gar nicht aufhören, über die Vaterschaft zu reden. Mit seinem Sohn kehrte Roberts ins Boot Camp zurück, diesmal als Coach, und machte sich später in der Organisation nützlich. »Diese alten eingefahrenen Ansichten über Männer als Väter und was die Vaterschaft betrifft – als müssten sie erst abwarten, bis ihre Babys Kleinkinder sind und sie mit ihnen herumtoben können. Was grundfalsch ist, wenn man wissenschaftliche Erkenntnisse über Babys und Bindung liest«, sagte er. »Warum will man nicht von Anfang an dabei sein? Es passieren lauter wundervolle Dinge, wenn sie noch ganz klein sind.«

Roberts hatte ich durch meinen Mann kennengelernt, der eines seiner Boot Camps besuchte und später ebenfalls Coach wurde. Yoon hatte, genau wie Roberts, wenig Erfahrung mit Babys und kein unmittelbares väterliches Vorbild. Das Boot Camp änderte vieles für ihn. Es lehrte ihn – oder uns, genauer gesagt – eine neue Sprache, die es ihm erlaubte, in Worte zu fassen, welche Art von Vater er in diesen ersten Monaten sein wollte, wie er mich während der Wehen und beim Stillen unterstützten konnte oder wie wir damit umgehen sollten, wenn das Baby weinte und wir nicht wussten, warum. Es schenkte ihm ein Gefühl der Handlungsfähigkeit in seiner Rolle als zukünftiger Vater und ein Bewusstsein für das recht verbreitete Phänomen des Gatekeeping, wenn Eltern sich direkt oder indirekt gegenseitig daran hindern, sich gemeinschaftlich und als echte Partner um das Baby zu kümmern, indem sie nicht zulassen, dass der andere lernt, wie man ein Baby versorgt (was auch mit mütterlicher Wachsamkeit und dem sozialen Druck zu tun hat, alles allein zu bewältigen).

Als unser ältester Sohn ungefähr anderthalb Jahre alt war, kündigte Yoon seinen Job bei der Zeitschrift, für die wir beide arbeiteten. Er machte sich als Fotograf und Videoproduzent selbstständig und erledigte einen Teil der Arbeit von zu Hause aus. Ein Schritt, den wir beide als richtig empfanden, nicht zuletzt, weil Yoon sich bereits in den ersten Lebensmonaten unseres Sohnes entschieden hatte, möglichst viel für ihn da zu sein. Das beeinflusste seine Beziehung zu Hartley, unsere Beziehung als Paar und die Stimmung in unserem Zuhause. Sehr wahrscheinlich hat die Entscheidung, sich der Erziehungsarbeit zu widmen – und das gilt auch für Jake Roberts –, die Entwicklung seines väterlichen Gehirns geprägt.

Viele gebärende Eltern empfinden Aspekte der Schwangerschaft und Geburt, die Hormonschübe, die existenzielle Dringlichkeit, ein Neugeborenes zu füttern und zu versorgen, sowie die damit einhergehenden gesellschaftlichen Erwartungen als enormen Druck. Für viele nicht austragende Eltern ist der Beginn der Elternschaft eine eher *bewusste* Entscheidung. Aber auf biologischer Ebene ist es auch eine transformative.

Die meisten Forschungsarbeiten in diesem Bereich befassen sich mit cisgender, heterosexuellen biologischen Vätern. Der Mangel an Forschungsarbeiten, die andere Gruppen außer ihnen und austragenden Müttern miteinbeziehen, ist eklatant und behindert ein echtes Verständnis für die Mechanismen der elterlichen Fürsorge beim Menschen. Auf diesen Punkt werden wir später zurückkommen. Betrachten wir zunächst die Studien zu den oben genannten Vätern und überlegen, was sie uns verraten könnten.

Wir wissen nicht genau, wie oder wann die väterliche Fürsorge beim Menschen aufkam. Bei Säugetieren hat sie sich auf vielfältige Weise und auch vielen evolutionären Bahnen entwickelt. Bei den frühen Vorfahren des Menschen ging sie wahrscheinlich mit der Entwicklung der Paarbeziehung und dauerhaften Bindungen einher. Was die Frage bis zu einem gewissen Grad verkompliziert, ist die Tatsache, dass väterliche Fürsorge keineswegs universell ist. Formal gesprochen ist sie eher »fakultativ als verpflichtend«.[11] Der Vater ist nicht immer anwesend. Vieles bleibt dem Zufall oder den Umständen überlassen. Für frühe und moderne Familien ist das Maß der väterlichen Beteiligung abhängig von (räumlicher) Nähe, Ressourcen, Stärke und Belastbarkeit der Beziehung zwischen den Eltern und der Verfügbarkeit anderer helfender Betreuungspersonen.

Sarah Blaffer Hrdy schrieb, dass »Männer sich ein wenig, viel oder überhaupt nicht um ihre Kinder kümmern«.[12] Die menschlichen Muster für die Zeugung und Erziehung von Kindern sind bemerkenswert vielfältig. Dennoch verändert sich die Physiologie eines Vaters, wenn er Zeit mit schwangeren Menschen und Babys verbringt. »Für mich«, so Hrdy, »geht daraus hervor, dass die Betreuung durch Männer seit langer Zeit ein integraler Bestandteil menschlicher Anpassungen ist.«

In extremen Fällen entwickeln werdende Väter sogar schwangerschaftsähnliche Symptome. Das Phänomen ist als Couvade-Syndrom bekannt – nach dem französischen Begriff *couver*, also brüten – und wird manchmal auch als Phantomschwangerschaft oder sympathetische Schwangerschaft bezeichnet. Ariel Ramchandani, Journalist für *The Atlantic*, hat sich einige Fallstudien und Forschungsdaten angesehen und kam zu dem Schluss, dass die »Liste der Symptome nahezu alles enthält: Diarrhoe, Verstopfung, Wadenkrämpfe, Halsschmerzen, Depression, Schlaflosigkeit, Gewichtszunahme, Gewichtsverlust, Erschöpfung, Zahnschmerzen, wundes Zahnfleisch«.[13] Und morgendliche Übelkeit.

Das Syndrom ist gut dokumentiert,[14] wird aber häufig als psychologische Bagatelle abgetan – auch von den schwangeren Partnern der werdenden Väter. Wie verbreitet es tatsächlich ist, lässt sich schwer sagen. Die Prävalenzschätzungen schwanken, und die Selbstauskunft der Betroffenen hängt wahrscheinlich weitgehend vom kulturellen Umfeld ab. (Bei Breitnasenaffen, die sich gemeinschaftlich um den Nachwuchs kümmern, ist es jedoch eine gängige Erscheinung: Die Männchen nehmen bis zu 15 Prozent ihres Körpergewichts zu, wenn ihre Partnerinnen schwanger sind.) Das Syndrom steht jedoch symptomatisch für etwas anderes: eine starke hormonelle Veränderung im Verlaufe der sich nähernden Vaterschaft.

In einer im Jahr 2000 veröffentlichten Studie wurden die Prolaktin- und Cortisolkonzentrationen im Blut von 34 Paaren jeweils während einer der folgenden vier Phasen gemessen: in der Mitte der Schwangerschaft, kurz vor der Geburt, einige Tage nach der Niederkunft und ein paar Monate später. Die Forscher untersuchten dabei auch die Östradiolwerte der Frauen und die Testosteronwerte der Männer. Im Durchschnitt, so stellten sie fest, ähnelten sich ihre hormonellen Muster. Beide Gruppen wiesen kurz vor der Geburt eine erhöhte Prolaktin- und Cortisolkonzentration auf und niedrigere Östradiol- und Testosteronwerte in den ersten postpartalen Wochen.[15] Es liegt auf der Hand, dass die hormonellen Veränderungen bei Frauen wichtige Mechanismen sind, die sie körperlich und geistig auf den Übergang zur Elternschaft vorbereiten. Die Forscher legten jedoch nahe, dass auch bei Vätern eine vergleichbare hormonelle Umstellung und damit eine Art »Prägung« auf die väterliche Fürsorge stattfindet.

In den zwei Jahrzehnten, seit die Arbeit erschienen ist, lässt sich ein wachsendes Interesse an den hormonellen Veränderungen werdender Väter feststellen, offenbar proportional zur Zunahme der aktiven Vaterschaft. Die bisherigen Studien, von denen sich viele auf den Rückgang des Testosterons konzentrieren, haben eine gewisse Klarheit geschaffen und zugleich viele neue Fragen aufgeworfen.[16]

Bisher geht man davon aus, dass Testosteron physiologisch reguliert, in welchem Maß sich jemand für Fortpflanzung und väterliche Fürsorge einsetzt und zwischen den dafür erforderlichen Komponenten Wettbewerb und Kooperation abwägt. Diese Annahme wird als sogenannte »Challenge-Hypothese« (Herausforderungshypothese) bezeichnet und basiert auf den jahreszeitgebundenen Verhaltensmustern männlicher Vögel; diese konkurrieren zunächst um Partner und kooperieren anschließend während der Brutzeit und Aufzucht. Von Beginn der Brutzeit bis zur Geburt des Nachwuchses sinkt der Testosteronspiegel der Vögel deutlich ab. Dies wurde auch bei Säugetieren wie männlichen Marmosetten nachgewiesen, deren Testosteronspiegel ebenfalls bei der Geburt des Nachwuchses sinkt.[17] Die Arbeit aus dem Jahr 2000 und andere haben auf ein ähnliches Muster beim Menschen hingewiesen. Diese Studien stützen sich jedoch vorwiegend auf Querschnittsdaten, die Gruppen von Männern während verschiedener Phasen miteinander verglichen, anstatt eine Gruppe von Männern über einen bestimmten Zeitraum zu beobachten.

Einige der bisher aussagekräftigsten Daten über Väter und Testosteron stammen aus einer von den beiden Anthropologen Lee Gettler und Christopher Kuzawa durchgeführten Studie: Ab 2005 beobachteten sie viereinhalb Jahre lang Hunderte von jungen Männern in und um Cebu City auf den Philippinen.[18] Die zu Beginn der Studie 21 Jahre alten Männer gaben morgens und abends Speichelproben ab und ein zweites Mal im Alter von 26 Jahren. Innerhalb einer größeren Kohorte waren 465 Männer zu Beginn der Studie ohne Partner und Kinder. Später stellten die Forscher fest, dass Männer, deren Testosteronwert zu Beginn der Studie höher gewesen war, mit größerer Wahrscheinlichkeit im Verlauf der Studie Partner fanden. Bei den Probanden mit Partner und Kindern stellten sie eine durchschnittliche Abnahme des morgendlichen Testosteronwertes um 26 Prozent und um 34 Prozent am Abend fest, während die durchschnittliche und altersbezogene Abnahme bei Männern, die alleinstehend und kinderlos blieben, 12 Prozent am Morgen und 14 Prozent am Abend betrug.

Als die Studie auslief, verzeichneten die Väter von Neugeborenen größere Abnahmen des Wertes – im Vergleich zum Beginn der Studie – als Väter mit etwas älteren Kindern. Diejenigen, die sich nach eigenen Angaben mindestens drei Stunden täglich um ihre Kinder kümmerten, wiesen niedrigere Testosteronwerte auf als die Gruppe der Männer, die angaben, sich wenig oder nicht um ihre Kinder zu kümmern. Bemerkenswert ist auch, dass zu Beginn der Studie keine signifikanten Unterschiede zwischen den aktiven und inaktiven Vätern bestanden; es liegt nahe, eher die Fürsorge für das Kind als Ursache des niedrigeren Testosteronwertes zu betrachten als eine besondere hormonelle Veranlagung, die zur Fürsorge führt.

Die Interaktion mit dem Baby verändert nicht nur die Väter, sondern, falls sie in einer Beziehung leben, auch die Interaktion mit deren Partnern. Gemeinsam mit Kollegen der University of Michigan beobachtete Darby Saxbe, Entwicklungspsychologin und Gründerin des *University of Southern California Center for the Changing Family*, 27 heterosexuelle Paare während der Schwangerschaft und maß acht Wochen lang ihre Testosteronwerte in Speichelproben.[19] Als die Neugeborenen rund dreieinhalb Monate alt waren, beantworteten die Väter einen Fragebogen und gaben an, inwieweit sie sich selbst eingebracht und engagiert hatten und wie zufrieden sie mit ihrer Partnerin (nicht mit der Elternschaft insgesamt) waren.

Die Studie ergab, dass die Testosteronwerte der Väter während der Schwangerschaft sanken, während die der Mütter stiegen. Bemerkenswert daran ist vor allem, wie sie sich veränderten, denn im weiteren Verlauf der Schwangerschaft änderten sich diese Werte gleichzeitig: Die sinkenden Werte des Vaters korrelierten mit den steigenden Werten der Mutter. Dabei gaben sowohl der verringerte Testosteronspiegel als auch das Ausmaß der übereinstimmenden hormonellen Veränderungen beider Partner den Ausschlag dafür, wie positiv die Väter im anschließenden Fragebogen ihre Beziehung bewerteten.

Wissenschaftler wissen nicht genau, wie eine Schwangere die Biologie des werdenden Vaters auf diese Weise beeinflusst. Sie verweisen hier allgemein auf Nähe, Zeit und Intimität – auf Synchronizität. Hormonelle Synchronizität ist nicht durchweg positiv. Saxbe hatte in der Studie auch festgestellt, dass die Cortisolwerte der Partner sich gleichzeitig änderten und dann am stärksten korrelierten, wenn Frauen von physischer oder verbaler Aggression oder kontrollierendem Verhalten ihrer Partner berichteten.[20] Saxbe beschrieb dies mir gegenüber als eine Form der »Stressübertragung«. Insgesamt deuten die Ergebnisse jedoch darauf hin, dass die Synchronizität in Bezug auf Testosteron adaptiv ist. Die Testosteronstudie ist durch die kleine Stichprobengröße nicht sehr aussagekräftig, zumal nach der Geburt keine Speichelproben getestet wurden. Dennoch schlägt die Forschungsgruppe vor, dass für die Veränderung der Testosteronwerte die »Hingabe des Vaters« an seine Partnerin ausschlaggebend sein könnte, insbesondere in der anstrengenden Zeit des Übergangs zur Elternschaft, wenn die Zufriedenheit einer Person innerhalb der Beziehung häufig sinkt.

Zwei jüngst durchgeführte Meta-Analysen befassen sich mit dem Gesamtbild der Testosteronforschung in der Vaterschaft. In der einen wurden Dutzende von Studien gesichtet, die Testosteronwerte bei Tausenden heterosexuellen Männern gemessen haben.[21] Im Durchschnitt sind diese von Männern in festen heterosexuellen Beziehungen niedriger als die Werte alleinstehender Männer. Dieser Unterschied bestätigte sich über sämtliche Altersgruppen hinweg und im Vergleich von Stichproben der Probanden westlicher Industriestaaten (auch unter dem Begriff WEIRD-Nationen bekannt: *Western, Educated, Rich, Industrialized, Democratic*). Insgesamt zeigten Väter nachweislich niedrigere Testosteronwerte als Männer ohne Kinder. Bei Vätern, die als aktiv oder erfahren eingestuft wurden, lagen die Testosteronwerte noch niedriger, obwohl die Autorinnen und Autoren der Studie darauf hinweisen, dass sich dieses Ergebnis nicht zweifelsfrei belegen lasse.

In einer zweiten Meta-Analyse wurde ebenfalls eine Verbindung zwischen niedrigerem Testosteronwert und Vaterschaft festgestellt, die Forschenden betonen jedoch, dass die Effekte oder graduellen Unterschiede geringfügig seien – sogar derart geringfügig, dass sie, auf die Gesamtbevölkerung übertragen, bei den meisten Männern gar nicht vorhanden seien.[22] Das Forschungsteam bot dafür eine Reihe von Erklärungen an, die im

Zusammenhang mit Neurowissenschaft oder den Eigenschaften von Testosteron standen.

Viele Studien über die Herausforderungshypothese sind nicht aussagekräftig, weil zu wenige Väter erfasst werden und das statistische Ergebnis daher kaum tragbar ist. Die Herunterregelung des Testosteronwertes hängt wahrscheinlich von vielen, an den sozialen Kontext gebundenen Faktoren ab. Sie werden nicht immer erfasst, und ihre Auswirkungen können somit, so das Forschungsteam, auch nicht detailliert untersucht werden. Dazu gehört, wie stark sich ein Vater vor der Schwangerschaft und im Laufe der Zeit seiner Partnerin gegenüber verbunden fühlte, in welchem Maß er geistig auf das Kind vorbereitet ist, auf welche Erfahrungen er zurückgreifen kann und wie aktiv er als Elternteil ist. Was den letzten Punkt betrifft, wies die Forschungsgruppe darauf hin, dass die biologische Vaterschaft – die Zeugung von Kindern – anscheinend einen wesentlich geringeren Einfluss auf die männliche Physiologie habe als die »soziale Vaterschaft«.

Testosteron ist eine verzwickte Angelegenheit. So, wie Oxytocin als »Kuschelhormon« bezeichnet wird, ist auch das Testosteron der Hauptdarsteller in einem kulturellen Narrativ, das es mit der Wahrheit nicht so genau nimmt. Testosteron gilt demnach als *die* männliche Antriebskraft schlechthin. Es sei verantwortlich für die Entwicklung der Genitalien *und* des männlichen Geistes, der Brennstoff männlichen Konkurrenzdenkens und regele zudem den sexuellen Appetit, das Dominanzstreben und die Risikofreudigkeit eines Mannes. Dieses Narrativ kann zu einer gewissen Voreingenommenheit in der Forschung führen und sich im Entwurf von Studien niederschlagen, die eher Stereotype bestätigen, anstatt die biologischen Nuancen zu erforschen, die das menschliche Verhalten beeinflussen.[23] Daneben wird ein umfassenderes Verständnis der Hormone noch erschwert, wenn in Studien, wie es häufig vorkommt, bestimmte Hormone nur geschlechtsspezifisch untersucht werden – Testosteron bei Männern und Östradiol oder Progesteron bei Frauen. Dabei sind diese Hormone bei allen Menschen vorhanden und Teil eines komplexen neuroendokrinen Systems.[24]

Testosteron ist tatsächlich maßgeblich an der Entwicklung der männlichen Genitalien beteiligt. Nach der Pubertät ist das Testosteron bei Männern im Durchschnitt um ein Vielfaches höher als bei Frauen. Weiter spielt es eine Rolle bei der Bildung der sekundären Geschlechtsmerkmale des Mannes, zum Beispiel der dichteren Muskelmasse und dem kräftigeren Oberkörper. Diese Durchschnittswerte sind jedoch nur zwei winzige Punkte in einem breiteren Spektrum, in dem es Überschneidungen zwischen Männern und Frauen zu geben scheint und das auch intersexuelle oder nichtbinäre Menschen miteinschließt. Gleiches gilt für viele dokumentierte Geschlechtsunterschiede der Gehirnstruktur. Es gibt Überschneidungen und Variablen zwischen den Geschlechtern; die Hirnanatomie einer Person kann in einer bestimmten Region typisch weiblich und in einer anderen eher typisch männlich sein. Wie die Autoren einer kürzlich erschienenen multidisziplinären Arbeit über die »Zukunft von Geschlecht und Gender in der Psychologie« es ausdrücken, sind die »meisten Hirne ein Mosaik aus Gender und Geschlecht«.[25]

Einige bekannte Wissenschaftler bestreiten diese Ansicht. Eine Studie, die als eindeutiger Beweis für Gender-Binarität und als »die jüngste, umfassendste und gründlichste Studie« über den Testosteronspiegel bei Erwachsenen gilt, wurde von einem Forscherteam erstellt, das als bezahlte Beratergruppe der *World Athletics* tätig ist – dem internationalen Dachverband des Laufsports und der Leichtathletik – oder von diesem Verband zumindest finanziell unterstützt wird.[26] Die Studie kam zu dem Ergebnis, dass Testosteron[27] »eine deutlich nicht überschneidende bimodale Verteilung mit einer breiten und vollständigen Trennung zwischen Männern und Frauen aufweist«. Das klingt überzeugend. Bedenken Sie jedoch, dass die Studie auf sportliche Wettkämpfe gemünzt war, erstellt von Wissenschaftlern, die dafür bezahlt werden, dass sie bestimmen, wo die Grenze zwischen männlichen und weiblichen Wettkämpfern verläuft und wen sie aufgrund welcher Kriterien ausschließen. So schloss die Studie Frauen mit hohem Testosteronspiegel ausdrücklich als anormal aus.

Sari van Anders, Professorin für Psychologie, Gender Studies und Neurowissenschaften an der kanadischen Queen's University in Ontario, sagte mir, diese Denkweise würde »einfach so als gegeben hingenommen: Frauen mit einem höheren Testosteronspiegel als der Wert X sind anormal. Woher wissen wir das? Aufgrund dieser Verteilung bei Frauen, aus der wir alle Frauen mit einem höheren Testosteronwert ausgeschlossen haben.« Hohe Testosteronwerte bei Frauen würden pathologisiert, so van Anders, selbst wenn diese Frauen gesund seien. Hingegen würde ein niedriger Testosteronwert bei Männern, auch bei gesunden Spitzensportlern, einfach wegerklärt.[28]

Der Testosteronspiegel schwankt von Mensch zu Mensch und über die gesamte Lebensspanne hinweg und sogar innerhalb eines Tages. Meist erreicht er bei Männern nach der Pubertät einen Höchstwert und nimmt mit dem Alter ab; die Werte zeigen große Varianzen zwischen Gesellschaften und innerhalb einer Gesellschaft, je nach den sozioökonomischen Bedingungen. Diese Unterschiede zu quantifizieren, hat sich als recht schwierig erwiesen.[29]

Nicht zuletzt ist auch denkbar, dass nicht das Testosteron der Treiber geschlechtsspezifischen Verhaltens ist, sondern dieses Verhalten die Testosteronwerte beeinflusst. In einer von van Anders geleiteten Studie werteten die Forscher Speichelproben professioneller Schauspieler vor und nach der Aufführung einer Szene aus, in der sie Macht ausüben und einen Angestellten entlassen mussten. Die männlichen und weiblichen Schauspieler spielten die Szene zweimal. Einmal auf stereotyp männliche Weise, also raumgreifend, beinahe, ohne zu lächeln, in dominanter Haltung und ständig die anderen unterbrechend, und ein zweites Mal auf stereotyp weibliche Weise, mit wenig Augenkontakt, zögernd, in höherer Stimmlage und mit der Absicht, »nett« zu sein. Frauen – und nicht Männer – zeigten anschließend und nach beiden Szenen deutlich erhöhte Testosteronwerte. Das könnte darauf hindeuten, dass bereits der bloße Akt des Besitzens und Ausübens von Macht, abgesehen von der »gegenderten« Darstellung dieser Macht, den Testosteronspiegel ansteigen lässt.[30]

Es sei durchaus vorstellbar, so die Autoren, dass der männliche Testosteronspiegel im Durchschnitt höher sei als der weibliche, nicht nur aufgrund erblicher Faktoren, sondern auch, weil Erstere ihr Leben lang zur Konkurrenz, zum Handeln und zum Erringen von Macht ermutigt würden. Die vermeintliche biologische Grundlage der Gender-Binarität könnte folglich auch durch eine sozial konstruierte Gender-Binarität entstanden sein. Sie bestätigt sich immer wieder selbst.

Wir können erst dann eine neue Geschichte erzählen, wenn wir die alte restlos aufgedröselt haben. Was in der Elternschaft als »normal« gilt, steht in engem Zusammenhang damit, welche Aspekte des sozialen Geschlechts wir als »normal« begreifen. Diese Wahrnehmungen wiederum werden dadurch beeinflusst, auf welche Weise die Wissenschaft Geschlecht und Gender erforscht und in welche Bezüge sie diese Erkenntnisse setzt. Oder wie van Anders, die auch über Elternschaft forscht, es ausdrückt: Auch Hormone sind biochemische Substanzen, die sich durch unsere Körper bewegen und ein »kulturelles Narrativ, das in unserer Gesellschaft zirkuliert«, bilden. »Hormone als Rhetorik« sozusagen.

Dem Narrativ zufolge wird Maskulinität überhaupt erst von Testosteron und dem dadurch angetriebenen Konkurrenz- und Aggressionsverhalten geschaffen. Dabei gilt Testosteron als uns angeboren, und viele betrachten es als den ausschlaggebenden Faktor, warum Männer und Frauen so grundlegend und absolut verschieden sind. Dieses Narrativ behauptet auch, dass Mütter mit ihrem winzig kleinen bisschen Testosteron und unglaublichen Mengen des »Liebeshormons« ihre eigenen, geschlechtsspezifischen und angeborenen Mechanismen der Fürsorge besitzen.

In Wirklichkeit ist die Fähigkeit, eine Bindung mit Kindern einzugehen, jedoch flexibel, in jedem Menschen vorhanden und je nach Individuum unterschiedlich geregelt. Testosteron ist kein einseitiger, feststehender und unstrittiger Treiber der Maskulinität. Es ist ein wichtiger und formbarer Bestandteil des Hormonsystems, der das menschliche Gehirn und Verhalten beeinflusst, besonders unser Streben nach sozialen Bindungen über alle Geschlechter hinweg.[31]

Ein Schwerpunkt in der Arbeit von van Anders sind grundlegende Fragen zu sozialen Verhaltensweisen. In ihrer Arbeit über Sexualität fragt sie zum Beispiel: Was ist Begehren? Und was ist Elternschaft? Elternschaft wird häufig mit einer Reihe liebevoller und fürsorglicher Verhaltensweisen gleichgesetzt. Sie kann jedoch auch zu einer zwar beschützenden, aber durch das Testosteron erhöhten Aggression – einer Art besonderer Wachsamkeit – führen. Bei Vätern wurde ein Anstieg des Testosteronspiegels festgestellt, wenn sie ein weinendes Baby hörten, was von den Forschern mit der Motivation zur Fürsorge in Verbindung gebracht wurde.[32] (Auch erfahrene Väter wiesen dabei einen deutlichen Prolaktin-Anstieg auf, ein Hormon, das im Allgemeinen mit der mütterlichen Milchproduktion assoziiert wird, das jedoch auch mit väterlicher Fürsorge in Zusammenhang gebracht wird, allerdings mit uneindeutigen Ergebnissen.) Im Rahmen der Herausforderungshypothese wird dieser Anstieg auch als »Paradoxon der Verteidigung der Nachkommen« bezeichnet. Es ist eine Ausnahme von der Regel, Elternschaft sei gleichbedeutend mit einem niedrigen Testosteronspiegel.

Gemeinsam mit zwei Kolleginnen, Katherine Goldey und Patty Kuo, hat van Anders ein differenziertes Modell für das Auftreten von Testosteron, besonders im Hinblick auf die Neuropeptide Oxytocin und Vasopressin, vorgestellt und dabei auch soziale Ziele berücksichtigt.[33] Dabei wurde auch versucht, diese Ziele von Vorstellungen über Männlichkeit und Weiblichkeit zu trennen, wobei die Autorinnen Schwierigkeiten einräumen, da Hormonstudien meist geschlechtsspezifisch angelegt seien. Beispielsweise wurden viele Studien über Testosteron bei Vätern durchgeführt, aber nur sehr wenige über Testosteron bei Müttern (oder über Frauen und Aggression), obwohl Testosteron bei Frauen in der Phase vor der Geburt stark ansteigt:[34] In einer Studie aus dem Jahr 2014 mit 29 schwangeren Frauen wurde in Speichelproben ein sechsfacher Anstieg des Testosterons im Verlauf der Schwangerschaft festgestellt, gefolgt von einem Rückgang nach der Geburt, wobei die Werte kinderloser Frauen sogar unterschritten wurden.[35] »Wie kann man davon ausgehen [dass die Veränderung der Testosteronwerte] mit Vaterschaft in Zusammenhang steht«, sagte mir van Anders, »im Gegensatz zur Mutterschaft, Elternschaft, Großelternschaft oder Fürsorge insgesamt?«

Die Vorstellung, hormonelle Veränderungen würden aktive Elternschaft sowohl bei Männern als auch bei Frauen fördern, hat weitreichendere Auswirkungen, als Männern dabei zu helfen, sich auf ihre Vaterschaft einzustellen – obwohl das fraglos ein lohnendes Ziel ist. Sie könnte uns die Augen öffnen und einen umfassenderen Blick auf die Gesundheit von Männern und Familie ermöglichen.

Vaterschaft beeinflusst das Leben vieler Männer auf vielfältige und sich ständig wandelnde Weise, verursacht Freude und

Stress, emotionale Ausgeglichenheit oder Instabilität. Bisher geht die Forschung davon aus, dass Vaterschaft sich schützend auf die männliche Gesundheit auswirkt, allerdings ist die Anzahl der Studien überschaubar.[36] Forscher, die die neurobiologischen Auswirkungen der Vaterschaft untersuchen, sind der Ansicht, diese sollte als eines der prägenden Lebensereignisse betrachtet und gründlicher erforscht werden. »Vaterschaft gilt nicht unbedingt als ein einflussreicher Faktor auf die männliche Gesundheit«, so Saxbe. Das mag zum Teil an der großen Variabilität des aktiven Vaterseins liegen. Dennoch behindere die Forschungslücke den Blick auf das große Ganze.

Saxbe, ihre Kollegin Diane Goldberg am USC und Maya Rossin-Slater, Stanford University School of Medicine, beschreiben neue Elternschaft als eine entscheidende Übergangsperiode in der Gesundheit Erwachsener, in der sich dauerhafte Muster wie Gewichtszunahme und psychische Erkrankungen entwickeln können.[37] Die perinatale Phase könne, aufgrund der Hautfarbe oder des sozioökonomischen Status, einen »Kipppunkt« hin zu gesundheitlichen Ungleichheiten einleiten, was zum Teil mit dem ungleichen Zugang zu bezahltem Elternurlaub zusammenhängt. Eine wichtige Rolle in dieser Argumentation und in Saxbes Arbeit spielt die Idee einer familiären Gesundheit, in der sich Eltern und Kinder gegenseitig beeinflussen.

In einer Studie aus dem Jahr 2017 untersuchten Saxbe und Kollegen die Testosteronwerte und Symptome postpartaler Depressionen bei Vätern und wie diese auf postpartale Depressionen ihrer Partner reagierten. Die Studie umfasste 149 Paare; Väter mit niedrigen Testosteronwerten berichteten neun Monate nach der Geburt häufiger über depressive Symptome.[38] Väter mit hohen Testosteronwerten waren offenbar besser geschützt, doch berichteten die Mütter in dieser Paarkonstellation dagegen vermehrt von depressiven Symptomen und einem aggressiven Verhalten ihrer Partner.

Das ergibt Sinn, dachte ich, während ich die Arbeit las. Wenn sich Männer aktiv in die Vaterschaft einbringen, werden neurobiologische Veränderungen in Gang gesetzt, die sie an die neuen Aufgaben anpassen, und dies bringt – genau wie bei Müttern – bestimmte Risiken mit sich. So entwickeln denn auch 10 Prozent der Männer postpartale Depressionen oder andere affektive Störungen, einschließlich Angst- oder Zwangsstörungen.[39] Saxbe und Kollegen verstehen ihre Arbeit auch als Antwort auf die medizinische Empfehlung, postpartale Depressionen mit Testosterongaben zu behandeln. Sie stellten die Frage, ob eine derartige Behandlung nicht den Übergang zur Vaterschaft erschwere oder sogar die Mutter einer größeren Gefahr aussetze.

Stattdessen, wie die Forschungsgruppe weiter ausführt, sollten Ärzte die Rolle des Testosterons und der familiären Bedürfnisse »differenzierter betrachten«. »Sich um ein Baby zu kümmern, ist isolierend, stressig und langweilig und wird von unserer Gesellschaft unterbewertet. Es gilt nicht als eine richtige Arbeit«, sagte mir Saxbe. »Männer in dieser Rolle zahlen vielleicht denselben psychologischen Preis wie Frauen.« Das bedeute nicht, dass Männer sich nicht um das Baby kümmern sollten, ergänzte sie. Tatsächlich wäre ein größeres männliches Engagement nötig, damit endlich deutlicher wird, dass die beste Lösung darin besteht, eine entsprechende Infrastruktur bereitzustellen, etwa bezahlte Elternzeit und familienfreundliche Arbeitsplätze, um das »Gesamtsystem Familie« zu schützen. Stellen Sie sich das mal vor.

Im Jahr 2008 beschloss der Professor für Biologische Anthropologie James Rilling, in seinem Seminar über soziale Neurowissenschaft eine Unterrichtseinheit zum Thema Liebe und Bindung einzubauen. Er sichtete die Literatur und stellte fest, wie unausgewogen die Forschungslage war, wie viele Arbeiten es über Mütter und wie wenige es über Väter gab. Daran hat sich auch heute noch nicht viel geändert, doch damals, bevor die ersten vereinzelten Studien über die Struktur und Funktion des väterlichen Gehirns durchgeführt wurden, und insbesondere ehe Lee Gettlers Gruppe die Daten aus den Philippinen veröffentlichte, war der Unterschied noch eklatanter. Rilling, inzwischen Leiter des Labors für Darwinian Neuroscience an der Emory University, kannte die Belege dafür, dass Kinder mit aktiven Vätern bessere Entwicklungsergebnisse erzielten, und er wusste auch, dass die väterliche Fürsorge von Familie zu Familie variiert. »Ich interessierte mich zunehmend dafür, worauf diese große Bandbreite bei Männern zurückzuführen ist, warum sie sich so unterschiedlich stark bei der Kinderbetreuung engagieren, und warum manche Männer aktiver sind als andere«, sagte Rilling. Natürlich spielten kulturelle und soziale Faktoren eine Rolle. Aber wie stand es mit hormonellen und neurobiologischen Faktoren?

Mit Kollegen entwarf er eine Studie – wir haben in Kapitel 4 bereits darüber gesprochen – und untersuchte darin unter anderem, ob die Herausforderungshypothese auch auf menschliche Väter zutrifft.[40] Das Team analysierte den Plasmahormonspiegel von 63 Vätern mit Kindern im Alter von eins bis zwei Jahren und von 30 Männern ohne Kinder. Anschließend hielten sie die neuronalen Reaktionen beider Gruppen beim Betrachten unbekannter Kinder und sexuell aufreizender, ebenfalls unbekannter Frauen fest. Die Studie war als Querschnittsstudie aufgebaut und verglich Gruppen von Männern, statt dieselben Männer über einen bestimmten Zeitraum hinweg zu beobachten. Untersucht wurde nur der Eltern-, nicht aber der Beziehungsstatus, was wichtig ist, da Männer in einer Partnerschaft ebenfalls hormonelle Veränderungen erleben.

Die Testosteronwerte der Väter in der Studie lagen durchschnittlich 20,5 Prozent unter den Werten der kinderlosen Männer. Ihre Oxytocin-Werte waren um 33 Prozent höher. Ich habe viel über den Sturm der hormonellen Veränderungen im Verlauf der Schwangerschaft nachgedacht, aber natürlich kann auch ein einfacher Dauerregen die Landschaft mit der Zeit verändern. Die hormonellen Veränderungen, die sich in Vätern abspielen, mögen weniger vorhersehbar oder ausgeprägt sein als jene endokrine Achterbahnfahrt, die gebärende Eltern mitmachen, aber sie finden tatsächlich statt und haben mutmaßlich langfristige Auswirkungen auf das väterliche Hirn.

Wie wir gelernt haben, ist Testosteron nicht der einzige Akteur, und es ist äußerst schwierig, die Wirkungen der Hormone streng voneinander zu trennen, gerade im Rahmen sozialer Beziehungen. Testosteron und Oxytocin wirken situationsbedingt zusammen oder vielleicht gegeneinander. Oxytocin beeinflusst das Neuropeptid Vasopressin, das möglicherweise für die väterliche Fürsorge wichtig ist. Testosteron kann in Östrogen umgewandelt werden, auch bei Männern. Und Testosteron interagiert auf wichtige Weise mit Cortisol. Dennoch untersuchen die meisten Studien nur ein oder zwei Hormone gleichzeitig.[41]

Rilling und Kollegen stellten in ihrer Studie Unterschiede in den Gehirnaktivitäten von Vätern und kinderlosen Männern fest. Diese korrelierten jedoch nur bedingt mit hormonellen Unterschieden.[42] Beim Betrachten der Bilder von Kindern zeigten die Väter ausgeprägtere neuronale Reaktionen in den Knoten des Belohnungssystems und in Hirnarealen, die an der Interpretation von Gesichtsausdrücken und der Theory of Mind beteiligt sind. Insbesondere das Belohnungs- und Motivationssystem der Väter reagierte stärker, was, so eine Hypothese des Teams, möglicherweise mit ihrer Neigung zusammenhing, die Motivation zur Interaktion mit den Kindern auch in Zeiten der »Not und Unklarheit« aufrechtzuerhalten. Bei Nichtvätern waren die neuronalen Reaktionen beim Betrachten sexuell aufreizender Bilder in den Bereichen Belohnung und Motivation stärker.

Lediglich in einem an der Gesichts- und Empathieverarbeitung beteiligten Areal – dem kaudalen mittleren frontalen Gyrus – korrelierten Vaterschaft und niedriger Testosteronwert mit größerer Hirnaktivität beim Betrachten der Bilder, was den Autoren zufolge den Schluss zulassen könnte, dass die Abnahme des Testosterons während der Vaterschaft »Empathieverstärkend wirkt«. Interessanterweise gab es kein eindeutiges Muster, das Testosteron oder Oxytocin mit sexuellen Stimuli verknüpfte. Dies lasse sich womöglich auf Schwierigkeiten bei der Hormonmessung zurückführen, so die Autoren, oder darauf, dass sexuelle Reaktionen stabiler sind und weniger stark beeinflusst von den plötzlichen Hormonveränderungen in der Zeit nach der Geburt.

Meiner Meinung nach bestätigen diese Ergebnisse zwei Annahmen, die sich in der gesamten Literatur über Männer finden: Ihre neuronalen Reaktionen verändern sich durch die Vaterschaft, insbesondere in Bezug auf Motivation und Empathie. Und wir tappen nach wie vor noch ziemlich im Dunkeln bei der Frage, wie genau Hormone das Verhalten von Menschen im Allgemeinen und während der Elternschaft im Besonderen beeinflussen. Als ich Rilling von meinen Überlegungen erzählte, erwiderte er: »Ich denke, es gibt einige Beweise dafür, dass hohe Testosteronwerte Männer eher zu Paarungsbemühungen als zu aktiver Fürsorge veranlassen.« Er sagte auch, diese Ergebnisse – die fehlende Korrelation zwischen Testosteron und neuronalen Reaktionen auf sexuelle Reize, was in gewisser Weise die Herausforderungshypothese infrage stellt – seien für ihn immer noch überraschend.

Die Ergebnisse weisen auch auf etwas hin, das offensichtlich erscheinen könnte und bestimmt auch Forschenden nicht entgangen sein dürfte. Dennoch sucht man in ihren verdichteten Untersuchungsergebnissen vergebens danach. Eltern in diesen Studien sind Menschen und eben nicht nur Eltern, in all ihrer

Diversität, und ihr Verhalten lässt sich nicht immer in Kategorien trennen.

Kategorien sind fraglos ein wichtiges Werkzeug der Forschung, und ich schätze die Art und Weise, wie Rillings Gruppe versucht hat, feinste Differenzierungen der väterlichen Fürsorge herauszuarbeiten. Sie hat untersucht, wie unterschiedlich Väter von Töchtern und Väter von Söhnen jeweils mit ihren Kindern interagieren und wie diese Unterschiede mit den Unterschieden der väterlichen neuronalen Reaktionen korrelieren.[43] Sie haben erforscht, inwieweit das Alter eines erstmaligen Vaters seine Reaktion auf das Weinen des Neugeborenen beeinflussen könnte. Das Weinen bewirkt demnach bei älteren Vätern einen geringeren Widerwillen und geringere neuronale Reaktionen.[44] Und in einer kleinen Studie mit 20 erstmaligen Vätern, die in einem Videospiel einen weinenden Säugling beruhigen sollten, lieferte das Team weitere Belege für die Idee eines globalen elterlichen Betreuungssystems und stellte – mit gemischten Ergebnissen – bei Vätern, die über mehr Frustration berichteten, eine geringere Aktivierung in den Schlüsselbereichen der Motivation und Emotionsregulierung fest.[45]

In einer seiner ersten Arbeiten zum Thema Elternschaft – eine Sichtung der Literatur – schrieb Rilling etwas, das mir im Gedächtnis geblieben ist. Eine wichtige Lehre aus den bisherigen Erkenntnissen sei, »dass man sich Erziehung entlang eines Kontinuums vorstellen kann und an dessen Enden jeweils unsensible oder übermäßig sensible Elternschaft und in der Mitte die sensible Elternschaft«, schrieb er. »Es gibt Hinweise darauf, dass die vermittelnde Physiologie an einem ähnlichen Kontinuum entlang verlaufen könnte.«[46]

Elternschaft ist, sowohl was das Verhalten als auch was die Biologie anbelangt, keine vorab festgelegte Werkseinstellung, sondern eine Skala. Es gibt nicht nur eine Möglichkeit, sondern viele. Und das trifft natürlich auch auf Väter zu.

Wie Rilling mir sagte, haben alle Erwachsenen seiner Meinung nach »die gleichen neuronalen Kernschaltkreise« der Fürsorge, die von vielen Variablen ausgestaltet werden. »Wie schnell werden sie aktiviert? Welche Reizschwellen gibt es?«, fragte er. »Dazu kommen sowohl physiologische Faktoren der Bottom-up-Verarbeitung wie Hormone als auch soziale und kulturelle Top-down-Einflüsse.«

Zu den Top-down-Einflüssen können etwa gesellschaftliche Erwartungen gegenüber Vätern gehören oder die Erwartungen eines Mannes an sich selbst. Sie können auch beinhalten, wie viel und welche Art der Unterstützung er erhält. Die Fähigkeit zur Bindung besitzen wir alle, aber sie nimmt die unterschiedlichsten Formen an. »Ich sage es so oft wie möglich«, erklärte mir Saxbe. »Gute Eltern werden gemacht und nicht geboren.«

Inzwischen wird vermehrt über Männer geforscht. Einige veröffentlichte Studien beschäftigten sich mit der Frage, ob und wie sich die Struktur des menschlichen väterlichen Gehirns verändert – allerdings ebenfalls mit gemischten oder jedenfalls nicht einfach zu deutenden Ergebnissen.[47] Im Sommer 2021 hat Saxbes Labor mit der Veröffentlichung einer Längsschnittstudie begonnen, in der mindestens 100 Paare von der Mitte der Schwangerschaft bis zum ersten Jahr nach der Geburt begleitet werden sollen. Diese Arbeit beinhaltet auch eine funktionelle und strukturelle Analyse der Gehirne der Väter über den gesamten Zeitraum. Rilling rekrutiert Probanden für eine Längsschnittstudie, in der werdende Väter über einen vergleichbaren Zeitraum hinweg beobachtet werden sollen. Beide auf Väter fokussierte Projekte sind von der National Science Foundation (NFS) finanziert, was aufhorchen lässt, wenn man bedenkt, dass die Mittel für einen Großteil der mütterlichen Hirnforschung vom National Institute for Child Health and Human Development stammen.

Einige Forscher haben mir gesagt, dass sie, selbst bei Studien über Mütter, nicht selten Förderanträge mit der Anfrage zurückgeschickt bekommen: Und was ist mit den Kindern? Als sollte die mütterliche Entwicklung nur im Hinblick auf die Kinder, nicht aber auf der Grundlage der Existenz der Mutter erforscht werden. Die Forschung über Väter gestaltet sich noch schwieriger. Saxbe meinte, sie fühle sich »wirklich abgeschottet«. Sie habe häufig den Eindruck, »wer die Neuroplastizität Erwachsener untersuchen will, muss das irgendwie heimlich einschleusen«. Obwohl es »einen großen politischen und sozialen Nutzen hat«, wenn man versteht, was Männer dazu motiviert, sich um Neugeborene zu kümmern.

Noch dünner wird die Forschungslage zum elterlichen Gehirn von solchen Elterngruppen, die weder heterosexuell und cisgender noch mit ihrem Kind eine gemeinsame DNA haben. Es gibt zwar einige faszinierende Arbeiten, doch sie stehen eher allein da, wie eine Person, die auf der Tanzfläche darauf wartet, dass die Musik einsetzt.

In einer frühen Studie wurden mit einem Elektroenzephalogramm (EEG) sogenannte ereigniskorrelierte Potenziale bei 14 biologischen Müttern und 14 Müttern, die entweder Adoptiv- oder Pflegeeltern waren, erfasst.[48] Mit einem an der Kopfhaut angebrachten Netz von Elektroden maßen die Forscher Muster elektrischer Aktivität in der Hirnrinde, die in mehreren Studien mit bestimmten Arten der Reizverarbeitung in Verbindung gebracht wurden. Die Probandinnen wurden gebeten, Bilder ihres eigenen und Bilder eines fremden Kindes sowie eines vertrauten und eines unbekannten Erwachsenen zu betrachten. Beide Gruppen reagierten auf die Gesichter ihrer eigenen Kinder im Vergleich zu den anderen Gesichtern in einer Weise, die auf »höhere Aufmerksamkeitszuwendung« schließen lässt. Wichtig ist, dass das Ergebnis nicht signifikant von der biologischen Verwandtschaft abhing.

In einer größeren Gruppe von Pflegemüttern wurde auf interessante Weise eine Verbindung zwischen Oxytocin-Produktion und Gehirnaktivität hergestellt. Die Studie – unter der Leitung von Johanna Blick, damals am Yale Child Study Center, Damion Grasso, University of Connecticut, und Kollegen an der University of Delaware – wertete die Oxytocin-Produktion von 32 Probandinnen (in diesem Fall durch eine Reihe von Urinproben) aus, während diese innerhalb der ersten drei Monate mit dem Pflegekind kuschelten und ein zweites Mal drei Monate später.[49] Zeitgleich wurde mittels EEG die neuronale Aktivität der Mütter als Reaktion auf eine Reihe von Kinderbildern, einschließlich ihrer eigenen und unbekannter Kinder, gemessen.

Im ersten Testlauf korrelierte die im Zusammenhang mit Kuscheln erhöhte Produktion von Oxytocin mit größeren Ausschlägen in einer Messung der »motivierten Aufmerksamkeit«, wenn die Pflegemutter das Bild eines Kindes – nicht nur ihres eigenen – betrachtete. Dies änderte sich drei Monate später, als eine höhere Oxytocin-Produktion mit größeren Ausschlägen korrelierte, wenn die Mutter ein Bild ihres *eigenen* Kindes sah. Diese Ergebnisse deuten auf einen biologischen Bindungsprozess hin, an dem Oxytocin beteiligt ist, oder vielleicht auf eine »vermittelnde Physiologie«, die Pflegeeltern auf einem Kontinuum der Elternschaft verortet. Einfacher ausgedrückt: Die Neurobiologie von Pflegeeltern scheint sich durch die Elternschaft ebenfalls zu verändern. Natürlich unter dem Vorbehalt, dass es sich hier nur um eine einzelne Studie handelt.

Wir haben bereits über die Untersuchung gesprochen, die Ähnlichkeiten bei der Aktivierung der Amygdala bei leiblichen Vätern und Müttern festgestellt hat, die jeweils die primären Bezugspersonen ihrer Kinder sind. Tatsächlich beruhen diese Ergebnisse auf einer Studie von Ruth Feldman, Eyal Abraham und Kollegen in Israel, die Hirnaktivität, Oxytocin und elterliches Verhalten bei heterosexuellen und homosexuellen Paaren untersuchten.[50]

Die Kohorte bestand aus 41 heterosexuellen biologischen Eltern (Männer und Frauen, Letztere die primären Bezugspersonen) und 48 homosexuellen Vätern, die ein Kind durch Leihmutterschaft hatten (die Hälfte der Väter war biologisch mit dem Kind verwandt, und alle wurden als die primären Bezugspersonen des Kindes betrachtet). Die Eltern wurden zu Hause besucht, um Speichelproben zur Überprüfung der Oxytocin-Werte zu nehmen und die Interaktion zwischen Eltern und Kind in ihrem »natürlichen Habitat« per Video aufzuzeichnen. Später folgte dann ein fMRT-Scan der Eltern, während sie diese Videoaufnahmen ihrer Interaktionen, Aufnahmen von sich selbst sowie unbekannter Eltern und Kinder betrachteten.

Diese Arbeit war der Schlüssel zum Konzept eines globalen elterlichen neuronalen Fürsorgenetzwerkes.[51] Bei durchweg allen Eltern, die sich die aufgezeichneten Interaktionen mit ihren Kindern ansahen, stellten die Forscher eine weitgehend konsistente Aktivierung von Hirnarealen fest, die an Wachsamkeit, Aufmerksamkeit, Motivation, sozialem Verständnis und an der Mentalisierung beteiligt sind. Wie die Forschungsgruppe erläuterte, unterstützten diese Ergebnisse die Vorstellung, dass sich die menschliche Elternschaft aus einem »evolutionär alten Substrat eines Fürsorgesystems durch Ersatzelternschaft entwickelt haben könnte, welches bei allen Mitgliedern der Spezies vorhanden ist« und bei Bedarf aktiviert werde. Und weiter: »Solch ein Fürsorgesystem durch Ersatzelternschaft, das sich im gesamten Tierreich beobachten lässt, könnte zu der ausgeprägten Variabilität und Flexibilität der väterlichen Fürsorge beigetragen haben, die im Laufe der Evolution unserer Spezies beobachtet wurde.«

Zwischen den Gruppen wurden einige bedeutende Unterschiede festgestellt. Mütter zeigten größere Aktivität der Amygdala als Väter, die sekundäre Bezugspersonen waren, und Letztere zeigten größere Aktivitäten im Sulcus temporalis superior als die Mütter. Bei primären väterlichen Bezugspersonen ließ sich eine hohe Aktivierung in beiden Regionen nachweisen. Bei den homosexuellen Vätern wurden zwischen biologischen und Adoptivvätern keine signifikanten Unterschiede in Bezug auf die Aktivierung bestimmter Hirnareale festgestellt.

Im Vergleich aller Väter war bei denjenigen, die mehr Zeit mit ihren Kindern verbrachten, eine stärkere Zunahme der funktionellen Konnektivität zwischen Amygdala und Sulcus temporalis superior nachweisbar, wenn sie Aufnahmen von sich selbst mit ihren Kindern betrachteten. Die Forschenden hielten fest, dass ihre Ergebnisse »die zentrale Rolle des aktiven, tatsächlichen Fürsorgeverhaltens« in Bezug auf das sich entwickelnde elterliche Gehirn unterstreichen würden. Mit anderen Worten: Erfahrung ist ausschlaggebend.

Über lesbische Paare gibt es – Stand 2021 – nur eine einzige Studie.[52] Sie untersuchte den Testosteronspiegel von 25 schwangeren Paaren vor der Geburt und stellte fest, dass – ähnlich wie bei den Vätern – bei beiden Partnerinnen ein niedriger Testosteronwert auf ein aktiveres Betreuungsverhalten verweist, eine Person also mehr Zeit mit der Fürsorge für das Baby verbringt. Anders als erwartet ließ sich, im Vergleich mit den »geringen, aber zuverlässigen« Rückgängen in Stichproben werdender Väter, keine signifikante Änderung des Testosteronwertes bei den nicht gebärenden Müttern feststellen. Wenn ein Rückgang des Testosterons bei werdenden Vätern ein neurobiologisches Signal ihrer Bereitschaft zur Fürsorge ist, warum fehlte es dann bei den lesbischen Paaren? Eine mögliche Erklärung wäre, dass ihre Bereitschaft bereits in hohem Maße vorhanden war.

Für homosexuelle Paare kann die Geburt eines Kindes einen zusätzlichen Aufwand an Planung und Kosten bedeuten. Ein Großteil der Frauen in der Stichprobe waren um die 30 Jahre alt, verfügten über ein gutes Einkommen und freuten sich gemeinsam darauf, Eltern zu werden. Robin Edelstein, eine der Autorinnen der Studie und Leiterin des Personality, Relationships and Hormones Lab an der University of Michigan, sagte mir, einige der Fragen, die üblicherweise gestellt werden, um Beziehungsqualität und Grad des Engagements zu messen, seien bei diesen Probandinnen fehl am Platze gewesen, etwa: In welchem Maß investieren Sie in eine Beziehung? Könnten Sie sich eine Beziehung zu einer anderen Person vorstellen? »Als ich die Zahlen zum ersten Mal gesehen habe, hielt ich es zunächst für einen Fehler«, sagte Edelstein. »Sie bekommen das alle wunderbar hin. Es gibt daher kaum Variabilität.« Eine umfassendere Studie mit einer größeren Kohorte könnte andere Ergebnisse erbringen, erklärte sie, und noch besser wäre eine Studie, die Frauen über einen längeren Zeitraum beobachtet, noch bevor sie ihre Partnerin kennenlernen.

Ich habe mehrere Forscher befragt, inwieweit nicht austragende Eltern eine eigene Kategorie bilden, in der sich die Erkenntnisse über biologische Väter auf alle anderen nicht austragenden Personen übertragen ließen. Die Antworten fielen unterschiedlich aus. Einige waren der Ansicht, die biologische Verbindung zwischen Eltern und Kind spiele eine Rolle dabei, wie stark die Signale des Babys wahrgenommen würden. Ich denke jedoch, dass der Unterschied, wenn er denn besteht, nur marginal ist und vielleicht nichts weiter als ein Faktor, der ein Elternteil entlang des Kontinuums verortet, neben Hormonen, Bereitschaft, Erfahrung und sozialer Unterstützung.

Schließlich wissen wir nicht genau, was Studien, die sich mit dem Effekt »eigenes Kind« (ownness) auf das Gehirn beschäftigen, tatsächlich messen. Ist es die Qualität des gemeinsamen genetischen Materials? Die Arbeiten über Pflege- oder Adoptiveltern sprechen dagegen. Vielleicht ist es stattdessen ein Zustand der Hingerissenheit, als Erwachsener wie verzaubert zu sein von einem winzigen, überwältigenden Baby, das unsere Aufmerksamkeit und Selbstwahrnehmung fachkundig für sich beansprucht.

Schon bald nachdem Roberts anfing, sich als Coach des Boot Camps für angehende Väter zu engagieren, fragte er schwangere Freundinnen und Mitarbeiterinnen nach ihren Partnern: »Redet er mit deinem Bauch? Wenn du möchtest, kann ich es ihm mal zeigen. Oder wir können uns über Windelnwechseln unterhalten. Und über Gatekeeping.«

Vor einigen Jahren ergänzte *Maine Boys to Men* das Programm für werdende Väter mit einem Angebot: Nach dem Boot Camp moderieren die Coaches Gruppengespräche, in denen es darum geht, wie jeder von ihnen die Begriffe gute Mutter oder guter Vater definiert. Dabei entstehen zwei Listen. Anschließend streichen sie die Überschriften der Listen durch und sprechen stattdessen über das Wesen guter Eltern, oder, wie es Heidi Randall, Leiterin der *Maine Boys to Men*, ausdrückt, über den »Hang zur Fürsorge für unsere Kinder«. Die werdenden Väter werden gebeten, über ihre eigenen Eltern und sich selbst nachzudenken.

Roberts beschreibt seine ersten Erfahrungen mit dem Boot Camp als das »große Los«, eine Einladung, seine eigenen Vorstellungen von Vaterschaft zu entwickeln, seinen eigenen Weg zu finden. Genauso ist es auch mit dieser Übung, sagt er. Wir laden dazu ein, eine bewusste Wahl zu treffen. »Niemals den Autopilot einschalten«, sagte er. »Dann ist es genau richtig.«

Manchmal kommt mir die Forschung über das elterliche Gehirn sehr altmodisch vor. Überholt. Festgefahren. Eine Arbeit nach der anderen präsentiert eine Einheit von Mutter und Kind. Mütter gelten als primäre und Väter als sekundäre Bezugspersonen. Familien bestehen aus einem Kind und zwei Erwachsenen, jedes Elternteil gehört zu einem der beiden sich »eindeutig nicht überschneidenden bimodalen« Gender. Das hat wenig mit der Welt zu tun, die ich rings um mich wahrnehme.

In einer klaren Sommernacht im Jahr 2019 paddelte ich mit Logan Nichols-Chestnut in einem Kanu auf dem Kezar-See im

Westen von Maine. Nichols-Chestnut arbeitet als Künstler in verschiedenen Disziplinen und Autor von Comic-Biografien. Wir nahmen an einem Artist-in-Residence-Programm in Hewnoaks teil und wohnten in einer kleinen, an einer Hügelflanke liegenden Künstlerkolonie, die in den 40er- und 50er-Jahren erbaut worden war. Wir hatten beide zwei Kinder zu Hause bei unseren Ehepartnern zurückgelassen und wollten uns in Ruhe auf unsere Projekte konzentrieren. In diesem Augenblick war ich jedoch einfach nur glücklich, hier zu sein, unter einem Himmel voller Sterne und der wie hineingepinselten Milchstraße, eingefasst von den schwarzblauen Umrissen der Berge. Ein ums andere Mal sahen wir Meteoriten mit feurigen Lichtstreifen am Himmel entlangziehen.

Ich war in Hewnoaks, um an meinem Buch über Mutterschaft zu arbeiten, darüber, wie weit das Narrativ der Mutterschaft von der Wahrheit entfernt schien und wie die Wissenschaft des mütterlichen Gehirns mir dabei hätte helfen können, mich besser darauf vorzubereiten. Nichols-Chestnut arbeitete an einem Buch über seine Erfahrungen als Transmann und Vater; er erzählte darin auch von seinem eigenen Vater, der vor der Geburt seiner Enkelkinder gestorben war. Damals dachte ich, wir würden an einem ähnlichen Thema arbeiten, dabei aber unterschiedliche Wege einschlagen.

In den folgenden Jahren blieben wir sporadisch in Kontakt, tauschten uns über die Elternschaft während der Pandemie und die Projekte aus, an denen wir arbeiteten. Erst zwei Jahre später wurde mir klar, in welchem Maß unsere Geschichten auf einen gemeinsamen Fluchtpunkt zuliefen. 2021 war ich für einen einwöchigen Aufenthalt nach Hewnoaks zurückgekehrt und bekam eine Nachricht von Nichols-Chestnut. Er hatte mir die beiden ersten Kapitel seines Buches *The Reciprocal* geschickt, das er demnächst an einen Verlag verkaufen wollte. Sie waren mit wunderschönen Darstellungen seiner queeren Familie illustriert – sie hatten entschieden, dass seine Frau die Kinder austragen und ein Freund, den seine Söhne Papi nennen, als Samenspender fungieren würde –, und er sprach auch darüber, welchen mitunter überraschenden Einfluss Eltern auf die spätere Elternschaft ihrer eigenen Kinder ausüben. Ich fragte ihn nach der Bedeutung des Titels. Er erklärte mir, das beziehe sich auf reziproke Zahlen: die Zahl, die mit einer anderen Zahl multipliziert den Wert 1 ergebe. Der Gegensatz, der zu einem Ganzen führt. Unähnliches, das sich einander angleicht. Eine in sich verschlungene Binarität: männlich/weiblich, Eltern/Kind, Liebe/Trauer.

Am Telefon sagte mir Nichols-Chestnut später, seine Mutter sei über weite Strecken seiner Kindheit abwesend gewesen – zwar körperlich anwesend, aber ansonsten unzugänglich. Sein Vater arbeitete viel und war nicht sonderlich gefühlsbetont, sorgte aber für ihn und nahm sich viel Zeit. Er zeigte seine Liebe, indem er ihm etwas beibrachte: wie man Wäsche wäscht, ein Omelett macht oder bügelt. Oder ein Auto repariert und einen Zaun baut. »Es ging nicht darum, dass du es lernen musst, weil du ein Mädchen bist, sondern weil du irgendwann für dich selbst sorgen musst«, erklärte Nichols-Chestnut. Sein Vater war praktisch veranlagt, aber auch geduldig und aufmerksam.

Nichols-Chestnut und seine Frau heirateten vor seiner Umwandlung, aber sein Vater war nicht bei der Hochzeit dabei, und Nichols-Chestnut hat sich ihm gegenüber bis zu seinem Tod nicht als transgender geoutet. Dennoch zeichnete er ein nachdenkliches Porträt von ihm und schilderte seine eigenen geschlechtlichen Erfahrungen so bewegend, dass mich ein Gefühl von Stolz überkam, als ich zu der Seite blätterte, auf der Bilder seines Vaters zu sehen waren, der ihm zeigte, wie man Hühnchen und Knödel machte, und daneben Bilder von ihm selbst, wie er dasselbe Gericht für seinen Sohn kochte. Ich war auf beide stolz, genauer gesagt. »Mein Vater hat mir wirklich gezeigt, dass diese Art der Fürsorge für jeden möglich ist«, sagte er.

Die Biologie der Elternschaft steckt voller eindeutiger Überschneidungen. Das soll nicht heißen, Mütter und Väter wären synonym und ihre Erfahrungen gleich. In der Regel machen sie sehr unterschiedliche Entwicklungen durch und erleben die Welt, je nach Geschlecht, geprägt von völlig unterschiedlichen und sehr wirkmächtigen sozialen Normen. Die Unterschiede rühren aber nicht daher, dass männliche und weibliche Gehirne grundsätzlich so völlig anders wären. Dennoch gehen die bestehenden Strukturen und Mechanismen zur Erforschung des elterlichen Gehirns – die Finanzierung, die Fragestellungen, auf denen die Studien aufbauen, die gewählten Messgrößen – häufig nach wie vor davon aus, dass dies der Fall ist.

Vor Kurzem erschien ein längerer Artikel in der *New York Times*, in dem der Autor Thomas Page McBee an das zehnjährige Jubiläum seiner ersten Testosteroninjektion erinnerte.[53] McBee schrieb, jede Person überall verhandele fortwährend »mit politischen und kulturellen Kräften, die versuchten, uns alle in schlichte und leicht verstaubare Kisten zu stecken«. Er forderte die Leser dazu auf, stattdessen alles, was als biologische Norm dargestellt würde, einschließlich der Elternschaft, zu hinterfragen und sich dabei transgender Personen zum Vorbild zu nehmen, weil diese darin naturgemäß gut sein *müssen*. »Was könnte es für Eltern bedeuten, wenn die Begriffe ›Mutter‹ und ›Vater‹ weniger fest umrissene Kategorien bei der Kindererziehung wären? Wer profitiert von dieser ständigen Trennung?«

Fragen, an die ich nicht groß dachte, als ich, eine mit einem Mann verheiratete cisgender Frau, unser biologisches Kind in einem medizinischen System zur Welt brachte, das punktgenau auf Familien wie die unsere zugeschnitten ist. Inzwischen beschäftigen sie mich sehr, und nicht nur, weil ich eine bessere Verbündete derjenigen sein möchte, deren Leben von diesen

Institutionen nach wie vor beeinträchtigt wird. Inzwischen sehe ich nämlich deutlicher, wie problematisch diese kategorischen Trennungen auch für meine eigene Familie – und letztlich für alle Familien – sind.

Sie waren jedenfalls nicht nützlich, als mein Mann, eine ebenso primäre Bezugsperson für unsere Kinder wie ich selbst, von Spielgruppen und Online-Elternselbsthilfegruppen ausgeschlossen wurde, die sich ausdrücklich nur an Mütter richteten. Damit hatte er keinen Zugang zu wichtigen Informationen, beispielsweise wie man seinen Beruf und ein Neugeborenes unter einen Hut bringen kann, wie man eine bezahlbare Kinderbetreuung findet, wie man sich in unserem lokalen Schulsystem in Fragen der Sonderpädagogik zurechtfindet oder wo es Autositze gibt, die man einbauen kann, ohne sich sämtliche Haare auszureißen. Sie fühlten sich auch nicht besonders nützlich an, als mein früherer Chef meinen Antrag auf vier Tage Gleitzeit ablehnte und wissen wollte, warum ich am fünften Tag nicht mit einem Kleinkind und einem Neugeborenen von zu Hause aus arbeiten kann. »Wann haben Sie das letzte Mal Zeit allein mit einem Kleinkind verbracht?«, erkundigte ich mich. Er konnte es nicht sagen.

Die allgegenwärtige Vorstellung von der »Vollzeitmama« und des »Wochenendpapas«, wonach die eine die Hauptbezugsperson ist und der andere bei Bedarf als Ersatz bereitsteht, ist ebenfalls nicht nützlich. Gebärende Eltern haben auch nichts davon, wenn die mit der Mutterschaft verbundenen biologischen Prozesse, einschließlich der vaginalen Geburt und des Stillens, als so heilig und wesentlich dargestellt werden, dass eine Elternschaft, bei der sie nicht möglich sind, bereits mit dem Gefühl des Versagens beginnt.

Saxbe erzählte mir, dass einer ihrer Uni-Professoren zu sagen pflegte, dass alles, was für das Überleben einer Spezies wichtig sei, wie etwa die Elternschaft, von redundanten Systemen abgesichert werde. Es gibt weder den richtigen Zeitpunkt noch den richtigen Ablauf, der die einzige Tür zur Eltern-Kind-Bindung öffnet. Eltern, die direkt nach der Geburt keinen Haut-zu-Haut-Kontakt zu ihrem Baby haben können, haben andere Gelegenheiten, eine Bindung aufzubauen. Es gibt viele Formen der liebevollen Elternschaft. Saxbe verweist auf die Forschungen ihres Labors über Prolaktin bei Vätern und auf die Idee, dass ein Hormonsystem, das bei Frauen an die Milchproduktion gekoppelt ist, bei Männern genutzt werden könnte, um ihnen die Bindung durch Nähe zu erleichtern. Eine Redundanz, die vielleicht darauf abzielt, dass jedes Baby verlässlich ein aufmerksames Elternteil an seiner Seite hat und jedes Kleinkind einen aufmerksamen Erwachsenen, wenn die kleine Schwester zur Welt kommt.

Wir benötigen dringend mehr Elternforschung. Große Längsschnittstudien, die die gesamte Familiendynamik abbilden und über die Mutter-Kind-Einheit der unmittelbaren postpartalen Phase hinausgehen. Wir benötigen auch kleinere Studien mit zutreffenderen Kategorisierungen, die der Vielfalt des modernen Familienlebens gerecht werden.

Das alles brauchen wir. Und doch wissen wir bereits genug.

Wir wissen genug, um sagen zu können, dass jeder Mensch die Bausteine zu einem globalen neuronalen elterlichen Fürsorgenetzwerk besitzt. Und dass Babys die Erwachsenen, die sich um sie kümmern, verändern. Und dass es letztlich Liebe und Aufmerksamkeit sind, nicht das Geschlecht einer Person oder die Art der Fortpflanzung, die das an die Aufgabe angepasste elterliche Gehirn formen. Natürlich gibt es noch eine Million Fragen, aber wir wissen genug, um zu handeln.

Wir sehen in Geburtshäusern, Arztpraxen, Geburtsvorbereitungskursen und postpartalen Selbsthilfegruppen eine breite Vielfalt von Eltern. Die Unterstützung, die Schwangere und Mütter in der Zeit nach der Geburt durch andere Schwangere und Mütter in ebendieser Phase erfahren, ist wichtig, bestärkend und eine bedeutende Quelle von Informationen über ihre körperliche und geistige Gesundheit. Wenn allerdings die gesamte Infrastruktur der gängigen Online- und Selbsthilfegruppen ausschließlich auf gebärende cisgender Frauen ausgerichtet ist, dann sagen wir damit anderen Eltern nicht nur, dass sie auf sich allein gestellt sind, sondern vermitteln auch Vätern und Partnern die Botschaft, dass das ganze Zeug nicht für sie bestimmt ist. Wir sagen: Dieses einschneidende, das Gehirn verändernde Ereignis ist nicht *dein* einschneidendes, das Gehirn verändernde Ereignis.

Wir können die äußerst normierte Sprache, in der wir über Elternschaft sprechen, erkennen und überdenken. In den sozialen Medien, unter konservativen Experten und in bestimmten Kreisen feministischer Aktivistinnen und Geburtshelfer gibt es einen gewissen Widerstand gegen den Begriff »gebärende Menschen« – als ob er Frauen und Mütter auslöschen und ihnen etwas wegnehmen würde.[54] Als Autorin halte ich es für unumgänglich, eine spezifische Sprache zu verwenden, wenn ich mich auf Einzelpersonen beziehe, und eine präzise, inklusive Sprache, wenn ich mich auf eine Gruppe von Menschen beziehe. Als Mutter habe ich erkannt, wie gewaltig meine Geburtserfahrung nachwirkt und welche Kraft ich aus meiner Fähigkeit ziehe, für meine Kinder zu sorgen. Wenn ich das Gleiche bei anderen Menschen anerkenne, die unabhängig von ihrem Geschlecht Kinder austragen oder aufziehen, nimmt mir das nichts weg. Es bestätigt nur das, was ich als wahr erkannt habe.

Vielleicht können wir Eltern am besten mit soliden Regelungen für bezahlten Urlaub und Elternzeit helfen, damit sie sich an ihre neue Rolle als Fürsorgende Neugeborener und adoptierter Kinder anpassen können – und zwar überall dort, wo es diese nicht schon gibt, insbesondere in den Vereinigten Staaten, die in diesem Punkt anderen vergleichbaren Industriestaaten hinterherhinken. Nicht minder wichtig sind auch Anreize durch Programme, die Väter und andere nicht austragende Eltern in den Blick nehmen, Gruppen, von denen wir wissen, wie bedeutsam gerade die Zeit ist, in der sie sich um das Baby kümmern.

Saxbe ist insgesamt optimistisch, was Veränderungen der Gendernormen und Elternschaft angeht. Denken Sie nur an die Mandalorianer, sagte sie mir.[55] Der Hauptdarsteller der gleichnamigen Serie aus dem *Star-Wars*-Universum – mit undurchdringlichem Helm und einem Auftreten, das von Clint Eastwood und den Samurai-Figuren des japanischen Regisseurs Akira Kurosawa inspiriert ist – kümmert sich um einen zwar winzigen, aber sehr mächtigen Außerirdischen, der alle Kriterien auf der Niedlichkeitsskala erfüllt: große Augen, kleines Kinn und runde Wangen. Und dann noch diese Ohren. »Da ist dieser echt männliche Krieger in voller Rüstung«, so Saxbe, »aber er kümmert sich um das Baby Yoda.«

Männer fühlen sich von der Kinderbetreuung mitunter eingeschüchtert, es fällt ihnen nicht auf natürliche Weise zu. Aber letztlich fällt es niemandem auf natürliche Weise zu – was immer das heißen mag. Oder besser gesagt, es ist eine Frage der Übung. »Elternschaft hat vor allem mit Erfahrung zu tun«, sagt Saxbe. »Das ist doch eine hoffnungsvolle Botschaft, denn sie besagt, dass sie sich erlernen lässt. Wichtig ist vor allem die Motivation.«

Wenn wir wirklich anerkennen würden, dass Elternschaft kein automatisch ablaufender Prozess ist, sondern dass das elterliche Gehirn sich durch Erfahrung entwickelt, so Saxbe, könnte das unsere Einstellung verändern und vielleicht auch die Politik zu den nötigen Maßnahmen bewegen. »Es muss sich nicht so anfühlen, als sei man entweder biologisch dafür gemacht oder nicht«, sagte sie.

Die Neurowissenschaft ist gerade dabei, die Wahrheit dieser Aussage zu untermauern. Und in der Gesellschaft zeichnet sich ebenfalls ein Wandel ab, zwar langsam, aber durchaus erkennbar, so Saxbe. »Es ist nur eine Frage der Zeit.«

Kapitel 7

FANG DORT AN, WO DU BIST

Als Alisson McCloskeys erster Sohn zur Welt kam, war sie überwältigt. Damals war sie 16 Jahre alt und frisch verheiratet und hatte eine anstrengende, über 20 Stunden lange Geburt hinter sich. Aber als der kleine Tyler schließlich geboren war, liebte er sie. Das spürte sie einfach. Und sie erwiderte seine Liebe.

Sie habe nicht geplant, als Teenager schwanger zu werden, erzählte sie mir, habe sich dann aber darauf vorbereitet. Sie las alle Bücher, die sie in die Finger bekam. In den ersten Monaten als Mutter sorgte sie sich sehr, ob sie alles richtig machte. Die Verantwortung, das Gefühl, ihr Sohn könnte alles, was sie tat, beobachten und nachahmen, belastete sie. Dennoch war es ihr eine Freude, als Mutter für ihn da zu sein. »Es war eine wundervolle Erfahrung«, sagte sie. »Ich mochte alles daran.«

Ihre zweite Schwangerschaft, elf Jahre später, verlief vollkommen anders. Diesmal war sie geplant und erhofft. Doch Symphysenschmerzen machten die Schwangerschaft trotz Physiotherapie zur Qual. »Ich konnte es kaum erwarten, bis die Wehen einsetzten«, sagte sie mir. Die Schwangerschaft ging über den Fälligkeitstermin hinaus, und McCloskey hatte bereits einen Termin zur Einleitung, als ihre Fruchtblase platzte. Wehen traten jedoch nicht oder zumindest nicht regelmäßig ein. Man verabreichte ihr das Medikament Pitocin, woraufhin die Wehen sehr schnell und heftig einsetzten. Zu heftig. »Mein Körper schien gegen mich zu arbeiten statt zusammen mit mir«, meinte sie. »Ich bekam kaum noch Luft, weil es so intensiv war.« Dann wurde ihr Sohn Simon geboren. McCloskey sagte, sie habe sich so sehr darauf gefreut, erneut diese überwältigende Liebe zu empfinden, doch als sie ihren Sohn zum ersten Mal im Arm hielt, spürte sie nichts. »Es war beinahe so, als wäre er überhaupt nicht mein Baby«, sagte sie. »Ein sehr merkwürdiges Gefühl. Ich hatte mir seit etwa zwei Jahren ein Kind gewünscht … Ich war echt enttäuscht von mir selbst.«

Das Gefühl einer fehlenden Bindung ließ im Laufe der Wochen etwas nach. Es half, ihn zu stillen. Aber ganz verschwand das Gefühl nicht. Sie wusste nicht, wie sie eine Bindung zu Simon aufbauen sollte, und hatte Schuldgefühle. Sie fragte sich: »Will er mich als Mutter haben?« Sie erzählte, dass sie sich Sorgen machte, weil ihr ältester Sohn sich aus der Beziehung zu ihr gedrängt fühlte. Sie kämpfte über Monate, um das schwierige Verhältnis zu Simons Vater zu beenden. Ihre Trennung wurde dadurch erschwert, dass er Zeit mit dem Baby verbringen wollte und sie stillte. Außerdem gab sie sich selbst an vielem – den Streitereien und den Schwierigkeiten, eine Bindung zu Simon aufzubauen – die Schuld.

Vor Simons Geburt, so McCloskey, habe sie gedacht, postpartale Depression bedeute, eine Mutter verspüre den Drang, ihrem Kind wehzutun, aber nun machte sie eine ganz andere Erfahrung. Sie informierte sich im Internet darüber. Aus den ersten Tagen mit Tyler wusste sie, wie sich eine gelungene Bindung zum Kind anfühlte. Sie überlegte, ob ihr dieses Gefühl bei Simon fehlte, weil sie unter Stress stand und ihr Gehirn und ihre Hormone dieses Mal anders reagierten.

Diese Erkenntnis verlieh ihr neue Hoffnung, war zugleich aber auch schwer zu verkraften.

Die Einsicht, dass der mütterliche Instinkt ein Trugschluss

ist, bringt einige unschöne Wahrheiten mit sich. Eine Freundin erzählte mir, sie habe erwartet, dass ihr Kind irgendein Upgrade für Eltern bei ihr installieren würde, nebst Download der für die Aufgabe notwendigen Fähigkeiten und Informationen. Die Erwachsene 2.0. Natürlich kam es nicht dazu. Das elterliche Gehirn entwickelt sich aus dem Gehirn, das eine Person bereits hat und das von bestimmten Genen und Familiengeschichten geprägt ist: von den eigenen Erziehungserfahrungen und von Bewältigungsmechanismen, die eine Person im Laufe ihres Lebens entwickelt hat, von dem Stress und den Traumata während der Schwangerschaft und der Zeit nach der Geburt, und ebenso von der Erfahrung der Heilung und Unterstützung, die jemand anschließend erlebt.

Ein separates elterliches Gehirnnetzwerk besteht nicht – es existiert kein besonderer und bei Bedarf online bereitstehender, abrufbarer Instinkt. Wir beginnen dort, wo wir sind.

In diesem Kapitel beschäftigen wir uns damit, wie die schlimmen Dinge des Lebens das Gehirn auf vielerlei Weise beeinflussen können. Dazu gehören chronischer Stress und Traumata, zwei mächtige Faktoren, die unsere neuronalen Schaltkreise der Motivation, der emotionalen Regulierung und sozialen Kognition prägen, von denen Elternschaft abhängt. Und auch die mit der Schwangerschaft und der Zeit nach der Geburt einhergehenden Umwälzungen beeinflussen maßgeblich und manchmal überraschend unseren Umgang mit Stress, den wir im bisherigen Leben entwickelt haben. Forscher nutzen ihre Erkenntnisse inzwischen auch, um herauszufinden, wie man Eltern von Kleinkindern besser unterstützen und diejenigen behandeln kann, die es besonders schwer haben, wobei sie gerade auf den Faktor setzen, der sie besonders anfällig macht: die erhöhte Flexibilität des Gehirns.

Vor der Geburt meiner Söhne war ich der Meinung, eine postpartale Depression wäre so ähnlich wie eine Grippeerkrankung: Man hat sie oder man hat sie nicht. Das war natürlich naiv. Depressionen lassen sich nicht durch Blutabnahmen oder Speichelproben feststellen. Warum sollte sich das plötzlich bei frischgebackenen Eltern ändern? Außerdem war ich in die Irre geführt worden.

Im Allgemeinen wird eine postpartale Depression Schwangeren als eine Liste bestimmter Symptome präsentiert, auf die man besonders achten soll. Klingt der vorübergehende »Babyblues« oder ein Gefühl der »Leere und Hoffnungslosigkeit« nach zwei Wochen nicht ab, wird empfohlen, sich Hilfe zu suchen. Das klingt beruhigend. Ordentlich. Als würden bestimmte Menschen diese Kästchen auf der Symptomliste ankreuzen und andere eben nicht. Andere, die sich hoffnungsvoll und erfüllt fühlen. Beständig. Stabil.

Je mehr ich über das elterliche Gehirn erfuhr und mit Eltern sprach – ihnen zuhörte, genauer gesagt –, desto klarer wurde mir, dass unsere Erfahrungen sich über ein breites Spektrum streuen, das von geringfügigem bis zu lähmendem Kummer reicht. Dazwischen sind alle Abstufungen von Unbehagen und Anpassung denkbar.[1] Es gibt weder klare Grenzen noch einen präzisen Punkt auf diesem Kontinuum, an dem das Leid in eine Störung übergeht. Nur die wenigsten überstehen den Übergang zur Elternschaft problemlos. Vielleicht ist deswegen auch die Art und Weise, wie wir über postpartale Störungen reden, so verknappt. Weil wir nicht genau wissen, was wir sagen sollen.

»Der Übergang zur Elternschaft gehört mit Sicherheit zu den einschneidenden Lebenserfahrungen«, so Samantha Meltzer-Brody, Direktorin am North Carolina Center for Women's Mood Disorder. Meltzer-Brody ist heute vor allem für ihre Forschungen zu Brexanolon bekannt, ein Medikament, das von Sage Therapeutics unter dem Markennamen Zulresso vertrieben wird und 2019 als erstes Medikament von der US-Arznei-mittelbehörde FDA für die Behandlung postpartaler Depressionen zugelassen wurde. Aber als Forscherin und Ärztin hat sie viele Aufgabengebiete.

Meltzer-Broder war es, die als Erste den Begriff der postpartalen Depression als ein »Sammelbecken« bezeichnet hat, nicht unähnlich dem Schlagwort Brustkrebs, bei dem es sich nicht um eine einzige Krebsart handelt, sondern um viele verschiedene, mit unterschiedlichen Symptomen, Prognosen, Behandlungsmöglichkeiten und unterschiedlichen, genetisch, hormonell oder umweltbedingten Ursachen. Auch die postpartale Depression war lange Zeit ein ähnlich unzureichender Sammelbegriff für unzählige Arten von psychischen Störungen, die Eltern nach der Geburt eines Kindes erleben können. Menschen, die in dieser Phase unter lähmenden Ängsten oder Zwängen leiden, haben in Baby-Ratgebern möglicherweise nichts gefunden, was ihre Erfahrungen erklärt. Wer immer wieder intensive Flashbacks einer traumatischen Geburt erlebt, wird auf diesem Weg vielleicht nie erfahren, dass posttraumatische Belastungsstörungen im Zusammenhang mit der Geburt real und behandelbar sind.

Inzwischen haben Kliniken und Forschung etwas weiter gefasste Kategorien postpartaler Stimmungs- und Angststörungen oder postpartaler psychiatrischer Störungen anerkannt. Man geht davon aus, dass jeder fünfte[2] gebärende Elternteil davon betroffen ist. Diese Oberbegriffe werden der Vielzahl unterschiedlicher Erkrankungen gerecht, die auch Essstörungen oder selten vorkommende, ernste Psychosen einschließen können. Überschneidungen zwischen den verschiedenen Unterkategorien können Diagnose und Behandlung erschweren. Traumata beeinflussen Depressionen. Ängste und Depressionen treten häufig, aber nicht immer, gemeinsam auf. Das Gleiche gilt für Zwangsstörungen.

Selbst bei Betroffenen, deren Symptome klar auf Depressionen hinweisen, wurden diese Symptome mitunter durch verschiedene biologische Mechanismen ausgelöst. Häufig (aber nicht immer) treten postpartale Depressionen auf, wenn es den Betroffenen an der nötigen Unterstützung mangelt, um die Anpassung an die Elternschaft zu bewältigen, dazu gehören auch finanzielle Mittel oder unterstützende Partner, Familienangehörige und Freunde. Oder wenn sie in der Vergangenheit bereits an einer psychischen Erkrankung gelitten haben. Oder wenn sie chronischem oder akutem Stress ausgesetzt sind, der ihre Fähigkeit beeinträchtigt, die Belastungen der Schwangerschaft, der Geburt und der Sorge für ein Baby zu bewältigen. In anderen – oft in den schwersten – Fällen, so Metzler-Brody, scheint die postpartale Depression aus »heiterem Himmel« aufzutreten und fühlt sich »unglaublich biologisch« an.

Das diagnostische und statistische Handbuch der psychischen Störungen (*Diagnostic and Statistical Manual of Mental Disorders*), manchmal auch als die Bibel der Psychiatrie[3] bezeichnet, führt postpartale Stimmungsstörungen nicht ausdrücklich auf. Perinatale Depression wird als eine Unterform der schweren depressiven Störung betrachtet, die während der Schwangerschaft oder in den vier Wochen nach der Geburt beginnt. Eine routinemäßige Untersuchung postpartaler Depression wird standardmäßig erst sechs Wochen nach der Geburt durchgeführt – wenn es denn überhaupt dazu kommt. Dennoch ist allgemein anerkannt, auch von der WHO und der US-Gesundheitsbehörde, dass postpartale Depressionen jederzeit im ersten Jahr nach der Geburt auftreten können.[4] In einer neuen Studie wurden Hunderte von Frauen beobachtet, die am Michigan Hospital nach der Entbindung betreut wurden. Von 325 Probandinnen, bei denen nach sechs Wochen weder Depressionen noch posttraumatische Belastungsstörungen diagnostiziert wurden, berichteten 8 Prozent der Teilnehmerinnen drei Monate nach der Geburt von Zustandsänderungen und wurden positiv auf eine dieser Erkrankungen getestet.[5] Viele werdende Eltern müssen wochenlang alle Hebel in Bewegung setzen, bevor sie überhaupt die Möglichkeit haben, mit ihrem Arzt oder ihrer Ärztin zu sprechen. Und viele andere haben auch anschließend und ohne Hilfe schwer zu kämpfen. Einige Wissenschaftlerinnen versuchen inzwischen, den Beginn einer Depression mit bestimmten neurobiologischen Auslösern in Verbindung zu setzen.[6]

Einige zeigen erste Symptome während der Schwangerschaft, Schwangere werden jedoch nicht routinemäßig auf Risikofaktoren hin untersucht. Und obwohl eine postpartale Depression im Allgemeinen mit den gleichen Symptomen einhergeht wie die meisten depressiven Erkrankungen in anderen Kontexten – beispielsweise Teilnahmslosigkeit, Niedergeschlagenheit, sozialer Rückzug und Hoffnungslosigkeit –, kann sie sich doch ganz anders darstellen, insbesondere wenn sie von Angstsymptomen oder Zwangsstörungen begleitet wird, die alles andere als teilnahmslos erscheinen.[7] Eine bipolare Störung nach der Geburt ist ebenso weitverbreitet wie eine solche Störung innerhalb der Gesamtbevölkerung und wird häufig nicht erkannt, zum Teil, weil die typischen Untersuchungen depressive, nicht aber manische Symptome erfassen.[8]

Deutlicher zeigt sich jedoch, welche Belastung eine Depression für Eltern und Baby bedeutet.[9] Das Baby braucht aufmerksame Eltern, die es sicher, sauber und satt halten und sich in einer Weise mit ihm beschäftigen, die für die Entwicklung des Gehirns wichtig ist. Depressionen können die Gesamtheit dieser Fürsorge beeinträchtigen, selbst wenn das nicht immer der Fall ist. Depressionen im Verlauf der Schwangerschaft und insbesondere schwerere Depressionen werden mit dem erhöhten Risiko einer Frühgeburt in Verbindung gebracht. Postpartale Depressionen werden häufig mit Verhaltensauffälligkeiten und einer geringeren kognitiven Entwicklung bei Kindern verknüpft. Allerdings sind die Effektstärken in diesen Studien oft gering – der Zusammenhang mit schlechten Ergebnissen bei Kindern lässt sich also nicht eindeutig belegen –, und die Ergebnisse hängen davon ab, ob die Depressionen über einen längeren Zeitraum hinweg bestehen oder welche anderen Formen der Unterstützung Eltern und Kind haben.

Die Folgen für die Kinder sind ein wichtiger Punkt, denn Menschen mit postpartaler Depression können unter dem Gefühl leiden, ihre Erkrankung würde die Zukunft ihres Babys fraglos beeinträchtigen. Als hätten sie durch ihre seelische Belastung angesichts einer umfassenden Lebensveränderung gewissermaßen die Milch sauer werden lassen, das Kind nachhaltig geschädigt. Babys sind jedoch äußerst widerstandsfähig. Wir wissen, wie gut sie darin sind, die Herzen der Erwachsenen zu erobern – und nicht nur derjenigen, die sie zur Welt gebracht haben. Zudem sind gerade die Gehirne erstmaliger Eltern in hohem Maß zur Veränderung und Anpassung gerüstet. In diesem Sinne ist eine Erkrankung in dieser Phase *nicht* lebensentscheidend. Viel ausschlaggebender kann es hingegen sein, wenn es einer betroffenen Familie an Zeit, Mitteln oder anderen Ressourcen fehlt, die alle jungen Familien in dieser Phase benötigen, oder wenn sie keinen Zugang zu einer wirksamen Behandlung hat.

Postpartale Depressionen haben möglicherweise auch ernste und gelegentlich lebenslange gesundheitliche Folgen für Eltern selbst. Selbstmord ist, nach Todesdelikten (meist durch den Partner), die zweithäufigste Todesursache während einer Schwangerschaft, und Selbstmord- oder Selbstverletzungsgedanken sind in der Zeit nach der Geburt erstaunlich verbreitet.[10] Eine Analyse ergab, dass zwischen 5 und 14 Prozent der Mütter angaben, an Selbstverletzung zu denken. Depressive Symptome machen solche Gedanken noch wahrscheinlicher.

Darby Saxbe und Kollegen haben den Übergang zur Elternschaft als »wichtiges Zeitfenster« für die langfristige Gesundheit einer Person beschrieben, und dazu gehört auch – in erheblichem Maße – die psychische Gesundheit.[11] Ungefähr 40 Prozent der Personen, die unter postpartalen Depressionen leiden, haben keine vorhergehenden depressiven Phasen gehabt, könnten aber durchaus weitere Depressionen erleben.[12] Postpartale Depressionen, gerade wenn sie nicht behandelt werden, können das Risiko der Betroffenen erhöhen, erneut an einer Depression zu erkranken oder im späteren Leben an einer bipolaren Störung zu leiden.[13]

Keine der in diesem Buch besprochenen wissenschaftlichen Erkenntnisse wird den Schlüssel zur Lösung des Problems der psychischen Gesundheit nach der Geburt liefern und damit mehr Familien einen besseren Start ermöglichen. Gäbe es bereits ein solches Heilmittel, würde vielleicht von Regierungsbeamten und politischen Entscheidungsträgern diskutiert werden, welche Maßnahmen zur Unterstützung gefährdeter Familien beitragen und wie sie Ungleichheiten in ihren Gemeinden mindern. Vor einigen Jahren untersuchte ein Forschungsteam in Kalifornien Daten aus der ganzen Welt, um die Kennzahl von postpartalen Depressionen zu ermitteln. Dafür analysierte die Gruppe 291 Studien aus 56 Ländern, die Daten von fast 300.000 Frauen.[14] Die weltweite Kennzahl für postpartale Depressionen liegt demnach bei 18 Prozent, mit beträchtlichen Unterschieden zwischen den Ländern: Beispielsweise liegt die Zahl in Chile bei 38 Prozent und bei 3 Prozent in Singapur. Diese Schwankungen sind zum Teil sicherlich durch Unterschiede in der Wahrnehmung, der kulturellen Einordnung der Störung und durch die Qualität der Forschung in den jeweiligen Ländern zu erklären. Die Länder mit den höchsten Raten postpartaler Depression wiesen zugleich auch höhere Raten an wirtschaftlichen und gesundheitlichen Ungleichheiten in der Gesellschaft auf. Gebärende Menschen in stabiler Verfassung und mit einem unterstützenden Umfeld haben deutlich höhere Chancen, die Turbulenzen der neuen Elternschaft ohne psychische Krisen zu überstehen.

Die Wissenschaft kann einen wertvollen Beitrag leisten – und hat es auch bereits getan –, indem sie die genauen Ursachen einer postpartalen Depression erforscht und Vorschläge zur Prävention vorstellt, die sich auch ohne die weltweite Lösung aller politischen Probleme umsetzen lassen.

Viele der Arbeiten von Meltzer-Brody zielen darauf ab, postpartale Depressionen zu entschlüsseln, das diagnostische Durcheinander zu entwirren und die einzelnen Fäden darin bis zu ihrem Ursprung zurückzuverfolgen. Sie gehört zu einem internationalen Forscherkonsortium, das die detaillierten klinischen Daten von mehreren Tausend Personen aus 19 Gesundheitseinrichtungen zusammengetragen hat, um Typologien der postpartalen Depressionen auf Grundlage besonderer Merkmale zu bestimmen: etwa der Zeitpunkt des Auftretens der Symptome, Schweregrad der Symptome und ob Angstzustände oder Selbstmordgedanken vorliegen.[15] Im Jahr 2016 brachte diese Gruppe eine App auf den Markt. Damit können Frauen, die an postpartalen Depressionen leiden, Informationen über ihre Erkrankung an eine Forschungsdatenbank übermitteln. Einige Teilnehmerinnen wurden im Anschluss gebeten, Speichelproben – die entsprechenden Gefäße wurden ihnen zugesandt – zur Bestimmung ihrer DNA einzureichen. Drei Jahre nach dem Start wurde die App – unter Beteiligung der Agentur Wongdoody – umgetauft in *Mom Genes Fight PPD*, das Design verbessert und eine Kampagne in den sozialen Medien gestartet. Unter anderem fand ein Influencer-Event in Los Angeles statt, in dessen Rahmen ein so eingängiges wie erschütterndes Video vorgeführt wurde. »Das hat dem gesamten Projekt einen enormen Schub gegeben«, meinte Meltzer-Brody.

Aktuell, im Herbst 2021, hat das Konsortium genetische Daten von 2000 Frauen gesammelt und steht kurz vor der ersten Runde einer Genom-Analyse. Das Ziel besteht darin, eine Datenbank mit Proben von 100.000 Menschen anzulegen – hoffentlich genug, um neue Einsichten in die genetischen Risikofaktoren für diverse Typen der postpartalen Depression zu gewinnen, die zu verbesserten Vorsorgeuntersuchungen und Behandlungsmöglichkeiten führen.

»Vor 25 Jahren haben alle Patientinnen mit Brustkrebs dieselbe Behandlung bekommen«, erklärte sie. »Inzwischen werden die Behandlungen genau auf die genetische Signatur des jeweiligen Krebses abgestimmt. Dank dieser Präzision wirken sie auch im besten Sinne sehr unterschiedlich. Was postpartale Depressionen angeht, stehen wir noch ganz am Anfang, denn wir gehen noch davon aus, dass alle mehr oder weniger dieselbe Erkrankung haben, obwohl wir bereits viele Typologien kennen.«

Eines Tages ist eine derartige Präzisionspsychiatrie vielleicht auch für postpartale Patienten denkbar. Allerdings, so Meltzer-Brody, besteht ein wesentlicher Unterschied: Brustkrebs ist in der Regel ortsspezifisch. Ein Tumor lässt sich biopsieren und analysieren. »Im Gehirn von Menschen ist das nicht möglich. Und genau da liegt das Problem.«

Mit bildgebenden Verfahren versuchen Forschende zu verstehen, wie eine postpartale Depression im Gehirn aussieht. Bildgebende Verfahren könnten ein wichtiges Werkzeug sein, um die Wirkung bestimmter Mechanismen der Störung auf die Elternschaft zu erfassen und die Behandlung entsprechend auszurichten. Bisher sind die Erkenntnisse jedoch noch recht begrenzt.

Wenn es so viele Untergruppen verschiedener postpartaler Depressionen gibt, sind große Studien erforderlich, um sie wirklich zu verstehen, so wie es *Mom Genes* auch anstrebt. Bis-

her wurden die Gehirne von einem oder zwei Dutzend Betrof-
fener meist zu einem bestimmten Zeitpunkt mit bildgebenden
Verfahren untersucht. So gut wie nie werden Längsschnittstudien durchgeführt, die Menschen mit postpartalen Depressionen über einen längeren Zeitraum hinweg untersuchen. Bisher
sind die Ergebnisse eher uneinheitlich, was zum Teil daran liegt,
dass die Kriterien für die Aufnahme in die Studie – wie lang die
Geburt zurückliegt, die Symptome – variieren. Gleiches gilt für
Stimuli, die zur Bewertung der neuronalen Aktivität verwendet
werden. Es kann sich um Bilder oder um das aufgezeichnete
Weinen des eigenen Kindes handeln, oder um negative oder
positive Reize, die keine persönliche Bedeutung für die jeweilige Person haben.

Bildgebende Verfahren haben nur eine begrenzte Aussage-
kraft, wie Forscher inzwischen wissen. Ziel ist es, nach studi-
enübergreifend tragbaren Ergebnissen zu suchen, die »über
die Unterschiede innerhalb einer Studiengruppe hinausgehen«,
sagte Aya Dudin, Doktorandin der Neurowissenschaften an der
McMaster University. Ein solches Ergebnis steht im Zusammenhang mit der Amygdala.

Bei Menschen mit schweren depressiven Symptomen in der
postpartalen Phase ist die Aktivierung der Amygdala als Reaktion auf negative Reize wie Babyweinen abgeschwächt.[16] Dieser
Effekt kann dosisabhängig sein, die Reaktion fällt jedoch umso
schwächer aus, je stärker die depressiven Symptome der Betroffenen sind. Das steht im Gegensatz zu einer hyperreaktiven
Wirkung,[17] wie sie bei schweren depressiven Störungen innerhalb der Gesamtbevölkerung beobachtet wird.

Dudin ist Mitverfasserin zweier spannender Studien, in denen auch Schwierigkeiten verdeutlicht werden, die sich ergeben,
wenn man die Ergebnisse bildgebender Verfahren in einfachen
Erklärungen verknappt.[18] In der Arbeit wurden depressive und
nicht depressive Frauen mit und ohne Kinder miteinander

verglichen. Als die Forschenden die Probandinnen ohne Kinder baten, sich Bilder lächelnder Kinder anzusehen – positive vom Baby ausgehende Reize –, zeigte die Amygdala-Reaktion der Frauen ohne Kinder keine depressionsabhängigen Unterschiede. Bei den Müttern allerdings zeigten diejenigen mit einer Depression eine *ausgeprägtere* Amygdala-Reaktion auf die lächelnden Bilder unbekannter Säuglinge als die Mütter ohne Depression. Die Forschenden baten die Mütter auch, sich Bilder ihres eigenen Babys anzusehen, und auch in diesem Fall zeigte die Amygdala der depressiven Mütter eine ausgeprägte Aktivität. Das Forschungsteam machte jedoch eine interessante Entdeckung. Bei nicht depressiven Müttern lag eine besonders ausgeprägte Amygdala-Aktivität vor, wenn sie ihre eigenen und keine unbekannten Babys betrachteten. Bei depressiven Müttern war dieser Unterschied wesentlich geringer.

Das Team bezeichnete dies als eine »gedämpfte spezifische Amygdala-Antwort auf den eigenen Säugling«. So ähnlich, als wäre der Radar depressiver Mütter für die vom Baby ausgehenden Signale zwar eingeschaltet, aber nicht gut eingestellt. Einige Forscher vermuten, das könnte ein Merkmal der postpartalen Depression sein – eine Amygdala, die je nach Kontext zu wenig oder zu viel empfängt und den mittleren Bereich verpasst, der vielleicht die beste Ausgewogenheit zwischen elterlicher Motivation und Wachsamkeit garantiert.

Andere Studien haben versucht, depressionsbezogene Unterschiede in Hirnarealen festzustellen, die an Belohnungssystemen beteiligt sind, also neuronale Schaltkreise, die für die Emotionsregulierung und exekutive Funktionen wichtig sind, innerhalb der Verbindungen der weißen Hirnsubstanz und in der Verteilung der Neurotransmitterrezeptoren.[19] Da depressive und ängstliche Personen *durchaus* aufmerksame Eltern sein können, wollten Forscher herausfinden, welche Verbindungen im Hirn die Fürsorge auch bei diesen Symptomen unterstützen.[20] Insgesamt ergibt sich daraus ein zwar differenziertes, aber auch frustrierendes Bild. Ein bisschen wie bei einer Magic-Eye-Abbildung, auf der wir im Gewirr der vielen Linien das Ursprungsbild nicht erkennen.

Postpartale Depressionen bei Menschen, die bereits Depressionen hatten, könnten im Gehirn Veränderungen bewirken, die sich von Personen, die nach der Geburt zum ersten Mal unter Depressionen leiden, unterscheiden, so Dudin. Die meisten bildgebenden Verfahren teilen die Personen allerdings in strikte Kategorien ein und können diese Nuancen daher nicht erkennen. »Es ist ein binäres System«, so Dudin, »und wir wissen, dass mentale Gesundheit und mentale Erkrankungen von Natur aus heterogen sind.«

Ein auch für das Verständnis psychischer Erkrankungen wichtiges Grundprinzip der Funktionsweise des Hirns ist die dynamische Spannung. Dies gilt zweifellos auch für Elternschaft. Die Fürsorge für ein Baby wird über Push-und-Pull-Faktoren geregelt. Elterliche Aufmerksamkeit ist wichtig, darf aber nicht in Obsession umschlagen. Reagieren und regulieren. Nähren und wachsam sein. Forschende bezeichnen das manchmal als »reziproke Hemmung«[21] zwischen Schaltkreisen der Hirnaktivität, die scheinbar entgegengesetzte Ziele anstreben. Gegen Welpen gerichtete Aggression versus Pflege der Welpen. Elterliches Verteidigungsverhalten gegen elterliches Fürsorgeverhalten.

Die Ausgewogenheit dieser Verschaltungen steht häufig (aber nicht immer) im Zusammenhang mit Stress: Wie viel Stress eine Person erlebt, wann und über welchen Zeitraum, und die jeweilige Fähigkeit des Einzelnen, damit umzugehen. Immerhin wächst das Bewusstsein für die Notwendigkeit, mehr über die Auswirkungen von Stress auf das elterliche Gehirn – von der Schwangerschaft bis zur postpartalen Periode – in Erfahrung zu bringen.[22]

Beim Gedanken an körperlichen Stress fällt den meisten Menschen wahrscheinlich zuerst Cortisol ein. Es wird häufig als »Stresshormon« bezeichnet, also hoffen die meisten, so wenig wie möglich davon in sich zu tragen. Nun, wenn Sie mir bis hierher gefolgt sind, ahnen Sie vermutlich bereits, was ich als Nächstes sagen werde: Es stimmt nicht so ganz.

Cortisol wird produziert, sobald eine Stresssituation ein System in Gang setzt, das den Hypothalamus einschließt, die direkt unter dem Hypothalamus liegende Hypophyse und die Nebennierenrinde. Alle drei zusammen bilden die HPA-Achse. Sie ist das Kontrollzentrum des Körpers für die Reaktion auf Stress und wird im Laufe der Zeit durch akute und chronische Stressoren oder Stressauslöser geformt. Das in der Nebennierenrinde produzierte Cortisol erhöht den Blutzuckerspiegel, den Blutglukosespiegel und führt dem Körper die nötige Energie zu, um auf eine herausfordernde oder alarmierende Situation zu reagieren. So wie die HPA-Achse auch ist Cortisol jedoch an vielen körperlichen Prozessen beteiligt, die mit Umweltanpassungen zu tun haben, unter Bedingungen, die wir als absolut stressig oder aber als absolut normal empfinden können.

Der Cortisolspiegel ist im Allgemeinen zyklisch, am Morgen höher und gegen Abend niedriger. Er verändert sich von Minute zu Minute, je nach den Reizen, die uns im Laufe eines Tages begegnen. Gerade diese Variabilität ist eine wichtige Eigenschaft des Cortisols. Cortisol ist ein »Change Agent«[23], ein Motor des Wandels: Es ist am Gedächtnis und an der Immunantwort beteiligt und hilft uns buchstäblich dabei, morgens aus dem Bett zu kommen. Daneben spielt es offenbar auch eine grundlegende Rolle bei neuroplastischen Prozessen und dem Lernen. Bei Menschen mit chronischem Stress oder schweren depressiven Störungen kann der tägliche Cortisolspiegel abflachen oder extreme Ausschläge und eine langsame Erholung auf niedrigere Werte aufweisen. Ein Wissenschaftler sagte mir, Cortisol sei die »Währung« des Stresses. Wie eine Geldschwemme in der Wirtschaft hat auch eine Regulationsstörung des Cortisols komplexe Auswirkungen auf unsere neuronalen Systeme.[24]

Man nimmt an, dass psychische Störungen, die in Verbindung mit chronischem Stress auftreten, beim Menschen zu einer Atrophie des Hippocampus führen.[25] Da der Hippocampus Teil einer Rückkopplungsschleife zur Regulierung der HPA-Aktivität ist, kann Stress einen Kaskadeneffekt auslösen, wobei eine Beeinträchtigung des Hippocampus zu einer weiteren Beeinträchtigung der Stressreaktion des Gehirns führt. Antidepressiva können zum Teil dadurch Wirkung entfalten, dass sie die Volumenverringerung in dieser Hirnregion rückgängig machen. Stress wirkt auf die Amygdala – das Aufmerksamkeitszentrum – jedoch gegenteilig. Beim Menschen und anderen Tieren wurden Stress und stressbedingte Störungen sowohl mit einem größeren Volumen als auch einer erhöhten Aktivität der Amygdala korreliert, was mit einer Zunahme von Furcht und Ängsten verbunden sein könnte.

Vieles von dem, was wir heute über den Einfluss von Stress auf das Gehirn wissen, geht auf die Arbeit des 2020 verstorbenen Neurowissenschaftlers Bruce McEwen zurück, einem Pionier auf diesem Gebiet.[26] McEwen und seine Kollegen zeigten als Erste, dass der Hippocampus der Ratte über Rezeptoren für Corticosteron verfügte – das primäre Glucocorticoid bei Nagetieren und dem Cortisol bei Menschen mehr oder weniger ähnlich. Das bedeutet, dass das im Körper zirkulierende Stresshormon also seinen Weg ins Gehirn fand. Sie beschrieben detailliert, wie Corticosteron die Neuroplastizität in dieser und anderen Hirnregionen beeinflusst. Im Laufe seiner Karriere erforschte McEwen, wie eine Deregulierung der körperlichen Stressantwort zum Verschleiß eigentlich adaptiver Prozesse führen kann – mit katastrophalen Folgen. Er erweiterte die Idee der Allostase und führte den Begriff der »allostatischen

Belastung« in die Debatten ein: Das ist der körperliche Preis für eine zu geringe oder zu heftige Reaktion auf Stress oder für das Versäumnis, Prognosen nach dem Abklingen eines akuten Stressors zu korrigieren.[27] Zentral für McEwens Denken war die Tatsache, dass Cortisol keineswegs der »Schurke« im Körper ist, sondern vielmehr entscheidend zu seiner Reaktions- und Prognosefähigkeit beiträgt.[28]

Gerade Letzteres ist wichtig, um die Rolle von Cortisol im Zusammenhang mit der neuen Elternschaft zu verstehen. Während der Schwangerschaft steigt die Cortisolproduktion exponentiell an und bleibt auch in der ersten Zeit nach der Geburt hoch. Weniger ist also nicht zwingend immer besser. Der Cortisolwert im Blutplasma ist im dritten Trimester beinahe dreimal so hoch wie zu Beginn der Schwangerschaft.[29] In anderen Zusammenhängen würde dieser Wert als eindeutig pathologisch gelten, doch in der Schwangerschaft ist er völlig normal.

Man nimmt an, dass Cortisol die Reifung des Fötus unterstützt, indem es während der Entwicklung mehr Glukose verfügbar macht.[30] Es ist außerdem wichtig für die Wehen, die Geburt und die Milchsekretion. Es wird an den heranwachsenden Fötus weitergegeben, die Plazenta verhindert jedoch, dass schädliche Konzentrationen den Fötus erreichen, indem sie das Cortisol in eine inaktive Form umwandelt. Erstaunlicherweise sind auch schwangere Menschen vor den gesundheitsschädigenden Auswirkungen eines sehr hohen Cortisolspiegels geschützt. Zum Teil liegt es daran, dass der erhöhte Östrogenspiegel zum Anstieg eines Proteins namens Corticosteroid-Binding-Globulin führt, welches – wie der Name schon sagt – Cortisol bindet und damit den Anteil an »freiem«, den Zellen zugänglichen Cortisol reduziert. Die Cortisolantwort einer Person – der Anstieg, sobald sie mit einem Stressor konfrontiert wird – ist, wie wiederholt festgestellt wurde, während der Schwangerschaft abgeschwächt.

Rund drei Monate nach der Geburt fällt der Cortisolspiegel aller Wahrscheinlichkeit nach ziemlich schnell – in der Regel wieder auf normale Werte. In den ersten Tagen nach der Geburt bleibt er jedoch noch hoch, vor allem bei Eltern, die zum ersten Mal ein Kind bekommen: Der Wissenschaft zufolge führt er gerade unerfahrene Eltern dazu, in den ersten Stunden und Tagen nach der Geburt auf ihr Kind einzugehen.[31] Ein höherer Cortisolspiegel wurde mit der Aufmerksamkeit von erstmaligen Müttern ihren Babys gegenüber in Verbindung gebracht und an liebevollen Berührungen wie Küssen oder Streicheln, an mitfühlenden Reaktionen auf das Weinen des Babys und anhand anderer Reize gemessen. Was Väter betrifft, ist die Cortisolforschung noch spärlich. In einer Studie wurde jedoch festgestellt, dass unerfahrene Väter im Vergleich zu erfahrenen eine stärkere Cortisolaktivität als Reaktion auf Säuglingsschreie zeigten.[32]

Bei Ratten dürfte Corticosteron dazu beitragen, aus früheren Betreuungserfahrungen ein »mütterliches Gedächtnis«[33] zu bilden, auf das Rattenmütter später, nachdem sie von ihren Jungen getrennt wurden, zurückgreifen können. Ob ein erhöhter Cortisolspiegel die Bildung oder Beibehaltung postpartaler Erinnerungen beim Menschen fördert und inwiefern er das Erlernen der Elternschaft beeinflusst, lässt sich nicht sagen. Es könnte jedoch eine Rolle spielen. Die ersten Tage mit einem Baby sind etwas vollkommen Neues. Erstmalige Elternschaft ist ein äußerst intensiver immersiver Lernprozess.

Der Nutzen eines erhöhten Cortisolspiegels scheint jedoch mit der Zeit zu schwinden, zumindest bei Müttern. Einige Monate nach der Geburt ist ein höherer Cortisolwert entweder bedeutungslos oder sogar nachteilig für die Fürsorge. Mütter mit höheren täglichen Cortisolwerten nach zwei bis sechs Monaten schnitten bei Messungen der exekutiven Funktionen schlechter ab und zeigten in einer Studie geringere elterliche Sensibilität während der Spielsitzungen.[34] Die Belege in diesem Punkt sind allerdings uneindeutig.[35]

Wichtig ist, dass sich die HPA-Funktionen von Eltern und Neugeborenem einander »angleichen«, ihre Cortisolspiegel und -rhythmen also ähnlichen Mustern folgen.[36] Dieser Effekt ist bei stillenden Müttern und Säuglingen besonders ausgeprägt oder zumindest besonders beständig, obwohl die Milch möglicherweise nur ein Mittel zur Herstellung dieser Verbindung ist. Ein gewisses Maß der HPA-Angleichung könnte erblich bedingt sein oder *in utero* entstehen. Und ein Teil könnte das Ergebnis der Eltern-Kind-Interaktionen der ersten Lebensmonate sein, die Art und Weise, wie beide auf die Anforderungen des anderen reagieren.

Die Darstellung der Funktionsweise von Cortisol und HPA während der Schwangerschaft und postpartum ist jedoch unübersichtlich. Die Unterschiede zwischen den Studien – was die einzelnen Forschungsgruppen wann messen – sind zu weit gestreut und vermitteln kein klares Bild eines Hormons, das über verschiedene Zeiträume, im Laufe eines Tages, in jedem beliebigen Stressmoment und im Zusammenhang mit anderen Hormonen schwankt: ein Hormon also, das sich von Haus aus linearen Erklärungen entzieht.[37] Das trifft zwar auf viele Narrative zu, die den Einfluss der Hormone auf die elterliche Fürsorge erklären, aber, so Jodi Pawluski, Psychotherapeutin und Neurowissenschaftlerin an der Universität Rennes 1 in Frankreich, insbesondere für Cortisol. »Wir glauben, dass wir es vielleicht wissen«, sagte sie, »aber niemand kann es tatsächlich genau bestimmen.«

Allmählich kam mir Cortisol wie ein übermäßig nervöser Bühnenarbeiter in einem Theater vor. Zwar gestresst, aber auch sehr effizient, wenn es darum geht, alle notwendigen Anpassungen vorzunehmen, ein fehlendes Requisit herbeizuschaffen, kurz bevor der Vorhang sich hebt, oder in Windeseile ein Kulissenteil zu reparieren. Es tut alles, damit der Auftritt ungestört über die Bühne gehen kann und die Schauspieler eine Verbindung zu ihrem Publikum schaffen können, insbesondere in holperigen Situationen. Cortisol ist ein wichtiger Akteur dieser Bühnentruppe. Aber es nicht der einzige.

Neurotransmitter lassen sich in zwei Kategorien unterteilen: erregend oder hemmend. Sie sind entweder eine Art Aufputsch- oder Beruhigungsmittel für die Synapsen, sie kurbeln die Aktivität an oder verlangsamen sie. Obwohl die Gamma-Aminobuttersäure (GABA) beides kann, gilt sie als der wichtigste hemmende Neurotransmitter im Nervensystem von Wirbeltieren. Man nimmt an, dass bestimmte GABA-Rezeptoren im Hypothalamus eine wesentliche Rolle bei der Regulierung der Aktivität der HPA-Achse spielen und deren übermäßige Erregung verhindern. Stellen Sie sich die GABA-Signalgebung am besten als die Stimme der Vernunft in der Bühnentruppe vor.

Eine Schwangerschaft verstärkt allem Anschein nach die GABA-Aktivität und dämpft die Stressantwort im Hypothalamus.[38] Verursacht wird dieser Effekt zumindest teilweise durch den Anstieg von Allopregnanolon, ein Neurosteroid, das hauptsächlich durch den Metabolismus des in der Schwangerschaft ebenfalls stark ansteigenden Progesterons gebildet wird. Jamie Maguire, Neurowissenschaftler und Direktor des Maguire-Lab an der Tufts University of Medicine, erzählte mir, der Anstieg von Allopregnanolon sei so signifikant, dass er allein schon überaus dämpfend wirke. Aber es gibt auch eine Gegenwirkung. Maguire und Kollegen haben nachgewiesen, dass bei schwangeren Mäusen die Zahl der GABA-Rezeptoren während der Schwangerschaft deutlich abnimmt, eine Art Kontrolle gegen zu viel Hemmung.

Forschende nehmen an, dass diese fein abgestimmten Änderungen der GABA-Kontrolle dazu beitragen, die Stressantworten einer Person auszubalancieren, und zwar gerade in Phasen, in denen ein hoher Steroidhormonspiegel, einschließlich Progesteron und Cortisol, für den Verlauf der Schwangerschaft wichtig ist, zugleich aber weder eine hohe noch eine niedrige Stressantwort von Vorteil wäre.

Kein einfaches Unterfangen. Durch akuten Stress kann die Regulierung der HPA-Achse aus dem Ruder laufen. Chronischer Stress wird mit Defiziten der GABA-induzierten Hemmung in Verbindung gebracht.[39] Und am Ende der Schwangerschaft werden sämtliche Stresswerte durcheinandergewirbelt. Der Progesteron- und der Allopregnanolonspiegel sinken um die Geburt herum. Die Zahl der GABA-Rezeptoren nimmt wieder zu. Währenddessen finden zahlreiche andere hormonelle Veränderungen statt, auch in Bezug auf das Cortisol, und dies nicht unbedingt zeitgleich oder mit derselben Intensität.

So fallen Progesteron und Östrogen nach der Geburt so stark ab, dass Forscher vermuten, der Körper erlebe dabei einen Entzug, auf den manche Betroffenen besonders empfindlich reagieren. Dies könne eine Ursache für postpartale Depressionen sein.[40] Andere Forschungsergebnisse weisen darauf hin, dass das Verhältnis von Östradiol- zu Progesteronwerten während und nach der Schwangerschaft eine wichtige Rolle spielt und eine Östradiol-Dominanz mit Depressionen in Verbindung gebracht wird. Hinzu kommt noch, dass chronischer Stress Veränderungen im Oxytocin-System beeinträchtigen und Anpassungen des Fürsorgeverhaltens durch Verstärkung der Belohnungsschaltkreise stören könnte. Von Erkenntnissen in der Tierforschung ausgehend, nehmen Forschende an, dass sich bei gebärenden Eltern möglicherweise auch Veränderungen des Immunsystems abspielen, die Stimmungen beeinflussen.[41] Kurzum, es geht eine Menge vor sich, und dabei kann ziemlich viel schiefgehen.

Cortisol ist ein Forschungsschwerpunkt von Alison Fleming, die in Zusammenarbeit mit einem Team 1987 als Erste die Verbindung zwischen Cortisolspiegel und mütterlicher Reaktivität festgestellt hat.[42] Sie und andere haben kürzlich die »bimodale Wirkung des Cortisols« beschrieben.[43] Das Hormon leistet einen großen Beitrag, neue Eltern darauf einzustellen, wach und aufmerksam zu sein. Es muss jedoch passgenau sein, ein Zustand, den Dudin mir gegenüber als den »Goldlöckchen-Effekt« beschrieb. Wie das Mädchen aus dem Märchen, das mit seiner schieren Größe die Einrichtung der Bärenhöhle demoliert, muss auch hier das Verhältnis stimmen: weder zu viel davon noch zu wenig. Fleming hat vor Kurzem an einer Arbeit zum Forschungsstand über Mütter namens »Mothering revisited: A role for cortisol?« (ungefähr: Neue Sichtweisen auf Mutterschaft: Welche Rolle spielt das Cortisol?) mitgewirkt.[44] Die Arbeit erörtert den Umstand, dass Cortisol und die HPA-Achse im elterlichen Gehirn nach wie vor meist als Notfallsystem behandelt werden und in der Regel in Modellen der neurobiologischen Veränderungen, die zu einer adaptiven Elternschaft führen, außen vor bleiben. Das sollte sich vielleicht ändern.

Alison McCloskey suchte nach einer Therapiemöglichkeit für sich und ihre Söhne. Schließlich wurde sie auf *Mom Power* aufmerksam, ein »stärkenbasiertes« Programm, das an der University of Michigan für Mütter in schwierigen Lebenssituationen entwickelt worden war und sich auch an Menschen mit postpartalen Depressionen richtete, die noch nie in Behandlung waren. Als sie mit dem Programm anfing, hatte sich McCloskey endgültig von ihrem Partner getrennt und seine Präsenz in ihrem Leben und dem seiner Söhne klar eingegrenzt – persönlich und rechtlich. Sie hatte für ihre Familie ein neues Zuhause in Ypsilanti, Michigan, gefunden.

Was *Mom Power* betraf, war sie ausgesprochen skeptisch. Sie hatte schon eine ganze Reihe von Erziehungsratgebern gelesen und bezweifelte, ob ihr das Programm neue Informationen bieten konnte. Sie hatte nach wie vor Mühe, eine Verbindung zu Simon aufzubauen, und ertappte sich häufig dabei, mit den Gedanken woanders zu sein.

Im Sommer 2021 loggte sie sich daher zehn Wochen lang jeden Montagmorgen auf der Videoplattform ein, wo sich die Gruppe seit Beginn der Pandemie traf.[45] In einer der ersten Sitzungen wurde die Gruppe gebeten, sich eine Videomontage von interagierenden Müttern und Babys anzusehen, während im Hintergrund der Song *Wind Beneath my Wings* lief, und sich dabei vorzustellen, wie sie selbst das Lied ihren eigenen Kindern vorsangen. »*Did you ever know that you're my hero / And everything I would like to be?*« McCloskey fand die Idee irgendwie niedlich. Dann wurden die Teilnehmerinnen aufgefordert, das Video erneut zu betrachten und sich diesmal vorzustellen, wie ihre Babys ihnen das Lied vorsangen. McCloskey brach schluchzend zusammen.

»Als Mutter denkst du meist nicht auf diese Weise an dich selbst«, sagte sie mir. »Du bist streng mit dir selbst. Und während du nie ganz sicher bist, ob du deine Sache auch gut machst, ist es bei deinen Kinder ganz klar und offensichtlich, dass sie sich auf dich verlassen. Für sie bist du die Größte … Du bist ja alles, was sie haben.«

Es war ein erlösender Moment, der ihr Kraft verlieh, und die konnte sie bei den vielen praktischen Übungen, die darauf folgten, gut brauchen.

Die Teilnehmenden schrieben sich eigene Konzepte auf, wie sie in stressigen Momenten jeweils auf ihre Kinder zu reagieren hofften. Von Woche zu Woche schilderten sie anschließend, was gut gelaufen war, und überlegten gemeinsam, was sie anders machen könnten. Am wichtigsten sei, so McCloskey, dass sie gelernt habe, einen Augenblick innezuhalten, bevor sie reagierte. Wenn Simon wütend war, dachte sie nun zuerst: »Wie kann ich ihm helfen?«, statt sich sofort zurückzuziehen.

Sie begann, es ihrem Sohn zu erklären, wenn ihre Frustration zunahm, und ließ sich nicht mehr von ihren Gefühlen blockieren. »Der Gedanke ist mir vorher nie gekommen«, meinte sie. Es waren nicht nur die neuen Anregungen, die ihr halfen, sondern auch die Konzepte, die sie entwickelt hatten. »Hier ist die Formel. Und hier die Antwort. Jetzt kannst du sie umsetzen.«

Nahezu alle Menschen, die ein Kind erwarten, haben bestimmte Hoffnungen, welche Art von Eltern sie sein werden. Sie träumen von der innigen Verbindung zwischen sich und dem Neugeborenen. Oder sie malen sich die Beziehung zu ihrem künftigen Kleinkind oder dem Zehnjährigen aus. Vielleicht haben sie sich über die Entwicklung von Kindern und die Theorie der Elternschaft informiert und eigene Vorstellungen entwickelt. Das kann ein wichtiger Teil des Übergangs zur Elternschaft sein: sich in die neue Rolle hineinzudenken. Es ist nur so, dass diese Pläne nicht durch einen angeborenen Instinkt in Gang gesetzt werden, sondern durch bewusstes und unbewusstes Verhalten, durch komplexe neuronale Prozesse, die in einem Gehirn ablaufen, das bereits durch neuropsychiatrische Störungen und Unterschiede geprägt sein kann.

Menschliche Elternschaft wird häufig als ein psychosoziales Phänomen behandelt. Doch die Art und Weise, wie wir uns anderen anschließen, uns um sie sorgen und Bindungen mit ihnen eingehen, wird durch die Struktur und Funktion unseres Gehirns geprägt. In der Tierforschung ist das seit Langem bekannt.[46] Wie eine Rattenmutter ihre Jungen leckt und pflegt, wirkt sich auf deren DNA-Methylierung oder ihre Genexpression aus und beeinflusst langfristig und bis ins Erwachsenenalter hinein die HPA-Funktion der Jungen. Häufiges Belecken und Pflegen mindert die Stressantwort und umgekehrt. Weil diese Muster auch die Genexpression im medialen präoptischen Bereich verändern, dessen zentrale Rolle beim Auslösen des mütterlichen Verhaltens bekannt ist, können sich die Leck- und Pflegetendenzen in der nächsten Generation wiederholen.

Auch beim Menschen hat Elternschaft eine physiologische Grundlage.[47] Faktoren aus dem Leben der Eltern – und keineswegs nur postpartale Stimmungsstörungen – können beeinflussen, wie intensiv ihr Belohnungs- oder Motivationsnetzwerk etwa auf das Weinen eines Babys reagiert oder wie sie die Verschiebung der neuronalen Aktivität von der erhöhten Wachsamkeit hin zu einem regulierteren Zustand erleben. Es gibt zahlreiche Belege dafür, dass chronischer oder extremer Stress im Säuglings- und Kindesalter mit einem erhöhten Risiko für psychische Störungen im Laufe des Lebens einhergeht und insbesondere die Verbindungen zwischen Amygdala und dem präfrontalen Kortex sowie deren Rolle bei der Emotionsregulierung beeinträchtigen kann.[48]

Seit rund einem Jahrzehnt versucht die Forschung, einige dieser Faktoren genauer zu bestimmen, indem sie Verbindungen zwischen frühen Lebenserfahrungen und späterer Elternschaft bei Menschen zieht, deren Lebenswege etwas komplizierter verlaufen als die einer Laborratte.[49] Bei Müttern, die in ihrer Kindheit Traumata oder Missbrauch erlebten, könnten demnach Unterschiede in bestimmten Hirnarealen vorliegen, die an der Verarbeitung der von Kindern ausgehenden Reize, der Empathie oder Emotionsregulierung beteiligt sind. In einer Studie wurden 24 Mütter mit sexuellen oder körperlichen Missbrauchserfahrungen mit 28 anderen Müttern verglichen, die keine solchen Erfahrungen gemacht hatten.[50] Diejenigen ohne Missbrauchserfahrung waren in der Interaktion während einer 15-minütigen Phase des freien Spiels – sie halfen ihrem Kind dabei, ein Puzzle zusammenzulegen – deutlich sensibler. Das Volumen an grauer Hirnsubstanz in einem Hirnareal, das an »emotionaler Empathie« und der Wahrnehmung und Nachempfindung der kindlichen Gefühle beteiligt ist, war bei dieser Gruppe größer, während die Gruppe der Frauen mit Missbrauchserfahrung ein höheres Volumen in Hirnarealen aufwies, die mit »kognitiver Empathie« oder der Mentalisierung kindlicher Bedürfnisse in Verbindung stehen.

Möglicherweise, so überlegten die Forscher, gleiche die letztere Gruppe ihre Defizite aus, indem sie sich stärker auf Knoten der Mentalisierung verlasse.

Armut kann ebenfalls die Entwicklung des kindlichen Hirns tiefgreifend beeinflussen. Und das trifft womöglich auch auf das elterliche Gehirn zu. Pilyoung Kim, Mitverfasserin einer der ersten Studien über bildgebende Verfahren und das elterliche Hirn, leitet inzwischen an der University of Denver das Family and Child Neuroscience Laboratory. In ihren neuesten Arbeiten versucht sie vor allem, diese sozioökonomische Leerstelle in der elterlichen Gehirnforschung zu schließen.

Kims Labor scannte die Gehirne von 53 erstmaligen Müttern mit niedrigem oder mittlerem Einkommen ungefähr zehn Monate nach der Geburt.[51] Nach einigen Interviews und Hausbesuchen schätzte die Forschungsgruppe ein, in welchem Maß die Mütter Stress ausgesetzt waren, wie es um ihre Versorgungssicherheit und Wohnqualität bestellt war, ob sie in ihrer Umgebung mit Gewalt konfrontiert waren und inwieweit ihr Einkommen ausreichend war. Mehr Stress ging – wenig überraschend – mit mehr Angstsymptomen einher. Als die Mütter gebeten wurden, sich Aufnahmen weinender Babys anzuhören, korrelierte ein größeres Maß an Stress mit verringerter Aktivität der Insula, eine der wichtigen Salienz-Regionen, sowie im kortikalen Areal, das an der Verarbeitung emotionaler Informationen und der Regulierung der eigenen Emotionen beteiligt ist. Abgeschwächte Aktivität in einigen dieser Hirnareale wurde auch mit verminderter mütterlicher Sensibilität in Verbindung gebracht, als die Forscher die Mütter beim Spiel mit ihren Kindern beobachteten.

Daneben beeinflussen noch viele weitere Faktoren die physiologische Fähigkeit, mit Stress umzugehen, dazu gehört etwa, in welchem Maß die Menschen systemischem Rassismus ausgesetzt sind oder wie sie ihre Identität als queere oder transgender Eltern in einer Umgebung ausleben können, die ihnen nach wie vor wenig Platz einräumt. Die Fähigkeit wird auch davon geprägt, in welchem Maß sie, abhängig von ihren jeweiligen Lebensbedingungen, auf schützende Faktoren – sowohl individuelle als auch auf das Umfeld bezogene – zurückgreifen können.[52] Das Feld der elterlichen Gehirnforschung, in dem vor allem Weiße Forscher und Forscherinnen tätig sind, hat letztere Faktoren bisher noch kaum in Betracht gezogen, obwohl gerade Kim dafür eintritt, dass ein Forschungsschwerpunkt auch darauf liegen müsse, wie kulturelle Unterschiede mit Stressbelastung interagieren.[53]

Halten wir hier noch fest, dass, zumindest bis jetzt, Studien, die Unterschiede der elterlichen Gehirne im Zusammenhang mit Strukturen der Fürsorge untersuchten, nur kleine Stichprobengrößen aufweisen und eine begrenzte Anzahl demografischer Faktoren messen sowie von engen Verhaltensmerkmalen ausgehen. Sie ähneln leicht unscharfen Schnappschüssen, die lediglich einen Ausschnitt wiedergeben. Es gibt keine absolute Wahrheit über die Natur des Menschen oder in spezifischen individuellen Erfahrungen. Doch die Studien verraten uns dennoch, dass Elternschaft nicht statisch ist, kein goldener Charm-Anhänger in Form eines Babytrinkfläschchens, der am Armband des Gehirns baumelt. Ein vertieftes Verständnis dafür kann Dinge verändern.

Die Daten liefern bisher keine eindeutige Antwort, inwieweit sich Sucht auf das elterliche Gehirn auswirkt, doch die bisherigen Resultate passen zu einer übergreifenden Theorie, die Helena Rutherford und Kollegen von Yale's Before and After Baby Lab vor einigen Jahren vorgestellt haben und nach der sich

Sucht störend auf die Belohnungs- und Stressschaltkreise des Hirns auswirken.[54] Auf den Säugling bezogene Belohnungsreaktionen werden möglicherweise abgewehrt und durch Stressreaktionen ersetzt. Hinzu kommt noch, dass Stress das Verlangen antreibt, und der aus der Elternschaft resultierende Stress ist besonders wirkmächtig.[55]

Rutherford hat bereits viele bildgebende Verfahren geleitet, die den Zusammenhang zwischen Sucht und elterlichem Gehirn untersuchen. Sie präsentiert ihre Forschungsergebnisse regelmäßig Ärztinnen und Ärzten, die sich auf Suchterkrankungen spezialisiert haben und ihre Gespräche mit Patienten daraufhin verändert haben. »Sie haben jetzt einen ganz konkreten Leitfaden, wenn sie in diese Gespräche gehen und sagen: ›Das könnte einer der Gründe sein, warum Sie Probleme haben, denn Gehirnbereiche, die bei Suchtkrankheiten eine Rolle spielen, sind auch in der Elternschaft wichtig‹«, so Rutherford.

Dabei geht es nicht nur um Gespräche. Rutherford hofft, dass die Forschung eine gezieltere Unterstützung suchtkranker Eltern ermöglicht, indem beispielsweise Schulungen zur Emotionsregulierung und Achtsamkeit angeboten werden, die den Stressschaltkreis neu ausrichten und den Betroffenen helfen können, sich bewusster auf die Beschäftigung mit ihren Babys als eine lohnende Aufgabe zu konzentrieren.

Die Elternprogramme, die im Rahmen der Behandlung angeboten werden, verfolgen verschiedenste Methoden, und nur selten liegt diesen ein evidenzbasierter Ansatz zugrunde, wie eine neuere systematische Sichtung herausgestellt hat.[56] Sie konzentrieren sich häufig darauf, über die kindliche Entwicklung aufzuklären oder »Erziehungskompetenzen« zu vermitteln, wie etwa das Setzen von Grenzen, und wie sie Verhaltensänderungen eher durch Auszeiten oder Belohnungen statt durch härtere Disziplinierungsmaßnahmen bewirken können. Bei Menschen mit begrenzten Mitteln ist die Erfolgsquote dieser Programme insgesamt gering. Außerdem ist es schwer, Grenzen zu ziehen und Wutanfälle auszuhalten, die ein Kleinkind – zumindest anfangs – mit sich bringt, solange es seine eigenen Gefühle nicht unter Kontrolle hat. Eltern haben nur wenig Gelegenheit, diese Fähigkeit sinnvoll zu üben, wenn sie während einer Behandlung oder durch das Kinderwohlfahrtssystem von ihren Kindern getrennt sind.

Elternprogramme, die sich auf die Schulung bestimmter Fähigkeiten konzentrieren, berücksichtigen die Neurobiologie oder Lebensgeschichte suchtkranker Eltern meist nicht, so Amanda Lowell, wissenschaftliche Mitarbeiterin am Yale Child Study Center. Dort ist sie an der Schulung und Entwicklung eines Programms namens *Mothering from the Inside Out* beteiligt, das auf der Arbeit der Psychologin Nancy Suchman aufgebaut ist.[57] Das Programm geht eher von einem therapeutischen Ansatz als einem spezifischen Lehrplan aus. Der Schwerpunkt liegt auf der Mentalisierung und der Kultivierung der Neugierde, die erforderlich ist, um sich in den Geisteszustand eines anderen Menschen hineinzuversetzen.

Die Behandlung erfolgt meist in Einzelgesprächen. Ein Therapeut gibt der Entwicklung eine Richtung, indem er auf die Gedanken der Mutter neugierig ist. Gemeinsam reflektieren Patient und Therapeut anschließend über die Gedanken des Kindes. »Wir gehen davon aus, dass Elternschaft lohnender erscheinen kann, wenn wir die Eltern-Kind-Beziehung verbessern, woraufhin sich die Fürsorge verbessern sollte«, sagte Lowell. »Wenn es sich lohnender anfühlt und der Stress der Elternschaft abnimmt, hat das positive Auswirkungen auf den Substanzgebrauch.« In den bisherigen Studien zeigen Teilnehmende eine verbesserte Reflektionsfähigkeit, können sich also leichter in den Gemütszustand einer anderen Person hineinversetzen. Dieser Prozess geht mit einer sensibleren Fürsorge einher, die Auswirkungen halten bis zu einem Jahr nach der Geburt an.«

Eine bessere Betreuung suchtkranker Eltern ist aus vielerlei Gründen wichtig. Etwa jedes achte Kind in den Vereinigten Staaten lebt mit einem Erwachsenen zusammen, der an einer Suchtkrankheit leidet.[58] Diese Daten stammen allerdings aus den Jahren 2009 bis 2014 und erfassen damit nicht die seither bestehende Zunahme des Opiod-Gebrauchs in den Vereinigten Staaten. (Dazu kommt die separate, aber damit in Zusammenhang stehende Tatsache, dass einer großen Zahl von Frauen Opiate gegen die Schmerzen nach einer vaginalen Geburt oder einem Kaiserschnitt verschrieben werden, was bei etwa 2 Prozent der Betroffenen zu einem »neuen, dauerhaften Konsum« der stark süchtig machenden Droge führt)[59].

Es steht also viel auf dem Spiel, aber die Möglichkeiten zur Veränderung sind ebenfalls zahlreich. Die Umwälzungen alter Gewohnheiten, sich verändernde neuronale Konnektivität – Forschende sehen darin eine Chance.[60] In der Schwangerschaft und der frühen postpartalen Phase geht der Drogenkonsum drastisch zurück und nimmt in der späteren postpartalen Phase wieder zu. Möglicherweise unterbricht die Neurobiologie, die die elterliche Motivation antreibt, die drogenbezogene Motivation, sodass neue oder werdende Eltern größere Bereitschaft zeigen, sich einer Behandlung zu unterziehen. Die Wissenschaft muss sich nun der Frage widmen, wie man diese Veränderung verstetigen kann. »Das ist eine besondere Zeit im Leben einer Mutter, in der die Neuroplastizität wirklich reif für Interventionen ist«, sagte Lowell.

Auch Mentalisierung ist ein wichtiger Bestandteil des *Mom Power*-Programms, an dem McCloskey teilgenommen hat. Das Programm wurde zum ersten Mal an einer Klinik für Jugendliche und junge Erwachsene in Ypsilanti durchgeführt. Inzwischen wird es in acht Bundesstaaten in psychiatrischen Zentren und Kliniken für Mütter jeden Alters angeboten, die unter Depressionen, Traumata oder anderen Beeinträchtigungen leiden, die ihren Start in die Elternschaft behindern könnten. Ziel des Programmes sei es, »die Betroffenen wirklich aufzubauen«, sagte Maria Muzik, medizinische Leiterin der perinatalen Psychiatrie der Universität Michigan und eine der Gründerinnen von *Mom Power*. Den Müttern soll geholfen werden, sich durch die Beziehungen zu den Gruppenleitern und Teilnehmenden unterstützt und gefördert zu fühlen und daneben auch praktische Themen anzugehen wie etwa das Vermitteln finanzieller Kenntnisse oder die Befähigung zur Selbstfürsorge. Der Schwerpunkt liegt dabei auf dem Verständnis und der Interpretation der eigenen emotionalen elterlichen Reaktionen und der Art und Weise, in der Kinder Emotionen durch ihr Verhalten ausdrücken. Studien haben ergeben, dass *Mom Power* die Reflexionsfähigkeit erhöht und zugleich den mit Elternschaft verbundenen Stress mindert.[61] Möglicherweise verändert sich damit auch die neuronale Aktivität. Die Organisatoren des Programms haben in Zusammenarbeit mit James Swain und Shaun Ho – beide forschen über das mütterliche Gehirn – die Gehirnaktivität von Müttern vor und nach dem Programm gemessen und sie mit Scans von Müttern verglichen, die nicht an dem Programm teilnahmen, sondern sich Informationen nach Hause schicken ließen. Als Reaktion auf das Schreien ihrer Babys zeigten die Teilnehmerinnen des Programms eine Zunahme der spezifischen Aktivität und der Konnektivität in Hirnregionen, die mit dem Lesen emotionaler Reize und der Mentalisierung zusammenhängen.[62]

Muzik erklärte, sie sei über die Ergebnisse erfreut, aber keineswegs überrascht. *Mom Power* biete Eltern einen sicheren Ort, an dem sie in Gesellschaft ihrer Kinder zusammen sein können, um über ihre Erfahrungen zu sprechen, sie zu reflektieren und alternative Verhaltensweisen einzuüben. Das Ergebnis, so Muzik, sei dann hoffentlich »eine verändernde Erfahrung im gesamten Körper«.

Nicht alle, die Stress während der Schwangerschaft empfinden, erkranken nach der Geburt an einer Depression. Nicht alle Kinder, die vernachlässigt aufwachsen, haben dann selbst als Eltern zu kämpfen. Keine bestimmte Phase aufeinanderfolgender Lebensereignisse legt fest, wie sich Menschen in der Rolle als Fürsorgende entwickeln.

Einige Forscher haben die Realität hinter der Frage, wen es nun trifft und wen nicht, genauer untersucht und einen Blick auf den Zusammenhang zwischen der genetischen Ausstattung eines Menschen und seiner Kindheit geworfen.[63] Wenn eine Mutter beispielsweise als Kind Missbrauch oder Vernachlässigung erlebt hat, ist die Wahrscheinlichkeit geringer, dass sie selbst als Mutter stillt, und die Wahrscheinlichkeit höher, dass sie eine postpartale Depression entwickelt. Die Forscher fanden außerdem heraus, dass sich diese Wahrscheinlichkeiten erhöhen, wenn eine bestimmte Variation in einem Gen vorliegt, das durch das Oxytocin-Peptid programmiert wird.[64] Mit Stress verbundene Lebensereignisse, etwa ein Todesfall in der Familie oder eine schwere Krankheit, stehen mit der Entwicklung einer postpartalen Depression in Verbindung. Lag bei Frauen, die von diesen Ereignissen betroffen waren, jedoch auch eine bestimmte Variation eines Serotonintransporter-Gens vor, war ihr Risiko sogar noch höher.[65]

Jedes Elternteil bringt seine eigene Mischung genetischer Faktoren, Lebenserfahrungen und aktueller Stressoren in die neue Rolle mit. Muzik beschreibt das treffend als die Hintergrundmusik des Gehirns. »Es kann laut sein. Oder leise. Es kann eine beunruhigende, aber auch eine sehr schöne Musik sein«, sagte sie. »Sie lässt sich nicht abstellen. Wir können sie nicht loswerden. Sie ist, wer wir sind. Wir können sie allerdings etwas leiser stellen und neue Melodien darüberlegen.«

Einerseits ist das ein beruhigender Gedanke. Nichts ist festgelegt, und die Arbeit, die wir leisten, um die Musik etwas abzuändern, ist wichtig. Aber andererseits gebe ich auch zu, dass es mir schwerfällt, mich diesen Erkenntnissen zu stellen. An diesem Mischpult, das mein Gehirn ist, sind einige Regler bereits eingestellt. Ich kann mir als Elternteil noch so viel Mühe geben, an bestimmten Facetten lässt sich nichts ändern. Gewisse Töne bleiben.

Gelegentlich ist diese Vorstellung etwas lähmend. Ich stecke unwiderruflich in meiner Dauerschleife fest und denke an die Mütter, die vor mir da waren, die jene Gene geformt haben, die wiederum mein Gehirn formen und damit mein Muttersein und die Gehirne meiner Kinder.

Meine Großmutter war Militärkrankenschwester. Während des Zweiten Weltkriegs ging sie nach Frankreich, lernte meinen Großvater kennen, heiratete ihn in einer zerbombten Kirche und fing unmittelbar nach Ende des Krieges an, Kinder in die Welt zu setzen. Als kleines Mädchen kannte ich sie als eine Frau mit weichen Wangen und einer eigenwilligen Persönlichkeit. Sie hatte immer einen Witz auf Lager und verfluchte die Yankees, die sich sehr dafür einsetzten, den Bedürftigsten in ihrem Viertel zu helfen. In einer Hand hatte sie ständig eine Zigarette und in der anderen einen Drink, und sie war immer in Begleitung ihres geliebten, etwas räudigen Zwergpudels unterwegs.

Jetzt denke ich darüber nach, dass sie innerhalb kürzester Zeit die Verwüstungen des Krieges kennenlernte, in eine völlig neue Stadt zurückkehrte, um bei der ihr noch unbekannten Familie meines Großvaters zu leben, und dann ein Baby bekam. Bald darauf folgte ein zweites, meine Mutter. Die Mutter meiner Großmutter starb kurz darauf.

Ich wohne nur ein paar Meilen entfernt von der ersten gemeinsamen Wohnung meiner Großeltern, am Rande der Back Cove in Portland, einem Gezeitenbecken, das die schönsten Sonnenaufgänge und die düstersten Graustufen des Winters bietet. Ich stelle mir vor, wie sie am Fenster ihrer Wohnung steht, ein Neugeborenes auf dem Arm, und die Reiher beobachtet, die langsam und gemessen durchs Gras schreiten, und ich frage mich, wie sie sich dabei wohl gefühlt haben mag.

Wie meine eigene Mutter sich am Ende ihrer Schwangerschaft gefühlt hat, muss ich mich dagegen nicht fragen. Es ist immer noch so schmerzhaft für sie, so schwer zu verarbeiten, dass wir nie darüber gesprochen haben, bis ich dieses Buch schrieb.

Sie war im achten Monat schwanger und rund 7000 Meilen von zu Hause entfernt auf der japanischen Insel Okinawa, wo mein Vater bei der Luftwaffe stationiert war. Sie war mit einer Truppe von Pfadfinderinnen unterwegs, als sie glaubte, ihre Wehen hätten eingesetzt. Im Krankenhaus der Basis sagte man ihr, es seien keine Wehen, und schickte sie nach Hause. Aber dann bewegte sich das Baby nicht mehr. Schließlich bestätigte ein Arzt zwei Wochen später im Krankenhaus, dass es keinen Herzschlag gab. Es sei jedoch gegen seinen Glauben, die Schwangerschaft zu beenden, sagte er ihr. Und schickte sie nach Hause. Wo sie vor Wut und Verzweiflung und dem schrecklichen Gefühl der Ohnmacht beinahe außer sich geriet. »Ich habe drei Wochen gewartet«, sagte sie, »und drehte durch.« Schließlich ging sie gemeinsam mit meinem Vater erneut ins Krankenhaus und hatte einen Termin bei einem anderen Arzt, der sich bereit erklärte, die Wehen einzuleiten.

Die Geschichte meiner Mutter ist von Wut erfüllt. Berechtigter, nicht nachlassender Wut. Auf den Arzt, der ihr Leiden verlängerte. Auf die Schwester, die in ihr Krankenzimmer kam und darauf bestand, den Herzschlag des Babys zu überprüfen, und nicht verstehen konnte, als meine Mutter sagte, es gebe keinen Herzschlag. Auf den Pfarrer, der sich weigerte, das Kind zu taufen. Auf der Militärbasis erklärte die Frau des Oberkommandierenden allen Leuten, meine Eltern bräuchten jetzt Zeit und Ruhe. Niemand besuchte sie. Meine Großmutter kam nach Japan, und eines Tages trafen die beiden beim Einkaufen eine gute Freundin, die ihr Baby fast zur gleichen Zeit erwartet hatte wie meine Mutter. »Sie stellte sich vor den Kinderwagen, damit ich ihr Baby nicht sah«, erinnerte sich meine Mutter.

Kurz darauf wurden meine Eltern aus familiären Gründen in die Vereinigten Staaten zurückversetzt. »Ich habe nicht darüber gesprochen«, erzählte sie mir. »Ich habe wie verrückt trainiert, um wieder in Form zu kommen, und man vergisst einfach – oder versucht zu vergessen.«

»Aber du hast es nicht vergessen«, erwiderte ich.

»Das stimmt.«

Meine Schwester kam zwei Jahre später zur Welt. Wieder schwanger zu sein, war unerträglich für meine Mutter. Aber es tat ihr auch gut, ein Baby zu haben, obwohl es schwer für sie war. Meine Mutter kümmerte sich sehr um uns, als wir noch klein waren – meine Schwester, mein Bruder und ich. Sie war ängstlich und ist es nach wie vor. »Ich mache mir immer noch so viele Sorgen«, sagte sie. »Egal, wie alt ihr seid. Die Sorgen um die eigenen Kinder lassen nie nach. Sie altern irgendwie nur.«

Ich empfinde dieselben Sorgen für meine Kinder. Manchmal erscheint es mir wie eine Kette, die sich durch die Zeit hindurchschlingt, Glied um Glied wächst. Die Abstammung ist nicht zu leugnen. Doch wenn ich die Forschungsergebnisse darüber lese, wie mütterliche Fürsorge von einer Generation zur nächsten weitergegeben werden kann, wiegt die Kette noch schwerer. Diesem Gefühl traue ich nicht, als hätte da jemand noch heimlich einen Finger auf die Waage gelegt.

Studien über die Weitergabe der mütterlichen Fürsorge zwischen den Generationen vergleichen in der Regel nur zwei Punkte einer komplexen Lebensspanne. Sie nehmen nur einen winzigen Teil der genetischen Ausstattung einer Person oder einzelne Aspekte des Erziehungsverhaltens unter die Lupe, betrachten sie nie im Kontext einer Beziehung. Oder einer Familie. Sie messen Affekte und Berührungen in kurzen Zeitabschnitten. Aber nicht das Gefühl, wie es ist, als Kind unter Flanellbettdecken zu schlüpfen. Nicht den Geruch in der großmütterlichen Küche. Nicht die Handschrift der Mutter. Nicht das hohe, helle Lachen der beiden, das selten zu hören ist.

Die Ergebnisse selbst sind uneindeutig und chaotisch, enthalten unterschiedliche – ja sogar widersprüchliche – Resultate oder solche, die sich ändern, je nachdem, welche demografischen Variablen der Analyse zugefügt werden.[66] »Es gibt so viele Geräusche, und wir versuchen, ein Muster in diesen Geräuschen zu entdecken«, sagte Viara Mileva-Seitz zu Abigail Tucker, Autorin von *Mom Genes: Inside the New Science of Maternal Instinct.*[67] Mileva-Seitz ist Hauptautorin mehrerer Arbeiten über Gen-Umwelt-Interaktionen und Doktorandin in Flemings Labor in Mississauga. Inzwischen hat sie, wie sie Tucker erzählte, der Wissenschaft den Rücken gekehrt, züchtet Schafe mit ihrer Familie und arbeitet als Fotografin. Wissenschaftler, die sich mit mütterlicher Genetik befassen, »stehen am Fuße eines gewaltigen Berges«, so Mileva-Seitz. »Wir wissen nicht genau, wie wir ihn erklimmen sollen. Jeder versucht, auf verschiedene Weise hinaufzukommen.«

Manchmal gehen diese Studien von Messungen aus, die mir – nicht als Wissenschaftlerin, sondern als denkende Person – recht zweifelhaft vorkommen. Beispielsweise die Studie, in der das »unbewältigte« Kindheitstrauma einer Mutter mit dem mentalen Rückzug von ihrem bekümmerten Kind verbunden wird. Ihr Trauma wird auf grammatikalische Ausrutscher während eines Interviews zurückgeführt und ihr mentaler Rückzug mit bildgebenden Verfahren festgestellt.[68] Mir scheint es weit hergeholt, von den Widrigkeiten in der Kindheit und den »sprachlichen Ausfällen« eines Erwachsenen auf bedeutungsvolle neuronale Muster zu schließen.

Vielleicht meint Sarah Richardson, Wissenschaftshistorikerin und Leiterin des Harvard GenderSCi Lab, genau das mit dem Begriff »kryptische Kausalität«[69]. Der große Sprung von einem schmalen Befund zu einer umfassenden Schlussfolgerung – über eine lange Zeitspanne hinweg. Doch die Ränder werden unscharf oder drohen sogar zu verschwinden, sobald man sie in einem realen Kontext betrachtet.

In ihrem Buch *The Maternal Inprint: The contested Science of Maternal-Fetal Effects* argumentiert Richardson, dass vieles von dem, was als Tatsache gelte – insbesondere wie schwangere Frauen die langfristige Gesundheit ihres Kindes bereits *in utero* beeinflussen –, auf Studien mit kleinen Stichproben beruhe, die zu »komplexen Kausalketten« zusammengestrickt würden und »biosoziale Narrative schaffen, die das Schreckgespenst der fötalen Schädigung heraufbeschwören«.[70] Dazu gehören einige grundlegende Arbeiten über den hohen Cortisolspiegel während der Schwangerschaft und Studien, die in jüngerer Zeit die Ernährung einer werdenden Mutter mit dem Krebsrisiko ihrer Töchter (und ihrer Enkelinnen und Urenkelinnen) in Verbindung gebracht haben, basierend auf recht differenzierten Untersuchungen an Ratten. Diese Ergebnisse werden unter Schlagzeilen wie »Die Ernährungssünden der Mutter« veröffentlicht und geben, so Richardson, vielen Frauen das Gefühl, »unzulängliche Gefäße« zu sein, deren Verhalten echte, messbare Folgen für ihre eigene psychische Gesundheit und die ihrer Familie hat. Damit soll nicht gesagt sein, dass die Schwangerschaft für die Entwicklung eines Kindes unwichtig ist. Vielmehr ist die Umgebung der Gebärmutter nicht der alles entscheidende, unveränderliche Faktor, der über die langfristige Gesundheit bestimmt. Wie Richardson festhält, stecke die Forschung zu den entwicklungsbedingten Ursachen von Gesundheit und Krankheit voller nicht reproduzierbarer Ergebnisse, die durch »soziale Annahmen darüber gestützt werden, wo der Handlungsbedarf und die Verantwortung für die Ergebnisse des Nachwuchses liegt« – nämlich bei der Mutter.[71]

Ein unterschiedlich ausgerichteter, aber ebenfalls mit dem Thema beschäftigter Zweig der Forschungsliteratur befasst sich mit der Frage, wie sich belastende Kindheitserlebnisse – emotionaler, physischer oder sexueller Missbrauch, Drogenkonsum, psychische Erkrankungen, Armut oder Gewalt im direkten Umfeld – langfristig auf die Gesundheit auswirken. Die Auswirkungen sind kumulativ und weit gestreut. Sie haben sich in großen Studien mit Stichprobengrößen von Zehntausenden Menschen bestätigt. Demnach ist das Risiko etwa für spätere Herzerkrankungen, Schlaganfälle, Selbstmord oder Depressionen umso höher, je mehr traumatische Erfahrungen ein Mensch in seiner Kindheit erlebt hat.

Dr. Nadine Burke Harris engagiert sich seit Langem in diesem Bereich und wurde 2019 die erste Gesundheitsbeauftragte Kaliforniens. Unter ihrer Führung rief der Bundesstaat das landesweit erste Programm ins Leben, das es Anbietern von Medicaid-Leistungen (staatliches Gesundheitsfürsorgeprogramm für Personen mit geringem Einkommen in den Vereinigten Staaten, Anm. d. Ü.) – einschließlich der Schwangerschaftsvorsorge – ermöglicht, ihre Patienten auf negative Kindheitserfahrungen zu untersuchen, um entsprechende Risiken zu erkennen und rechtzeitig zu behandeln.

Die Fürsorge in der Kindheit hat weitreichende Auswirkungen auf die spätere Gesundheit eines Menschen und mit ziemlicher Sicherheit auch auf dessen Kinder. Wir neigen dazu, nach linearen Geschichten zu suchen – in denen jedes Glied aufeinanderfolgt –, es gibt jedoch eine große Anzahl von Faktoren, die bestimmen, wie sich das Leben eines Kindes entfaltet. Dazu gehören die Väter und Verwandten, die Dynamik innerhalb einer Familie oder des direkten Umfeldes. Einzelpersonen und Institutionen spielen ebenfalls eine Rolle. Traumatische Erfahrungen in der Kindheit und deren Einfluss auf die Gesundheit im späteren Leben sind ein Problem der öffentlichen

Gesundheitsfürsorge, sagte mir Burke Harris in einem Interview 2018. »Es ist viel zu umfangreich für uns alle«, erklärte sie. »Und wenn es zu groß für uns alle ist, bedeutet das, jeder bekommt nur einen kleinen Bissen.«

Ein bestimmtes Sub-Genre von elternbezogenen Inhalten in den sozialen Medien feiert die neurobiologische Verbindung zwischen Eltern und Kind – meist sind es Mütter – mit Beiträgen, die Frauen dazu ermutigen, sich intensiv um ihre Babys zu kümmern, auf deren Signale zu reagieren, sie in den Schlaf zu stillen, auf Einschlaftrainings zu verzichten und sich mit Freuden um die kognitive Entwicklung des Kindes zu bemühen, um dessen langfristige Gesundheit zu fördern. Ich bin einerseits ganz froh, dass sich die Geschichte der hohen Bedeutung des empfänglichen elterlichen Gehirns für die kindliche Entwicklung inzwischen herumgesprochen hat. *Andererseits* sorge ich mich zugleich um alle Eltern, die Angst haben, dass sie es falsch machen. Die befürchten, sie könnten ihrem Kind durch das Schlaftraining geschadet haben, obwohl sie selbst dringend Schlaf oder einfach einen verlässlicheren Tagesablauf benötigten. Die befürchten, keine sensiblen Eltern zu sein, weil ihr Kind in einer Kindertagesstätte betreut wird, oder weil ihr Baby jeden Abend schreit, ohne dass sie wissen, wie sie ihm helfen sollen, oder weil sie mit postpartalen Depressionen zu kämpfen haben. Die befürchten, dass sie sich zu viele Sorgen machen und dadurch die Bindung zu ihrem Baby gefährden oder, schlimmer noch, ihm sogar Schaden zufügen.

Alison Fleming beschäftigt sich in ihrer Arbeit schon ein Leben lang mit den physiologischen und verhaltensbezogenen Verbindungen zwischen Mutter und Kind. Wie beide Seiten einander beeinflussen. Dennoch, sagte sie mir, wisse sie genau, dass diese Verbindungen nur ein Teil eines größeren Ganzen seien, in dem Eltern – abgesehen von Extremen wie Missbrauch oder Vernachlässigung, und manchmal sogar in diesen

Fällen – nur einen relativ begrenzten Einfluss darauf haben, wie das spätere Leben ihres Kindes verläuft. »Es gibt keine direkte Linie von einem frühen Punkt im Leben zu dem Augenblick, in dem man selbst Mutter wird«, sagte sie. »Unterwegs passiert so vieles. Wer glaubt, er würde irgendwas mit seinem Kind völlig verkehrt machen – na ja, der sollte damit aufhören. Aber auf der anderen Seite haben sie noch eine Menge Leben vor sich.«

Eltern sind wichtig. Aber vieles andere auch.

»Sie wussten schon, dass ich das sagen würde, oder?«, meinte Fleming und lachte. Vor anderthalb Jahren hatten wir beinahe dasselbe Gespräch geführt. »Ja, das stimmt«, erwiderte ich. »Aber vielleicht musste ich es einfach noch mal hören.«

Wir können vieles tun, um Schwangerschaft und Elternschaft zu erleichtern – für die Eltern und das Baby. Gerade in den Vereinigten Staaten klafft eine riesige Lücke zwischen unseren Erkenntnissen, dem, wovon wir wissen, dass es gut für gebärende Eltern ist, und der Versorgung, die Eltern zur Verfügung steht.

Im Jahr 2016 hat die US Preventive Service Task Force (ein unabhängiges Gremium zur Prävention) die Empfehlung ausgesprochen, alle schwangeren und postpartalen Frauen auf Depressionen zu untersuchen.[72] Das Gremium setzt sich aus Ärztinnen und Ärzten zusammen, die Daten der Vorsorgeuntersuchungen und Verfahren sichten und sie auf Sicherheit und Effizienz prüfen. Die meisten Krankenversicherungen in den Vereinigten Staaten, auch Medicaid und private Versicherer, sind nach dem *Affordable Care Act* (Gesetz, das jedem US-Bürger Zugang zu guter und bezahlbarer medizinischer Versorgung gewährleistet, auch unter der Bezeichnung Obamacare bekannt, Anm. d. Ü.) verpflichtet, die mit den Bestnoten bewerteten Leistungen zu übernehmen, ohne dass die Kunden dazuzahlen müssen.[73] Diese Empfehlung wurde zu Recht als großer Erfolg für die psychische Gesundheit von Müttern gewertet. Allerdings reicht ein Screening für diejenigen, die sich bereits in einer Krise befinden, kaum aus.

2019 gab dasselbe Gremium eine weitere Empfehlung ab. Schwangere Frauen oder Frauen, bei denen *das Risiko* einer perinatalen Depression bestand, sollten nach der Geburt und bevor Symptome auftreten, an eine Beratungsstelle verwiesen werden.[74] Diese Leistungen sollten als primäre Vorsorge abgedeckt werden, so das Gremium. Die Empfehlung basierte auf der Sichtung von 20 Studien. Viele schwangere Menschen und Menschen, die zu einer Risikogruppe gehören – also bereits eine Depression hatten, unter Ängsten, einem schwierigen Schwangerschaftsverlauf oder besonders belastenden Lebensereignissen litten –, können, zumindest theoretisch, Vorsorge durch Beratung ohne zusätzliche Eigenkosten erhalten. (Ich wiederhole, ohne zusätzliche eigene Kosten!)

Allerdings hat die Ärzteschaft kein standardisiertes Screening-Instrument, um das Risiko einer postpartalen affektiven Störung zu erkennen.[75] Das Gremium hat daher entsprechende Parameter für die Untersuchung festgelegt. Bis zum Herbst 2021 hatte das *American College of Obstetrician and Gynecologists*, der wichtigste Berufsverband auf diesem Gebiet, noch keine Leitlinien für die Umsetzung der Empfehlung herausgegeben. Hinzu kommt, dass in den Vereinigten Staaten ein Mangel an psychosozialen Dienstleistern[76] herrscht, insbesondere an Anbietern, die Zahlungen von Medicaid akzeptieren, die mehr als 40 Prozent der Geburten in den Vereinigten Staaten betreffen.[77] Ein Gynäkologe, mit dem ich sprach, bezeichnete diese Empfehlung daher als ein »unbemanntes Mandat«.

Bekanntlich stellte die Pandemie für Eltern während und nach der Geburt einen enormen Stressfaktor dar.[78] Es wird noch Jahre dauern, bis diese Auswirkungen auf erstmalige Eltern vollständig aufgearbeitet sind. Ich denke an die alleinerziehende Mutter, die ich interviewt habe: Sie kehrte der verzerrten

Realität der Neugeborenen-Intensivstation den Rücken zu und landete in der verzerrten Realität einer Stadt in den ersten Tagen des Lockdowns. Sie hatte mit der Unterstützung von Freunden und Familie gerechnet, die nun plötzlich nicht mehr zur Verfügung standen. Ich denke an diejenigen, die einen Still-Marathon mit ihrem Neugeborenen absolvierten und ihre älteren Kinder zu Hause unterrichten mussten und deren Tage sich im Kreis drehten. Die nach dem Füttern des Babys nicht einschlafen konnten, vor Sorge um die finanzielle und physische Sicherheit ihrer Familie.

Zumindest hat die Pandemie jedoch in einer Hinsicht zu einem Wandel in der Gesundheitsversorgung geführt, der hilfreich sein könnte: Das telemedizinische Angebot wurde erweitert, und Fernbehandlungen sind nun möglich. »Es war seit jeher schwierig, depressive Mütter zu überzeugen, mit ihren Neugeborenen ins Krankenhaus zu kommen. Das gilt insbesondere für Frauen mit niedrigem Einkommen, ohne Kinderbetreuung und Zugang zu Transportmitteln«, hielten Mary Kimmel, University of North Carolina Center for Women's Mood Disorders, Lauren Osborne und Pamela Surke, beide von der John Hopkins University, im Februar 2021 fest.[79] Sie forderten die Versicherer auf, Telemedizin als nützliche Hilfe für schwer erreichbare Patienten anzuerkennen und das Angebot durch entsprechende finanzielle Unterstützung zu erweitern.

Natürlich könnte auch eine bessere medizinische Gesundheitsversorgung viel bewirken. Trotz der berechtigten Aufregung um Zulresso, das oben erwähnte erste in den Vereinigten Staaten zugelassene Medikament zur Behandlung postpartaler Depressionen, bleibt es für die meisten Betroffenen unzugänglich. Die Entwicklung von Zulresso basiert auf den Veränderungen der GABA-Signalübertragung während der Schwangerschaft und nach der Geburt. Der darin enthaltene Wirkstoff, eine Form von chemisch synthetisiertem Allopregnanolon, wird drei Tage lang im Krankenhaus intravenös verabreicht. Ebenso wie hohe Konzentrationen von natürlich vorkommendem Allopregnanolon hat das Medikament eine sedierende Wirkung und kann Schwindel und Ohnmacht verursachen.

Bei Frauen mit weniger schweren bis schweren Depressionen hat sich Zulresso als wirksam erwiesen, wobei die Ergebnisse bei Frauen mit schwereren Depressionen deutlicher ausfielen.[80] Laut Meltzer-Brody, deren Forschung zu diesem Medikament von Sage Therapeutics finanziert wird, wirkt es nicht bei jedem. Postpartale Depressionen erfordern viele verschiedene Ansätze zur Prävention und Behandlung. Wenn das Medikament jedoch anschlage, könne es »eine robuste Veränderung des Zustands« herbeiführen, sagte sie. Entscheidend sei vor allem die dauerhafte Wirkung nach der Verabreichung.

Aus welchem Grund Zulresso lange wirksam bleibt, wird noch erforscht. Maguire und Kollegen fanden heraus, dass Allopregnanolon und seine synthetischen Analoga die Oszillationen der Hirnaktivitäten in einem bestimmten Bereich der Amygdala verändern. Der Bereich ist sowohl für das elterliche Verhalten als auch für den Ausdruck von Furcht und Ängsten wichtig. Sie vermuten, das Medikament könne die Synchronisation der Amygdala und des präfrontalen Kortex in einen gesünderen Netzwerkzustand versetzen. »Der Zustand wird herbeigeführt, und die Wirkung bleibt stabil, bis eine neue Verschiebung eintritt«, erklärte Maguire. Ob oder wann eine Person eine weitere Episode, eine weitere Veränderung des Netzwerkzustandes erlebt, hänge von den Umständen, Genen oder dem Faktor Stress ab.

Maguires Arbeit stellt die Vorstellung infrage, dass postpartale Depressionen ein Zustand der Zerrissenheit sei. Ein fehlender mütterlicher Instinkt. »Man kann von einem ungesunden Zustand in einen gesünderen gelangen«, sagte sie. »Wir müssen nur das Gleichgewicht wiederherstellen.«

Zulresso wird in den Vereinigten Staaten nur von einer Handvoll Einrichtungen in den Großstädten angeboten. Die Einführung wurde zunächst durch den hohen Preis – rund 34.000 Dollar, nicht eingerechnet der stationäre Krankenhausaufenthalt – und die mangelnde Bereitschaft der Versicherer zur Kostenübernahme erschwert. Außerdem ist ein dreitägiger Krankenhausaufenthalt ohne ihr Baby für viele junge Eltern ein echtes Hindernis. Und die Pandemie hat ein Übriges dazu beigetragen.

Zulresso ist das erste zugelassene Medikament von Sage Therapeutics. Im Frühjahr 2020 entließ die Firma einen Großteil der Leute aus dem Verkauf, insgesamt 340 Personen. Nach Angaben des Unternehmens hatten zu wenige Patienten während der Pandemie eine Behandlung erhalten, und zu wenige Ärzte seien bereit gewesen, das Medikament zu verschreiben.[81] Ende 2021 teilte Sage seinen Aktionären mit, das Unternehmen wolle sich künftig nur noch auf Standorte konzentrieren, die das Medikament bereits anbieten.

Das Unternehmen entwickelt ein weiteres Medikament, das auf die GABA-Signalübertragung abzielt. Es kann oral eingenommen werden und für die Behandlung von Depressionen im Allgemeinen, nicht nur postpartalen, eingesetzt werden. Erste klinische Studien erfüllten nicht alle Erwartungen, aber die im Juni 2021 veröffentlichten Ergebnisse von postpartalen Patienten waren vielversprechend und verzeichneten signifikante Verbesserungen im Vergleich zu einer dreitägigen Behandlung mit Placebos und erheblichen Verbesserungen im Befinden nach 45 Tagen.[82]

Die Klasse der Antidepressiva, die als selektive Serotonin-Wiederaufnahme-Hemmer (SSRI) bekannt sind, bleiben nach wie vor die wichtigsten Medikamente bei postpartalen Depressionen. Sie werden bei bis zu 10 Prozent[83] der schwangeren und postpartalen Frauen in den Vereinigten Staaten, Kanada und anderswo verschrieben. Man nimmt an, dass SSRIs wirken, indem sie mehr Serotonin in den Synapsen halten und die Aufnahme oder Absorption des Neurotransmitters in die Nervenzelle verhindern. Das führt zu einer verbesserten Stimmung und größeren Empfänglichkeit für die psychotherapeutische Behandlung. Die genaue Wirkung in der Gesamtbevölkerung ist jedoch noch etwas unklar. Auch auf die Frage, ob sich die Wirkung von SSRI in der perinatalen Periode verändert, steht die Antwort noch aus – einige Beweise sprechen jedoch dafür.[84]

Ausschlaggebend dürften die Veränderungen im zentralen Serotoninsystem während der Schwangerschaft und der Geburt sein. Man geht davon aus, dass das System während der Schwangerschaft hochreguliert wird und mehr Serotonin im Körper und Gehirn zirkuliert – zumindest laut der Studien, die Blut- und Gehirn-Rückenmarksflüssigkeitsproben der Mütter einbeziehen.[85] Studien an Nagetieren haben signifikante serotoninbedingte Veränderungen der Zellaktivität, des Stoffwechsels und der Rezeptorexpression in einer Hirnregion festgestellt, die als dorsale Raphe bekannt und ein wichtiger Serotonin-Lieferant für das Vorderhirn ist.

Bisher ist jedoch bei Nagern und Menschen noch wenig erforscht, wie sich Serotonin typischerweise während der Schwangerschaft und der pränatalen Phase verhält und wie genau es das elterliche Verhalten beeinflusst. Noch weniger weiß man über den Zusammenhang zwischen Serotonin und postpartalen affektiven Störungen. In einer aktuellen Studie hat Pawluski untersucht, wie das Antidepressivum Sertralin, das unter dem Namen Zoloft vermarktet wird, mit der typischen Plastizität im Hippocampus der Ratte während der Schwangerschaft interagiert.[86] Jedenfalls scheint eine Zeile dieser Studie – »Die Arbeit hat mehr Fragen aufgeworfen als Antworten hervorgebracht« – für die Literatur über Serotonin im Allgemeinen bezeichnend zu sein.

Die Forscher wissen, dass Serotonin mit hormonellen und neuronalen Systemen interagiert, die sich während der Schwangerschaft und der postpartalen Phase auf komplexe Weise verändern.[87] So beeinflusst Serotonin beispielsweise die Dopamin-Aktivität. Alle reproduktiven Hormone, die durcheinandergewirbelt werden – Östrogen, Progesteron, Oxytocin, Prolaktin und Glucocorticoide –, beeinflussen wiederum die Serotonin-Aktivität. »Alles ist miteinander verknüpft«, sagte Pawluski. Aber auf welche Weise?

Eine auffallend geringe Anzahl von Studien hat die Wirksamkeit von SSRI im postpartalen Kontext untersucht, was vielleicht daran liegt, dass es schwierig ist, Probanden zu finden, oder weil man davon ausgeht, dass die Medikamente angesichts ihrer Erfolgsbilanz in anderen Kontexten gut wirken. Im Februar 2021 veröffentlichte die angesehene Cochrane Library eine systematische Übersichtsarbeit, die zu dem Schluss kam, die Gabe von SSRI bei postpartaler Depression »könne durchaus einen Nutzen haben«, verglichen mit einem Placebo. Die Beweissicherheit war jedoch »gering oder sehr gering«.[88] Nur wenige Studien mit kleiner Stichprobengröße und hoher Abbruchquote standen für die Analyse zur Verfügung.

»Wir verschreiben also tatsächlich ein Medikament, das hilfreich sein könnte oder auch nicht«, sagte mir Pawluski. »Vielleicht ist es ein Placeboeffekt. Wir wissen es nicht. Selbst wenn es einer sein sollte, hat es eine Berechtigung, wenn man sich dadurch besser fühlt. Das würde ich jedenfalls so sagen. Aber letztlich geht es darum, ein System zu korrigieren oder zu normalisieren, das nicht richtig funktioniert.« Die Forschung, sagte sie, könne jedoch nicht mit Sicherheit sagen, ob die Gabe von SSRI in der postpartalen Phase dies tatsächlich bewirkt.

Diese Medikamente sind ein wichtiges Hilfsmittel bei der Behandlung postpartaler Depressionen, und in der Regel erhalten Schwangere und postpartale Menschen die ärztliche

Empfehlung, die Mittel weiterzunehmen, wenn sie helfen. Und ich will ihren Wert auch nicht schmälern. Klar ist aber auch, dass wir bessere Medikamente oder zumindest mehr Information über die zur Verfügung stehenden Mittel benötigen. Um beide Ziele zu erreichen, müssen wir mehr darüber erfahren, wie Depressionen im postpartalen Gehirn wirken.

Beim derzeitigen Stand der Forschung dürfte das noch etwas dauern. Dabei sollte Wissen um die tiefgreifenden und erwiesenermaßen durch Stress beeinflussbaren neurobiologischen Veränderungen, die eine Elternschaft mit sich bringt, eigentlich ausreichen, um in wirksame Hilfen für gebärende Eltern zu investieren. Dazu gehören ein größeres Angebot an mütterlichen Gesundheitsdiensten, mehr Hebammen und Doulas, vor allem in den ländlichen Bezirken der Vereinigten Staaten, die als »Wüsten der Geburtshilfe«[89] gelten und in denen es *weder* Geburtshilfe in den Krankenhäusern gibt *noch* ausreichend viele andere Anbieter. Außerdem sollten mehr Hausbesuche und bessere telemedizinische Dienste, mehr gut konzipierte Selbsthilfegruppen und bezahlte Elternzeit eingeführt werden. Es gibt belastbare Belege, dass diese Angebote dazu beitragen können, postpartale affektive Störungen zu mindern.[90]

Auch ohne im Detail zu verstehen, in welcher Weise die HPA-Achse das Gehirn während der Schwangerschaft und nach der Geburt beeinflusst, könnten wir uns dafür einsetzen, »körperliche Veränderungen in dieser Zeit zu normalisieren«, betonte Molly Dickens, eine Stressphysiologin, die sich in ihrer Arbeit auf Mutterschaft konzentriert, als wir miteinander sprachen. *Normalisieren* bedeutet hier, auch die Unterstützung zu normalisieren. Schwangerschaft, so Dickens, sei eine »körperliche Grenzerfahrung, und es sei ganz normal«, dass manche in dieser Zeit Schwierigkeiten haben. »Es ist ein verdammtes Wunder«, so Dickens, wenn jemand diese Zeit ohne irgendwelche Symptome einer affektiven Störung überstehe.

In ihrem Buch *Ordinary Insanity: Fear and the Silent Crisis of Motherhood in America* schreibt Sarah Menkedick, dass neue Mutterschaft Trauern miteinschließe. Sie habe den Verlust ihres früheren Selbst betrauert und den Verlust der Mutter, die sie sein wollte. Dennoch ist in der Zeit nach der Geburt nur wenig Raum für Trauer. Es fehlt auch an Anerkennung für den Umstand, dass jemand einen Lebensabschnitt hinter sich lässt und neues Terrain betritt. Ein Gebiet, das weitgehend unbekannt ist, bis man sich mittendrin befindet.

In den Vereinigten Staaten ist inzwischen ein Großteil der Rituale, die dazu beigetragen hätten, dieser Lebensveränderung einen Sinn zu verleihen – und die früher in Frauengemeinschaften oder unter Eltern gelebt wurden –, durch Umzüge ans andere Ende der Stadt oder über einen Ozean hinweg weggefallen und jenem »toxischen Individualismus« der Einzelfamilie zum Opfer gefallen, über den Mia Birdsong schreibt. »Die postpartale Depression«, argumentiert Menkedick, »könnte das einzige Ritual sein, mit dem amerikanische Mütter ihre Trauer auszudrücken vermögen.«[91]

Als ich diesen Satz zum ersten Mal las, sträubte ich mich dagegen. Postpartale Depressionen sind biologisch bedingt, dachte ich. Sie treten in Bevölkerungsgruppen überall auf der Welt auf, deren kulturelle Erwartungen und Praktiken in Bezug auf die Geburt und die postpartale Zeit stark voneinander abweichen. Und doch sind Rituale eine manifeste Anerkennung, eine bewusste Bilanzierung bestimmter Vorgänge. Möglicherweise trifft es zu, dass für manche Eltern eine Depression auch eine Art Bilanz ist, das, was unter dem Strich herauskommt, wenn alles, was sie körperlich und geistig durchmachen, keine Anerkennung erfährt.

Ich frage mich, ob es helfen könnte, neue Rituale zu entwickeln oder alte wieder aufzunehmen, wenn sie werdenden Eltern und den Menschen in ihrem Umfeld ein besseres

Verständnis für diesen neuen Lebensabschnitt vermitteln. Zumindest wären Verluste dann weniger überraschend, und Betroffene hätten ein besseres Gespür für die Bereicherung, die mit der neuen Situation einhergeht.

Dies würde allerdings voraussetzen, dass alle Faktoren berücksichtigt werden, die diese Entwicklung beeinflussen, einschließlich der Erfahrung der Geburt.

Vor einigen Jahren geschah etwas ganz Erstaunliches auf dem bahnbrechenden Eltern-Podcast *The Longest Short Time,* der von Hilary Frank moderiert wird.[92] Frank hatte ein Interview mit der bekannten Hebamme Ina May Gaskin geführt, deren Buch *Die selbstbestimmte Geburt* aus dem Jahr 2003 in den USA längst zum Kanon der Schwangerschaftsbücher gehört. Die Botschaft ihres Buches lautet, dass Frauenkörper wissen, wie man ein Kind zur Welt bringt, und dies in der Regel ganz »natürlich« geschieht, solange die Angst nicht im Weg steht. Ohne Angst, schreibt Gaskin, könne die Geburt sogar eine eher angenehme Erfahrung sein.

Für viele Eltern war das in einer Zeit, in der freiwillige und ungeplante Kaiserschnitte immer populärer wurden, eine revolutionäre Idee. Gaskin vertrat auch die Auffassung, eine »natürliche« Geburt sei der richtige Weg und gebärende Eltern hielten den Schlüssel dazu in der Hand – durch ihre Vorbereitung und Einstellung.

Frank hatte das Buch während ihrer Schwangerschaft gelesen, erzählte sie Gaskin, und sich dadurch bestärkt gefühlt und ihre Ängste überwunden. Sie war überzeugt, dass sie ohne Medikamente oder medizinische Technik gebären würde. Doch als Frank ihr Kind bekam, waren eine ganze Reihe von Interventionen nötig, unter anderem eine Infusion, das Wehenmittel Pitocin, eine Periduralanästhesie (PDA) und ein Dammschnitt, der eine Woche später nochmals ärztlich versorgt werden musste.

»Anschließend fühlte ich mich wie eine Versagerin«, sagte sie Gaskin. »Ich hatte fest daran geglaubt, es ohne Hilfe zu schaffen – und dann habe ich es nicht hingekriegt. Ich muss zugeben, dass ich verärgert war, als ich an die Bücher dachte. Ich war richtig wütend. Ina May schweigt sich aus über die Möglichkeit, dass es auch anders laufen kann als geplant.«

Gaskin erwiderte, ihr sei es vor allem darum gegangen, Menschen klarzumachen, dass sie auf unnötige medizinische Eingriffe verzichten konnten, aber Frank unterbrach sie. Frauen zu sagen, jede von ihnen könne eine schmerzfreie Geburt haben, sei – »eine dicke fette Lüge«, so Frank. »Mein Eindruck war jedenfalls – vielleicht habe ich das ja falsch verstanden –, dass Sie davon überzeugt sind, jede Frau könnte eine, wenn schon nicht ganz schmerzfreie, dann zumindest eine entspannte Geburt haben.«

Nein, erwiderte Gaskin. »Ich glaube, ich sollte noch etwas mehr dazu schreiben, falls Sie diesen Eindruck hatten.«

Und das tat sie.

Fünf Jahre später veröffentlichte Gaskin eine überarbeitete Version ihres Buches, die auf ihrem Gespräch mit Frank und mehr als vierhundert Kommentaren zu diesem Podcast beruhte.[93] Sie fügte Informationen zu Kaiserschnitten und anderen Maßnahmen ein, schrieb, wie sie sich vermeiden, aber auch bewältigen ließen, und äußerte sich ausführlicher zu den Ungewissheiten einer Geburt und den verschiedenen Möglichkeiten, wie sie verlaufen kann. Ganz ausdrücklich verwarf sie den Begriff der »goldenen Stunde«[94] für die Zeit nach der Geburt, häufig als kritisches Zeitfenster für eine Bindung beschrieben, die viele Familien jedoch verpassen, weil sich die Mutter von einem Kaiserschnitt erholen oder das Baby auf der Intensivstation versorgt werden muss. »Das klingt so, als würde etwas Schlimmes passieren, wenn Sie und Ihr Baby vorübergehend getrennt werden«, schrieb Gaskin. »Aber das stimmt einfach nicht.«

Dieses Gespräch gefällt mir aus vielen Gründen, aber insbesondere wegen der Stärke und Warmherzigkeit der beiden Frauen. Ihrer Offenheit. Weil Frank Dinge zur Sprache brachte, die so viele Frauen empfinden. Und weil Gaskin ihr zuhörte.

Das Gespräch gefällt mir auch deshalb, weil es die Geburt sehr realistisch darstellt. Eine Erfahrung, zu der der menschliche Körper in der Lage ist und bei der Gelassenheit und Unterstützung angesichts einer beängstigenden Situation dazu beitragen können, der Gebärenden zur richtigen Zeit zu helfen. Eine unglaublich *intensive* Erfahrung, die einen Menschen nahezu immer an den Rand seiner physischen und psychischen Belastbarkeit und manchmal sogar in lebensbedrohliche Situationen bringt, von Kräften bestimmt, die weit über die individuellen biologischen Voraussetzungen der Gebärenden hinausgehen.

Obwohl Geburt so vieles sein kann, ist sie auch eine traumatische Erfahrung. Immerhin rund 6 Prozent der Mütter entwickeln eine geburtsbedingte posttraumatische Belastungsstörung (PTBS), die sich in ständigen negativen und beunruhigenden Gedanken, Vermeidungssymptomen und Hyperaktivität äußert.[95] *Sechs Prozent.* Noch deutlich mehr Menschen, etwa 17 Prozent, zeigen in den Tagen und Wochen nach der Geburt PTBS-Symptome.

Auch hier gibt es kein genaues klinisches Bild, wie oder wann eine geburtsbezogene PTBS entsteht. Sharon Dekel, Assistenzprofessorin an der Harvard Medical School, untersuchte zusammen mit Kollegen die Geburts- und Wochenbetterfahrungen von 685 Frauen und fand heraus, dass der Verlauf der Geburt eine Rolle spielt.[96] Ein ungeplanter Kaiserschnitt erhöht das Risiko einer PTBS um das Dreifache. Medizinische Einleitungen, komplizierte Geburten und Schlafentzug vor der Geburt sind gleichfalls Risikofaktoren.[97] Das gilt auch für das Erleben eines dissoziativen Zustandes während der Geburt – das Gefühl, sich außerhalb seines Körpers zu befinden oder vom

Geschehen abgekoppelt zu sein – obwohl es Hinweise darauf gibt, dass eine Dissoziation manche Frauen vor einer späteren Depression schützt.[98]

In der Studiengruppe hatten Frauen mit einer Vorgeschichte sexueller Übergriffe – die jede fünfte Frau in Amerika erlebt – eine signifikant höhere Rate an Komplikationen, Frühgeburten und ungeplanten Kaiserschnitten und erlebten mehr Stress während der Geburt.[99] Auch das Alter der gebärenden Eltern, ihr Bildungsstand, frühere psychische Erkrankungen und, vielleicht in geringerem Maße, Stressfaktoren früherer Schwangerschaften wie Fehlgeburt, Totgeburt oder Frühgeburt können das Ergebnis beeinflussen.[100]

Eine geburtsbedingte PTBS tritt häufig zusammen mit einer postpartalen Depression auf.[101] Dekels Arbeit ergab, dass das Risiko einer Doppeldiagnose bei Frühgeburten um das Doppelte stieg. Eine PTBS wird nicht immer als gleichzeitige Erkrankung mit einer Depression erkannt, die Eltern benötigen jedoch möglicherweise eine besondere Art der Behandlung, um dieses Trauma zu verarbeiten. Dekels Ziel ist es, die Faktoren zu bestimmen, die ein Geburtstrauma auslösen können, um bessere Vorhersagen zu treffen und ein Screening für besonders gefährdete Personen zu entwickeln. Dazu gehören objektive und subjektive Trauma-Messungen und deren Auswirkungen. Wenn ein gebärendes Elternteil heftige Blutungen hat und sein Leben in Gefahr ist, ist das ein objektiver Stressfaktor. Dekel befragt die Frauen aber auch zu ihrem inneren Erleben der Geburt und der unmittelbaren Zeit danach. Hatten sie Angst? Hatten sie das Gefühl, die Kontrolle zu verlieren? Waren sie wütend? »Was für die eine Person traumatisch ist, kann eine andere sehr unterschiedlich empfinden«, sagte sie.

Dennoch wird dem komplexen Thema der Traumata in Untersuchungen wenig Bedeutung beigemessen und unterschätzt, auf welche Weise Traumata in die Erfahrung neuer Elternschaft einfließen – in die Gefühle der werdenden Eltern gegenüber dem eigenen Körper, dem Körper des Babys und ihrem Selbstverständnis in der neuen Rolle.

Dekel hat in ihrem Labor Hunderte von Frauen befragt. Viele von ihnen hatten die Mittel, professionelle Hilfe in Anspruch zu nehmen, erzählten jedoch, sie hätten nie zuvor über ihre traumatischen Geburtserfahrungen gesprochen. »Sie schämten sich«, so Dekel. »Sie fühlten sich schuldig. Sie wollten ihre ebenfalls schwangeren Freundinnen nicht unnötig beunruhigen. Oft waren sie sich nicht sicher, was mit ihnen geschah, weil sie nicht unbedingt depressiv sind.«

Dekel sagte mir, dass sie es ihren Studenten oft so erkläre: Wenn eine Person einen Autounfall gehabt hat und infolgedessen unter posttraumatischem Stress leidet, kann sie möglicherweise lange Zeit nicht mehr Auto fahren oder in einem Auto mitfahren. Vielleicht kann sie nicht einmal mehr die Straße überqueren, weil jede Erinnerung an Autos ein Auslöser ist. »Für die Mutter, die nach einer traumatischen Geburt an einer PTBS leidet, ist das Baby der Auslöser«, so Dekel.

Und dieses Baby ist natürlich immer präsent. »Das verschlimmert die Erkrankung und verzögert möglicherweise eine Genesung«, meinte sie. »Man denkt an die gesellschaftlichen Erwartungen, daran, dass man eine Bindung zu seinem Kind aufbauen soll. Es ist eine sehr schwierige Situation.«

Viele Studien untersuchen mit bildgebenden Verfahren die funktionellen und strukturellen Veränderungen des Gehirns bei PTBS, häufig im Rahmen eines Kriegstraumas und mit besonderem Augenmerk auf die Aktivität der Amygdala, des Hippocampus und des präfrontalen Kortex sowie auf die Verringerung des gesamten Gehirnvolumens.[102] Keine dieser Studien hat sich mit der postpartalen PTBS befasst. Zum Zeitpunkt unseres Gesprächs war Dekel dabei, Teilnehmende für eine möglicherweise erste Studie zu rekrutieren. Sie und ihr Team sind außerdem damit beschäftigt, eine andere wichtige Folge der schwierigen postpartalen Phase zu dokumentieren: als Person zu wachsen.

Dekel erforschte zu Beginn ihrer Karriere das mit Krieg, Gefangenschaft und Katastrophen in Zusammenhang stehende Potenzial für psychologisches Wachstum. Gegenstand der Untersuchungen waren unter anderem Menschen, die sich im World Trade Center befanden, als am 11. September 2011 der Angriff auf die Türme stattfand. Besonders nachdrückliche, mit hohem Stress verbundene Ereignisse können »die eigene Weltanschauung erschüttern«, so Dekel, und die Art und Weise verändern, wie jemand über sich selbst und seine Stärken nachdenkt, über seine Beziehungen zu anderen und darüber, wie er seinem Leben einen Sinn verleiht. Es könnte sein, dass Stress eine der Voraussetzungen für persönliche Entwicklungsprozesse ist, ja sogar den eigentlichen Anstoß dazu liefert.

Dazu passt, dass die Mehrheit der Frauen über psychologisches Wachstum nach der Geburt berichtet. In einer Stichprobe von 428 Frauen stellten Dekel und Kollegen fest, dass Frauen, die objektiv belastende Geburtserfahrungen gemacht hatten, etwa einen ungeplanten Kaiserschnitt, in Bezug auf ihre Wertschätzung des Lebens den höchsten Zuwachs verzeichneten.[103] Was nicht heißt, dass Trauma gleichbedeutend mit Wachstum ist, erklärt Dekel. Symptome einer PTBS korrelierten negativ mit psychologischem Wachstum. Vielmehr *können* belastende Umstände zu Wachstum führen, wenn die richtige Unterstützung vorhanden ist.

Schon bald nach Beginn der Pandemie begann Dekels Labor mit der Rekrutierung einer neuen Kohorte von Müttern, darunter auch diejenigen, die während der ersten Covid-19-Welle ihre Kinder zur Welt gebracht hatten. Damals war die Lage besonders prekär und die Geburtshilfe schwierig. Mütter, die während der Schwangerschaft oder Entbindung positiv auf Covid getestet worden waren oder bei denen der Verdacht auf

Covid bestand, wiesen daher, wenig überraschend, ein hohes Maß an akutem Stress auf.[104] Die Hälfte von ihnen zeigte klinisch signifikante Symptome einer PTBS – doppelt so viele wie Frauen, die im gleichen Zeitraum entbunden hatten, aber Covid-negativ waren.

Wie Dekel mir sagte, zeichnete sich jedoch in der größeren Stichprobe der Pandemie-Mütter wie auch in der vorhergehenden Studiengruppe ein bestimmtes Muster ab. Bei Eltern, deren Geburtsstress nicht in eine PTBS mündete, erzeugte er stattdessen ein Gefühl persönlicher Stärke. »Das kann zu einer besseren Bindung an das Kind führen, weil das Gefühl der Kompetenz durch die Geburtserfahrung gestärkt wurde, selbst wenn sie traumatisch verlief, oder möglicherweise gerade deswegen«, so Dekel. Die engere Bindung führe wiederum zu mehr Kompetenz und Sicherheit. Es handele sich um eine Rückkopplungsschleife, so Dekel, die möglicherweise auch in umgekehrter Richtung verläuft: Zuerst entstehe die Bindung zum Kind und dann folge das Gefühl der Stärke. In jedem Fall seien die beiden offenbar miteinander verbunden, was zu einer veränderten Sichtweise und zu der Einsicht führe, »die eigene Existenz sei jetzt wertvoller als vor der Mutterschaft«.

Mir fällt auf, welche wichtige Rolle der Kontext hier spielt: Welche Geschichten Menschen mit in die Geburt nehmen, ob sie die nötige Unterstützung bekommen, um alles zu verarbeiten, was mit ihnen während der Geburt geschieht, und wie sie während der Niederkunft betreut werden, nicht nur, welche Untersuchungen und Behandlungen durchgeführt werden. Bedenken Sie, dass jede sechste Frau in den Vereinigten Staaten berichtet, sie sei während der Schwangerschaft und Geburt schlecht behandelt worden – man habe sie angeschrien, ignoriert, beschimpft, verletzt oder zu einer Behandlung gezwungen.[105] Bei Frauen mit niedrigem sozioökonomischem Status, Schwarzen Frauen und Latinas liegt die Rate noch höher.[106]

Im Mai 2021 berichtete die Kongressabgeordnete Cori Bush aus Missouri vor einem Ausschuss des Repräsentantenhauses davon, wie ihr zweimal während der Schwangerschaft eine wichtige Behandlung verweigert wurde.[107] In einem Fall wurde ihr vom Arzt gesagt, sie solle nach Hause gehen und die Schwangerschaft abbrechen lassen. Sie erzählte, wie ihre Schwester, die sie begleitet hatte, daraufhin erst einen Stuhl durch den Flur schleudern musste, ehe das medizinische Personal Bush die Versorgung zukommen ließ, die ihre Schwangerschaft rettete, die zur Geburt ihrer inzwischen erwachsenen Tochter führte. »So sieht Verzweiflung aus – dieser Stuhl, der durch den Flur fliegt«, sagte Bush. »So sieht es aus, wenn man sich alles erkämpfen muss, sein eigener Anwalt ist. Jeden Tag sind Schwarze Frauen während ihrer Schwangerschaft und Geburt dieser harten, rassistischen Behandlung ausgesetzt. Jeden Tag sterben Schwarze Frauen, weil unser System sie unmenschlich behandelt. Es schließt uns aus der medizinischen Versorgung aus.« Trauma folgt auf Trauma.

Ebenso wenig wie Cortisol zwangsläufig der »Schurke« ist, muss auch der Stress von Schwangerschaft und Geburt nicht unbedingt schädlich sein. Zumindest nicht zwangsläufig. McEwen schrieb, dass eine Stresserfahrung als gut, annehmbar oder toxisch bezeichnet werden kann, je nachdem wie viel Unterstützung und Kontrolle die Person dabei erfährt oder empfindet.

Christina Lois schilderte mir eine der ungewöhnlichsten Geburtserfahrungen, die ich bis heute gehört habe. Zum einen wegen der Anzahl damit verbundener objektiv traumatischer Ereignisse und zum anderen wegen Lois' einzigartiger Sicht auf die Dinge. »Ich wollte eine möglichst natürliche Geburt erleben«, erzählte sie, »aber es lief genau andersherum.«

Dekel machte mich mit Lois bekannt. Sie arbeitet ebenfalls am Massachusetts General Hospital als Physikerin und forscht zu bildgebenden Verfahren, die sich hauptsächlich mit der

Alzheimer-Krankheit befassen. Lange Zeit wusste Lois nicht, ob sie Kinder haben wollte. Das änderte sich, als sie 2013 auf ihren positiven Schwangerschaftstest schaute.

Sie war überglücklich, und ihre Schwangerschaft verlief ziemlich problemlos. In der 37. Woche teilten ihr die Ärzte jedoch mit, dass sie die Schwangerschaft einleiten wollten. Lois war damals 36 Jahre alt, was die Ärzte etwas vorsichtiger werden ließ, und der Ultraschall zeigte, dass das Baby nicht ausreichend wuchs. Die aus Spanien stammende Lois wusste jedoch, dass die Einleitungsraten in den Vereinigten Staaten überdurchschnittlich hoch waren, und wollte keine Einleitung. Trotz der Einwände der Ärzte zögerte sie die Geburt noch zwei Wochen hinaus und ließ sie dann einleiten. »Es lief nicht sehr gut«, sagte Lois. Ihre Wehen setzten ein und hörten wieder auf. Schließlich entband sie per Kaiserschnitt.

Ihr Sohn kam kurz darauf gesund zur Welt. Aber, so Lois, »ringsum sah sie besorgte Gesichter, die Ärzte sprachen leise miteinander und Fotos wurden gemacht«. Ihr Baby lag auf ihrer Brust, aber sie konnte sich nicht konzentrieren. Schließlich teilte ihr einer der Ärzte mit, an ihrem Eierstock habe man Gewebe entdeckt, es könne sich dabei um Krebs handeln. Wollte sie die Eierstöcke entfernen lassen oder erst genäht werden, um weitere Untersuchungen abzuwarten? Lois war mit der Forschung zu Eierstockkrebs sehr vertraut. Sie wusste, wie tödlich die Krebsart sein kann. Gerade war ihr Baby zur Welt gekommen, und plötzlich dachte sie: *Vielleicht mache ich es nicht mehr lange.*

»Nehmt es raus«, sagte sie. Sie bereiteten alles vor, doch dann merkten die Ärzte, dass sie sich geirrt hatten. Es handelte sich um ein großes, gutartiges Myom, das sich um den Eierstock gewickelt hatte. Es ließ sich leicht entfernen.

Bald waren Lois und ihre Familie wieder zu Hause. Sie erholte sich und kümmerte sich um ihren Sohn Roque, während ihr Mann sie versorgte und den Haushalt erledigte. Etwa zehn Tage nach der Entbindung hatte sie plötzlich Schmerzen in der Brust. Sie rief ihren Arzt an und wurde kurz darauf mit dem Krankenwagen ins Krankenhaus gebracht. Sie hatte eine Lungenembolie. »Ich dachte nur: ›Na klar, was sonst?‹«, sagte sie. Wenige Tage später wurde sie entlassen, wurde mit Blutverdünnern behandelt und sollte noch regelmäßig von einer Krankenschwester zu Hause besucht werden.

Bei Lois ist mir besonders aufgefallen, wie selten sie sich zu ihren eigenen Erlebnissen äußerte, als wir über Geburt und Trauma sprachen. Manchmal, meinte sie, ärgere sie sich im Nachhinein über die Entscheidung, die Geburt einzuleiten und anschließend einen Kaiserschnitt vorzunehmen. Im Großen und Ganzen hätten die Ärzte sich ihrer Ansicht nach aber bemüht, die beste Lösung für sie zu finden. Stattdessen betont sie, wie schwer alles war, was danach kam, die vielen typischen Erfahrungen einer neuen Elternschaft. Der Schlafmangel, das Gefühl, überfordert zu sein und zu wenig Hilfe zu haben. Wieder zu arbeiten, obwohl sie sich noch nicht dazu bereit fühlte. Der belastende Gedanke, dass eine Elternschaft für immer bestehen bleibt. »Es ist eine große Umstellung.«

Was diese ersten Wochen der Elternschaft betraf, sagte sie: »Ich glaube nicht, dass es für irgendjemanden eine besonders glückliche Zeit ist.«

Ich jedenfalls kenne niemanden, der den Weg zur Elternschaft und die erste Zeit nach der Geburt ohne Leiden bewältigt hätte. Alle litten – trotz ihrer Freude und dem Staunen – an einer Vorgeschichte von Fehlgeburten, an ihrer monatelangen Schwangerschaftsübelkeit. Oder an der Achterbahnfahrt der Adoption oder der Leihmutterschaft bis hin zu Komplikationen bei der Geburt. Sie litten an der Sorge um ein Neugeborenes, das ärztlicher Hilfe bedarf. An Depressionen, Angstzuständen, wunden Brustwarzen oder Schuldgefühlen. Weil alle möglichen alten Traumata mit der Geburt eines Babys wiederaufleben können oder neue Traumata in einer Person oder einer Familie verursachen.

Wir tun manchmal so, als wäre die Elternschaft ein Ereignis, das auf unserem Lebensweg einfach passiert, ein funkelnder Edelstein, der schon die ganze Zeit an seinem Platz lag und uns erwartet hat. Tatsächlich ist der Edelstein jedoch durch Hitze, Druck und im Laufe der Zeit geformt worden. Und er ist ein Abbild unserer selbst. Indem wir diese Realität einfach nicht zur Kenntnis nehmen wollen, lassen wir viele Eltern im Stich. Wieder und wieder versäumen wir es, ihnen die nötige Unterstützung zu geben. Ebenso wenig wie wir Elternschaft gebührend anerkennen und verstehen, was dieser Übergang bedeutet und welch ein Gewinn er für sie sein kann.

Lois sagt, sie sei heute ein anderer Mensch als vor der Geburt ihres Sohnes. Ihr Beruf bedeute ihr viel, aber ihr Blickwinkel habe sich verändert. Sie und ihr Mann haben sich scheiden lassen, der schwierige Beginn der Elternschaft war eine zu große Belastung für ihre Ehe. Inzwischen, sagt sie, neige sie weniger zur Panik, wenn etwas Unerwartetes passiert, und plant häufiger voraus. Sie empfindet mehr Freude als früher. Sie fährt mit Roque Fahrrad. Die beiden bauen Vulkane aus Backpulver und Essig. Sie hören Musik und tanzen. »Kinder freuen sich auch über kleine Dinge«, sagte sie, »und das ist irgendwie ansteckend.«

Kapitel 8

DIE PERSON IM SPIEGEL

»Sag doch noch mal, worum genau geht's in deinem Buch?«, fragte mich die Mutter des Kindergartenfreundes meines Sohnes. Wir hatten uns für ein Picknick am Strand getroffen. Es war einer jener vollkommenen Frühlingsabende, an denen der Sommer schon in der Luft liegt, aber die Touristenscharen noch nicht in Maine eingetroffen sind. Wir konnten uns ganz unbekümmert auf einem der Picknicktische neben dem Spielplatz ausbreiten. Unsere Kinder kamen sehr gut ohne uns zurecht, sodass wir uns ausgiebig unterhalten konnten. Wir hatten uns beim Bringen und Abholen der Kinder angefreundet, bisher aber nur wenig Zeit gehabt, einander kennenzulernen.

»Es geht darum, wie sich unser Gehirn verändert, wenn wir Eltern werden«, erwiderte ich.

»Du meinst, wie die Kinder unsere kleinen grauen Zellen einfach verbrutzeln?«, fragte sie und lachte schallend. Sie hatte drei freundliche und schlaue Töchter und vor Kurzem einen Laden mit sorgfältig ausgewählten, wunderschönen Wohnaccessoires eröffnet, der zu einem meiner Lieblingsläden wurde, wenn ich Geschenke für Freunde suchte. Sie hatte ein eng verschworenes Netzwerk von Herstellern um sich herum versammelt. Und sie hatte damit angefangen, eigene geometrische Drucke zu verkaufen, die einen Raum zum Strahlen bringen konnten und ihm Bedeutung verliehen.

»Nein, eigentlich nicht«, antwortete ich. »Nicht so ganz.«

Wenn ich von meinem Projekt erzähle, ist das die Standard-reaktion, sogar von einigen ausgesprochen klugen und fähigen Frauen, die ich kenne. Sobald ich davon erzähle, machen sie große Augen. »Aha«, sagt die eine dann, »dann erklärst du mir jetzt endlich mal, warum ich nie was finde, wenn wir morgens in aller Eile davonstürzen?« Jede von ihnen geht automatisch davon aus, dass ich über das Phänomen des vergesslichen »Mama-Gehirns« schreibe, denn das wissen sie über die El-ternschaft, dass ihr eigenes Gehirn sich wie ein Schweizer Käse anfühlt und die ganze Welt offenbar bestens über ihre Beein-trächtigung im Bilde ist.

»Du siehst Leute schwanger werden und weißt einfach, sie werden in den nächsten 20 Jahren emotional und intellektuell abwesend sein«, sagte die Schriftstellerin Lucy Ellmann 2019 in einem Interview über ihren Roman *Ducks, Newburyport*, selbst wenn ihre Arbeit im selben Interview als »leidenschaftlich fe-ministisch« beschrieben wird. »Denken, Wissen, erwachsene Gespräche und wichtige politische Aktionen – das wird alles auf Eis gelegt, und die unnötige Fortführung unserer Spezies hat plötzlich absoluten Vorrang.«[1]

Im Juli 2021 titelte die *New York Times:* »Das ›Mama-Gehirn‹ existiert tatsächlich«, und ein paar Monate später folgte eine Art Antwort der *Washington Post*: »Gibt es wirklich ein soge-nanntes Mama-Gehirn?« Ja, das gibt es. Aber dazu kommen wir noch. Die Auswirkungen des elterlichen Gehirns auf den er-weiterten Kontext unseres Lebens beschränken sich keineswegs nur auf die immer wieder zitierten Fehlleistungen, etwa, dass wir plötzlich Wörter vergessen und Termine verpassen. Die Re-aktion meiner Freundin war reflexhaft. Und sie war nicht völlig falsch. Sie ist jedoch nur ein kleiner Teil der Geschichte.

Wir haben bereits erfahren, dass Eltern durch die Geburt eines Babys besonders aufmerksam und wachsam werden: Sie beschützen es. Es zieht sie in die Nähe ihres Kindes, um seine Bedürfnisse zu erfüllen und das sich entwickelnde soziale Gehirn zu formen. Die gesamte Erzählung des »Mama-Gehirns« ist deswegen so problematisch, weil sie den Eindruck erweckt, als würde sich eine Mutter einzig und allein um ihr Kind kümmern und wäre nur dann eine fähige Mutter, wenn sie alle anderen Dinge aufgäbe. Im Gehirn gibt es jedoch keinen getrennten, ausschließlich für die Elternschaft bestimmten Schaltkreis. Das elterliche Gehirn mit seiner neuen umfänglichen Fähigkeit zur Fürsorge ist dasselbe, mit dem wir auch unser restliches Leben meistern. Infolgedessen übertragen wir unsere neuen Stärken auch auf andere Bereiche.

Leider beschäftigt sich die Wissenschaft nur selten mit dem Gehirn im größeren Kontext des elterlichen Lebens. Sehr selten sogar. Hier müssen wir also ein bisschen improvisieren. Dieses Kapitel befasst sich nahezu ausschließlich mit austragenden Eltern, weil die Forschung darüber, wie sich der neurobiologische Übergang zur Vaterschaft auf das Leben eines Mannes im Allgemeinen auswirkt –, abgesehen von den direkten Interaktionen mit seinem Kind – nur die gesellschaftlichen Ansichten dazu abbildet. Mit anderen Worten: Vaterschaft wird kaum berücksichtigt. Andere nicht austragende Eltern werden bislang von diesem wissenschaftlichen Feld ebenso wenig betrachtet. Dennoch gelten viele der hier untersuchten Voraussetzungen für alle Eltern, die ihre Aufmerksamkeit und Energie in die transformative Arbeit der Elternschaft stecken.

In diesem Kapitel sichten wir die bisherigen Ergebnisse und werfen anschließend unsere Netze etwas weiter aus, um zu sehen, welche Bedeutungen sich daraus für Mütter und andere ableiten lassen. Ich habe versucht, deutlich zu machen, wo die Wissenschaft endet und mein eigenes »Wunschdenken« – oder nennen wir es meine wohlbegründete Vermutung – beginnt.

Vier von fünf werdenden Müttern berichten über größere Vergesslichkeit während der Schwangerschaft.[2] Aber fünf von fünf gebärenden Eltern wurde gesagt, ihre kognitiven Fähigkeiten würden durch ein Baby vermindert. Wie können wir also unterscheiden, was wahr ist und was die Nachwirkungen der aus dem 19. Jahrhundert stammenden Behauptungen sind, Kinder würden ihren Müttern intellektuell schaden, weil sie ihnen »Lebenskraft« entziehen?

Im Jahr 1986 untersuchte ein Forschungsteam eine Gruppe von 51 Frauen – überwiegend in medizinischen Berufen oder als Verwaltungsangestellte tätig – und stellte fest, dass 21 von ihnen von vorübergehenden Symptomen einer sogenannten »harmlosen Schwangeren-Enzephalopathie« berichteten, die etwa Vergesslichkeit, Verwirrung und Probleme beim Lesen einschließt.[3] Seither wurde in einer Handvoll Studien versucht, den kognitiven Abbau während der Schwangerschaft und der postpartalen Periode zu quantifizieren, mit unterschiedlichen Ergebnissen.[4]

Möglicherweise sind schwangere Menschen nicht unbedingt zuverlässige Berichterstatter ihrer eigenen kognitiven Symptome. Das jedenfalls geht aus einer Studie hervor, in der schwangere und nicht schwangere Teilnehmende Tests zu Aufmerksamkeit, Gedächtnis, Sprache und Exekutivfunktionen durchführten und keine Unterschiede zwischen den Gruppen festgestellt wurden, obgleich die werdenden Mütter in der Woche zuvor über kognitive Probleme berichtet hatten.[5] Und einige der Studien, die verminderte Kognitionsfähigkeiten feststellen, könnten möglicherweise durch einen Bestätigungsfehler beeinträchtigt sein: Die Forschenden entdeckten eine Beeinträchtigung dort, wo sie bereits im Vorfeld überzeugt waren, sie zu finden. Doch selbst unter Berücksichtigung derartiger Denkverzerrungen bei der Datenanalyse hat die Wissenschaft festgestellt, dass bestimmte Defizite in Bezug auf die Gedächtnisleistung bestehen bleiben.

Eine im Jahr 2012 durchgeführte Analyse der bisherigen Forschung stellte überwiegend unerhebliche Auswirkungen fest, etwa ein geringes Defizit des Arbeitsgedächtnisses während der Schwangerschaft, das in der postpartalen Periode noch leicht zunimmt.[6] Das verzögerte Erinnern – die Fähigkeit, sich nach einem bestimmten Zeitraum, in diesem Fall zehn Minuten, an eine Reihe von Elementen zu erinnern – war in der Schwangerschaft nur mäßig und in der Zeit nach der Geburt noch weniger beeinträchtigt. Auch bei prospektiven Gedächtnisfunktionen, z. B. das Erinnern an einen Arzttermin, gab es nur geringe Auswirkungen. Die Wissenschaftlerinnen Marla Anderson und Mel Rutherford von der McMaster University identifizierten ein Defizit bei der Verarbeitungsgeschwindigkeit, das während der Schwangerschaft stärker ausgeprägt war als nach der Geburt, was aus ihrer Sicht mit den Berichten der Frauen übereinstimmte. Wie sie festhielten, war dies möglicherweise der wahre Hintergrund der gängigen Vorstellungen über das schlechte Gedächtnis von Schwangeren: Es handelte sich weniger um eine Abnahme der kognitiven Fähigkeiten, als um einen leicht erhöhten Zeitbedarf, um dieselbe Aufgabe zu lösen, beispielsweise sich an ein Wort zu erinnern oder die Schlüssel zu finden, was jedoch tendenziell nach der Geburt wieder zurückgehe.

Eine neuere Analyse, die sich auf die Schwangerschaft konzentrierte, ergab eine ähnliche Beeinträchtigung der Gedächtnisleistung sowie geringfügige Defizite bei der Messung exekutiver Funktionen wie Problemlösung und kognitiver Flexibilität – Prozesse, in denen der frontale Kortex an relativ komplexen Aufgaben beteiligt ist.[7] Die Betonung liegt hier auf »geringfügig«. Wie die Forschungsgruppe des Baby Brain Research Project an der Deakin University in Australien deutlich macht, seien die durchschnittlichen Defizite zwar so auffällig, dass Schwangere und ihr Umfeld sie bemerkten, sie würden aber wahrscheinlich nicht zu schlechten Arbeitsleistungen oder signifikanten Beeinträchtigungen bei der Ausführung wichtiger Aufgaben führen.

Durchschnittlich bedeutet hier natürlich, dass manche Eltern keinerlei Beeinträchtigungen feststellen und andere hingegen ziemlich auffällige. Bei schwangeren Menschen können depressive Symptome außerdem Probleme des Arbeitsgedächtnisses verstärken.[8] Interessanterweise ergab eine Studie, dass das Geschlecht des Fötus eine Rolle spielen könnte. In einer Studie mit 39 Müttern schnitten diejenigen, die Töchter hatten, während der Schwangerschaft und in der Zeit nach der Geburt schlechter ab als Mütter mit Söhnen, insbesondere bei komplexen Aufgaben, die eine Herausforderung für das Arbeitsgedächtnis darstellten.[9] Der Grund ist unklar, obwohl Forschende hierbei häufig auf die komplexe Interaktion zwischen Fötus und »mütterlicher Peripherie« hinweisen, zwischen denen eine »bidirektionale Beziehung« besteht. Die Gedächtnisunterschiede zwischen Müttern von Töchtern und einer nicht schwangeren Kontrollgruppe erreichte jedoch keine statistische Relevanz.

Zumindest beim Menschen könnten sich Gedächtnisdefizite infolge mehrfacher Schwangerschaften verstärken. Eine Studie, in der die Gedächtnisleistung von 254 schwangeren Frauen während der gesamten Schwangerschaft und abermals zwischen zwölf und 14 Wochen nach der Geburt getestet wurde, zeigte, dass Frauen, die bereits mehrere Geburten hinter sich haben, etwa ab der zweiten Schwangerschaftshälfte etwas schlechter abschnitten, wobei die größten Defizite bei Frauen mit drei und mehr Kindern beobachtet wurden.[10]

Wahrscheinlich kein wahnsinnig überraschender Befund für alle diejenigen, die sich nachts schwertun, mit ihrem größer werdenden Bauch bequem zu schlafen, und beim ersten Morgengrauen von einem Kleinkind geweckt werden, oder die sehr unterschiedliche Schlafbedürfnisse eines Säuglings und seiner

Geschwister unter einen Hut bringen müssen. Immerhin befragten die Forschenden auch die Probandinnen selbst zu ihrem Schlaf und bemühten sich, die Unterschiede in der Qualität und Quantität zu berücksichtigen. Der Effekt blieb bestehen.

Auffällig ist, dass zwar einige Studien über kognitive Funktionen auch Daten zu Vätern erheben, aber soweit ich weiß, befasst sich keine einzige mit der durchschnittlichen Vergesslichkeit frischgebackener Väter, die ebenfalls depressiv sein und unter Schlafmangel leiden können.

Liisa Galea, Neurowissenschaftlerin an der University of British Columbia und Chefredakteurin der Fachzeitschrift *Frontiers in Neuroendocrinology*, erzählte mir, sie habe, als sie mit ihrem zweiten Kind – einer Tochter – schwanger gewesen sei, regelmäßig vergessen, wo sie ihr Auto geparkt habe. Diese Erfahrung beflügelte ihr Interesse, sich intensiver mit Schwangerschaft und Kognition zu beschäftigen. Sie sagte, es sei wichtig, über dieses Thema zu sprechen und damit die Erfahrungen schwangerer Menschen anzuerkennen. »Wir vermeiden diese Gespräche, weil wir befürchten, sie könnten sich negativ auf die Karriere von Frauen auswirken oder auf eine Verringerung ihrer mentalen Fähigkeiten hindeuten«, sagte sie. In Wahrheit handele es sich dabei aber meist nur um »kleine Aussetzer« der Gedächtnisfunktion. Wenn wir sie jedoch einfach nicht zur Kenntnis nehmen, so Galea, entgeht uns dadurch vielleicht auch ein ganzheitliches Bild von kognitiver Funktion und Elternschaft, das vielleicht sogar positive Veränderungen beinhaltet.

Forschende haben einige ziemlich gute Arbeitstheorien über die Entstehung dieser Gedächtnisprobleme aufgestellt. Einige Arbeiten haben einen Zusammenhang zwischen der kognitiven Leistung und den Veränderungen im Ruhezustandsnetzwerk hergestellt, die meiste Aufmerksamkeit wird jedoch dem Hippocampus gewidmet, einem wichtigen Zentrum zur Erfassung und Speicherung von Details unseres sozialen Lebens, die als Gedächtnisinhalte abgerufen werden.[11] Im Hippocampus spielt sich auch bevorzugt die Produktion neuer Neurone ab. Während der Schwangerschaft und der postpartalen Zeit finden Veränderungen in der Aktivität und der Architektur des Hippocampus statt.

Erinnern Sie sich an die Strukturstudie der Forschungsgruppe um Elseline Hoekzema, in der festgestellt wurde, dass das Gehirnvolumen im Verlauf der Schwangerschaft abnimmt?[12] Ihre Gruppe fand heraus, dass der Hippocampus ebenfalls schrumpft, dann aber rund zwei Jahre nach der Geburt seine vorherige Größe beinahe wieder erreicht. Hoekzema und Kollegen stellten die Hypothese auf, dass diese Veränderungen zu den leichten Gedächtnisdefiziten von Schwangeren beitragen und auch zu der Erholung der Gedächtnisleistung zwei Jahre später. (Die Probandinnen ihrer eigenen Studie zeigten allerdings keine signifikant unterschiedliche Gedächtnisleistung vor und nach der Schwangerschaft.) Diese Veränderungen des Volumens sind möglicherweise auf Veränderungen der Neurogenese zurückzuführen, so die Forschenden, wobei die Bildung von Neuronen während der Schwangerschaft ab- und nach der Geburt wieder zunimmt.

Bei Ratten lässt die Leistung des Arbeitsgedächtnisses mit dem näher rückenden Geburtstermin gleichfalls nach, und hier weiß die Wissenschaft ein bisschen genauer Bescheid, was sich abspielt. In einer Studie aus dem Jahr 2000 setzten Galea und Kollegen trächtige Ratten in ein kreisrundes Wasserbecken mit einer Plattform knapp unterhalb der Wasseroberfläche.[13] Während einer Reihe von Tests lernten die Ratten sehr gut, wie sie am schnellsten den Weg zu dem Ruheplatz (der Plattform) finden konnten – zumindest anfangs. Im ersten Trimester brauchten sie weniger Zeit und legten eine geringere Strecke zu dieser Plattform zurück als nicht trächtige Ratten. Doch mit fortschreitender Schwangerschaft brauchten die Tiere mehr Zeit und schwammen weitere Strecken, bevor sie die Plattform fanden. Ihre räumliche Gedächtnisleistung habe abgenommen, so die Autorinnen und Autoren der Studie. Als die Forschungsgruppe später die Gehirne der trächtigen Weibchen maß, stellten sie ein tendenziell geringeres Volumen des Hippocampus fest.

Die Veröffentlichung dieser Arbeit liegt mehr als zwei Jahrzehnte zurück, und inzwischen haben Studien die vielfältigen Veränderungen des Hippocampus bei trächtigen Ratten dokumentiert, beispielsweise die Produktion neuer Zellen – besonders in der fortgeschrittenen Schwangerschaft – und eine verminderte Komplexität der dendritischen Verzweigungen.[14] Bei erstmaligen Rattenmüttern sind Gedächtnisleistung und Anzahl neuer Neurone im Hippocampus bis in die frühe postpartale Phase hinein vermindert. Die Gedächtnisfunktion der Ratten verbessert sich um die Zeit der Entwöhnung herum, und bemerkenswerterweise erreichen sie bei bestimmten Messungen sogar höhere Werte als jungfräuliche Ratten.[15] (Studien kalifornischer Mäuse, bei denen die Väter intensiv an der Aufzucht der Jungen beteiligt sind, haben ähnliche Veränderungen des Hippocampus sowohl bei den mütterlichen als auch bei väterlichen Tieren festgestellt.[16])

Was Rattenmütter betrifft, steht jedenfalls fest: Mutterschaft wirkt sich langfristig *vorteilhaft* auf ihr Gehirn aus und ist sogar »neuroprotektiv«.[17] Bei Ratten mit einem oder mehreren Würfen ist der altersbedingte Rückgang der Neurogenese im mittleren Alter geringer.[18] Die Forschenden sprechen hier von einem »veränderten Alterungsverlauf«, der auf verschiedenen Faktoren beruht. Während sie sich um ihre Nachkommen kümmern und in der Zeit danach, sind sie offenbar besser vor den schädlichen Auswirkungen geschützt, den Stress auf ihr Lernvermögen hat.[19] Im späteren Leben und lange nach der Geburt der Jungen schneiden Rattenmütter bei Tests ihres räumlichen

Gedächtnisses und ihrer kognitiven Flexibilität besser ab als Nichtmütter.[20] Diejenigen mit mehreren Würfen waren außerdem schneller als diejenigen mit nur einem Wurf, was nahelegt, dass mehrfache Schwangerschaften die günstigen Effekte »unterstützen«. In derselben Studie wurde festgestellt, dass ältere Rattenmütter weniger Ablagerungen des Amyloid-Vorläuferproteins aufwiesen, die zu den mit der Alzheimer-Krankheit verbundenen senilen Plaques beim Menschen beitragen.

Studien am Menschen haben nur wenig belastbare, aber sehr spannende Belege für langfristige neuroprotektive Wirkungen beim Menschen geliefert. Wie in Kapitel 5 beschrieben, interagieren Reproduktionsgeschichte und genetische Ausstattung mit der geistigen Gesundheit im späteren Leben, aber um den genauen Zusammenhang herauszufinden, sind noch viele Studien nötig. In der Zwischenzeit haben andere Studien, die große Datenbanken zur Untersuchung des Gehirnalters heranziehen, erste Hinweise auf altersbezogene Vorteile einer Elternschaft geliefert. Diese Arbeit steht jedoch erst am Anfang.

Wie verhält es sich nun in der Lebensspanne nach der postpartalen Periode und dem achten Lebensjahrzehnt einer Person? Im Grunde gibt es noch keine Forschung, wie sich die Fortpflanzungsgeschichte einer Person auf die kognitiven Funktionen der späteren Jahre – oder Jahrzehnte – auswirkt, in denen der Haushalt geführt, die Mahlzeiten geplant, die Rituale der Kindheit und Jugend gefördert und eine Balance zwischen Berufs- und Privatleben gefunden werden muss. Wir wissen, dass Ratten nach einem Wurf effizienter bei der Futtersuche und geschickter im Jagen von Grillen vorgehen als Ratten ohne Junge, aber was menschliche Mütter betrifft, mussten wir uns bisher mit einer verkürzten Geschichte einer per se schädlichen Elternschaft zufriedengeben.[21]

In einer Studie, die Exekutivfunktionen bei unter 20 Jahre alten Müttern, erwachsenen Müttern und kinderlosen Gleichaltrigen verglich, wurden interessante Auswirkungen von Mutterschaft und Alter festgestellt. Mütter im Teenageralter schnitten bei der Messung des Arbeitsgedächtnisses schlechter ab als ihre Altersgenossinnen, ein Ergebnis, das nach Sicht der Forschung mit dem Stress einer Schwangerschaft im Teenageralter zusammenhängen könnte.[22] Dafür war ihre Aufmerksamkeitsleistung deutlich besser, was angesichts der Erkenntnisse über die Entwicklung des mütterlichen Gehirns und die Bedeutung der Aufmerksamkeit für das Fürsorgeverhalten durchaus einleuchtet. Alles deutet auch darauf hin, dass Mutterschaft in Bezug auf einige kognitive Aspekte und je nach Kontext einen bereichernden Effekt haben kann.

Einige Forscher sagten mir, dass die Wissenschaft bisher keine Untersuchungsmethode gefunden hat, um kognitive Funktionen im Kontext der Elternschaft sinnvoll zu erfassen. In der Regel werden Messinstrumente verwendet, die für Tests in der Allgemeinbevölkerung standardisiert sind. Was fehlt, ist die Relevanz. Wie lässt sich die Leistung einer Person – bezogen auf die Lerngeschwindigkeit und Intensität – quantifizieren, die Bedürfnisse eines Babys zu erkennen und zu erfüllen? Mit welcher statistischen Methode lässt sich wiedergeben, inwiefern die Betreuung eines Kindes zu jener kognitiven Belastung hinzukommt, die ein Elternteil bereits vor der Geburt bewältigt hat? Wie misst man das menschliche elterliche Gedächtnis, seine Konsolidierung und die Anpassung dieser Erinnerungen an ein heranwachsendes Kind oder die Fähigkeit, Gedächtnisinhalte abzurufen und zu nutzen, wenn man mehrere Kinder erzieht?

Forschende haben gerade erst damit begonnen, einige dieser Fragen zu klären. Sie nutzen Gedächtnistests, die elternspezifische Reize und eine differenziertere Analyse des Gehirns im Kontext einer Schwangerschaft einschließen. Ihre bisherigen Forschungen sind zwar begrenzt, aber ermutigend und weisen in einem Fall auf »allgemeine kognitive Verstärkungseffekte« hin.[23] Vergesslichkeit und Aufmerksamkeitsdefizite mögen real sein. Aber sich ausschließlich auf diese Faktoren zu konzentrieren, um in das Narrativ weiblicher Beschränktheit einzustimmen, ist ein bisschen so, als würde man eine großartige und ganz in ihre Arbeit vertiefte Künstlerin verspotten, weil sie das Geschirr im Spülbecken vergisst.

Über kognitive Leistungsfähigkeit während der neuen Elternschaft zu reden, heißt, über Schlafmangel zu reden. Aber zunächst – mein jüngster Sohn war heute Nacht zwischen zwei und vier Uhr putzmunter, und sein Bruder ist zwei Stunden später aufgewacht – muss ich mir schnell noch eine Tasse Kaffee holen.

Schlafmangel ist praktisch eine globale Erfahrung frischgebackener Eltern. Nahezu alle, mit denen ich sprach, während ich dieses Buch schrieb, erzählten davon, wie schwierig es war – viel schwieriger, als sie gedacht hatten –, monatelang ohne tiefen, dauerhaften Schlaf auszukommen. Und die vielen Witze zu diesem Thema waren auch nicht unbedingt eine Hilfe. »Glückwunsch zum Baby! Ihr werdet nie wieder schlafen!« Haha.

Emily Vincent, die Kinderschwester aus Cincinnati, sagte mir, der Schlafmangel habe sie regelrecht traumatisiert, als Will, ihr Ältester, noch ein Baby war. Sie stillte ihn, wenn er Hunger hatte, sie stillte ihn, wenn er getröstet werden musste, und sie fühlte sich unter Druck gesetzt. Dieser Druck, ihn immer weiter zu stillen und Flaschen und Schnuller zu vermeiden oder einzuschränken, ging teils von ihr selbst aus, teils war er gesellschaftlich bedingt. Denn diesen Rat hatte man ihr an den Elternkursen im Krankenhaus erteilt.

Als sie zwei Jahre später mit ihrer neugeborenen Tochter nach Hause kam, habe sie selbst geweint wie ein Baby, sagte sie mir. Sie erklärte ihrem Mann: »›Das schaff ich nicht noch mal. Ich kann nicht jede Stunde aufstehen …‹ Mein Mann nahm mich einfach nur in den Arm und sagte: ›Du schaffst das, ich bin hier und liebe dich und alles wird gut.‹« In dieser Nacht wachte Baby Margot nur zweimal auf, und Vincent hatte weniger Mühe, wieder einzuschlafen. Als Margot länger durchschlief, fing Vincent eine Therapie an, nahm Antidepressiva und machte Sport, um mit ihren Ängsten fertigzuwerden, die sie manchmal auch dann wachhielten, wenn das Baby friedlich schlief.

Im Rückblick, so Vincent, sei sie über ihre erste postpartale Erfahrung richtig sauer. Noch lange Zeit nach dem Ende ihres Mutterschaftsurlaubes wachte sie nachts alle zwei Stunden auf. Der Schlafmangel war quälend und desorientierend. Sie berichtete, wie sie bei der Arbeit eintraf, angezogen und vorbereitet, allerdings ohne sich im Geringsten daran erinnern zu können, wie sie hingekommen war. Mittlerweile macht sie natürlich Witze darüber, aber damals war es überhaupt nicht lustig. »Ich wünschte, jemand hätte mir damals gesagt, dass Stillen eine prima Sache ist … Aber wenn du täglich weniger als X Stunden schlafen kannst, ist es Zeit, zum Fläschchen zu wechseln.«

Denn all die vielen Bücher, Blogs und Schlafberater, die einem Ratschläge erteilen, was ein Baby braucht, damit es ein- und durchschläft, lassen oft außer Acht, was ein Elternteil braucht, um das alles zu leisten. Mitunter sind auch die Ratschläge nicht sonderlich hilfreich, etwa der Tipp, selbst zu schlafen, wenn das Baby schläft, oder die nächtlichen Fütterungen gelegentlich mit dem Partner zu tauschen. Letzteres steht und fällt damit, ob überhaupt ein hilfsbereiter Partner zur Verfügung steht und das Baby ein Fläschchen annimmt. Abgesehen davon widerspricht es den Ratschlägen, die vielen Eltern über die besten Methoden beim Stillen gegeben werden.

Als Kinderschwester war Vincent das »ABC des Säuglingsschlafs« natürlich bestens bekannt: der übliche ärztliche Ratschlag, dass Babys in ihrem eigenen Bettchen schlafen sollten und in Rückenlage, um Erstickungstod oder ähnliche Risiken zu vermeiden. Allerdings, so Vincent, würde das medizinische Fachpersonal derartige Ratschläge ausgeben, ohne klare Angaben zu machen, *wie* man denn nun ein Baby, das im Arm gehalten werden möchte, in seiner Wiege zum Schlafen bringt. Viele verzweifelte Eltern nehmen es daher mit ins Bett, falls sie sich nicht ohnehin von Anfang an dazu entschieden haben, oder versuchen es mit einem der zahllosen Hilfsmittel, die auf einem bis vor Kurzem weitgehend unregulierten Markt angeboten werden.[24]

Aus der Schlafforschung wissen wir, dass Schlafmangel nicht nur zu Schläfrigkeit führt, sondern gesundheitsschädigend ist.[25] Langfristiger Schlafentzug – weniger als sieben Stunden Schlaf pro Nacht – erhöht das Risiko von Herzerkrankungen, Depression, Diabetes und Ängsten, um nur einige zu nennen. Insbesondere im Gehirn hat Schlafentzug relevante Auswirkungen. »Schlafmangel beeinträchtigt unsere kognitiven und emotionalen Fähigkeiten erheblich«, schrieb eine Forschungsgruppe an der University of California in Berkeley in einer Arbeit für die Fachzeitschrift *Nature Reviews Neuroscience*.[26] Problematisch sei dabei nicht nur der eigentliche Schlafmangel, sondern auch die verlängerte Zeit im Wachzustand.

Je nach genetischer Ausstattung reagieren Menschen mehr oder weniger empfindlich auf Schlafentzug. Im Allgemeinen hat chronischer Schlafmangel jedoch einen negativen Einfluss auf eine Reihe kognitiver Prozesse, die für das elterliche Verhalten wichtig sind. So weiß man, dass Schlafentzug die Aktivität der Gedächtniskodierung im Hippocampus beeinträchtigt. Er steht im Zusammenhang mit einer verringerten Aktivität der präfrontalen Regionen, die an der anhaltenden Aufmerksamkeit beteiligt sind. Er verringert die Konnektivität des Ruhezustandsnetzwerks und die Fähigkeit des Hirns, dieses Netzwerk bei Aktivitäten, die eine aufgabenbezogene Aufmerksamkeit erfordern, im Wesentlichen abzuschalten.

Akuter Schlafentzug verändert insbesondere die Dopamin-Signalübertragung und Aktivität in den Belohnungsschaltkreisen.[27] Das führt offenbar, so die Gruppe, zu einem hypersensibilisierten Belohnungssystem, mit verstärkten Reaktionen auf angenehme Dinge – etwa Lieblingsmahlzeiten – einerseits und »übermäßig verallgemeinernden« Reaktionen oder verminderten Fähigkeiten, zwischen Lohnendem und weniger Lohnendem zu unterscheiden. Forscher haben dies bei Menschen unter Schlafentzug getestet: die Fähigkeit einer Person, Veränderungen des Geldwerts bei Glücksspielen richtig einzuschätzen oder erwünschte oder unerwünschte Nahrungsmittel zu bewerten, wenn sie hungrig sind. Gleichzeitig erhöht Schlafentzug die Aktivität der Amygdala und unterbricht Verbindungen, die für die Interozeption (die Wahrnehmung körperlicher Signale) oder für die richtige Interpretation emotionaler Zustände der eigenen und anderer Personen zuständig sind. Als ich das las, musste ich an Studien denken, die eine Hyperaktivität der Amygdala von Menschen mit postpartalen Depressionen festgestellt haben sowie eine verminderte Fähigkeit, die Belohnungssignale des eigenen Babys von denen fremder Babys zu unterscheiden.

Sowohl die von Müttern angegebene Schlafdauer als auch die »Schlafzufriedenheit« nehmen im Verlauf der Schwangerschaft in den ersten drei postpartalen Monaten stark ab. Das ergab eine Studie, in der Tausende deutscher Eltern über einen Zeitraum von sechs Jahren befragt wurden.[28] Auch bei den Vätern sinken Schlafdauer und Schlafzufriedenheit, wenn auch weniger signifikant. Für beide Elternteile bessert sich die Situation nach den ersten drei postpartalen Monaten, keiner der Messwerte innerhalb des sechsjährigen Messzeitraums erreichte jedoch wieder das Niveau vor der Schwangerschaft.

Trotz dieser Befunde wissen wir so gut wie nichts darüber, wie Schlaf sich auf die neurobiologischen Veränderungen des elterlichen Gehirns auswirkt. Manche, aber nicht alle, bildgebende Studien des elterlichen Gehirns versuchen, die Frage des Schlafentzugs zu erfassen, indem sie die Teilnehmenden nach der Qualität ihres Schlafes befragen. Mir ist jedoch keine Studie bekannt, die sich direkt mit dem Einfluss auf das Gehirn beschäftigt, obwohl es in diesem Punkt viele offene Fragen in der elterlichen Gehirnforschung gibt. Beispielsweise die folgenden: Inwieweit ist Schlafentzug neben (und gemeinsam mit) Hormonen und der Fürsorgeerfahrung an den beobachteten Veränderungen im elterlichen Gehirn beteiligt? Und welche schützenden Wirkungen – falls es sie denn überhaupt gibt – könnten im elterlichen Gehirn die schädigenden Effekte des Schlafentzugs mindern?

Dass frischgebackene Eltern meist nicht fähig oder nicht willig sind, an Studien teilzunehmen, die etwa Schlafmanipulation beinhalten, ist gewiss ein Hindernis für detailliertere Analysen. Ein weiteres Problem ist die Besonderheit des Schlafes in der postpartalen Zeit. Es ist kompliziert.

»Das Leben mit einem Neugeborenen bringt die schlimmste Form des Schlafentzugs mit sich«, so Robert Sapolsky, Neurowissenschaftler an der Stanford University, im Gespräch mit der Journalistin Katherine Ellison in deren 2005 erschienenem Buch *Mutter sein macht schlau*.[29] Zum einen ist es der Schlafentzug und zum anderen die Unberechenbarkeit. Der Körper, so Sapolsky, passe seinen nächtlichen Cortisolspiegel an die neue Herausforderung an, aufzustehen, um das Baby zu stillen, zu füttern oder es zu beruhigen. »Wenn man beim Einschlafen jedoch schon einkalkulieren muss, praktisch jederzeit aufgeweckt werden zu können, bereitet man sich auch physiologisch ständig auf diesen Stressfaktor des Wachwerdens vor.«

Eine Reihe von Studien hat Schlafentzug mit postnataler Depression verknüpft, auch wenn sie nicht immer in der einfachen Gleichung »weniger Schlaf gleich mehr Depression«

aufgehen.[30] In einer Studie an der University of North Carolina in Chapel Hill und dem Center for Sleep and Cognition im Beth Israel Deaconess Medical Center in Boston maß ein Forscherteam über Wochen während des letzten Schwangerschaftsdrittels und in den ersten postpartalen Monaten depressive Symptome und Schlaf bei 25 erstmaligen Müttern.[31] Die Frauen trugen sogenannte Aktigrafen (Bewegungssensoren) am Handgelenk, die ihre Bewegungen aufzeichneten, ähnlich wie ein Oura-Fingerring oder andere Gesundheitstracker. Sie füllten außerdem Schlafprotokolle und Fragen zur Schlafqualität aus.

Die Studie war zwar klein, beobachtete aber dieselben Probandinnen über einen längeren Zeitraum und war umfassend, da sie subjektive und objektive Schlafparameter untersuchte. Gemessen wurde die gesamte Schlafdauer, aber auch andere Faktoren, etwa wie häufig der Schlaf unterbrochen wurde oder wie effizient er war. Effizienz bedeutete in diesem Fall, wie lange die Mutter tatsächlich geschlafen hatte, wenn sie im Bett lag. Die Gruppe fand heraus, dass die Gesamtschlafdauer *nicht* mit depressiven Symptomen korrelierte. Diese und andere Studien haben sogar ergeben, dass die Gesamtschlafdauer von Müttern gar nicht so weit von den empfohlenen sieben bis acht Stunden entfernt liegt.[32] Das Problem besteht darin, dass der Schlaf fragmentiert und ineffizient ist. Beide Eigenschaften sowie die persönliche Haltung, die eine Mutter zu ihrer Schlafstörung einnimmt, stehen in Verbindung mit ihrer Gemütsverfassung.

Schlafmaßnahmen könnten ein wichtiges Instrument zur Vorbeugung depressiver Symptome sein, unter anderem durch »Schlaferziehung und verordnete Nickerchen«, wie die Forschungsgruppe festhielt. Andere haben vorgeschlagen, ein Schlüssel für besseren Schlaf nach der Entbindung könnte darin liegen, ein gesünderes Schlafverhalten schon während der Schwangerschaft einzuüben, insbesondere frühere Schlafzeiten, und dass pränatale Erziehung und die Kampagnenarbeit zur öffentlichen Gesundheit mehr Nachdruck auf diesen Punkt legen sollten.[33]

Christine Parsons, Psychologin und außerordentliche Professorin an der dänischen Universität Aarhus, war Mitverfasserin einflussreicher Arbeiten zu der Frage, wie das Gehirn Signale von Säuglingen verarbeitet und wie sich diese neuronalen Reaktionen mit der Fürsorgeerfahrung verändern. Sie erzählte mir, dass sie vor Kurzem begonnen habe, den Schlaf und das elterliche Gehirn zu untersuchen, da es nur wenige Studien gebe, die sich mit beiden Themen beschäftigten. Es interessierte sie zum Beispiel, wie das elterliche Gehirn die Schreie von Säuglingen während des Schlafs verarbeitet und ob es Unterschiede zwischen Männern und Frauen gibt oder vielleicht Unterschiede zwischen primärer und sekundärer Bezugsperson.

»Da ist dieser neue, unglaublich wichtige Reiz, der so vielen erstmaligen Eltern eine ganz neue Bedeutung verleiht ... Und dann schlafen sie nicht«, sagte sie. »Da kommen zwei Faktoren zusammen, die sich wahrscheinlich noch gegenseitig verstärken.«

Es führt kein Weg an der Tatsache vorbei, dass Babys nachts aufwachen und gefüttert werden müssen, besonders in den ersten Monaten. Für die überwiegende Mehrheit der Eltern sind Schlafstörungen eine unvermeidliche Erfahrung. Aber es gibt einiges, was hilft. Zunächst einmal – Sie ahnen es schon – bezahlter Elternurlaub. Es ist schwer, die verordneten Nickerchen während der Arbeit einzulegen. Und es ist schwer, sich während des unbezahlten Elternurlaubs auszuruhen, wenn man sich Sorgen macht, wie man die Rechnungen bezahlen soll. Eine klare Ansage für werdende Eltern, wie sich ihre Schlafgewohnheiten ändern werden und was dies für Gehirn und Körper bedeutet, könnte ebenfalls helfen, damit Eltern sich besser darauf einstellen und entsprechende Unterstützung im Voraus planen können.

Vincent sagte mir, sie habe, trotz all der Vorbereitungen auf die Geburt, der Lektüre von Büchern, der Teilnahme an Elternkursen und Gesprächen mit ihrem Arzt, trotz der herablassenden oder witzigen Warnungen, die ihr andere Eltern mitgaben, nie die Zeit oder den Raum gehabt, »um aus diesem glücklichen, aufgeregten Zustand vor der Geburt herauszutreten und mich tatsächlich darauf vorzubereiten und zu konzentrieren«, was die neue Mutterschaft für sie bedeuten könne. Dass sie jemand war, dessen Gehirn und Körper auch nach der Schwangerschaft massive Veränderungen durchmachen werde. Dieses Wissen hätte etwas geändert, sagte sie.

Nehmen wir mal an, wir finden uns mit der Tatsache ab, dass wir vorübergehend einige Gedächtnisfunktionen und Aufmerksamkeitsleistungen als »Kosten« während des Übergangs zur Elternschaft verbuchen müssen. Wir wissen bereits, dass sich diese Investition in gewisser Weise auszahlt. Die Schaltkreise für die soziale Verarbeitung, also die Fähigkeit einer Person, soziale und emotionale Signale eines anderen Menschen zu erkennen und sinnvoll darauf zu reagieren, werden offenbar in der Elternschaft gestärkt. Es ist möglich, dass diese Veränderungen, die ja Zugewinne sind, sich auch in anderen Beziehungen, insbesondere in anderen engen Bindungen niederschlagen, beispielsweise bei unseren Partnern.

Vor rund einem Jahrzehnt haben Shir Atzil und Kollegen die Gehirne von 15 Müttern und 15 Vätern – Paare – untersucht, während sie Videos ihres eigenen Babys oder anderer Babys betrachteten. Bei den Paaren wurden Hirnareale, die an der Mentalisierung, der Empathie und körperlichen Reaktionen beteiligt sind, in ähnlicher Weise bei Müttern und Vätern aktiviert, wenn sie ihre eigenen Kinder sahen. Die Studie war klein und explorativ, aber die Korrelationen deuten darauf hin, dass »Eltern ihr intuitives Verständnis des Zustands und der Signale des Säuglings in Echtzeit miteinander teilen können«, schrieben die Autoren.[34]

In einer anderen Studie an der Bar-Ilan-Universität in Israel untersuchte eine Forschungsgruppe 42 Paare, die Hälfte von ihnen gleichgeschlechtliche und alle erstmalige Eltern. Nach dem ersten Hirnscan beobachtete sie die Familien anschließend über einen Zeitraum von sechs Jahren, um die neuronalen und hormonellen Grundlagen der gemeinsamen Elternschaft und Familiendynamik zu untersuchen. Die Ergebnisse waren detailreich, die Autoren stellten jedoch unter anderem fest, dass Eltern mit größerer Konnektivität zwischen den motivationsbezogenen Arealen des Striatum und des ventromedialen präfrontalen Kortex – einer an Empathie und der Regulierung von Emotionen beteiligten Region – sich in der gemeinsamen Elternschaft insgesamt kooperativer verhielten.[35] Vorhergehende Forschungen haben diese besondere Verbindung in Hirnarealen mit Kooperation und Verhaltensflexibilität in Zusammenhang gebracht, die unter anderem einer Form von Altruismus dient, die dem Familienleben zugutekommt.

Die Wissenschaft ist sich darüber im Klaren, dass diese Methode, die Gehirne zweier Menschen zu untersuchen, während sie etwas getrennt voneinander tun, selbst wenn sie mit derselben Aufgabe beschäftigt sind, wie etwa ein Video ihres Kindes zu betrachten, nur begrenzt aussagefähig ist. Der Abstand zwischen beiden ist zu groß. Zwischenmenschliche Beziehungen sind keine Momentaufnahmen, sondern sich kontinuierlich entwickelnde Interaktionen, bei denen der Einzelne die inneren Zustände des anderen versteht und beeinflusst und im Gegenzug wiederum beeinflusst wird. Einige Wissenschaftler haben eingeräumt, dass Menschen sich im gegenseitigen Gedankenlesen versuchen, während ihre Gehirne in einem »Wir-Modus« zusammenarbeiten.[36]

Die Fähigkeit zu dieser Art von Bindung ist nicht nur bei Eltern vorhanden, sondern könnte ein grundlegendes Merkmal der menschlichen Sozialität sein. Wahrscheinlich ist für viele Ehen die gemeinsame Betreuung des Babys die intensivste und komplexeste Kollaboration, der sie je nachgegangen sind. Eine Kollaboration, die durch hohe Anforderungen, Einsätze und potenzielle Gewinne gekennzeichnet ist. Es wäre nur logisch, wenn die gesteigerten Fähigkeiten der Eltern, die Signale ihrer Babys zu verstehen und auf sie zu reagieren, letztlich auch zu gesteigerten Fähigkeiten führten, die Signale ihres Partners zu verstehen und auf sie zu reagieren.

Die Zweite-Person-Neurowissenschaft, bei der die Gehirnaktivität mehrerer miteinander in Echtzeit interagierender Menschen untersucht wird, ist sowohl logistisch als auch statistisch komplex. Die zur Verfügung stehende Technologie ist nach wie vor begrenzt. Allzu viel Forschung gibt es in diesem Bereich daher noch nicht, das Feld der sozialen Neurowissenschaften wird sich aber mit Sicherheit in diese Richtung entwickeln.

In einer neueren Studie maß ein internationales Forschungsteam die neuronalen Reaktionen von 24 Mütter-Väter-Paaren mit kleinen Kindern; dafür benutzte es funktionelle Nahinfrarotspektroskope (fNIRS), bei der Lichtquellen und Sensoren am Kopf angebracht werden, um die Durchblutung an der Gehirnoberfläche zu messen.[37] Die Aktivität der Gruppe im präfrontalen Kortex wurde gemessen, während sie Lachen und Weinen von Säuglingen und Erwachsenen sowie Rauschen hörten. Als die Paare getestet wurden, während sie gleichzeitig dasselbe hörten und sich im selben Raum befanden, schienen sich die Knoten der Aufmerksamkeitsregulierung und die kognitive Kontrolle stärker zu synchronisieren, als wenn sie allein und zu unterschiedlichen Zeiten getestet wurden. Dieser Effekt trat bei den Kontrollpaaren, bei denen es sich nicht um echte Paare handelte, nicht auf.

Die Gehirnaktivitäten der Paare stimmten bei neutralen oder positiven Geräuschen deutlicher überein als bei Weinen, nach Ansicht der Autoren möglicherweise ein adaptives Verhalten. Denn würden beide Elternteile auf das Weinen des Babys mit Stress reagieren, könnte dies für alle nachträglich sein. Die Ergebnisse, so die Gruppe, spiegelten das Potenzial der elterlichen Gehirne zur Zusammenarbeit wider, »anstehendes gemeinsames Verhalten zu koordinieren« – eine Fähigkeit, die auf der Hand liegende Vorteile bei der Erziehung eines Kindes mit sich bringe, aber auch im Hinblick auf den Aufbau eines gemeinsamen Lebens nützlich ist.

Atzil hat eine weitere Studie mitverfasst, die sich mit der Beziehung von Müttern zu anderen Erwachsenen beschäftigt.[38] An diese Studie muss ich denken, wenn ich beobachte, wie Eltern ihre Kinder beim Abholen von der Schule oder auf dem Spielplatz begrüßen, oder wenn ich mit meiner Schwester auf der Veranda sitze und unsere Kinder herumrennen und im Kinderbecken planschen.

Atzil und die Neurowissenschaftlerin Talma Hendler an der Universität Tel Aviv und Ruth Feldman vom Interdisciplinary Center in Herzliya haben die Gehirne von Müttern gescannt, während diese eine Reihe unterschiedlicher Interaktionen anderer Säuglings-Mütter-Paare beobachteten. In manchen Videos kümmerten sich die Mütter ganz selbstverständlich und liebevoll um ihre Babys, andere hingegen verhielten sich eher unbeteiligt, ängstlich oder reagierten unkoordiniert. Beim Betrachten der Videos der »synchronen« Interaktionen zeigten die Probandinnen erhöhte Aktivität in Hirnarealen, die an der Mentalisierung und Simulation – die Verkörperung der Handlungen anderer Personen im eigenen Kopf – beteiligt sind. Vermutlich, so die Forscherinnen, erkannten die Mütter soziale Synchronizität bei anderen Müttern, indem sie sie in sich selbst widerspiegelten. Oder anders ausgedrückt: Eine Mutter sah eine gesunde Mutter-Kind-Interaktion, und ihr Gehirn reagierte, indem es diese Reaktion als die eigene Reaktion der Betrachterin simulierte.

Das leuchtete mir ein. In den vergangenen Jahren war mir die Freundschaft zu anderen Müttern sehr wichtig. Bei ihnen zu sein, macht mir Freude, und ich verspüre Solidarität, während wir uns auf dem sich wandelnden Terrain von Kindern und Ehe bewegen, gerade in einer Zeit erschütternder politischer Ereignisse und einer globalen Pandemie. Sie helfen mir bei konkreten Fragen – Ratschläge zu Kindersitzen im Auto, Regeln für Verabredungen zum Spielen in Zeiten des Coronavirus – und weniger konkreten Fragen.

Neue Elternschaft bringt so viele gleichzeitige Veränderungen mit sich, dass man manchmal das Gefühl hat, in den Kleidern einer anderen Person zu stecken, und die neue Uniform der Verantwortung nicht recht zu einem selbst passen will. Aber sobald ich eine meiner großartigen Freundinnen sehe, die Hand in Hand mit ihrer Tochter die Straße entlanggeht, oder höre, wie sie ihrem Sohn mit fester Stimme eindeutige Anweisungen erteilt, was erlaubt ist und was nicht, oder ihnen zuhöre, wenn sie von ihren Sorgen, ihrer Einsamkeit oder den schönen Seiten der Elternschaft reden, oder wir uns an einem verschneiten Tag während der Pandemie Nachrichten schicken, eingesperrt und mit unserem Latein am Ende – »Meine Kinder sind echte Monster«, schreibt eine von uns dann –, habe ich immer den Eindruck, mein Hirn würde diese Szene für einen Moment einfrieren und mit dem Aufdruck »Mutter« versehen. Ich erkenne mich in ihnen wieder, und alles passt zusammen.

Die Ergebnisse dieser Arbeit, so Atzil, beziehen sich nicht nur auf die Interaktion zwischen Müttern. Der Prozess, sich um ein Kind zu kümmern, die Allostase einer anderen Person zu regulieren, versorgt Eltern mit einem neuen inneren Modell, das ihnen hilft, die soziale Welt ringsum zu interpretieren. Es bezieht die Gesamtheit ihrer Erfahrungen ein, auf die Bedürfnisse einer anderen Person zu achten und herauszufinden, wie sie diese erfüllen können.

Einige Experten des elterlichen Gehirns sind so kühn zu behaupten, dass dieses neue innere Modell sogar den gesellschaftlichen Wandel beflügeln könnte. Die Anziehungskraft eines Säuglings – die Merkmale seines *Kindchenschemas*, aber auch sein Lachen, Brabbeln und sein Geruch – wirkt auf Erwachsene auf schnelle wie auf langsame, nachhaltige Weise. Diese Merkmale erregen die rasche Aufmerksamkeit der Bezugspersonen, und sie erweitern langsam deren Kompetenzen in Sachen Empathie und Mitgefühl, schreibt eine Forschungsgruppe, zu der auch Marc Bornstein, leitender Forscher am National Institute of Child Health and Human Development, Morton Kringelbach und Alan Stein gehören, beide Psychiater an der Universität in Oxford. Sie bezeichnen dies als die Macht des »Niedlichen«, wobei niedlich alle Eigenschaften beschreibt, die die sensorische Anziehungskraft eines Babys ausmachen.[39]

Das Niedliche, so Kringelbach und Kollegen, kann Menschen veranlassen, ihre moralischen Vorstellungen weiter zu fassen oder »die Grenzen um jene Entitäten, die sie einer moralischen Betrachtung für würdig erachten.«[40] Als Beispiel nennen die Forscher die weltweite Reaktion auf das Bild des dreijährigen syrischen Flüchtlings Alan Kurdi: Sein Leichnam war an der türkischen Küste angespült worden, nachdem das Boot, in dem er und seine Familie in die Europäische Union flüchten wollten, gekentert war.

Die Menschen sahen das Foto mit dem winzigen, in den Sand gepressten Gesicht des Jungen und den Erklärungen des Vaters, Abdullah Kurdi, der darstellte, auf wie vielen verschiedenen Wegen er seine Familie ins sichere Kanada hatte bringen wollen, wo bereits Verwandte, Arbeit und eine Wohnung auf sie warteten, und wie er schließlich in seiner Verzweiflung die

Familie auf das Gummifloß eines Schmugglers gesetzt hatte, in dem sie, gemeinsam mit anderen Flüchtlingen, über Bord gespült wurden; wie er versucht hatte, seine Söhne über Wasser zu halten, und sie abwechselnd hochhielt. Und dann war Alan plötzlich verschwunden, mit seiner Mutter und dem älteren Bruder. »Alles Kostbare ist verschwunden«, sagte Abdullah Kurdi der *New York Times*.

Die Geschichte des Jungen ging um die Welt und erregte, zumindest eine Zeit lang, die besondere Aufmerksamkeit von Politikern und der Öffentlichkeit, mehr noch als das Ausmaß der Vertreibung, das seinerzeit elf Millionen Menschen betraf, so die *Times*. Das mag zum Teil auch daran liegen, dass so viele Menschen diese Bilder sahen und sich vorstellten, es wäre ihr eigenes Kind. Dieselben Gehirnregionen werden aktiv, die sich einschalten, wenn sie ihre Hand an die weiche runde Wange ihres Kindes legen. Das vertraute Aufflackern der elterlichen Ängste. So viel Freude und doch immer der Verzweiflung so nah.

»Das Niedliche«, schrieben Kringelbach und Kollegen, »öffnet wie ein Trojanisches Pferd die Pforten, die sonst verschlossen bleiben würden.«

Es gibt erstaunlich wenig Forschung darüber, ob die Fürsorge selbst und die Spiegelreaktion, die sie auslöst, die Kraft besitzt, diese Pforten zu öffnen. Wir hören oft, dass die Elternschaft Menschen isoliert. Dahinter verbirgt sich die Vorstellung von elterlicher Aggression, von adaptiven Mechanismen, die sie ganz auf den Schutz ihrer Kinder vor äußeren Bedrohungen einstellen. In einer Reihe von Studien wurde festgestellt, dass Menschen, die auf »Babys« und »Fürsorge« geprägt waren, bevor man ihnen Bilder oder Informationen über Mitglieder einer »Fremdgruppe« präsentierte, diese Gruppe mit größerer Voreingenommenheit betrachteten – allerdings nur, wenn die Fremdgruppe zuvor als bedrohlich geprägt worden war.[41] So gut wie keine Forschung hat sich bisher damit beschäftigt, wie Fürsorgende aufeinander reagieren. Das ist erstaunlich, wenn man bedenkt, welch wichtige Rolle die Beziehungen zwischen Eltern im Erwachsenenleben spielen.

Bemerkenswerterweise widmet sich bis dato ein Großteil der Studien über das elterliche Gehirn der Erforschung von Krankheitsursachen. In anderen Bereichen der Hirnforschung wird viel in bildgebende Verfahren investiert, die nicht ausschließlich Probleme lösen, sondern wertvolle Fragen bearbeiten, die erhellende Einsichten liefern – etwa auf dem Gebiet der Sportpsychologie – oder in die Untersuchung der neuronalen Schaltkreise, die an der Motivation für Geldanlagen beteiligt sind, oder um das Wesen von Führungseigenschaften genauer zu beschreiben. Offenbar ist die Erforschung der Entwicklung der Elternschaft in ihrer simplen Absicht, diese grundlegende Erfahrung besser zu verstehen, schwieriger zu verkaufen, selbst wenn sie sich auf die Eltern-Kind-Beziehung konzentriert. »Sogar in der sozialneurowissenschaftlichen Literatur dreht sich alles um die Empathie für Gleichaltrige«, sagte mir die Entwicklungspsychologin Darby Saxbe. »Sollten wir nicht damit anfangen, woraus sich alles entwickelt, nämlich bei den grundlegenden sozialen Beziehungen jedes Menschen?«

Im Jahr 2016 veröffentlichte die Fachzeitschrift *Hormones and Behaviour* zu Ehren von Jay Rosenblatt eine Sonderausgabe über elterliche Fürsorge. Darin schrieb Ruth Feldman, der Evolutionstheorie Darwins liege die Vorstellung zugrunde, die menschliche Natur sei »primär rücksichtslos« und treibe den unablässigen Kampf ums Überleben an.[42] Rosenblatt und Kollegen, die sich mit den biologischen Grundlagen der Fürsorge und Bindung beschäftigen, hätten jedoch gezeigt, dass »soziale Zusammenarbeit, interaktive Synchronizität und die Fähigkeit zur Gegenseitigkeit ebenso ›biologisch‹ und ›primär‹ sind wie die brutale Aneignung von Ressourcen«. Ihre und viele andere Arbeiten haben uns zwar viel darüber verraten, wie diese biologischen Mechanismen ablaufen, insbesondere zwischen Eltern und Babys, aber es gibt noch so viel zu lernen.

Wir haben gesehen, dass Kindererziehung für den Menschen seit jeher ein kooperativer Akt war. Offenbar stellt das elterliche Gehirn eine Funktion bereit, um in anderen die Fähigkeit zu dieser Aufgabe zu erkennen: die Simulation. Was aber bedeutet das für die Beziehung der Eltern zueinander, auf neuronaler Ebene und in ihrem Leben insgesamt? Vielleicht ist die Elternschaft ein Faktor, der den Einsatz innerhalb sozialer Eigengruppen verstärkt, aber könnte sie solche Grenzen auch überwinden, indem sie die Fürsorge als eigene Gruppe etabliert?

Es hat jedenfalls den Anschein, wenn man bedenkt, wie effizient sich die gemeinschaftliche und politische Organisation rund um den Status der Mutterschaft gestaltet. Donna Norton ist eine der Geschäftsführerinnen von *MomsRising*, eine Organisation, die sich für bezahlte Mutterschutzzeit, Einwanderung, strengere Waffengesetze, Strafrechtsreformen und andere Themen einsetzt, die die Sicherheit von Familien betreffen. Die Motivation von Eltern, sich freiwillig für diese Themen zu engagieren, rühre zu einem Teil auch daher, dass sie alles in ihrer Macht Stehende tun möchten, um ihre Kinder zu schützen – und nicht nur ihre eigenen Kinder, so Norton. »Als Mutter fühlt man sich besonders eng mit seiner Gemeinschaft verbunden, weil man einfach mehr auf sie angewiesen ist«, sagte sie. »Man muss auf andere Menschen zugehen. Es ist unmöglich, sein Kind allein aufzuziehen. Man braucht ein Dorf.«

Vielleicht besteht eine Funktion des elterlichen Gehirns darin, die anderen Bewohner des Dorfes zu erkennen.

Ich kann nicht auf Studien verweisen, die explizit sagen, dass eine Person durch die Elternschaft klüger wird, bin aber dennoch fest davon überzeugt. Trotz all der fein austarierten Ergebnisse, die dieses Buch vorgestellt hat, lässt sich alles auf eine einfache Tatsache herunterbrechen: Elternschaft lässt uns in eine Umgebung eintauchen, die genau das bietet, was die Neurowissenschaft als Verstärker kognitiver Funktionen betrachtet – viele Sinneseindrücke, komplexe soziale Anforderungen. Und diese Funktionen werden nicht nur in der postpartalen Zeit verstärkt, sondern auch noch Jahre und vielleicht sogar Jahrzehnte später.

Ich kann keine Daten heranziehen, die mit Sicherheit beweisen, dass Elternschaft einen Menschen effizienter macht, bin mir aber ziemlich sicher, dass dem so ist. Fragen Sie doch einfach die Betroffenen. Und denken Sie dabei auch an eine Einkaufsliste. Bevor eine Person ein Elternteil wird, ist sie lediglich für ihre eigenen Grundbedürfnisse verantwortlich. Danach muss sie sich um ihre eigenen Bedürfnisse und um die ihres Kindes kümmern. Dieselben Stunden pro Tage. Mit demselben Gehirn.

Mir ist keine Studie bekannt, die feststellt, dass die Geburt eines Kindes einen Menschen mutiger, tapferer oder widerstandsfähiger macht. Aber wie sonst könnten so viele Eltern mit einem Gehirn leben, das ihnen ständig die Gefahren vor Augen führt, die ihrem von Herzen geliebten Kind zustoßen könnten, und gleichzeitig die sozialen und emotionalen Bedürfnisse des kleinen Wesens genau im Blick haben? Dafür ist Mut nötig.

Ich kann keine Studien anführen, die besagen, dass Elternschaft einen Menschen kreativer macht. Und doch kann sie das zweifellos. »Es gibt eine Art evolutionärer Arbeitsteilung zwischen Kindern und Erwachsenen«, schreibt die Philosophin Alison Gopnik in *The Philosophical Baby*. »Kinder sind die Entwicklungsabteilung der menschlichen Spezies – die Vordenker, die Brainstorming-Typen. Erwachsene sind für die Produktion und das Marketing zuständig. Kinder machen die Entdeckungen, wir beschäftigen uns mit der Markteinführung. Sie haben eine Million Einfälle, die meisten davon nutzlos, und wir greifen die drei oder vier guten heraus und setzen sie um.«[43] Ich möchte außerdem behaupten, dass für Eltern noch etwas anderes dabei rumkommt, wenn sie sich in der Nähe dieser Vordenker aufhalten und mit ihnen wachsen: Ehrfurcht.

Nach Ansicht der Psychologen, die das Gefühl der Ehrfurcht als etwas Messbares untersuchen, wird Ehrfurcht nur durch etwas Gewaltiges ausgelöst, das uns daran erinnert, wie klein wir sind.[44] Entweder im buchstäblichen Sinne, wie das Weltall oder der Ozean, der sich bis zur Horizontlinie erstreckt. Oder im übertragenen Sinne, wie ein spirituelles Erwachen, oder vielleicht, indem man ein Kind betrachtet, das immer langsamer blinzelnd in den Schlaf versinkt, was einen den flüchtigen Moment in der großen Weite der Zeit erkennen lässt. Ehrfurcht veranlasst eine Person dazu, ihre mentale Vorstellung der Welt irgendwie abzuändern. Das Elterndasein, scheint es mir, bietet eine nahezu unendliche Anzahl von Gelegenheiten, bei denen die Bedingungen der Ehrfurcht erfüllt werden. Vorausgesetzt wir schauen hin. Und Ehrfurcht gilt als wirkmächtige kreative Kraft[45], denn in diesen Weiten entsteht der Raum für neue Ideen oder neue Verbindungen zwischen den alten.

Nun gut, wenden wir uns wieder dem Thema Vergesslichkeit zu.

Im Jahr 2017 arbeitete Molly Dickens, Stressphysiologin und Schriftstellerin, für BloomLife, ein Start-up, das sich auf die mütterliche Gesundheit konzentrierte. Sie führte ein Interview mit Alysia Montaño, olympische Medaillengewinnerin und sechsfache Gewinnerin der US-Leichtathletikmeisterschaften, über die Frage, wie sich Olympia-Teilnehmerinnen auf die Geburt vorbereiten und als schwangere Profisportlerinnen Wettkämpfe bestreiten. Montaño sprach über vergangene Situationen, in denen sie mit Fragen danach konfrontiert wurde, ob ihr Laufen denn auch sicher für das Baby sei. »Was mich wirklich wütend machte«, sagte sie Dickens, »war die Erkenntnis, dass Menschen diese eingeschränkte Wahrnehmung schwangerer Frauen haben –

als wären sie nicht intelligent genug, ihren Körper zu kennen, ihn genau zu verstehen und zu respektieren, dass er ein Leben in die Welt setzt, und als könnten sie nicht einschätzen, dass sie dennoch in der Lage sind, zu funktionieren und sich zu bewegen.«[46]

Sie berichtete Dickens, wie ihr Sponsor Geld einbehalten hatte, als sie bei der nationalen Meisterschaft 2014 – sie war in der 34. Schwangerschaftswoche – nicht platziert wurde. Zwei Jahre später erzählte Montaño der *New York Times* die vollständige Geschichte.[47]

ASICS hatte ihr erst gedroht, nicht zu zahlen, und sie dann fallen lassen. Dieselbe Erfahrung machte Montaño mit Nike. Kara Goucher, Langstreckenläuferin und ebenfalls Teilnehmerin bei den Olympischen Spielen, berichtete von einer ähnlichen Behandlung, nicht nur was Nike betrifft, sondern auch das Olympische Komitee der Vereinigten Staaten und den amerikanischen Leichtathletikverband – Zahlungen wurden gestrichen, sie hatte kaum Zeit für ihren Sohn, flog aus der Krankenversicherung und wurde von einem Unternehmen, das seine Produkte für Frauen und Mütter unter der Überschrift »Dream Crazy« vermarktet, respektlos behandelt.

»Die Sportindustrie ermöglicht Männern eine umfassende Karriere«, sagte Montaño in einem Videobeitrag für die *New York Times*. »Wenn eine Frau sich entscheidet, ein Baby zu bekommen, wird sie auf der Höhe ihrer körperlichen Leistungsfähigkeit einfach rausgedrängt.«

Um ihre Geschichten zu erzählen, hatten beide Sportlerinnen Vertraulichkeitsklauseln gebrochen. Davon inspiriert, veröffentlichte Sprinterin Allyson Felix knapp zwei Wochen später in der *Times* einen Leitartikel und berichtete, wie Nike ihr nach der Geburt ihres Kindes weniger Geld anbot und sich weigerte, Garantien für eine Nichtbestrafung abzugeben, falls sie in den Monaten um den Geburtstermin keine Spitzenleistungen erbringen würde.[48] Felix, bald darauf die höchstdekorierte

US-Athletin aller Zeiten, fragte: »Wenn ich keinen Mutter-
schaftsschutz bekommen kann, wer dann?«

Ihr Handeln löste eine Bewegung aus und setzte den Kongress und Nike unter Druck. Nike hat inzwischen einige Änderungen vorgenommen. Aber abgeschlossen ist das Thema noch
nicht.

Im Jahr 2020, kurz vor Ausbruch der Pandemie und kurz bevor Montaño ihr drittes Kind zur Welt brachte, gründete sie
gemeinsam mit Dickens die Non-profit-Organisation &Mother.
Im Sinne von: Champion und Mutter. Oder: Athletin und Mutter. Oder: Wissenschaftlerin und Mutter.

Dickens war 2013 als Postdoktorandin an der University of
California in Berkely tätig. Sie untersuchte Stress, Fortpflan-
zungshormone und Fruchtbarkeit, als sie mit ihrem ersten
Kind schwanger wurde. Sie wollte vier Monate Urlaub nehmen,
die Universität bot ihr acht Wochen an. Sie beschloss, ihr von
den National Institutes of Health finanziertes Stipendium zu
unterbrechen und zwei Monate unbezahlten Urlaub zu nehmen, um die gesamte Zeit zur Verfügung zu haben. Das Einkommen ihres Mannes und seine Versicherung machten diese
Entscheidung möglich. Als Dickens die Personalabteilung über
ihre Pläne informierte, hieß es: »Darum hat noch nie jemand
gebeten.«

Eine Woche nach der Geburt ihrer Tochter wurde Dickens
zu einem Vorstellungsgespräch für eine unbefristete Stelle ein-
geladen. Als sie bat, das Gespräch auf einen Zeitpunkt nach Ablauf ihres Elternurlaubs zu verschieben, sagte man ihr, die Stelle
könne nicht warten. Einige Wochen später flog sie schließlich
mit dem Neugeborenen und ihrem Mann zu dem weit entfernt
stattfindenden Termin und absolvierte das zweitägige Vorstellungsgespräch – mit Pausen zum Stillen fürs Baby. Sie hatte das
Gefühl, sich gut geschlagen zu haben. Die Stelle jedoch bekam
sie nicht. Im selben Jahr widmete die Fachzeitschrift *Nature* der

Frage »Wo sind die Frauen?« eine ganze Sonderausgabe. Die Artikel setzten sich mit geschlechtsspezifischen Vorurteilen und dem Mangel an Frauen in Führungspositionen und wissenschaftlichen Beiräten auseinander. Die Elternschaft kam jedoch nur am Rande vor.

»Niemand will es zur Kenntnis nehmen, aber wenn Frauen in dieser Karrierephase unterstützt werden, erhöht sich die Zahl der Frauen, die in der Wissenschaft bleiben«, sagte Dickens. Eine Karriere in der Wissenschaft kann ein Leben lang dauern, sagt sie, und es ist ein äußerst kurzsichtiger Fehler, Menschen während einer relativ überschaubaren Spanne ihres Lebens, in der die familiären Anforderungen besonders intensiv sind, nicht zu unterstützen. »Wie viele Frauen, die sich zum Beispiel, na ja … mit der Gesundheit von Frauen, Schwangerschaft und Gesundheit von Müttern beschäftigen, wie viele Frauen, die das studiert hätten, fallen an diesem Punkt weg?«

Dickens' Kommentar zielte speziell auf die Wissenschaft, aber das Problem besteht in allen Branchen, auch in der Nachrichtenbranche, in der ich arbeite. Mag sein, dass die Hürden inzwischen etwas niedriger sind, um im Medienbereich Arbeit und Mutterschaft unter einen Hut zu bringen, aber sie sind nach wie vor hoch – und das behindert nicht nur weibliche Karrieren und die Ausgewogenheit der Berichterstattung, sondern auch die sozialen Diskurse, in denen Journalisten eine Schlüsselrolle zukommt.[49] Und wie viel reicher wäre unser Profisport und unser kollektives Bild von Frauen, wenn wir der Leistung, die sie im Verlauf ihres gesamten Erwachsenenlebens mit ihrem Körper erzielen können, auch als Mütter, mehr Platz einräumen würden?

&Mother setzt sich mittlerweile vor und hinter den Kulissen dafür ein, dass die Verträge von Sportlerinnen Mutterschutz miteinschließen. Sie versuchen, im Sport Standards zu etablieren, die eine Mutterschaft möglich machen, beispielsweise geschützte Auszeiten, Unterstützung beim Stillen während der Reisen und im Wettkampf. Sie arbeiten daran, Vertragsformulierungen zu veröffentlichen, damit Athletinnen wissen, was sie verlangen können und wie. Ziel ist es, in der Sportindustrie ein Modell zu schaffen, das auch überall dort als Vorbild dienen könnte, wo der hohe Wert dessen, was Menschen *nach* der Geburt eines Kindes vorweisen können, noch nicht anerkannt wird.

Neben dem auf der Hand liegenden Vorteil, dass Sportlerinnen ihre Karriere nach der Mutterschaft fortsetzen können, haben die Olympischen Spiele in Tokio auch deutlich gezeigt, welchen Wert Mütter im Sport für Fans und Sponsoren haben können. Mütter im Wettkampf gehörten zu den wichtigsten Themen dieser Olympiade, kraftvoll, voller Begeisterung und schwer zu besiegen.[50] Felix, die jetzt von Athleta gesponsert wird und im Vorstand von &Mother sitzt, brachte im 400-Meter-Lauf Bronze und in der 400-Meter-Staffel Gold mit nach Hause.

Um auch anderen Athletinnen einen ähnlichen Weg zu ebnen, so Dickens, müssten überholte Vorstellungen über Bord geworfen werden. Deshalb ginge es vor allem darum, was Frauen, die Mütter werden, tun dürfen und wo ihre Leistungsgrenzen liegen, sagte Dickens. Die Arbeit von &Mother ist auch deshalb interessant für mich, weil es den allgemeinen Meinungskampf über die Frage sichtbar macht, wie wir eine Person nach einer Schwangerschaft definieren. Es gibt eine Vorstellung davon, was der Körper einer schwangeren oder postpartalen Person leisten kann, und eine davon, was das Gehirn einer schwangeren oder postpartalen Person leisten kann. Weder das eine noch das andere stimmt mit der Realität überein.

»Genau darin liegt das Problem«, stimmte Dickens zu. »Aber wie können wir diese Vorstellungen korrigieren?«

Kapitel 9

UNTER UNS

T. Berry Brazelton ging direkt an sein Mobiltelefon, als ich ihn Anfang 2016 anrief. Der berühmte Kinderarzt, dessen bereits vor Jahrzehnten erschienene Arbeit mir geholfen hatte, meine postpartalen Erfahrungen zu verstehen, wurde bald 89 Jahre alt, und ich war seit beinahe einem Jahr Mutter. In ein paar Tagen würde Hartley ein Jahr alt werden. Ein gemeinsamer Bekannter hatte den Kontakt zwischen uns vermittelt, und Brazelton erklärte sich einverstanden, mich zum Mittagessen zu treffen.[1]

Einige Wochen später trafen wir uns im Colonial Inn in der historischen Innenstadt von Concord, Massachusetts, ungefähr auf halber Strecke zwischen der North Bridge, wo die Minutemen am ersten Tag der Amerikanischen Revolution gegen die britischen Truppen kämpften, und Orchard House, wo Louisa May Alcott ihren Klassiker *Little Women – Kleine Frauen* schrieb (»Ich bin fast jeden Tag meines Lebens wütend, Jo«, teilt Alcotts Marmee der eigensinnigen zweitältesten ihrer vier Töchter mit, »aber ich habe gelernt, mir nichts davon anmerken zu lassen, und ich hoffe immer noch, dass ich irgendwann lerne, gar nicht mehr wütend zu werden, auch wenn mich das noch mal 40 Jahre kosten kann«[2]). Mein Mann setzte mich vor dem Restaurant ab und machte sich auf die Suche nach einer Bücherei, um dort die Zeit mit Hartley zu verbringen.

Ein Betreuer hatte Brazelton von seinem Haus in Cape Cod zu unserem Treffpunkt gebracht, und später wollte er zur Beerdigung eines früheren Kollegen vom Boston Children's Hospital gehen. Im gut besuchten, lauten Restaurant erzählte ich ihm meine Geschichte, wie sehr mir seine Worte in einigen besonders dunklen Tagen geholfen hatten und dass dadurch mein Interesse an der Neurobiologie der Elternschaft geweckt worden sei. Beim erneuten Hören der Aufnahme vernehme ich deutlich meinen erleichterten Seufzer, als er langsam und bestimmt zu sprechen anfing.

Jeder Arzt sollte mit einer frischgebackenen Mutter über Depressionen sprechen, sagte er. Depressionen in der postpartalen Zeit seien absolut nichts Ungewöhnliches und vielleicht sogar wesentlich und produktiv. »Die neue Situation beängstigt Sie. Sie fühlen sich ihr nicht gewachsen und bemühen sich sehr, sich zusammenzureißen und sich diesem Kind zu stellen, in das Sie sich zum ersten Mal in Ihrem Leben unsterblich verliebt haben«, sagte er. »Ihnen wird mit einem Mal das Ausmaß Ihrer Verantwortung klar, welcher Wendepunkt in Ihrem Leben eingetreten ist … Ich begreife diesen Zustand, sich völlig unorganisiert und aufgeregt zu fühlen, auch als eine große Chance. Es gibt uns Gelegenheit, uns zu reorganisieren, zu sammeln und zu jener Person zu werden – zu dieser neuen Person zu werden, die man sein möchte.«

So ungefähr lautet seine Philosophie, seit er 1951 in Cambridge als praktizierender Arzt anfing, zu einer Zeit, in der – so stand es zwei Jahre später im Nachruf der *New York Times* – »gängige Ansichten über Babys und Kindererziehung vom bedingungslosen Glauben an Autorität geprägt waren«.[3] Säuglinge besaßen nach der damaligen Überzeugung noch keine Gefühle und gediehen am besten, wenn man ihnen ein starres Schema vorgab. Brazelton vertrat einen abweichenden und häufig unorthodoxen Ansatz. Er erkannte, dass Babys vom ersten Tag an durch ihr Verhalten mit Erwachsenen kommunizieren.

Durch diese Haltung wurde er zu einer der Schlüsselfiguren, die das Stillen wieder populärer machten. Er setzte sich für bezahlten Elternurlaub ein und betonte immer wieder, wie wichtig die Anwesenheit der Eltern bei einem Krankenhausaufenthalt des Kindes sei. Durch seine Methoden, Artikel, Bücher und natürlich durch die über viele Jahre ausgestrahlte Fernsehsendung *What Every Baby Knows* wollte Brazelton Eltern ermächtigen, indem er ihnen die Sprache ihres Babys erklärte.

Als er in der Pädiatrie begann, so erzählte er mir, »wurde alles, was mit dem Baby verkehrt lief, den Eltern angelastet. Die fühlten sich ja ohnehin schon überfordert und schuldig, und das Gefühl, zu scheitern, verstärkte sich durch diese Schuldzuschreibung noch. Aus meiner Sicht war das genau das Gegenteil von dem, was geschehen sollte. Wichtig war doch, die Selbstwertgefühle der Mutter aufzubauen, damit sie diese an ihr Kind weitergeben konnte.«

Brazelton sagte, es habe ihn ermutigt, dass die *US Preventive Service Task Force* (unabhängiges Gremium für Standards der Primärversorgung und Prävention, Anm. d. Ü.) einige Monate vor unserem Treffen eine Empfehlung ausgegeben habe, schwangere und postpartale Frauen auf Anzeichen von Depressionen zu untersuchen. Er hoffe, dass Kinderärzte künftig auch die psychische Gesundheit der Mütter miteinbeziehen würden. Ab diesem Moment war ich mir sicher, er würde meiner folgenden Frage zustimmen: War es nicht auch besser, werdende Eltern darauf vorzubereiten, welche Veränderungen sich in ihrem Gehirn vor der Geburt ihres Kindes abspielen?

»Ich glaube, die meisten Mütter wären mit diesen Informationen überfordert«, sagte Brazelton. »Viele fänden es beängstigend. Meiner Ansicht nach möchten sie sich lieber nicht vorstellen, dass ihr Gehirn sich verändert. Sie hätten Angst, es könnte sich in die falsche Richtung entwickeln.« Er würde gern über das Thema mit Müttern reden, die ihn direkt darauf ansprächen. Ansonsten könne es womöglich noch Ängste verstärken.

Etwas bestürzt über diese Antwort, suchte ich nach Worten. Bisher war unser Gespräch so ermutigend – wenn auch ein bisschen paternalistisch – verlaufen. Mit einem Mal stand da plötzlich die schwer hinzunehmende Vorstellung im Raum, dass Frauen nicht in der Lage seien, mit Informationen über ihren eigenen Körper und ihr eigenes Gehirn zurechtzukommen. »Ist diese Vorstellung nicht in gewisser Hinsicht etwas altmodisch?«, erkundigte ich mich, leicht befangen, jemandem von Brazeltons Erfahrung und Format diese Frage zu stellen. Schließlich, fuhr ich fort, habe man Frauen auch lange Zeit nichts über die Geburt erzählt, aus Sorge, sie würde das Wissen über die enorme körperliche Herausforderung nicht verkraften. Das habe sich inzwischen weitgehend verändert. Wäre es da nicht auch naheliegend, offen über das Gehirn zu sprechen?

Brazelton fasste meine Frage anders auf als beabsichtigt und kam auf die Schwierigkeiten arbeitender Mütter, denen es an sozialer Unterstützung fehle, zu sprechen. Kurz darauf endete unser Lunch. Die Trauerfeier würde bald beginnen.

Wie progressiv Brazeltons Ansichten zu seiner Zeit waren, wie sehr er sich gegen die damalige Schulmedizin auflehnte, ist kaum zu überschätzen. Er hörte Müttern zu, während die meisten anderen Ärzte seinerzeit nur den Rezeptblock zückten und Medikamente verschrieben. »Hör den Leuten zu, wenn sie euch sagen, was sie brauchen«, äußerte er häufig, und diesen Ansatz würde er doch auch in den Neurowissenschaften verfolgen.

Ich wusste, was er meinte. Ich hatte schwangeren Freundinnen ebenfalls Wissen vorenthalten, aus Angst, sie dadurch zu verängstigen, und weil mich die Vorstellung, was die Offenbarung meiner eigenen Probleme über mich und meine

Mutterschaft aussagte, nervös machte. Aber dies für eine akzeptable Entscheidung zu halten – für die *richtige* Entscheidung –, fand ich ernüchternd.

Wie sollte ich oder irgendein werdendes Elternteil, überhäuft mit süßen Stramplern und Glückwünschen, denn wissen, welche Informationen über unsere Entwicklung wichtig für uns waren, wenn neue Elternschaft niemals als die tiefgreifende neurobiologische Veränderung beschrieben wurde, die sie in Wahrheit ist? Wenn beliebte Schwangerschafts-Apps in kopflosen Diagrammen die körperlichen Veränderungen während der Schwangerschaft schildern und das Gehirn, bis auf eine Erwähnung der Vergesslichkeit, völlig ausklammern? (»Keine Sorge«, versichert eine dieser Apps im dritten Trimester, »Ihr Gehirn ist in ein paar Monaten nach der Entbindung wieder topfit.«[4])

Babybücher legen keinerlei Zurückhaltung an den Tag, wenn es darum geht, schwangeren Frauen mitzuteilen, was bei der Geburt und beim Stillen auf sie zukommt, was sie an Babyausstattung kaufen oder wie sie sich fühlen sollen (glücklich, froh, reich beschenkt). Aber die grundlegenden Veränderungen des Gehirns, die behalten wir, diejenigen, die sie bereits selbst erfahren haben, über die schweigen wir lieber. Zumindest so lange, bis die nächste Freundin ein Baby bekommt und vor dem postpartalen Spießrutenlauf steht. Weihen wir sie dann *vielleicht* in dieses Geheimnis ein?

Nein.

Seit meinem damaligen Treffen mit Brazelton habe ich mich intensiv mit der Forschung über das elterliche Gehirn beschäftigt und mit vielen Menschen gesprochen, die diese große Wende im Leben vollzogen haben und von denen sich viele ebenso überrumpelt gefühlt haben wie ich. Inzwischen bin ich stinksauer, nicht unbedingt auf Brazelton selbst (höchstens ein bisschen), sondern auf das ganze Kollektiv von Menschen und Institutionen, die Müttern eingeredet haben, dass Schwanger-

schaft und Elternschaft körperliche und logistische Herausforderungen sind, die sie mehr oder weniger gut bewältigen können. Mit dem, was sie haben, samt betriebsbereitem, intaktem
Mutterinstinkt. Ich bin wütend, weil der andere fürsorgende
Elternteil nach dieser Lesart nebensächlich, unsichtbar oder
nicht betroffen ist. Es ist eine Farce. Und alle wissen es, bis auf
diejenigen, die es unbedingt wissen sollten.

Ich bin überzeugt davon, dass die Neurowissenschaft *entscheidend* dazu beitragen wird, patriarchalische Normen, die
Mütter und andere Eltern schwächen, zu entwirren. Schließlich wissen wir schon von früheren Generationen, dass wir die
ganze Geschichte missverstanden haben. Aber ich bin mir sicher, die Wissenschaft wird sie richtigstellen.

Ich möchte, dass werdende Eltern die Geschichte der Wissenschaft des elterlichen Gehirns kennen, um besser auf den
neuen Lebensabschnitt vorbereitet zu sein. Hauptsächlich dieses Ziel hat mich zum Schreiben des Buches bewegt. Aber es
gibt noch weitere Gründe dafür, dass die Neurowissenschaft
einen wichtigen Platz im öffentlichen Diskurs einnimmt – und
zwar in der Breite der Gesellschaft und über einen längeren
Zeitraum hinweg. Denn sie könnte die Art und Weise, wie wir
über die körperliche und geistige Gesundheit eines Menschen
im Laufe seines Erwachsenenlebens denken, verändern. Ihretwegen müssen wir neu überdenken, welchen Wert wir den
wichtigsten Bindungen im Leben eines Kindes beimessen und
wie wir diese unterstützen. Denn bei aller Verletzlichkeit des
elterlichen Gehirns, das die Neurowissenschaft offenbart, zeigt
sie auch dessen Stärke. Was würde passieren, wenn wir uns
diese Erkenntnis wirklich zu eigen machten?

Die Neurowissenschaft des elterlichen Gehirns ist noch ein
junges Fachgebiet. Man könnte sie mit einem vierjährigen
Kind vergleichen, das äußerst wissbegierige Fragen nach dem

Warum, dem Wie und dem Was stellt, von denen sich viele leider noch nicht beantworten lassen. Nehmen wir einige davon unter die Lupe und beginnen mit einer offensichtlich erscheinenden Frage, auf die eine gute Antwort noch aussteht.

Welche Auswirkungen könnte das sich verändernde Gehirn auf die Geburt haben? Orli Dahan von der wissenschaftsphilosophischen Fakultät am Tel-Hai-College in Israel hat erst kürzlich darauf hingewiesen, dass die Wissenschaft des elterlichen Gehirns nahezu ausschließlich untersucht, wie dessen Veränderungen eine Person auf die Elternschaft vorbereiten. Wehen und Geburt bleiben dabei jedoch außen vor.[5] Neurowissenschaftlerinnen und Wissenschaftler verfügen bisher nur über wenig Erkenntnisse, welche konkreten Hirnmechanismen an der Koordination und Aufrechterhaltung der Wehen beteiligt sind oder welchen Einfluss umweltbedingte Faktoren oder medizinische Eingriffe auf diese Mechanismen haben. Dahan vermutet, der Mensch habe möglicherweise die Fähigkeit entwickelt, während der Geburt in einen veränderten Bewusstseinszustand einzutreten, zu dem eine Veränderung der fokussierten Aufmerksamkeit, Zeitverzerrung und reduzierte Schmerzwahrnehmung gehören, und dass einige der von den Forschenden dokumentierten Veränderungen im Gehirn diesen Bewusstseinszustand womöglich befördern. Es ist möglich, so Dahan, dass das Gehirn »ein entscheidender Akteur während der Geburt ist und die Geburt selbst einen Prozess darstellt, der die Neuroplastizität des Gehirns erfordert«.

Was ist mit der Verbindung zwischen Darm und Gehirn? In den vergangenen Jahren wandte man sich vermehrt der Art und Weise zu, wie Entbindungs- und Ernährungsmethoden das Mikrobiom des heranwachsenden Säuglings beeinflussen können. Auch die Verbindung zwischen dem Gehirn und der im Darm eines Menschen lebenden Gemeinschaft von Bakterien – insbesondere durch immun- und stressbezogene Systeme, einschließlich der HPA-Achse – versteht man inzwischen besser. So wurden Unterschiede im Mikrobiom mit Angstzuständen und schweren depressiven Störungen in Zusammenhang gebracht.[6] Aber was passiert im Darm eines Menschen während der Schwangerschaft und in der Zeit nach der Entbindung?[7]

Studien haben Veränderungen des Mikrobioms im Verlauf der Schwangerschaft festgestellt, die ab dem dritten Trimester die Energiespeicherung im Fettgewebe unterstützen und die Entwicklung des Fötus vorantreiben.[8] Es gibt auch Hinweise darauf, dass Störungen im Mikrobiom der gebärenden Eltern sich auf deren perinatale psychische Gesundheit auswirken könnten und außerdem insbesondere das empfindliche Gleichgewicht der Stressantworten und Hormonschwankungen bei der Geburt beeinträchtigen. Aber noch haben die Forschenden nicht alle Puzzleteile zusammengefügt und wissen nicht genau, wie und ob Mikrobiome das tun.

Und was genau machen all diese fötalen Zellen im Körper des austragenden Elternteils? In Kapitel 4 haben wir uns damit befasst, dass sich fötale Zellen im Körper der gebärenden Eltern einnisten und dort noch lange nach Durchtrennung der Nabelschnur verbleiben können. Die Wissenschaft, die das Phänomen mit dem Begriff fötaler Mikrochimärismus bezeichnet, ist, kurz gesagt, ganz schön verrückt. Der Name bezieht sich auf die Chimäre, ein mythologisches Mischwesen, das aus Teilen anderer Kreaturen besteht, in der griechischen Tradition etwa eine Löwin mit dem Schwanz einer Schlange, aus deren Rücken ein Ziegenkopf ragt.[9] Will sagen: Sie sind nicht mehr allein in einem Körper mit Ihrer eigenen genetischen Ausstattung. In Wirklichkeit waren Sie das wahrscheinlich nie.

Hierbei handelt es sich um einen manchmal als »Zellenhandel«[10] bezeichneten ungleichmäßigen Austausch. Babys tragen die Zellen ihrer Eltern[11] – und sogar die von älteren Geschwistern oder der Großmutter – durch ihre eigene

Kindheit und bis hinein ins Erwachsenenalter in sich. Gebärende Eltern sind jedoch Empfänger von mehr Zellen, als sie abgeben. Die intakten fötalen Zellen[12], die während der Schwangerschaft in ein gebärendes Elternteil »einwandern«, sind wahrscheinlich »keine zufälligen Souvenirs der Schwangerschaft«, sondern könnten einen eindeutigen evolutionären Zweck haben, so eine 2017 in *Nature Reviews Immunology* veröffentlichte Sichtung der Literatur. Dieser könnte darin bestehen, die Immuntoleranz der Eltern zu verändern, die Wahrscheinlichkeit zu verringern, dass der Körper den wachsenden Fötus abstößt, und die Erfolgsquote der gebärenden Eltern mit jeder Schwangerschaft zu erhöhen.

In geringen Mengen finden sich fötale Zellen im Blut aller schwangeren Menschen – 100 Prozent[13] – und vermehrt bei häufigen Schwangerschaftsproblemen wie Präeklampsie und Fehlgeburten. Man nimmt an, dass sich die Zellen nach der Geburt in unterschiedlichem Maß im gesamten Körper vermehren und im Gewebe ansiedeln. Ein Forschungsteam der Arizona State University deutete die körperfremden Zellen als biologische Boten, die Körperressourcen auf die Bedürfnisse des Säuglings binden – mitunter auf Kosten der gebärenden Eltern.[14] Man hat die Zellen in Brustgewebe und Brustdrüsen entdeckt, und Tierversuche deuten darauf hin, dass sie eine Rolle bei der Milchversorgung spielen können. Sie wurden auch im Gewebe von Kaiserschnittnarben gefunden, und man nimmt an, dass sie zu Verletzungsstellen wandern und dort die Wundheilung unterstützen und vielleicht sogar die Auswirkungen des Alterungsprozesses verlangsamen.

Bei Studien an Mäusen wurde festgestellt, dass fötale Zellen zu Neuronen werden und sich in die Hirnschaltkreise der Mäuse integrieren. In einer Studie wurden die Gehirne 59 menschlicher Mütter obduziert, die Söhne zur Welt gebracht hatten. In rund zwei Dritteln davon fanden sich in mehreren

Hirnregionen Hinweise auf Mikrochimärismus, gemessen als Vorhandensein männlicher DNA.[15] Die Studie lieferte einige der bisher belastbarsten Belege dafür, dass der Prozess fortbesteht. Die älteste Frau, in der männliche DNA nachgewiesen wurde, war 94 Jahre alt.

Es gibt noch eine Menge offener Fragen, und viele drehen sich um die Tatsache, dass Schwangerschaft und Geburt kein eigenständiges und vom Lebensverlauf der gebärenden Eltern getrenntes Gesundheitsereignis darstellen, obgleich wir das häufig so sehen. Uns ist irgendwie bewusst, dass die Gesundheit einer Person vor der Schwangerschaft Auswirkungen auf ihre Gesundheit während der Schwangerschaft haben kann. Und richtig ist auch, dass der Gesundheitszustand während der Schwangerschaft und in der Zeit nach der Geburt die lebenslange Entwicklung der Gesundheit eines Menschen beeinflussen kann. Die Organe eines Menschen – einschließlich des Gehirns – fügen sich anschließend nicht einfach wieder in ihrer ursprünglichen Form, Größe und Funktion an ihren Platz ein. Wenn Elternschaft eine Entwicklungsphase mit lebenslangen Auswirkungen auf die körperliche und geistige Gesundheit eines Menschen ist, sollte dieser Umstand auch entsprechend in die Ausgestaltung der Gesundheitsfürsorge, die Forschung und Entwicklung neuer Behandlungsmethoden einfließen.

Das ist bisher jedoch nicht der Fall.

Wie die Neurowissenschaftlerin Liisa Galea und Kollegen aus ihrem Labor an der British University of Columbia 2018 in einer Stellungnahme schrieben, ist die reproduktive Erfahrung »eine entscheidende Determinante der weiblichen Physiologie, die bisher auf geradezu fahrlässige Weise unbeachtet geblieben ist«.[16]

Das Problem ist eng mit der anhaltenden Vernachlässigung des biologischen Geschlechts innerhalb der Forschung im Allgemeinen verknüpft. Im Jahr 1977 verbot die US Food and

Drug Administration (FDA) Müttern und Frauen im gebärfähigen Alter die Teilnahme an den meisten klinischen Studien.[17] Männer wurden in der Regel stellvertretend für alle als Standard behandelt. Diese Entscheidung folgte auf öffentlichkeitswirksame ethische Vorstöße und die Tragödien von Babys und Müttern, die durch die pränatale Einnahme des gegen Übelkeit und Schlafprobleme wirkenden Mittels Thalidomid oder die Gabe von Diethylstilbestrol (DES) geschädigt wurden. Außerdem kam vielen Forschenden diese Einschränkung ohnehin gelegen, da sie nun die hormonelle »Variabilität« der Frauen nicht mehr berücksichtigen mussten.

Die Frauen protestierten und bezeichneten das pauschale Verbot als eine Bedrohung ihrer Gesundheit. 1985 stimmte eine Task Force des Bundes dieser Ansicht zu. Bald darauf gaben die FDA und die National Institutes of Health (NIH) die Empfehlung zur Einbeziehung von Frauen bei klinischen Studien aus. Doch tatsächlich änderte sich wenig. 1993 schrieb der Kongress vor, dass von der NIH finanzierte klinische Studien Frauen miteinschließen mussten, es sei denn, gute Gründe sprächen dagegen.[18]

Das Gesetz verlangte von den Forschenden jedoch keine geschlechtsspezifischen Berichte über ihre Erkenntnisse. Zwei Jahrzehnte nach Inkrafttreten der Vorgabe berücksichtigten nur etwa 17 Prozent der Studien über die Behandlungsmöglichkeiten für koronare Herzerkrankungen geschlechtsspezifische Ergebnisse, und diese Zahl hat sich im Laufe der Zeit nicht geändert. In den Vereinigten Staaten sind koronare Herzerkrankungen die häufigste Todesursache bei Frauen und eine Krankheit, bei der Frauen andere Symptome zeigen als Männer. Die Unterrepräsentation von Frauen ist in den letzten Jahren in zahlreichen Studien dokumentiert worden. Im Jahr 2016 erklärte die NIH, präklinische Studien mit weiblichen und männlichen Tieren würden bei Finanzierungsentscheidungen bevorzugt, und richtete infolgedessen eine Reihe von Unterstützungsprogrammen für Forschende ein.[19] Andere vergleichbare Förderorganisationen weltweit haben ähnliche Schritte unternommen, um die Integration von Geschlechts- und Gender-Variablen in der Forschung zu fördern.[20]

Inzwischen gibt es Anzeichen für eine, allerdings ungleichmäßig verlaufende, Trendwende.[21] Eine kürzlich durchgeführte Analyse von Galea und Kollegen wertete Tausende von Arbeiten aus, die in den Jahren 2009 und 2019 in den Bereichen Neurowissenschaften und Psychologie veröffentlicht wurden.[22] Das Team stellte fest, dass das Geschlechterverhältnis der männlichen und weiblichen Probanden ausgewogener war. Während im Jahr 2019 rund 68 Prozent der Studien beide Geschlechter miteinbezogen, fand sich lediglich in 5 Prozent der Studien das, was die Gruppe als »optimales Studiendesign« für die tatsächliche Identifizierung von Geschlechtsunterschieden bezeichnete. (Die Ergebnisse wurden im Juli 2021 als Vorabdruck veröffentlicht und waren zum Zeitpunkt der Entstehung dieses Buches noch nicht von Fachkollegen geprüft worden.) Das hat reale Konsequenzen und führt unter anderem zu schlechter Wissenschaft.

Als die Society for Women's Health Research rund 150 zwischen 2013 und 2018 veröffentlichte Mäuse-Studien sichtete, um potenzielle Behandlungsmethoden der Alzheimer-Erkrankung auszuwerten, wurde festgestellt, dass lediglich ein Drittel der Mäuse weiblich war und noch deutlich weniger geschlechtsspezifisch analysierte Daten vorlagen.[23] Die Autoren merkten an, eine große Mehrheit der Studien habe von mindestens teilweise erfolgreichen Ergebnissen berichtet, die sich jedoch nicht in erfolgreiche klinische Versuche am Menschen umsetzen ließen, »was die Frage aufwirft, warum nicht?«. Ein Grund dafür sei möglicherweise, so die Forschungsgruppe, dass sich die Krankheit bei Frauen unterschiedlich entwickele und fortschreite und nahezu zwei Drittel aller Diagnosen in den Vereinigten Staaten Frauen betreffe.

Wenn schon Frauen in der Wissenschaft vernachlässigt werden, folgt daraus natürlich, dass schwangere Menschen noch weniger untersucht wurden. Bis Januar 2019 wurde diese Gruppe bundespolitisch offiziell als vulnerabel und »anfällig für Zwang und unzulässige Beeinflussung« eingestuft.[24] Diese Klassifizierung macht die Aufnahme von schwangeren Frauen in Forschungsstudien zu einem bürokratischen Kraftakt. Die FDA hat besondere Richtlinien für die Inklusion schwangerer Personen in klinische Studien ausgegeben,[25] aber nach wie vor stehen Menschen tagtäglich vor der Entscheidung, wie sie Allergien, chronischen Bluthochdruck oder mentale Erkrankungen bei Schwangeren behandeln sollen, ohne über entsprechende Informationen zu verfügen.[26] Nur wenige neue Medikamente werden, bevor sie auf den Markt kommen, eigens auf ihre Sicherheit für Schwangere getestet. »Grundsätzlich ist man lange von der falschen Annahme ausgegangen – und diese gilt zum Teil noch heute –, schwangere Frauen vor der Forschung beschützen zu müssen, statt sie an deren Fortschritten teilhaben zu lassen«, schrieb die Journalistin Carol Y. Johnson 2019 in der *Washington Post*.[27]

Aus schwangeren Personen werden postpartale Personen, die wiederum zu Personen mit einer reproduktiven Geschichte werden. Rund 83 Prozent der Frauen in den Vereinigten Staaten bringen bis zu ihrem 40. Lebensjahr ein Kind zur Welt.[28] Dennoch wissen wir erstaunlich wenig darüber, inwieweit dieses wichtige Lebensereignis langfristig die Gesundheit beeinflusst.

Die fötalen Zellen im Körper der gebärenden Person bewirken ja *irgendwas*. Fötaler Mikrochimärismus wird mit Autoimmunerkrankungen in Verbindung gebracht, für die bei Schwangeren ein erhöhtes Risiko besteht, einschließlich Schilddrüsenerkrankungen und Lupus und möglicherweise auch der Verschlimmerung der Symptome von Multipler Sklerose.[29] Als ich las, dass fötale Zellen »nachweislich in die mütterliche Haut eindringen« und ihr Vorhandensein mit »unerklärten entzündlichen Hauterkrankungen« in Zusammenhang stehen könnte, dachte ich, das könne vielleicht eine Erklärung für das hartnäckige Ekzem sein, an dem ich seit der Geburt meiner Kinder leide. Ich habe deswegen schon mehrere Ärzte aufgesucht, bisher aber noch keine Lösung gefunden. Ist es eine Art Invasion? Auch bei anderen Erkrankungen wurden fötale Zellen in größerer Zahl gefunden, beispielsweise in Tumoren oder erkrankten Organen, wie im Fall von Hepatitis C. Was genau die Zellen dort tun – ob sie die Krankheit beschleunigen oder den Schaden reparieren –, »ist nach wie vor eine ungelöste Frage«, wie es in einem Bericht aus dem Jahr 2021 hieß, geleitet von Diana Bianchi, medizinische Genetikerin und Direktorin des Eunice Kennedy Shriver National Institute of Child Health and Human Development.[30]

Studien, die sich mit menschlicher Gesundheit und Krankheit befassen, »müssen die vollständige Schwangerschaftsgeschichte miteinbeziehen, auch Abtreibungen und Fehlgeburten«, so Bianchi und Kollegen. Die biologische Verbindung zwischen einem gebärenden Elternteil und einem Kind ist wirklich lebenslang, »sogar auf der grundlegendsten, granularen, zellulären Ebene«.

Der Hormonspiegel ist während der Schwangerschaft und der ersten Zeit nach der Geburt größeren Veränderungen unterworfen als zu jedem anderen Zeitpunkt im Leben der meisten Menschen; auch wenn er sich nach der Geburt wieder einpendelt, erreicht er nie mehr das Niveau vor der Schwangerschaft. In zahlreichen Studien an Nagetieren und Menschen wurden anhaltende Veränderungen des Hormonspiegels und der Expression von Hormonrezeptoren festgestellt, wobei der Östrogen- und Prolaktinspiegel bei Müttern im Vergleich zu kinderlosen Frauen reduziert ist.[31] Diese hormonellen Veränderungen, zusammen mit anderen neurobiologischen und immunologischen, sind sicherlich die Ursache für einige der dokumentierten Unterschiede in der Prävalenz oder Schwere der Erkrankung in Abhängigkeit von der reproduktiven Geschichte.[32] In den meisten Fällen jedoch – etwa bei der Alzheimer-Erkrankung oder dem Zusammenhang zwischen der Anzahl der Schwangerschaften oder Schwangerschaftskomplikationen einer Person und ihrem Risiko für Herz-Kreislauf-Erkrankungen oder Schlaganfall – wissen die Forscher nicht genau, wie diese Faktoren jeweils wirken.

Vieles ist noch nicht erforscht, eine Menge Fragen sind offen. Dazu stellen sich völlig neue Fragen, auf die es keine Antwort gibt, solange sie gar nicht erst zur Kenntnis genommen werden. Könnte es zum Beispiel sein, dass eine Schwangerschaft die Art der Angstverarbeitung im Gehirn grundlegend verändert? Es ist ein recht gut untersuchtes Phänomen, selbst wenn es in der klinischen Versorgung nicht allgemein bekannt ist, dass Veränderungen der Östradiol- und Progesteronwerte die Wirksamkeit der Konfrontationstherapie beeinflussen. Diese Form der Therapie wird häufig bei Angststörungen eingesetzt: Patienten stellen sich angstauslösenden Situationen, ohne dass dies zu einem negativen Ergebnis führt. Das Ziel dabei ist, dass Betroffene durch Konfrontation neue »sichere Erinnerungen« erleben, verbunden mit einem Reiz, der die angstauslösenden Erinnerungen abbaut. Studien an Ratten und am Menschen haben gezeigt, dass bei Personen mit niedrigem Östradiol- und Progesteronspiegel während der Follikelphase zu Beginn des Menstruationszyklus oder während der Einnahme der Antibabypille dieser Prozess der Überwindung oder der Abbau von Ängsten beeinträchtigt ist.[33]

Vor einiger Zeit interessierten sich Bronwyn Graham und ihre Kollegen an der University New South Wales dafür, wie sich die langfristigen Veränderungen des Hormonspiegels im Zusammenhang mit der Fortpflanzung auf Angstlöschung auswirken könnte. Sie legten überraschende Ergebnisse vor: Sowohl bei Ratten als auch bei Menschen führte ein niedriger Hormonspiegel nach der Schwangerschaft nicht einfach zu einer schrittweisen Veränderung der Auswirkungen des Zyklus auf die Angstlöschung: Sie wurden dadurch vollständig aufgehoben. Die Fähigkeit von Müttern, ihre Ängste durch eine Konfrontationstherapie zu reduzieren oder zu löschen, wurde nicht länger durch den Hormonspiegel beeinträchtigt.[34] Aber warum? Grahams Labor machte sich daran, diese Frage zu beantworten – und das führte zu einer Reihe weiterer Fragen.

Reproduktive Ratten nutzen offenbar völlig andere Hirnregionen, um Ängste zu löschen, stellte das Team fest. Besonders bemerkenswert ist, dass die Amygdala nicht daran beteiligt ist, eine Hirnregion, die häufig als »Angstzentrum« bezeichnet wird. Dieses Ergebnis wurde bisher noch nicht veröffentlicht oder von Fachkollegen geprüft. Graham meinte, es sei so unerwartet gewesen, dass ihr Team es ein ganzes Jahr immer wieder getestet habe. Sie fanden heraus, dass Rattenmütter, die auf eine bestimmte Angst konditioniert waren (in diesem Fall, dass auf ein bestimmtes Geräusch ein elektronischer Schlag an den Füßen folgte) und deren Amygdala danach deaktiviert wurde, anschließend in der Lage waren, ihre Furcht ganz einfach zu löschen (indem sie dem Geräusch ohne anschließenden Schock ausgesetzt wurden).

Die meisten Ergebnisse von Grahams Labor beziehen sich darauf, was die Gehirne der Rattenmütter *nicht* tun – ein wichtiger wissenschaftlicher Schritt, aber nicht das eigentliche Ziel. Die Amygdala der Ratten ist an der Angstlöschung nicht beteiligt. Ebenso wenig wie ein bestimmter Rezeptortyp – der

N-Methyl-D-Aspartat- oder NDMA-Rezeptor –, der an der synaptischen Plastizität mitwirkt und für die Angstlöschung bei nicht mütterlichen Ratten eine wichtige Rolle spielt. »Bisher wissen wir noch nicht genau, was sie *wirklich* tun«, sagte mir Graham. »Aber wir können jetzt eine Menge Fragen stellen.«

Dass die Amygdala bei Rattenmüttern nicht an der Angstlöschung beteiligt ist, »war ein völlig überraschendes Ergebnis«, sagte Graham. »Aber ich wiederhole in meinem Labor gern einen Satz: Wenn wir dieses System bei Männern nicht schon so lange und umfassend untersucht hätten, wäre das Ergebnis dann auch so überraschend? Oder haben wir es möglicherweise nur als ein Dogma hingenommen, dass das Gehirn eben so und nicht anders funktioniert, während das in Wirklichkeit nur unter spezifischen Bedingungen zutrifft, die aus sozialen und historischen Gründen zum Status quo unser Forschung wurden?«

Kinder löschen Ängste auf andere Weise als Erwachsene, und bei Jugendlichen verläuft der Prozess wiederum unterschiedlich, sagte Graham. Warum sollte er deshalb nach einer Schwangerschaft, dem Beginn einer neuen Entwicklungsphase, nicht neu ausgerichtet werden?

Ich bin sehr gespannt, wohin Grahams Forschung führen wird. Der Gedanke, dass die Schwangerschaft die Art und Weise verändert hat, wie mein eigenes Gehirn Angst verarbeitet oder sie überwindet, fühlt sich jedenfalls richtig an. Und was noch wichtiger ist: Wenn man herausfindet, wie genau die Angstlöschung bei Menschen funktioniert, die ein Kind bekommen haben, könnte dies zu einer wirksameren Behandlung von Personen führen, die mit Angststörungen zu kämpfen haben. Aus diesem Grund und wegen der vielen anderen offenen Fragen – sowie allen noch nicht gestellten – ist es wichtig, Schwangerschaft und Elternschaft als tiefgreifende und noch weitgehend unerforschte Lebensveränderung zu würdigen und zu besprechen. Wer weiß, was uns sonst alles entgeht.

Als ich mit dem Schreiben dieses Kapitels anfing, stand in den Vereinigten Staaten die Verabschiedung eines Gesetzes bevor: Der Zugang zu erschwinglicher und guter Bildung sollte zumindest etwas näher an den globalen Standard herangeführt und Eltern das Recht auf Elternurlaub gewährt werden. Doch bevor es dazu kam, wurden die Mittel für das Build-Back-Better-Programm plötzlich drastisch gekürzt, und der Entwurf blieb im Senat hängen. Das lag vor allem am Widerstand des demokratischen Senators aus West Virginia, Joe Manchin. Dass hochwertige Bildungs- und Erziehungsangebote für die jüngeren Kinder und insbesondere bezahlter Elternurlaub für viele Familien unzugänglich bleiben, ist eine große Blamage für Amerika.

Lediglich fünf andere Länder – keines davon so einkommensstark wie die USA – haben keine Regelung für bezahlten Elternurlaub, und bis auf eine Handvoll Nationen bieten alle Länder Müttern nach der Geburt einen Mutterschutz von zwölf oder mehr Wochen. In den meisten europäischen Ländern sowie Kanada, Chile, Indien, Iran, Russland, Venezuela und weiteren sind es mindestens 24 Wochen oder mehr, und einige gewähren sogar beinahe doppelt so lange Elternzeiten. In den 83 Ländern mit bezahltem Elternurlaub beträgt die Dauer – Stand 2021 – durchschnittlich 16 Wochen laut einem Bericht von Claire Cain Miller in der *New York Times*.[35]

Warum gibt es in den Vereinigten Staaten nach wie vor keine entsprechende Regelung, obwohl sich Mütter hierzulande seit mehr als hundert Jahren dafür einsetzen?[36]

Es liegt jedenfalls nicht daran, dass Wirtschaftsfachleute nicht nachweisen konnten, dass bezahlter Elternurlaub Arbeitnehmern, Arbeitgebern und der Wirtschaft insgesamt nützt. Auch abgesehen von allen diesbezüglichen Programmen weltweit geht aus staatlichen Programmen in den Vereinigten Staaten deutlich hervor, dass sich bei allen drei Punkten ein Häkchen setzen lässt, auch wenn man die Besonderheiten unserer kapitalistischen Gesellschaft berücksichtigt.[37] Elternurlaub stärkt die finanzielle Sicherheit der Haushalte, erhöht die Erwerbsbeteiligung, senkt die mit der Arbeitnehmerfluktuation verbundenen Kosten der Unternehmen und hat zumindest keine weitreichenden negativen Auswirkungen auf die Wirtschaft.

Dass es in den Vereinigten Staaten keine gesetzlich verankerte Elternzeit gibt, liegt auch nicht daran, dass Gesundheitsexperten die gesundheitlichen Vorteile für Babys und Eltern nicht nachgewiesen hätten. Die gesundheitlichen Auswirkungen sind unstrittig und nicht länger Gegenstand von Debatten.

Bezahlter Elternurlaub wurde mit einer Verringerung des Anteils der Frühgeburten oder von Babys mit niedrigem Geburtsgewicht in Verbindung gebracht.[38] Das lässt sich besonders deutlich bei Kindern Schwarzer Frauen und unverheirateter Frauen beobachten, möglicherweise infolge des geringeren berufs- und einkommensbedingten Stresses während der Schwangerschaft. Gebärende Eltern mit Zugang zu bezahltem Elternurlaub stillen mit größerer Wahrscheinlichkeit länger und nehmen regelmäßiger ärztliche Termine für ihr Kind wahr.[39] Es wirkt sich vermutlich auch langfristig günstig aus, dass die ungestörte und intensive Zeit mit dem Neugeborenen den Neustart in das Familienleben positiv prägt, gerade bei Kindern aus Familien mit geringerem Einkommen. Mehrere Studien haben festgestellt, dass ein längerer bezahlter Elternurlaub mit signifikant geringerer Säuglingssterblichkeit einhergeht.[40]

Die günstigen Auswirkungen auf die mütterliche Gesundheit sind vielfältig und langanhaltend.[41] Zuerst brauchen sie Zeit, um sich von der Geburt zu erholen, die nicht selten mit größeren chirurgischen Eingriffen und manchmal sogar lebensbedrohlichen Komplikationen verbunden ist. Bei Frauen, die bezahlten Urlaub von beliebiger Dauer nehmen, ist das Risiko eines Krankenhausaufenthaltes im Jahr nach der Geburt deutlich niedriger; mit jeder zusätzlichen (bezahlten oder unbezahlten) Urlaubswoche sinkt die Wahrscheinlichkeit, dass sie im ersten Jahr nach der Geburt über einen »schlechten Gesundheitszustand« berichten. Die höheren Stillquoten aufgrund des bezahlten Urlaubs können sich langfristig positiv auf die Gesundheit auswirken, indem sie das Risiko von Diabetes, Bluthochdruck und Brust- oder Eierstockkrebs senken.[42] Wieder und wieder wurde festgestellt, dass zwölf Wochen oder mehr bezahlter Urlaub[43] auch die Rate postpartaler Depressionen verringert, außerdem kann eine längere Elternzeit sogar Frauen im Alter von 50 Jahren und älter einen gewissen Schutz vor Depressionen bieten.[44]

Mit zunehmender Sensibilisierung für die massiven Ungleichheiten bei den Ergebnissen für Schwarze gebärende Menschen und deren Babys wurde der Neugestaltung der Geburtshilfe viel Aufmerksamkeit gewidmet, ebenso wie Auswirkungen des systemischen Rassismus unter der Ärzteschaft und in Gesundheitseinrichtungen bekämpft werden, damit die Sorgen werdender Eltern über ihre eigene Gesundheit gehört und berücksichtigt sowie Lücken im Krankenversicherungsschutz geschlossen werden. So wichtig die Überarbeitung des Modells der geburtshilflichen Versorgung auch ist, das Problem geht weit darüber hinaus.

In den Vereinigten Staaten werden Schwangere nur während der Routineuntersuchungen, die sie während und unmittelbar nach der Schwangerschaft wahrnehmen sollen, als wichtig angesehen, sagte mir Joia Crear-Perry, Gynäkologin und Vorsitzende der National Birth Equity Collaborative. »Außerhalb dieser Termine nehmen wir sie nicht zur Kenntnis«, sagte sie. »Sie erhalten keine Unterstützung. Manchmal müssen die Leute mitten am Arbeitstag zu einem Arzttermin kommen. Wir geben ihnen keinen bezahlten Urlaub, sagen ihnen, dass sie ihre anderen Kinder nicht mitbringen und nicht im Büro essen dürfen. Wir machen genau das Gegenteil von dem, was Menschen brauchen, um sich zu entfalten.«

Was die Menschen wirklich bräuchten, so Crear-Perry, seien weniger, dafür aber gezieltere Arzttermine vor der Geburt und eine ganzheitliche Betreuung, bei der ein Arzt auch bei der Suche nach Anbietern oder Diensten unterstützen kann, die bei Problemen helfen können, etwa Obdachlosigkeit, Stress am Arbeitsplatz oder Kinderbetreuung für ihre anderen Kinder. Was die Menschen möglicherweise brauchen, ist eine nachgeburtliche Betreuung zu Hause, die ein breites Spektrum von Anbietern, einschließlich Hebammen, leistet. Was die Menschen jedoch mit Sicherheit brauchen, ist bezahlter Elternurlaub. Diese Botschaft ist zu einem wichtigen Teil von Crear-Perrys Arbeit geworden.

»Die Regelungen für unbezahlten Elternurlaub wurden entwickelt, um eine überholte Vorstellung von Familie zu unterstützen – eine, in der der Vater alle ernährt. Aber so sehen die meisten Familien heute nicht mehr aus«, schrieb Crear-Perry in einem Kommentar für *Bloomberg Opinion* im Jahr 2021.[45] »Unser Versäumnis, das anzuerkennen, untergräbt die mütterliche Gesundheit, ganz besonders in Schwarzen und Braunen Gemeinschaften. Das ist einer der Gründe, warum es in den Vereinigten Staaten, im Vergleich zu allen reichen Ländern, besonders gefährlich ist, ein Kind zur Welt zu bringen.«

Das alles ist hinreichend bekannt. Dennoch hat dieser Unwille zur Veränderung nichts mit den Kosten des bezahlten Elternurlaubs für Kind und Familie zu tun, sondern vor allem mit jenen Werten, die unsere Politiker vertreten. Wie Danielle Kurtzleben von NPR (National Public Radio) im Jahr 2015 über Elternurlaub und Lohnfortzahlung im Krankheitsfall schrieb: »Über die komplexen Kräfte, die hier am Werk sind, ließe sich ein ganzes Buch schreiben, aber entscheidend ist eine Mischung aus mehreren ausschlaggebenden Faktoren: Vor allem die Nachwehen des Zweiten Weltkrieges, die Lobbyarbeit der Wirtschaft, eine geschwächte amerikanische Arbeiterbewegung und die amerikanische Liebe zum Individualismus und zur Selbstständigkeit haben dazu beigetragen, dass die Vereinigten Staaten als einzige Nation ihren Arbeitnehmern keinen gesetzlich vorgeschriebenen bezahlten Urlaub gewähren.«[46] Ich würde die Liste noch erweitern und den Glauben an den mütterlichen Instinkt und die Biologie als Schicksal hinzufügen – Frauen besitzen die besondere Fähigkeit, sich um Kinder zu kümmern, und darin besteht ihr höchster und bester Nutzen – sowie die absolute Bevorzugung der Mutter-Kind-Bindung aufführen.

Das ist der Grund für die spöttischen Kommentare der Konservativen, als Verkehrsminister Pete Buttigieg 2021 entschied, Vaterschaftsurlaub zu nehmen, nachdem er und sein Mann neugeborene Zwillinge adoptiert hatten. Die Kommentare waren allesamt Variationen auf das altbekannte Thema: Väter brauchen keine Zeit mit Babys! Neugeborene brauchen ihre Mütter! In dieser Familie gibt es keine Mutter – also was soll das? »Wenn es um die Bindung zum Vater geht, ist die wichtigste Zeit dafür etwas später im Leben des Kindes«, schrieb Podcast-Host Matt Walsh in einer Twitter-Serie, in der er über seine Erfahrungen als vierfacher Vater, der nie Elternurlaub genommen hat, berichtet. »Väter binden sich viel enger, wenn ihre Kinder im Kleinkindalter sind. Säuglinge sind praktisch vollständig auf die Mutter konzentriert. Das ist einfach Biologie.«[47]

Das ist eine Überzeugung, keine Biologie. Die Biologie sagt uns vielmehr, dass Babys keineswegs nur mit dem gebärenden Elternteil in Kontakt treten. Abgesehen von allen möglichen Arten, wie Väter ihre Partner – gebärende oder nicht – bei diesem Übergang zur Elternschaft unterstützen, spielen sie auch eine wichtige Rolle als Teil des sozialen Umfeldes, in das ihr Baby hineinwächst.[48] Vom ersten Lebensmonat an tragen Väter zur Gehirnentwicklung ihres Kindes bei.[49] Sie beeinflussen deren Emotionsregulierung als Kleinkinder, ihr Vertrauen, ihre Fähigkeit, mit Gleichaltrigen zu kommunizieren und ihre Bereitschaft, in die Schule zu gehen. Und nicht minder wichtig: Die Zeit mit dem Kind verändert im Gegenzug auch den Vater und kann ihn zur lebenslangen Rolle als Fürsorgenden befähigen.

Viele feministische Wissenschaftlerinnen sind seit Langem »unnötig biologiefeindlich«, erklärte mir die Wirtschaftswissenschaftlerin Nancy Folbre per E-Mail. Biologie wurde häufig herangezogen, um Ungleichheiten zu rechtfertigen. »Und«, schrieb sie, »vielleicht haben die meisten von uns Angst vor der offensichtlichen Möglichkeit, dass Kräfte, die sich unserer Kontrolle weitgehend entziehen, unser Leben prägen, und wollen diese kleinhalten.«

Was passiert, wenn wir uns diese Kräfte einmal genauer ansehen?

In ihrem Buch *The Rise and Decline of Patriarchal Systems* (ungefähr: Aufstieg und Niedergang patriarchalischer Systeme) aus dem Jahr 2021 erklärt Folbre: »Das Vertrauen in die natürliche oder gottgegebene Neigung der Frauen zur Selbstaufopferung hat das männliche Streben nach wirtschaftlichem Eigennutz ermöglicht.«[50] Unabhängig davon, ob das tatsächlich in der Biologie verwurzelt war oder nicht, standen Frauen lange Zeit unter dem Druck einer »obligatorischen Selbstlosigkeit«. Sie kümmerten sich um die Familie, und Männer hatten die Freiheit, in der kapitalistischen Wirtschaft erfolgreich zu sein, bis das Drehbuch für »doing gender«, wie Menschen ihr Geschlecht inszenieren, einem »doing care« gleichkommt. Der Zorn gegen feministische Kampagnen ist nicht zuletzt mit der Angst vor einem sinkenden Fürsorge-Niveau – in Bezug auf Männer, Kinder, Kranke, ältere Menschen, Arbeitgeber – zu erklären, wenn sich Frauen von ihren traditionellen Rollen trennen. »Das ist eine realistische Befürchtung: Die Neuver-

handlung der Geschlechterrollen erfordert auch eine Neuverhandlung der allgemeinen Normen für die Verpflichtung, sich
um andere zu kümmern. Das ruft den Widerstand derjenigen
hervor, die gehofft hatten, sich nicht an einem größeren Teil
dieser Kosten beteiligen zu müssen«, schreibt Folbre.

Es besteht aus ihrer Sicht ein gewisses Risiko darin, aufzuzeigen, wie die neurobiologischen Veränderungen der Elternschaft
oder vielleicht sogar der Fürsorge im Allgemeinen Erwachsene
vereinnahmt. Nicht jeder will vereinnahmt werden. »Vielleicht
möchten einige biologische Väter sich nicht um die Neugeborenen kümmern, weil sie wissen, dass sie sich damit emotional
binden – und nicht wieder loskommen«, sagte sie. »Vielleicht
hängt die zunehmende Kinderlosigkeit bei Frauen mit der Vorstellung zusammen, dass eine Mutterschaft unwiderrufliche
Verpflichtungen mit sich bringt, die nicht ohne Weiteres an andere persönliche Prioritäten angepasst werden können.«

Ich halte jedoch genau aus diesem Grund die Wissenschaft
des elterlichen Gehirns für ein notwendiges Instrument, um
Geschlechternormen zu verändern. Jeder fühlt sich in der Elternschaft mitunter auf eine Art und Weise gefangen, beansprucht oder gebunden, die bis zu einem gewissen Maß jenseits des eigenen Willens liegt – auch bei einem gewollten oder
geplanten Kind. Das ist Teil des Prozesses der elterlichen Gehirnentwicklung. Das eigene Ich wird erweitert und gehört uns
nicht mehr allein. Das ist jedoch keine Frage des Geschlechts,
sondern das, was tiefe und engagierte Fürsorge ausmacht, und
die Fähigkeit dazu ist eine charakteristische Eigenschaft unserer Spezies. Mithilfe der Wissenschaft des elterlichen Gehirns
lässt sich die Vorstellung widerlegen, diese Art der Fürsorge sei
eindeutig weiblich. Denn das ist sie keineswegs.

Schon heute engagieren sich Männer deutlich mehr in der
Vaterschaft als die vorhergehenden Generationen.[51] Wenn genügend Väter diese Spannung zwischen Ehrgeiz und Verpflichtung,

Tatendrang und Fürsorge spüren, wenn sie die Kosten und die Rentabilität der Investition erfahren und sich – rundheraus – dazu bekennen, schließen sie sich vielleicht auch dem Ruf nach substanziell bezahltem Elternurlaub, nach guter und erschwinglicher Kinderbetreuung und vernünftigen Regelungen am Arbeitsplatz an, die ein ausgewogenes Leben ermöglichen. Und vielleicht werden sie auch die Forderung nach existenzsichernden Löhnen für Pflegekräfte, einschließlich Kinderbetreuenden, unterstützen. Womöglich kann das gemeinschaftliche Gefühl, von etwas vereinnahmt zu werden, auch die von Folbre beschriebene Neuverhandlung der Normen beschleunigen.

Um das Ziel zu erreichen, sollten wir uns vielleicht von einigen überholten Vorstellungen über die frühkindliche Entwicklung und darüber, wer im Leben eines Babys eine Rolle spielt, verabschieden.

Bedenken wir, dass John Bowlby zwar viel Gutes bewirkte, als er Menschen half, die Bedürfnisse ihres Säuglings zu erkennen und zu erfüllen, dass er jedoch auch geschrieben hat, die Trennung von Mutter und Kind sei ähnlich schädlich wie Rauchen oder radioaktive Strahlung. »Obwohl kleine Dosen zunächst kaum einen negativen Effekt zu haben scheinen, ist er kumulativ«, so Bowlby. »Die sicherste Dosierung ist die Nulldosis.«[52] Diese Erkenntnis stützte sich auf Studien, in denen Rhesusaffenmütter, die sich ausschließlich um ihre Kinder kümmern, mehrere Tage lang von ihren Säuglingen getrennt wurden und sich niemand um die Neugeborenen kümmerte.

Ein Großteil der Forschung über Elternschaft, einschließlich der in diesem Buch dargestellten Neurowissenschaft, geht von John Bowlbys Bindungstheorie aus, die er gemeinsam mit Mary Ainsworth entwickelte. Sie beruht auf der Idee, dass die Beziehung zwischen Mutter und Baby die wichtigste, grundlegendste und für die Entwicklung bedeutendste Beziehung schlechthin ist. Gewiss trifft zu, dass diese Beziehung wichtig, grundlegend und entwicklungsfördernd ist. Ebenso zutreffend ist aber auch, dass alle Beziehungen, die ein Baby eingeht, wichtig, grundlegend und entwicklungsfördernd sind. Dennoch werden Mutter und Baby nach wie vor meist als eine Einheit erforscht.

Ungefähr zu der Zeit, als ich mit meinen eigenen Gefühlen zur Bindungstheorie haderte, stieß ich auf das Buch *Different Faces of Attachment: Cultural Variation on a Universal Human Need* (ungefähr: Verschiedene Formen der Bindung: Kulturelle Variationen eines allgemeingültigen menschlichen Bedürfnisses). Es war 2014 erschienen und von Hiltrud Otto und Heidi Keller herausgegeben worden. Der Band versammelt eine Reihe von wissenschaftlichen Essays aus den Bereichen Humanwissenschaften und Anthropologie, nach deren Argumentation es *kein* festes Muster gibt, nach dem sich die Bindung des Säuglings entwickelt, und ebenso keine festgelegte »mütterliche Sensibilität«. Stattdessen, so die Autorinnen und Autoren des Bandes, finden sich – abhängig vom Kontext – erhebliche Variationen: In den meisten Familien der Welt sei Fürsorge, die zur Bindung führe, nicht auf eine Mutter-Säuglings-Einheit beschränkt, sondern sozial verteilt. Anderen Erwachsenen und älteren Kindern käme dabei eine entscheidende Rolle zu.

Obwohl es seit einigen Jahrzehnten Belege dafür gibt, dass die Bindungstheorie zu eng gefasst ist und Mutter und Kind aus ihrem sozialen Kontext herauslöst, ist sie vorherrschend und weitgehend unverändert geblieben. »Sie ist so ähnlich wie die Schwerkraft«, meint Thomas Weisner, Anthropologe und emeritierter Professor an der UCLA, der ebenfalls einen Beitrag in dem Band verfasst hat. Will sagen: Die Bindungstheorie ist allgegenwärtig, gilt als wissenschaftlich anerkannt und prägt die Art und Weise, wie wir die Welt sehen.

Das liegt nicht zuletzt daran, dass sie sich zu einer Industrie entwickelt hat. Forscher bezahlen Personen dafür, ihnen beizubringen, wie sie ihre Beobachtungen in einem von Ainsworth entwickelten Fremde-Situations-Test (FST) kodieren sollen. Dabei wird beobachtet, wie sich ein Kind verhält, wenn seine Mutter es allein im Beobachtungsraum zurücklässt, wenn ein Fremder eintritt und wenn die Mutter zurückkehrt. Anschließend wird es als sicher oder unsicher gebunden eingestuft, wobei unsicher gebunden nochmals in die Bindungstypen unsicher-vermeidend, unsicher-desorganisiert und unsicher-ambivalent unterteilt wird. Mit verschiedenen Bindungsskalen wird der Bindungstyp einer Person in verschiedenen Altersstufen getestet, auch bei Erwachsenen. Renommierte Fachzeitschriften, so Weisner, betrachteten den FST bald als Goldstandard der Forschung, ohne zur Kenntnis zu nehmen, wo er zu kurz greife.

Problematisch sind nicht so sehr die eigentlichen Tests, sondern vielmehr, wie sie in unser kulturelles Verständnis von Mutter und Baby eingebettet wurden und andere stichhaltige Belege nahezu verdrängten. Weisner zufolge wurden die Ergebnisse des Messinstruments, das eine einzige Interaktion umfasst, nicht sauber von dem getrennt, was es zu messen suchte, nämlich das soziale Vertrauen, das sich zwischen einem Baby und den Menschen in seinem Umfeld entwickelt.

In Wirklichkeit wurde die Betreuung menschlicher Säuglinge seit jeher aufgeteilt. In jeder Gemeinschaft, so Weisner, gibt es eine Anzahl von Personen, die sich gezielt um Säuglinge kümmern. Diese Aufgabe fällt ihnen deshalb zu, weil sie darin erfahren sind, die Kinder in der Not zu beruhigen – ihre allostatischen Bedürfnisse zu befriedigen. In der Regel gehören Mütter zu diesen Personen. Es können aber auch Väter und Großeltern, Tanten und Onkel und andere sein. In seinen frühen Forschungen konzentrierte sich Weisner insbesondere auf die Rolle älterer Geschwister und Cousins weltweit; sie verhätscheln die Säuglinge, solange diese noch die meiste Zeit mit der

Mutter verbringen, und übernehmen eine direkte Betreuungsrolle, wenn die Kinder ein oder zwei Jahre alt sind.[53]

Generell, so Weisner, könne man sagen, je höher der wirtschaftliche Druck auf die Mutter und je mehr Wert auf den Zusammenhalt in der Gemeinschaft gelegt werde, desto wahrscheinlicher sei es, dass sie auf andere Betreuungspersonen zurückgreifen könne. Statt eine Abweichung von der Bindungsnorm darin zu sehen, könnte dieser Prozess tatsächlich wesentlich dazu beitragen, dass ein Kind kulturell relevantes soziales Vertrauen erlernt. Babys sind darauf »vorbereitet, sehr schnell auf ihre Umwelt zu reagieren, und zwar auf eine Art und Weise, die es ihnen erlaubt, sich in die soziale Welt ringsum einzufügen«, so Weisner. Wenn diese Welt mehrere Bezugspersonen einschließt, »ist das die Umgebung, auf die sie reagieren«.

Herauszufinden, wie sich die Realität der sozialen Welt in der Bindungstheorie abbilden lässt, ist ein Problem, das Forschende lösen müssen. Wir sollten das Problem jedoch im Hinterkopf behalten, wenn wir daran arbeiten, Betreuungsnetzwerke für unsere Kinder aufzubauen, und dabei hin und wieder auf Menschen oder Institutionen stoßen, die behaupten, eine Mutter sei ganz einfach alles, was ein Kind brauche. Was wäre, wenn wir Kinderbetreuerinnen und -betreuer für ihre eigentliche Arbeit als Sozialpädagogen und spezialisierte Erzieherinnen entlohnen würden und nicht nur als die Notlösung einer »anormalen« Mutter betrachten, die ihr Kind nicht selbst betreut? Oder wenn wir ein gemeinschaftliches System von spezialisierten Betreuungspersonen aufbauen würden, die Eltern und ihr Neugeborenes zu Hause unterstützen?

Bis heute fehlt der kulturelle Kontext als wichtige Komponente in der elterlichen Gehirnforschung, sagte mir Linda Mayes, Leiterin des Yale Child Study Center. Mayes zufolge fehlt der Wissenschaft bislang noch Einsicht in die Frage, welche Aspekte der Strukturen oder Funktionen des elterlichen Gehirns sich auf der ganzen Welt zeigen und welche insbesondere die vorwiegend weißen Probanden der westlichen Industrienationen betreffen, die einen Großteil der Forschung stellen. »Sprechen wir von einem allgemeingültigen Phänomen?«, fragte Mayes. »Vermutlich ja, aber wir wissen es eben nicht genau.«

Falls die Theorie zutrifft, dass viele dieser im Gehirn stattfindenden Veränderungen sich bei allen Säugetierarten gleichen, sollte es universell für den Menschen gelten, und dafür gibt es auch einige Hinweise. In einer Studie beobachtete man das Verhalten von 684 erstmaligen Müttern aus elf Ländern und stellte fest, dass Mütter auf einer sehr grundlegenden Ebene und über alle sozialen Gruppen hinweg »bevorzugt und systematisch« auf ihre weinenden Babys reagieren, indem sie sie hochnehmen, festhalten und mit ihnen sprechen.[54] Das könnte man zu einem Berg von Studien legen, die das Offensichtliche nachweisen, aber diese Studie verglich außerdem noch Gehirnscans einer kleinen Stichprobe von Müttern aus den Vereinigten Staaten, China und Italien; demnach aktivierte das Weinen des Babys durchgängig Hirnareale, die an automatischen motorischen und sprachlichen Prozessen beteiligt sind, noch bevor eine bewusste Entscheidungsfindung stattfindet. In diesem Sinne, so das Forschungsteam, sei das Verhalten menschlicher Mütter durchaus mit dem Fürsorgeverhalten anderer Säugetiere zu vergleichen, die ihre Jungen aufsuchen und ins Nest bringen.

Selbst wenn diese Veränderungen im elterlichen Gehirn universell sind, bedeutet das nicht zwangsläufig, dass alle Eltern verschiedener Kulturen oder einer Kultur diese Veränderungen auf dieselbe Weise erfahren. Es könnte sein, dass die Veränderung der Verarbeitungsprozesse, die in den ersten Wochen die Aufmerksamkeit auf die Signale des Babys lenken, bei der einen Mutter zu Hyperwachsamkeit führt. In einem anderen kulturellen Kontext – vielleicht einem mit größerem Unterstützungsnetzwerk oder einem, in dem Heranwachsende den Übergang zur Elternschaft bei Familienmitgliedern oder Freunden miterleben, bevor sie selbst Eltern werden – könnte dieses Gefühl der Besorgnis jedoch viel schwächer oder als etwas völlig anderes beschrieben werden. Unbekannt ist außerdem, wie diese an die Elternschaft angepassten neurobiologischen Veränderungen bei Personen, die sich schon vor der Geburt des eigenen Kindes intensiv um andere Kinder gekümmert haben, auf andere Weise oder in einem anderen Zeitrahmen verlaufen können.

»In diesem Bereich liegt noch viel Arbeit vor uns«, meinte Mayes.

Die zukünftige elterliche Hirnforschung wird uns wichtige und faszinierende Aufschlüsse darüber geben, wie sich das soziale Gehirn eines Menschen während der Kindheit und im Laufe seines Lebens aufbaut und anpasst, und sie wird uns neue Wege zur Behandlung postpartaler Stimmungs- und Angststörungen aufzeigen. Die Ergebnisse werden interessant sein, davon bin ich überzeugt. Und doch denke ich immer wieder daran, dass wir bereits über das gesamte nötige Wissen verfügen, um Eltern besser zu unterstützen.

Crear-Perry, die Gynäkologin, ist eine vehemente Verfechterin der Idee, dass die ethnische Zugehörigkeit eines Menschen kein Risikofaktor ist, der seine Gesundheit beeinflusst. Schwarzsein beinhaltet keinerlei Disposition, dass eine Person ihr Kind verfrüht zur Welt bringt. Vielmehr ist Rassismus ein Risikofaktor, der den Körper belastet und sich verstärkend auf ein bereits unzureichendes Unterstützungssystem auswirkt. Sie sagte mir, dass wir keine einzige Studie mehr brauchen, die beweist, dass Rassismus biologische Schäden anrichtet. »Die Frage ist, ob wir tun werden, was wir tun müssen, um diese schädlichen Folgen zu verringern.« Sie fügte jedoch einschränkend hinzu: »Aber ich muss erst noch die Besprechung erleben, bei der niemand sagt: ›Wir brauchen noch mehr Wissenschaft‹.«

Es ist keine einzige Studie mehr nötig, um zu dem Wissen zu gelangen, dass neue Elternschaft eine Zeit gewaltiger Veränderungen auf allen Ebenen im Leben eines Menschen bedeutet, einschließlich seines Gehirns. Die amerikanische Sozialpolitik und ihr dysfunktionales System der Gesundheitsversorgung tragen diesen Erkenntnissen in keiner Weise Rechnung. Die Frage ist, ob wir tun werden, was wir tun müssen, um alle erstmaligen Eltern zu unterstützen.

Im Jahr 1956 stellte Donald Winnicott seine Theorie der »primären Mütterlichkeit« vor, und etwa ein halbes Jahrhundert später begannen Forscher, jene neuronalen Veränderungen zu kartieren, die der von ihm beschriebenen besonderen Art von Wachsamkeit zugrunde liegen. Eine Theorie und ein dazu passender Schaltkreis – »Es wirkt so vorausschauend«, sagte mir der Psychiater und Forscher James Swain.

1989 veröffentlichte Sara Ruddick ihre Theorie des »mütterlichen Denkens«, in der sie Mütterlichkeit als eine Arbeit beschreibt, die grundsätzlich erfordert, dass eine Person die Verletzlichkeit eines Kindes wahrnimmt und darauf reagiert. Es geht darum, Strategien zu entwickeln, wie man ein Kind schützen, nähren und erziehen kann, wie man »richtiges Vertrauen« aufbaut, die eigene Besessenheit durch Demut überwindet und bewusst die Trennung des kindlichen Lebens von dem der Mutter wahrnimmt. Stützpfeiler dieser Prozesse ist die »aufmerksame Liebe«, wie Ruddick sie bezeichnet.[55]

»Aufmerksamkeit ist eng verwandt mit der Fähigkeit zur Empathie, dem Vermögen, Leid oder Freude eines anderen Menschen zu teilen, als könne man sich selbst darin wiederfinden«, schrieb sie in *Maternal Thinking: Toward a Politics of Peace*. »Dennoch unterschätzt die Idee der Empathie, wie sie meist verstanden wird, die Bedeutung, den anderen als eigene Entität wahrzunehmen, *ohne* sich selbst in ihm zu sehen. Eine

Mutter sieht ihr Kind wirklich an, versucht, es als eigenständiges Selbst zu sehen und nicht sich selbst in ihm.«[56]

Ruddick schrieb auch, mütterliches Denken sei nicht allein Frauen oder austragenden Müttern vorbehalten, sondern vielmehr »eine von *Hingabe* gesteuerte Aktivität« – keine Wahl, sondern eine Tatsache des Körpers, des Geistes und der Energie. »Jede oder jeder, die oder der es sich zur hingebungsvollen Aufgabe macht, auf die Bedürfnisse eines Kindes einzugehen und sie als einen wesentlichen Teil seines Lebens betrachtet, ist eine Mutter.«[57] Aufgrund der vielen Möglichkeiten, wie Eltern zunächst scheitern und ihre Kinder enttäuschen können und es dann erneut versuchen und besser scheitern, ist Elternschaft »eine harte, mit ungewissem Ausgang verbundene, anstrengende und häufig auch beglückende Gewissensarbeit«.[58] Ein Prozess, mit anderen Worten.

Wenn ich heute erneut Ruddicks Arbeit lese, halte ich sie für vorausschauend. Aufmerksamkeit, Motivation, Regulierung von Emotionen, soziale Kognition, *Theory of Mind* (das Selbe und das Getrennte) – das ist die Konstellation des elterlichen Gehirns.

Ruddicks Theorie wird in keinem der vielen Artikel über Neurowissenschaft und Elternschaft, die ich während der Arbeit an diesem Buch zusammengetragen habe, erwähnt oder zitiert. Soweit ich weiß, wird auch die Arbeit anderer feministischer Wissenschaftlerinnen – Adrienne Rich, Audre Lorde, bell hooks und viele andere – nicht erwähnt, die seit den 80er-Jahren versuchen, die Realität der Fürsorge als Praxis, verschüttet unter vielen falschen Erzählungen von Moral und Biologie, wieder freizulegen. Winnicotts Arbeit hingegen wird häufig erwähnt. Das mag daran liegen, dass er Kinderarzt und Psychoanalytiker war. Ruddick war Philosophin. Und Mutter.

Wie überbrücken wir die Kluft zwischen Grundlagenwissenschaft und gelebter Erfahrung, zwischen dem, was getestet wurde, und dem, was uns getestet hat, zwischen dem feministischen Denken, das es uns schon lange ermöglicht, uns selbst in der Mutterschaft zu entdecken, und der Neurobiologie, die dies zu unterstützen scheint?

Wir tun es hier, auf diesen Seiten. Und auch in unserem Leben, jeden Tag, mit den Geschichten, die wir uns erzählen.

Ayesha Mattu erinnert sich noch, sich die Geburt und die Zeit davor als einen Übergangsritus vorgestellt zu haben. Diese Vorstellung ging auch auf Geschichten über die Geburten ihrer Verwandten in Pakistan zurück, bei denen die verheirateten Frauen der Familie sich um die Gebärende versammelten und ihr Mut zusprachen: »Das ist ganz normal. Wir sind bei dir. Du bist im Begriff, etwas zu werden, etwas mehr zu werden.«

Als Mattu 2010 ihren Sohn in einem Krankenhaus in San Francisco zur Welt brachte, verlief alles völlig anders als erwartet. Die Geburt war schwierig – die Wehen dauerten 89 Stunden –, und schließlich kam das Kind mit Kaiserschnitt zur Welt, wobei die Narkose während der Operation nachließ. Zu Hause hatte sie den Eindruck, dass sie ihren Sohn ständig stillte und er trotzdem nie genug bekam. Wenn ihr Mann am Morgen zur Arbeit ging und am Abend zurückkehrte, saß sie immer noch auf demselben Stuhl wie morgens und stillte. Mattu sagte, sie habe Mühe gehabt, sich selbst wiederzuerkennen. Sie kämpfte darum, die mütterliche Liebe zu spüren, die sich nicht wie erwartet einstellte. »Ich fühlte mich wie eine Art Außerirdische«, sagte sie. »Warum hatte ich mich dazu entschieden, wenn es doch wie eine Strafe aussah?«

Etwa neun Wochen nach der Geburt wuchs allmählich die Liebe zu ihrem Sohn. Doch es dauerte noch einige Zeit, bis sie sich auf ihr Leben als Mutter einstellte und nicht, wie in den ersten Monaten und Jahren, völlig auf ihr Kind fokussiert war. Sie hatte das Gefühl, als würde ihr Mann – vielleicht auch die ganze Welt – darauf warten, dass sie wieder zu jener Person wurde, die sie vor der Geburt gewesen war. Aber das konnte sie nicht. Beide mussten sich, auf einem unterschiedlichen zeitlichen Rahmen, in die neue Elternrolle einfinden. Während dieses Prozesses erweiterte sich ihre Aufmerksamkeit.

Sie erkannte, dass die innige Liebe, die sie für ihren Sohn empfand, genau das war, was jede Mutter spürt. »Ich möchte alles tun, was ich kann, um diese Art von Sicherheit und Geborgenheit für jedes Kind zu schaffen.« Mattu sagte, das habe sie darin bestärkt, durch eine Therapie und eigene Beziehungsarbeit alles zu tun, um »psychologisch wirklich gesund zu sein«. Heute engagiert sie sich für Probleme der Klimagerechtigkeit und rassistischer Diskriminierung. Und sie stellt sich ganz bewusst als »Tante« für andere Kinder in ihrem Leben zur Verfügung. Das gilt für ihre Nichten und Neffen, aber auch für Freunde und Nachbarn.

Mattu und ihr Mann sind Muslime und gehören seit Langem zu einer generationsübergreifenden *Halaqua*, einer Koran-Studiengruppe, die sich seit Beginn der Pandemie mindestens einmal im Monat per Zoom trifft. Sie waren eines der ersten Paare in der Gruppe, die ein Baby bekamen. Als ihr Sohn ein Jahr alt war, nahm ihn Mattu auf einen Gruppenausflug ans Meer mit. Aufgrund der schwierigen Wetter- und Transportbedingungen trafen sie erst um drei Uhr morgens am Ziel ein. Als ihr Sohn nur drei Stunden später bereits wieder erwachte, kümmerte sich eine Freundin um ihn und sagte Mattu, sie solle weiterschlafen. »Ich spürte ganz deutlich, wie sehr ich geliebt und verstanden wurde, und dass mein Baby in Sicherheit war, und dann kam ich wirklich zur Ruhe«, sagte sie. Seit weitere Paare Eltern geworden sind, versucht sie, ihnen ebenfalls diese Sicherheit zu geben. Weil sie es brauchen und sie selbst es braucht. Und weil ihr Sohn es braucht – sich sicher und verstanden zu fühlen.

In den Vereinigten Staaten gibt es eine Tendenz, Mutterschaft möglichst kleinteilig zu halten und sich lediglich auf den Erfolg des eigenen Kindes zu konzentrieren, während alle anderen nur Konkurrenten sind. Dennoch ist dieser Aspekt – zu den Älteren zu gehören und die nächste Generation zu erziehen – »eigentlich das, wozu uns Mutterschaft ermuntern sollte«.

Mattus erste Tage nach der Geburt waren schwierig. Sie glaubt, dass sie aufgrund der Entbindung unter posttraumatischem Stress litt, und ihre körperliche Genesung nahm lange Zeit in Anspruch. Sie wünscht, sie wäre besser auf die ersten Wochen vorbereitet gewesen, und versucht anderen bei der Vorbereitung auf ihre Geburt zu helfen. »Ich fühlte mich völlig verändert und hatte keine Erklärung dafür.« Inzwischen, mit ein wenig Abstand, kann sie erkennen, was diese Veränderung auch war: ein Neuanfang.

Die Reproduktionspsychologin Aurélie Athan ist der Meinung, wir stünden möglicherweise insgesamt vor einem Neuanfang. Ihre Arbeit der letzten Jahre behandelt das Thema der »Matreszenz«. Dieser Begriff geht auf die Anthropologin Dana Raphael zurück, die ihn in den 70er-Jahren prägte, um den Prozess des Mutterwerdens zu beschreiben, der so bedeutsam wie die Adoleszenz ist.[59] Mütter und andere Menschen würden sich zunehmend bewusster, dass neue Elternschaft einer Metanoia gleichkomme, sagte sie mir, eine Veränderung der bisherigen Lebensauffassung und einer Veränderung des Gehirns.

Es geht weniger darum, dass Elternschaft den Weg zur Erleuchtung weist. Erleuchtung kann auf viele verschiedene Erfahrungen zurückgehen, und die Elternschaft ist eine von ihnen.[60] Ein beinahe offensichtlicher Punkt, wenn man darüber nachdenkt. Neue Elternschaft ist eine intensive körperliche und emotionale Erfahrung, die die Entwicklung beschleunigt und den Menschen zu einem sozialeren Verhalten, zur Empathie und zum Vertrauen in andere veranlasst.[61] »Dennoch«, so Athan, »wird diese Geschichte [der Transformation] beim

Übergang zur Elternschaft nicht erzählt, weil sie so allgegenwärtig ist. Fast jeder erlebt es.«

Je mehr Menschen Elternschaft als transformativen Prozess
begreifen und annehmen, desto größer ist das Potenzial für
einen »kollektiven Bewusstseinswandel«, sagte Athan. Für ein
Bewusstsein, das alte Systeme erneuern will, die Menschen und
dem Klima schaden, und sie durch lebenserhaltende soziale
Strukturen und Technologien ersetzt, die auf Zusammenarbeit
und gegenseitiger Hilfe beruhen.

Auf solche Aussagen reagiere ich im Allgemeinen eher skeptisch. Aber Elternschaft verändert eben *tatsächlich* unser Denken und unsere Beziehungen. Meiner Meinung nach hat Athan
nicht unbedingt ein plötzliches politisches Erwachen im Sinn,
sondern stellt sich eine langsame, kraftvolle Veränderung der
gesellschaftlichen Rahmenbedingungen vor, damit Fürsorge
nicht länger am Rande dieser Gesellschaft stattfindet, sondern
zu deren Ziel wird – einem Ziel, das vielleicht nur erreicht werden kann, wenn wir die soziale Natur des Menschen anerkennen, herausfinden, worauf sie baut und wie man sie aufbauen
kann, und die grundlegende Rolle des elterlichen Gehirns für
die Entstehung gesellschaftlicher Verbindungen berücksichtigt.

Seit Antoine Brown Blackwells Aufruf, Frauen sollten die
Wissenschaft als Werkzeug zur Beantwortung der entscheidenden Fragen in ihrem Leben nutzen, haben wir so vieles gelernt.
Mutterschaft ist kein vorgefertigtes, nach dem Bild der Maria
geschaffenes Modell. Sie ist wie jeder andere Lebensabschnitt
ein Entwicklungsstadium und erfordert eine umfassende neuronale Umstrukturierung und den langsamen Erwerb neuer Fähigkeiten. Dieser sich anpassende Zustand, der durch Aufmerksamkeit entsteht, und die Fähigkeit, das Selbst zu erweitern, um
die Bedürfnisse eines anderen Menschen zu verstehen und zu
erfüllen, ist keineswegs gebärenden Müttern vorbehalten, sondern jeder Mensch besitzt die Fähigkeit dazu – eine Tatsache,

die sich durch die gesamte Geschichte der Menschheit zieht und auch heute unverändert gilt.

Heute verbringt Athan viel Zeit damit, Gesundheitspädagogen darin zu schulen, wie sie Jugendliche und junge Erwachsene bei der Entwicklung einer reproduktiven Identität unterstützen können.[62] Dabei geht es nicht um das übliche Aufklärungsgespräch: »Es gibt die Eizelle, es gibt Spermium und benutze ein Kondom«, sagte Athan. Sie rät den Pädagogen, die Schüler nach ihrem familiären Hintergrund zu fragen, bevor sie über Verhütungsmittel reden: Aus welcher Art von Familie kommt ihr? Welche Art von Familie wünscht ihr euch? Wollt ihr überhaupt Kinder haben und welche Vorstellung habt ihr davon? Wie sollten eure Kinder sein? Ziel sei es, ein Bewusstsein für die Elternschaft als eines der womöglich größten Ereignisse ihres zukünftigen Ichs zu schaffen.

»Was wollt ihr daraus machen?«, fragt Athan.

An einem Herbstnachmittag vor einigen Jahren folgte ich Hartley auf seiner Erkundungstour durch das Untergeschoss des Kunstmuseums in Portland. Mein Mann sah sich im hauseigenen Theater ein Stück für Kinder an. Unseren Jüngsten hatte er auf dem Schoß sitzen, und der Kleine kicherte und winkte den Darstellern mit vollem Körpereinsatz zu. Für Hartley war das Stück zu viel. Stattdessen statteten wir den Toiletten und dem Café einen Besuch ab. Wir lasen wieder und wieder die Schilder vor einer interaktiven Ausstellung, die gerade aufgebaut wurde. Wir probierten alle Stühle in der Lobby aus. Wir fuhren mit dem Aufzug. Dort traf ich Jochebed.

Die Marmorstatue der Mutter von Moses aus dem Jahr 1873 steht versteckt in einer Nische neben den Aufzügen. In einem Arm hält sie den kleinen Sohn, der nach ihrer bedeckten Brust greift, ohne etwas von seinem Schicksal zu ahnen. Mit der anderen Hand klammert sie sich an der Kante ihres Sitzes fest, den Oberkörper schützend über das Baby gebeugt. Ihr Blick ist nicht auf Moses gerichtet, sondern in die Welt hinaus oder in einen Raum jenseits ihrer selbst.

Weder ihr Gesichts- noch ihr Körperausdruck entsprechen dem biblischen Bild der Mutterschaft, das ich zu sehen gewohnt war. Von ruhiger Entschlossenheit und bedingungsloser Hingabe war keine Spur zu erkennen. Ich nahm Gefühle von beinahe lähmender Intensität in ihr wahr: Verzweiflung und Entschlossenheit, Zweifel und Tapferkeit. Die äußerste Dringlichkeit der Bedürfnisse ihres Kindes zerrt wie tausend Fäden an ihren empfänglichen Sinnen, selbst während sie die Welt in ihrer ganzen Schönheit und allen Gefahren neu erkennt. Ihre Körperspannung, dieser Ansturm widerstreitender Empfindungen, wirkte äußerst angestrengt auf mich.

Damals kannte ich die Geschichte von Jochebed noch nicht, die im 2. Buch Mose nur am Rande gestreift wird. Mir war daher auch nicht klar, dass dieses Baby Moses darstellte. Als er zur Welt kam, befahl der ägyptische König, dass jeder Junge, der von einer Israelitin geboren wurde, ertränkt werden müsse. Die Skulptur stammt von Franklin B. Simmons, einem Künstler des 19. Jahrhunderts, vor allem bekannt für seine Darstellungen amerikanischer Bürgerkriegshelden und Staatsmänner. Seine Statue von Ulysses S. Grant mit dem Schwert in der Hand steht auf einem Sockel in der großen Rotunde im Erdgeschoss des Museums. Simmons kam in Maine zur Welt, lebte und arbeitete aber einen Großteil seines Lebens in Rom, und er schuf auch Werke, die religiöse Ideale thematisierten. Wie beispielsweise die mütterliche Aufopferung.

Vielleicht sucht Simmons' Jochebed verzweifelt nach einer Möglichkeit, ihren kleinen, drei Monate alten Sohn zu retten, dessen Existenz sie nicht länger geheim halten kann. Vielleicht wollte der Künstler auch den Moment darstellen, in dem Jochebed sich erhebt, um ihr Kind in einen Korb aus Papyrus und Pech zu legen und es im Nil auszusetzen, ein letzter, verzweifelter Versuch – mit ungewissem Ausgang –, sein Leben zu retten. Die weiße Marmorstatue einer wahrscheinlich dunkelhäutigen Frau wurde noch zu Simmons' Lebzeiten für ihre gelungene Darstellung des Widerstreits zwischen innerem Aufruhr und äußerster Ruhe gelobt,[63] aber auch für die »exquisite Zartheit und Lieblichkeit« von Jochebed selbst, wie ein zeitgenössischer Kunstkritiker schrieb, für das Vermögen des Künstlers, »die mystische Schönheit, das eigentliche Ideal der Mutterschaft« einzufangen.[64]

Ich kehrte immer wieder zu Jochebed zurück, als ich mehr über Elternschaft und das Gehirn erfuhr. Ich dachte darüber nach, wie ihr Gehirn durch ihre vorhergehenden Schwangerschaften und durch die Realität der Geburt eines Sohnes, der mit ziemlicher Sicherheit nicht überleben würde, geformt worden war. Wie mochte das Trauma dieser Erfahrung sie geprägt haben? Hatte die Biologie der Schwangerschaft und der Elternschaft – die aufmerksame Liebe, die Fähigkeit, sich in die Gedanken anderer hineinzuversetzen und sie zu verstehen – sie dazu befähigt, mit ihrer Situation umzugehen, zu handeln, die Welt ringsum zu verstehen und zu versuchen, einen Ausweg zu finden? Ich konnte in ihr weder Zartheit noch Frömmigkeit erkennen. Zuerst hatte ich ihren Zustand als erstarrt wahrgenommen, doch stattdessen sah ich, zumindest teilweise, nun etwas anderes: Stärke.

Haltet sie hoch. Stellt sie auf ein Podest. Zeigt sie der ganzen Welt.

DANKSAGUNG

Ein Buch wie dieses muss wohl erst einmal erdacht werden, bevor es geschrieben werden kann. Vielen Dank an alle, die mir genau dabei geholfen haben, eingeschlossen Celia Johnson, die zu mir sagte: »Ich würde das Buch lesen«, und es damit Wirklichkeit werden ließ. Dank auch an Melissa Danaczko von der Stuart Krichevsky Literary Agency, die mich zu diesem Buch ermutigt und mich während seiner Entstehung begleitet hat. Ich bin für deine Freundschaft und deinen Rat so dankbar. Danke an Serena Jones, Anita Sheih und an das ganze Team des Holt-Verlages, die meine Ideen, die zuerst nur in meinem Kopf und auf meinem Bildschirm existierten, in die Welt hinausgetragenhaben, darunter Molly Bloom, Flora Esterly, Jane Haxby, Julianna Lee, Devon Mazzone, Catryn Silbersack und Kelly Too.

Dieses Buch wurde durch die großzügige Unterstützung des Alfred P. Sloan Foundation's program on the Public Understanding of Science, Technology & Economics ermöglicht; durch die kostbare Zeit und den Raum, den Pamela Moulton und alle Leute, die die Hewnoaks Artist Colony möglich werden lassen, mir zur Verfügung stellten; und durch die besonderen Anstrengungen der South Portland Public Library, die uns während der Pandemie immer mit Büchern versorgt hat. Dank auch an Adriana Galván, die mir als wissenschaftliche Beraterin des Projektes zur Seite stand, und an Laura Thompson, die alle Fakten genau geprüft hat – euretwegen ist jede Seite dieses Buches besser geworden. Dank an Mary Robbins für die Transkriptionen und nachbarschaftliche Unterstützung, an Paula DeFilippo für schnelle und hilfreiche Übersetzungen und an Dan Kany, der seine kunstgeschichtlichen Kenntnisse mit mir teilte. Dank an Paula Rizzo, die mir dabei half, mein Selbstvertrauen zu stärken.

Mein Dank gilt auch allen Eltern, die sich im Rahmen dieses Buches von mir interviewen ließen, mir ihre Geschichten erzählten und der Wissenschaft Leben eingehaucht haben; Dank auch den vielen Forschenden, die der Wissenschaft Sinn verleihen. Mein besonderer Dank geht an Alison Fleming und Jodi Pawluski, deren Erkenntnisse und Zeit dieses Buch prägen, und an Sarah Blaffer Hrdy, die den Weg geebnet und mich schon früh zu diesem Projekt ermutigt und dabei beraten hat. Verlass dich einfach auf die Ersatzeltern, sagte sie mir. Ein Dankeschön an Martha Baldwin und Ethan Somerman, die Maßstäbe gesetzt haben, und an Cora Boothby-Akilo und ihre Hilfe in Krisenzeiten. Dank an Susanna Dubois und Jess Townsend für ihren klaren Blick, als ich ihn am dringendsten brauchte.

Dieses Buch wurde an einem Schreibtisch geschrieben, der auf den Ländereien der Wabanaki-Konföderation steht. Die Kinder dieser Gesellschaften, darunter die Penobscot und die Passamaquoddy, wurden ihnen entrissen und in Residential Schools gesteckt. Ein Erbe, mit dem sie noch heute kämpfen. Es ist wichtig, dies im Zusammenhang dieses Buches festzuhalten, denn die aufkommende Wissenschaft des elterlichen Gehirns zeigt deutlich, dass viele der glorifizierten Ideale weißer Siedler falsch und schädlich waren und dazu genutzt wurden, indigene Menschen auszurotten oder zu assimilieren. Dazu gehört auch die Vorstellung der Kernfamilie. Indigene Menschen hier und in ganz Nordamerika verdienen Anerkennung für den Schaden, der ihnen und ihren Vorfahren zugefügt wurde, sowie ein größeres Mitspracherecht bei politischen Entscheidungen, die junge Familien und Gemeinschaften betreffen.

Da dies mein erstes Buch ist, möchte ich mich auch bei den Herausgebern und Mentoren bedanken, die mir geholfen haben, bis hierher zu kommen, und die mich weiterhin unterstützen, sei es direkt oder sei es, weil ich ihre Stimmen immer noch vernehme, besonders Meredith Hall, Jane Harrigan, Hans Schulz und Larry Tye. Ich bin Veronica Chao dankbar, die mich ermutigt und mir den Raum gegeben hat, erstmals über dieses Thema zu schreiben.

Den Freundinnen und Freunden, ohne die ich meinen Weg in der Elternschaft oder in diesem Projekt nicht gefunden hätte, darunter Marie und David Boneparth, Alli Grappone, Liz Szeliga, Annie Moskov, Lori Duff, Anna Stoessinger, Cecilia De Giorgi, Holly Tavano, Ashley Keiser, Liz Yarrington, Anna Berke, Lauren Tarantino, Mira Ptacin, Erin Masterson und Jodi Ferry – ich bin euch unendlich dankbar. Dank an meine Schwiegereltern für ihre Ermutigung. An meine Eltern und Geschwister für ihre Unterstützung, jetzt und immer – ich danke und liebe euch. Besonderer Dank geht an Marie und meine Schwester Kristin Edwards, die mich mit Mahlzeiten, Babysitting und dringend benötigten Anfeuerungsrufen versorgte und die jedes Wort gelesen hat.

An Yoon: Ich hätte mir keinen besseren Partner für die Erziehung unserer Jungs wünschen können. Ich bin so stolz darauf, wie du als Vater gewachsen bist, und sehr dankbar, dass wir gemeinsam weiterwachsen. Dieses Buch wäre in jeder Hinsicht niemals ohne deine Geduld und Liebe möglich gewesen.

Eines Freitagabends, als ich an dem schon recht weit fortgeschrittenen Buch schreiben wollte und im Begriff war, das Haus zu verlassen und in mein Büro zu gehen, bat mich Hartley, jedes Mal an ihn und seinen Bruder Ashley zu denken, wenn ich die H- oder die A-Taste anschlug. Alle Hs und As widme ich hier den beiden Jungen, die mein Gehirn – und mein Herz – für immer verändert haben. Und alle anderen Buchstaben auch.

ANMERKUNGEN

Vorwort

1   Sara Ruddick, *Maternal Thinking: Toward a Politics of Peace* Boston: Beacon Press, 1995, S. 42. Hier beschreibt sie mütterliche Autorität gegenüber Vaterschaft.

2   *Revolutionary Mothering: Love on the Front Lines*, Hg. Alexis Pauline Gumbs, China Martens und Mai'a Williams, mit Illustrationen von PM Press, Oakland, Kanada, 2016, S. 9.

Kapitel 1: Der Schalter wird umgelegt

1   »Das liegt einfach in meiner Natur«, antwortete seine Frau. »Es ist ganz schön anstrengend, macht aber auch sehr viel Spaß.« E.B. White *Der Schwan mit der Trompete,* übers. v. Jenny Merling, Diogenes, Zürich 2014.

2   T. Berry Brazelton, *Infants and Mothers: Differences in Development,* überarbeitete Ausgabe, Dell, New York, 1983, S. 44.

3   Jodi L. Pawluski, Kelly G. Lambert und Craig H. Kinsley, »Neuroplasticity in the Maternal Hippocampus: Relation to Cognition and Effects of Repeated Stress«, in: »Parental Care« Hg. Alison S. Fleming, Frédéric Lévy, Joe S. Lonstein, Sonderausgabe: *Hormones and Behavior* 77, Januar 2016, S. 86–97, https://doi.org/10.1016/j.yhbeh.2015.06.004

4   Michael W. O'Hara und Katherine L. Wisner, »Perinatal Mental Illness: Definition, Description and Aetiology«, in: »Perinatal Mental Health: Guidance for the Obstetrician-Gynecologist«, Hg. Michael W. O'Hara, Katherine L. Wisner, Gerald F. Joseph Jr., Sonderausgabe, *Best Practice & Research Clinical Obstetrics & Gynaecology* 28, Nr. 1, Januar 2014, S. 3–12, https://doi.org/10.1016/j.bpobgyn.2013.09.002

5   Mariana Pereira und Annabel Ferreira, »Neuroanatomical and Neurochemical Basis of Parenting: Dynamic Coordination of Motivational, Affective and Cognitive Processes«, in: »Parental Care«, Hg. Alison S. Fleming, Frédéric Lévy und Joe S. Lonstein, Sonderausgabe, *Hormones and Behavior* 77, Januar 2016, S. 72–85, https://doi.org/10.1016/j.yhbeh.2015.08.005; Pilyoung Kim,

»Human Maternal Brain Plasticity: Adaptation to Parenting«, in: »Maternal Brain Plasticity: Preclinical and Human Research and Implications for Intervention«, Sonderausgabe, *New Directions for Child and Adolescent Development* 2016, Nr. 153, Herbst 2016, S. 47–58, https://doi.org/10.1002/cad.20168

6   Elseline Hoekzema et al., »Pregnancy Leads to Long-Lasting Changes in Human Brain Structure«, in: *Nature Neuroscience* 20, 2017, S. 287–296, https://doi.org/10.1038/nn.4458 Elseline Hoekzema, Christian K. Tamnes, Puck Berns, Erika Barba-Müller, Christina Pozzobon, Marisol Picado, Florencio Lucco et al., »Becoming a Mother Entails Anatomical Changes in the Ventral Striatum of the Human Brain That Facilitate Its Responsiveness to Offspring Cues«, *Psychoneuroendocrinology* 112, Februar 2020, S. 104507, https://doi.org/10.1016/j.psyneuen.2019.104507; Pilyoung Kim, Alexander J. Dufford und Rebekah C. Tribble, »Cortical Thickness Variation of the Maternal Brain in the First 6 Months Postpartum: Associations with Parental Self-Efficacy«, in: *Brain Structure & Function* 223, Nr. 7, September 2018, S. 3267–3277, https://doi.org/10.1007/s00429-018-1688-z

7   Alexander J. Dufford, Andrew Erhart und Pilyoung Kim, »Maternal Brain Resting-State Connectivity in the Postpartum Period«, in: »Papers from the Parental Brain, 2018, Meeting, Toronto, Canada, July 2018«, Sonderausgabe: *Journal of Neuroendocrinology* 31, Nr. 9, September 2019, S. e12737, https://doi.org/10.1111/jne.12737

8   Edwina R. Orchard, Phillip G. D. Ward, Sidhant Chopra, Elsdon Storey, Gary F. Egan und Sharna D. Jamadar, »Neuroprotective Effects of Motherhood on Brain Function in Late Life: A Resting-State fMRI Study«, in: *Cerebral Cortex* 31, Nr. 2, Februar 2021, S. 1270–1283, https://doi.org /10.1093/cercor/bhaa293

9   Edwina R. Orchard, Phillip G. D. Ward, Francesco Sforazzini, Elsdon Storey, Gary F. Egan und Sharna D. Jamadar, »Relationship between Parenthood and Cortical Thickness in Late Adulthood«, in: *PLoS ONE* 15, Nr. 7, 28. Juli 2020, S. e0236031, https://doi.org/10.1371/journal.pone.0236031

10   Shir Atzil, Talma Hendler, Orna Zagoory-Sharon, Yonatan Winetraub und Ruth Feldman, »Synchrony and Specificity in the Maternal and the Paternal Brain: Relations to Oxytocin and Vasopressin«, in: *Journal of the American Academy of Child and Adolescent Psychiatry* 51, Nr. 8, August 2012, S. 798–811, https://doi.org/10.1016/j.jaac.2012.06.008; Shir Atzil, Talma Hendler und Ruth Feldman, »The Brain Basis of Social Synchrony«, in: *Social Cognitive and Affective Neuroscience* 9, Nr. 8, August 2014, S. 1193–1202, https://doi.org/10.1093/scan/nst105

11   Helena J. V. Rutherford, Norah S. Wallace, Heidemarie K. Laurent und Linda C. Mayes, »Emotion Regulation in Parenthood«, in: *Developmental Review* 36, Juni 2015, S: 1–14, https://doi.org /10.1016/j.dr.2014.12.008

12   Pereira und Ferreira, »Neuroanatomical and Neurochemical Basis of Parenting«, https://doi.org/10.1016/j.yhbeh.2015.08.005

13   Orchard et al., »Neuroprotective Effects of Motherhood«, https://doi.org/10.1093/cercor/bhaa293

14   J. S. Rosenblatt, »Psychobiology of Maternal Behavior: Contribution to the Clinical Understanding of Maternal Behavior among Humans«, Sonderteil, in:

Acta Paediatrica 83, Nr. s397, Juni 1994, S. 3–8,
https://doi.org/10.1111/j.1651-2227.1994.tb13259.x

15 »Jay S. Rosenblatt – Orbituary«, Legacy, zuerst veröffentlicht in: *New York Times*, 19. February 2014, https://www.legacy.com/amp/obituaries/nytimes/169759170

16 Frank A. Beach Jr., »The Neural Basis of Innate Behavior. I. Effects of Cortical Lesions upon the Maternal Behavior Pattern in the Rat«, in: *Journal of Comparative Psychology* 24, Nr. 3, 1937, S. 393-440, https://doi.org/10.1037/h0059606

17 J. P. Scott und Mary-'Vesta Marston, »Critical Periods Affecting the Development of Normal and Mal-Adjustive Social Behavior of Puppies«, in: *Pedagogical Seminary and Journal of Genetic Psychology* 77, Nr. 1, 1950, S. 25–60, https://doi.org/10.1080/08856559.1950.10533536

18 Marga Vicedo, *The Nature and Nurture of Love: From Imprinting to Attachment in Cold War America*, illustrierte Ausgabe, University of Chicago Press, Chicago, 2013, S. 58; Konrad Lorenz, »The Companion in the Bird's World«, in: *Auk* 54, Nr. 3, Juli 1937, S. 245–273, https://doi.org/10.2307/4078077; und Konrad Lorenz, *Studies in Animal and Human Behaviour*, übers. v. Robert Martin, Harvard University Press, Cambridge, MA, 1970, 1:244, http://archive.org/details/studiesinanimalho1lore. Lorenz bediente sich dieser Metapher nicht als Erster. Als er den oben erwähnten Artikel verfasste, war der Begriff »Prägung« in der Instinkt- und Motivationsforschung bereits leicht angegraut. William James verwendete ihn bereits in seinem Werk *Principles of Psychology* aus dem Jahr 1890.

19 »3 Behavioral Science Pioneers Win Nobel Prize for Medicine«, in: *New York Times*, 12. Oktober 1973, https://www.nytimes.com/1973/10/12/archives/3-behavioral-science-pioneers-win-nobel-prize-for-medicine-3.html

20 Walter Sullivan, »Questions Raised on Lorenz's Prize«, in: *New York Times*, 15. Dezember 1973, https://www.nytimes.com/1973/12/15/archives/questions-raised-on-lorenz-prize-scientific-journal-here-cites.html

21 Vicedo, *Nature and Nurture of Love*, S. 58–62.

22 »An Adopted Mother Goose: Filling a Parent's Role, a Scientist Studies Goslings' Behavior«, in: *Life*, 22. August 1955, S. 73.

23 Vicedo, *Nature and Nurture of Love*, S. 60–64.

24 Es ist lohnend, sich dieses Zitat, das Vicedo in einem größeren Kontext erwähnt, genauer anzusehen, um zu erkennen, wie direkt Lorenz gesamtgesellschaftliche Übel auf den Schultern der Eltern ablädt: »Zweifellos sind wir aufgrund des Verfalls des genetisch bedingten Sozialverhaltens durch Apokalypse in ihrer schrecklichsten Form bedroht. Dennoch ist sogar diese Gefahr leichter abzuwenden als andere … Um den genetischen Verfall und den Untergang der Menschheit zu verhindern, müssen wir nichts anderes tun, als jenem Rat zu folgen, den die alte jüdische Geschichte, von der ich bereits berichtet habe, bereithält. Wer nach einer Ehefrau oder einem Ehemann Ausschau hält, sollte dabei eine einfache und auf der Hand liegende Eigenschaft nicht vergessen: Sie sollte *gut* sein und er ebenso.« Konrad Lorenz, *Civilized Man's Eight Deadly Sins,* Harcourt Brace Jovanovich, New York, 1974

25 Vicedo, *Nature and Nurture of Love*, S. 216–219; Paul Hofmann, »Nobel Laureate Watches Fish for Clues to Human Violence«, in: *New York Times*, 8. Mai 1977, https://www.nytimes.com/1977/05/08 /archives/nobel-laureate-watches-fish-for-clues-to-human-violence.html

26 T. C. Schneirla, »Behavioral Development and Comparative Psychology«, in: *Quarterly Review of Biology* 41, Nr. 3, September 1966, S. 283–302, https://doi.org/10.1086/405056

27 Jay S. Rosenblatt, Gerald Turkewitz und T. C. Schneirla, »Development of Suckling and Related Behavior in Neonate Kittens«, in: *Roots of Behavior: Genetics, Instinct, and Socialization in Animal Behavior*, Hg. Eugene L. Bliss, Hafner, New York, 1968, S. 198–210, http:// archive.org/details/rootsofbehaviorgooooblis

28 Daniel S. Lehrman, »A Critique of Konrad Lorenz's Theory of Instinctive Behavior«, in: *Quarterly Review of Biology* 28, Nr. 4, Dezember 1953, S. 337–363, https://doi.org/10.1086/399858

29 Rattenmütter machen keinen Unterschied zwischen ihrem eigenen Wurf und dem einer anderen Ratte und kümmern sich auch um junge Ratten, die sie nicht selbst geworfen haben.

30 Jay S. Rosenblatt und Daniel S. Lehrman, »Maternal Behavior of the Laboratory Rat«, in *Maternal Behavior in Mammals*, Hg. Harriet Lange Rheingold, Wiley, New York, 1963), S. 8–57. In ihrer Einleitung zu »Maternal Behavior in Mammals« beschreibt die Herausgeberin Harriet Lange Rheingold, wie sorgfältig der Titel gewählt worden sei und warum sie das Wort »maternal« (mütterlich) für alle Säugetiere und alle anderen Mitglieder der Spezies, die die Arbeit der Fürsorge übernahmen, als zutreffend betrachte. Ich schätze die Unterscheidung, die hier zwischen mütterlichem Verhalten und liebevoller Fürsorge gemacht wird, als eine subtile Anerkennung des Umstands ein, dass Mütter in ihrem eigenen Interesse handeln können und dies ebenfalls Teil des mütterlichen Verhaltens ist: »Obwohl bei Säugetieren die biologische Mutter diejenige ist, die sich am intensivsten um die Jungen kümmert, wird der Begriff ›mütterlich‹ im Titel dieses Buches in einem allgemeinen Sinn verwendet und soll kein anderes Mitglied der Spezies ausschließen, das mit den Jungen in irgendeiner Form beschäftigt ist. Die elterliche Fürsorge… wurde als Alternative betrachtet. Bei Säugetieren werden die Jungen jedoch nicht nur von der Mutter oder dem Vater betreut, sondern häufig auch von anderen Mitgliedern der Gruppe, sowohl von Männchen als auch von Weibchen, Jungtieren und Erwachsenen. Unter den Bedingungen vieler der hier beschriebenen Studien wurden also alle außer der Mutter und ihrem Nachwuchs ausgeschlossen. Der Begriff ›mütterliche Fürsorge‹, so bekannt, dass er sich in diese Einleitung eingeschlichen hat, wurde für den Titel verworfen, weil er die Fürsorge für die Bedürfnisse des Nachwuchses impliziert und anthropomorph klingt. Darüber hinaus stolpert man über die Aktivitäten der Fürsorgenden, die die Jungen von sich trennt, sich zurückzieht oder dem Wurf Schmerzen zufügt. Mütterliches Verhalten wurde hier als Begriff gewählt, der das Verhalten der Mutter und derjenigen, die sie ersetzen, in Gegenwart der Jungen beschreibt.«

31 J. S. Rosenblatt, »Nonhormonal Basis of Maternal Behavior in the Rat«,

in: *Science* 156, Nr. 3781, 16. Juni 1967, S. 1512–1514,
https:// doi.org/10.1126/science.156.3781.1512

32   Jay S. Rosenblatt, »Views on the Onset and Maintenance of Maternal Behavior
in the Rat«, in: *Development and Evolution of Behavior: Essays in Memory of T.
C. Schneirla*, Hg. Lester R. Aronson, Ethel Tobach, Daniel S. Lehrman und Jay
S. Rosenblatt, W.H. Freeman, San Francisco 1970, S. 496,
http://archive.org/details/developmentevolu00aron

33   Rosenblatt, »Views on the Onset and Maintenance of Maternal Behavior in the
Rat«, S. 498. Ich stelle mir gern vor, dass Rosenblatt und die künftige Richterin
am Obersten Gerichtshof (Supreme Court Justice), Ruth Bader Ginsburg, gute
Bekannte waren. Sie hatte zeitgleich mit Rosenblatt an der Rutgers University
gelehrt, gerade als er seine bahnbrechenden Arbeiten über das elterliche Verhalten der Ratte veröffentlichte. Ich stelle mir vor, wie sie darüber diskutierten,
dass »überkommene Vorstellungen« in Bezug auf die Geschlechtszugehörigkeit
die Wissenschaft und das Recht beeinflusst haben. Beweise für ihre Freundschaft habe ich keine gefunden, aber vermutlich haben sie sich in ähnlichen
Kreisen bewegt. Rosenblatt arbeitete eng mit Lehrman und dessen Frau,
Dorothy Dinnerstein, Psychologin und feministische Wissenschaftlerin, zusammen. Dinnerstein verfasste *The Mermaid and the Minotaur*, ein umfassendes Werk, in dem sie sich mit den sozialen und psychologischen Konsequenzen der von Frauen dominierten Kindererziehung beschäftigte. 1971, im selben
Jahr, in dem Ginsburg das ACLU-Projekt für Frauen ins Leben rief, reichte
Dinnerstein mit einer Kollegin eine Bundesklage gegen die Rutgers University
ein, deren Gegenstand die ungleiche Behandlung weiblicher Lehrkräfte war.

34   Lisa Feldman Barrett, *Seven and a Half Lessons about the Brain* Houghton
Mifflin Harcourt, Boston, 2020, S. 19–22.

35   Alison S. Fleming, Michael Numan und Robert S. Bridges, »Father of
Mothering: Jay S. Rosenblatt«, in: *Hormones and Behavior* 55, Nr. 4, April 2009,
S. 484–487, https://doi.org/10.1016/j.yhbeh.2009.01.001

36   Joseph S. Lonstein, Frédéric Lévy und Alison S. Fleming, »Common and
Divergent Psychobiological Mechanisms Underlying Maternal Behaviors in
Non-Human and Human Mammals«, in: *Hormones and Behavior* 73, Juli 2015,
S. 156–85, https://doi.org/10.1016/j.yhbeh.2015.06.011

37   Eyal Abraham und Ruth Feldman, »The Neurobiology of Human Allomaternal
Care: Implications for Fathering, Coparenting, and Children's Social Develop-
ment«, in: »Evolutionary Perspectives on Non-Maternal Care in Mammals:
Physiology, Behavior, and Developmental Effects«, Hg. Stacy Rosenbaum und
Lee T. Gettler, Sonderausgabe: *Physiology & behavior* 193, Teil A, 1. September
2018, S. 25–34, https://doi.org/10.1016/j.physbeh.2017.12.034

38   Kirsten Swinth, *Feminism's Forgotten Fight: The Unfinished Struggle for Work
and Family*, Harvard University Press, Cambridge, MA, 2018, S. 42–69.

39   Lonstein, Lévy und Fleming, »Common and Divergent Psychobiological
Mechanisms Underlying Maternal Behaviors«,
https://doi.org/10.1016/j.yhbeh.2015.06.011

40   Pawluski, Lambert und Kinsley, »Neuroplasticity in the Maternal Hippocampus«,
https://doi.org/10.1016/j.yhbeh.2015.06.004

41 »The Teen Brain: 7 Things to Know«, National Institute of Mental Health, neu überarbeitet 2020, https://www.nimh.nih.gov/health/publications/the-teen-brain-7-things-to-know/index.shtml

42 Die Neurowissenschaftlerin Frances Jensen hat gemeinsam mit Amy Ellis Nutt *The Teenage Brain: A Neuroscientist's Survival Guide to Raising Adolescents and Young Adults,* Harper, New York, 2015, geschrieben; Jensen spricht häufig mit Schülern der Highschool über deren eigene Neurobiologie. »Heranwachsende möchten sich selbst verstehen«, sagte sie dem *Time*-Magazin. »Ich denke, es verhilft ihnen zu neuen Einsichten, darüber zu reden.« Alexandra Sifferlin, »Why Teenage Brains Are So Hard to Understand«, *Time*, 8. September 8, 2017, https:// time.com/4929170/inside-teen-teenage-brain/

43 Chelsea Conaboy, »Motherhood Brings the Most Dramatic Brain Changes of a Woman's Life«, in: *Globe Magazine, Boston Globe*, 17. Juli 17, 2018, https://www.bostonglobe.com/magazine/2018/07/17/pregnant-women-care-ignores-one-most-profound-changes-new-mom-faces/CF5wyPob5EGCcZ8fzLUWbP/story.html

Kapitel 2: *Die Erfindung des Mutterinstinktes*

1 »Darwin's Women«, Darwin Correspondence Project, University of Cambridge, YouTube video, 19:45, eingestellt am 8. September 2013, Cambridge University, https://www.youtube.com/watch?v=9qZxa3WjZQg&t=595s

2 Charles Darwin, *Descent of Man, and Selection in Relation to Sex* reprint: Penguin classics, London, 2004, S.128. *Die Abstammung des Menschen und die geschlechtliche Zuchtwahl, https://www.projekt-gutenberg.org/darwin/ab-stammu/chap012.html, Kapitel 4*

3 Carol Meyers, *Rediscovering Eve: Ancient Israelite Women in Context,* Oxford University Press, Oxford and New York, 2012, S. 63–65. Unser modernes Verständnis der Geschichte Evas – und dazu gehört auch, dass sie Adam in Versuchung führte und durch ihre Tat die »Vertreibung aus dem Paradies« des Menschen auslöste, steht so nicht in der Genesis, sondern stammt aus späteren, interpretierenden Texten. Derartige falsche Lesarten hätten »ihre eigene Kano-nizität«, mit weitreichenden Konsequenzen, schreibt Meyer.

4 Laurel Thatcher Ulrich, *Good Wives: Image and Reality in the Lives of Women in Northern New England, 1650–1750*, neu aufgelegt, Vintage, New York, 1991, S. 239; und Meyers, *Rediscovering Eve*, S. 121–125.

5 ebenda, S. 157.

6 ebenda, S. 238–240.

7 Kim Anderson, »Giving Life to the People: An Indigenous Ideology of Mother-hood«, in: *Maternal Theory: Essential Readings*, ed. Andrea O'Reilly, Demeter Press, Bradford, Canada, 2007, S. 761–781.

8 Margaret D. Jacobs, »Maternal Colonialism: White Women and Indigenous Child Removal in the American West and Australia, 1880–1940«, in: *Western Historical Quarterly* 36, Nr. 4, Winter 2005, S. 453–476, https://doi.org/10.2307/25443236

9   Amanda Coletta und Michael E. Miller, »Hundreds of Graves Found at Former
     Residential School for Indigenous Children in Canada«, *Washington Post,*
     24. Juni 2021, https://www.washingtonpost.com/world/2021/06/23/canada-
     cowessess-residential-school-graves/; und Brad Brooks, »Native Americans
     Decry Unmarked Graves, Untold History of Boarding Schools«, Reuters,
     22. Juni 2021, https://www.reuters.com/world /us/native-americans-decry-
     unmarked-graves-untold-history-boarding-schools-2021-06-22/

10   Marie Jenkins Schwartz, *Birthing a Slave: Motherhood and Medicine in the
     Antebellum South,* Harvard University Press, Cambridge, MA, 2006, S. 13–31;
     und Angela Y. Davis, *Women, Race & Class*, Random House, New York, 1981,
     S. 15.

11   Meyers, *Rediscovering Eve*, S. 52, S. 121; Elinor Accampo, *Blessed Motherhood,
     Bitter Fruit: Nelly Roussel and the Politics of Female Pain in Third Republic
     France,* Johns Hopkins University Press Baltimore, 2006, S. 3; Shari L. Thurer,
     The Myths of Motherhood: How Culture Reinvents the Good Mother, Houghton
     Mifflin Harcourt, Boston, 1994, S. 183.

12   Thurer, *Myths of Motherhood*, S. 184.

13   Stephanie Coontz, *The Way We Never Were: American Families and the
     Nostalgia Trap,* Basic Books, New York, 1992, S. 52–53.

14   Thurer, *Myths of Motherhood*, S. 195–198; Kimberly A. Hamlin, *From Eve to
     Evolution: Darwin, Science, and Women's Rights in Gilded Age America*,
     Nachdruck Hg. University of Chicago Press, Chicago, 2015, S. 6–7.

15   Accampo, *Blessed Motherhood, Bitter Fruit*, S. 3.

16   Edward Higgs und Amanda Wilkinson, »Women, Occupations and Work in
     the Victorian Censuses Revisited«, in: *History Workshop Journal* 81,
     Nr. 1, April 2016, S. 17–38, https://doi.org/10.1093/hwj/dbw001

17   Claudia Goldin, »Female Labor Force Participation: The Origin of Black and
     White Differences, 1870 and 1880«, in: *Journal of Economic History* 37, Nr. 1,
     1977, S. 87–108.

18   Coventry Patmore, *The Angel in the House,* Cassell and Co, London, 1887.

19   Coontz, *Way We Never Were*, S. 11–12.

20   Amy Westervelt, *Forget »Having It All«: How America Messed Up Motherhood
     -and How to Fix It,* Seal Press, New York, 2018, S. 66.

21   Westervelt, *Forget »Having It All«, S.* 66–69; Heidi Hartmann,
     »The Unhappy Marriage of Marxism and Feminism: Towards a More
     Progressive Union«, in: *Marx Today: Selected Works and Recent Debates*,
     Hg. John F. Sitton, Palgrave Macmillan, New York, 2010, S. 201–228,
     https://doi.org/10.1057/9780230117457_14

22   Eileen Janes Yeo, »The Creation of ›Motherhood‹ and Women's Responses
     in Britain and France, 1750–1914«, in: *Women's History Review* 8, Nr. 2, 1999,
     S. 201–218, https://doi.org/10.1080/09612029900200202; Linda Kerber,
     »The Republican Mother: Women and the Enlightenment – An American
     Perspective«, in: »An American Enlightenment«, Sonderausgabe in: *American
     Quarterly* 28, Nr. 2, Sommer 1976, S. 187, https://doi.org/10.2307/2712349

23 zit. n. Yeo, »The Creation of ›Motherhood‹«,
    https://doi.org/10.1080/09612029900200202

24 Kerber, »Republican Mother«, https://doi.org/10.2307/2712349

25 Sarah Menkedick schreibt in *Ordinary Insanity,* der Weiße Maternalismus sei
    in den Vereinigten Staaten besonders ausgeprägt und habe eine langfristige
    Wirkung ausgeübt: »Es war das Fundament für jenes Alles-oder-Nichts-Di-
    lemma, mit dem sich so viele Mütter Ende des 20. und bis ins 21. Jahrhundert
    hinein herumschlugen: Frauen mussten sich entweder für die Vollzeitmut-
    terschaft inklusive des maternalistischen Geredes über eine verschwommene
    moralische Güte entscheiden oder alles über Bord werfen und Karriere in
    einer Weißen männlichen Welt machen, wo Mutterschaft keinen echten Wert
    besaß.« Sarah Menkedick, *Ordinary Insanity: Fear and the Silent Crisis of
    Motherhood in America,* Pantheon, New York, 2020, S. 259.

26 Hamlin, *From Eve to Evolution*, S. 35–42. Hamlins Buch schildert die faszinie-
    rende Geschichte der Kluft zwischen Gruppen der Suffragetten, die Darwins
    Arbeit wörtlich verstanden und die Geschlechternormen umstoßen wollten,
    und jenen, die den Sozialdarwinismus als Beweis dafür ansahen, dass der
    Fortschritt in Richtung Frauenrechte unvermeidlich zu Gottes Plan *und* der
    biologischen Bestimmung gehörte.

27 Darwin, *Descent of Man*, S. 629.

28 Sarah Blaffer Hrdy, *Mother Nature: A History of Mothers, Infants, and Natural
    Selection*, Pantheon, New York, 1999, S. 15.

29 Herbert Spencer, »Psychology of the Sexes«, in: *Popular Science Monthly*, No-
    vember 1873, S. 30–38, http://archive.org /details/popularsciencemo04dapprich.
    Spencer fiel schließlich bei vielen Soziologen, deren Karrieren er inspiriert
    hatte, in Ungnade, hielt jedoch an seinen Ansichten in Bezug auf Frauen fest.
    Es sei hier angemerkt, dass Spencer selbst keinen Hehl aus seiner Neigung
    machte, eher zu kritisieren als wohlwollend zu betrachten, gerade was Frauen
    anging. Er blieb sein Leben lang Junggeselle und betrachtete seine Mutter als
    etwas »einfältig«; ihre geistige Entwicklung, wie er in seiner Autobiografie
    schreibt, habe vor 25 Jahren aufgehört. Spencer war das älteste von neun Kin-
    dern, die Harriet Spencer zur Welt gebracht hatte, und überlebte als Einziger
    die frühe Kindheit. Charles H. Cooley, »Reflections upon the Sociology of
    Herbert Spencer«, in: *American Journal of Sociology* 26, Nr. 2, 1920, S. 129–145.

30 Hamlin, *From Eve to Evolution*, S. 55.

31 Antoinette Brown Blackwell, Rochester Regional Library Council, Zugriff am
    4. März 2020, https://rrlc.org/winningthevote/biographfries/antoinette-brown-
    blackwell/

32 Hamlin, *From Eve to Evolution*, S. 102.

33 Antoinette Brown Blackwell, *The Sexes throughout Nature*, G. P. Putnam's Sons,
    New York, 1875, S. 234, http://archive.org/details/cu31924031174372

34 Blackwell, *Sexes throughout Nature*, S. 144.

35 ebenda, S. 14.

36 ebenda, S. 14–23. Blackwell schrieb: »Nur eine Frau kann sich einem Thema
    vom weiblichen Standpunkt aus nähern; doch was diese Forschung betrifft,

sind in unseren Reihen nur Anfängerinnen. Wie nachteilig unsere Situation auch sein mag, werden die Schwierigkeiten nicht geringer, wenn wir lediglich abwarten.«

37 Hamlin, *From Eve to Evolution*, S. 67–69.

38 William McDougall, *An Introduction to Social Psychology*, Methuen, London, 1926, S. 20, http://archive.org/details/b29815940

39 William James, *The Principles of Psychology*, Dover Publications, New York, 1950, 2:439–440, http://archive.org/details/principlesofpsyc00will

40 McDougall, *Introduction to Social Psychology*, S. 56–58.

41 ebenda, S. 232–233.

42 ebenda, S. 58.

43 Leta S. Hollingworth, »Social Devices for Impelling Women to Bear and Rear Children«, in: *American Journal of Sociology* 22, Nr. 1, 1916, S. 19–29.

44 Leta S. Hollingworth, *The Psychology of Subnormal Children,* Macmillan, New York, 1920, S. 236–38, http://archive.org/details/psychologysubno01hollgoog

45 *Achievements in Public Health, 1900–1999: Healthier Mothers and Babies,* Morbidity and Mortality Weekly Report (Division of Reproductive Health, National Center for Chronic Disease Prevention and Health Promotion, Centers for Disease Control and Prevention, October 1, 1999).

46 Hrdy, *Mother Nature*, S. 22.

47 ebenda, S. 535.

48 Mark S. Blumberg, »Development Evolving: The Origins and Meanings of Instinct«, in: *WIREs Cognitive Science* 8, Nr. 1–2, Januar 2017: e1371, https://doi.org/10.1002/wcs.1371

49 Thurer, *Myths of Motherhood*, S. 236.

50 Marga Vicedo, *The Nature and Nurture of Love: From Imprinting to Attachment in Cold War America*, illustrierte Ausg., University of Chicago Press, Chicago, 2013, S. 37–42.

51 Vicedo, *Nature and Nurture of Love*, S. 90.

52 Kirsten Swinth, *Feminism's Forgotten Fight: The Unfinished Struggle for Work and Family*, Harvard University Press, Cambridge, MA, 2018.

53 Marga Vicedo, »The Social Nature of the Mother's Tie to Her Child: John Bowlby's Theory of Attachment in Post-War America«, in: *British Journal for the History of Science* 44, Nr. 3, September 2011: 401– 426, https://doi.org/10.1017/S0007087411000318; Evelyn S. Ringold, »Bringing Up Baby in Britain«, in: *New York Times*, 13. Juni 1965, http://timesmachine.nytimes.com/timesmachine/1965/06/13/106993810.html

54 Jack Rosenthal, »President Vetoes Child Care Plan as Irresponsible«, in: *New York Times*, December 10, 1971, https://www.nytimes.com/1971/12/10/ar chives/president-vetoes-child-care-plan-as-irresponsible-he-terms-bill.html

55 »Klobuchar, Duckworth, Colleagues Introduce ›Marshall Plan for Moms‹ Resolution to Support Mothers in the American Workforce«, US-Senator Amy Klobuchar, Presseerklärung, 3. März 2021, https://www.klobuchar.senate.

gov/public/index.cfm/2021/3/klobuchar-duckworth-colleagues-introduce-marshall-plan-for-moms-resolution-to-support-mothers-in-the-american-workforce; Betsy Z. Russell, »Governor: ›We'll Try Again‹ on Early Childhood Learning«, *Idaho Press*, 3. März 2021, https://www.idahopress.com/news/local/governor-well-try-again-on-early-childhood-learning/article_fc643fd6-48bf-5041-bc92-58ee2ce49ab2.html

56 Brigid Schulte, »The Secret to Happy, Healthy Homes? Universal Childcare«, Fast Company, 29. April 2021, https://www.fastcompany.com/90625892/the-secret-to-happy-healthy-homes-universal-childcare

57 Weißes Haus, »President Biden Announces the Build Back Better Framework«, 28. Oktober 2021, https://www.whitehouse.gov/briefing-room/statements-releases/2021/10/28/president-biden-announces-the-build-back-better-framework/

58 Über die Zunahme von Geburtenkontrolle und Abtreibung im 19. Jahrhundert schrieb Jill Filipovic: »Zugleich mit diesen neuen Möglichkeiten kam es zu einer konservativen, in erster Linie von Männern betriebenen Rückwärtsbewegung, die Verhütung und Abtreibung verteufelten, häufig mit dem Argument, es sei natürlich für eine Frau, Freude und Erfüllung in der Mutterschaft zu finden – und dementsprechend widernatürlich, die Möglichkeiten zur Mutterschaft einzuschränken.« Jill Filipovic, *The H-Spot: The Feminist Pursuit of Happiness*, Bold Type Books, New York, 2017, S. 19. Stephanie Coontz zitiert Beispiele von Frauen, die man als »schizophren« ins Krankenhaus eingeliefert hatte, weil sie mit dem häuslichen Leben nicht zurechtkamen. An ihnen und jenen Frauen, die abgetrieben hatten, wurden Elektroschockbehandlungen vorgenommen, da »das Nichtvorhandensein eines Kinderwunsches auf eine gefährliche emotionale Störung hindeutet«. Coontz, *The Way We Never Were*, S. 32.

59 Thurer, *Myths of Motherhood*, S. 258–261.

60 Mikki Kendall, *Hood Feminism: Notes from the Women That a Movement Forgot*, Viking, New York, 2020.

61 Mia Birdsong, *How We Show Up: Reclaiming Family, Friendship, and Community*, Hachette Go, New York, 2020, S. 3.

62 Claire Cain Miller und Alisha Haridasani Gupta, »Why ›Supermom‹ Gets Star Billing on Résumés for Public Office«, in: *New York Times*, 14. Oktober 2020, https://www.nytimes.com/2020/10/14/upshot/barrett-harris-motherhood-politics.html?action=click&module=Top%20Stories&pgtype=Homepage

63 Lyz Lenz, »The Power—And Threat—Of Mothers Like Amy Coney Barrett, *Glamour*, October 14, 2020, https://www.glamour.com/story/threat-of-mothers-like-amy-coney-barrett

64 Andrea Hsu, »Even the Most Successful Women Pay a Big Price«, NPR, 20. Oktober 2020, https://www.npr.org/2020/10/20/924566058/even-the-most-successful-women-are-sidelining-careers-for-family-in-pandemic; Amanda Taub, »Pandemic Will ›Take Our Women 10 Years Back‹ in the Workplace«, *New York Times*, September 26, 2020, https://www.nytimes.com/2020/09/26/world/covid-women-childcare-equality.html

65 Sarah Kliff, »A Stunning Chart Shows the True Cause of the Gender Wage

Gap«, Vox, 19. Februar 2018, https://www.vox.com/2018/2/19/17018380/gender-wage-gap-childcare-penalty

66   Shelley J. Correll, »Minimizing the Motherhood Penalty: What Works,
      What Doesn't and Why?«, *Gender & Work: Challenging Conventional Wisdom*,
      Forschungssymposium, Harvard Business School, Boston, 2013,
      https://www.hbs.edu/faculty/conferences/2013-w50-research-symposium/
      Documents/correll.pdf; Claire Cain Miller, »The Motherhood Penalty vs. the
      Fatherhood Bonus«, *New York Times*, 6. September 2014, https://www.nytimes.
      com/2014/09/07/upshot/a-child-helps-your-career-if-youre-a-man.html

67   Im Podcast *Natal*, Episode 2, »Roots of the Black Birthing Crisis«,
      https://www.natalstories.com/two spricht Niles über diesen Punkt.

68   Roosa Tikkanen, Munira Z. Gunja, Molly FitzGerald und Laurie Zephyrin,
      »Maternal Mortality and Maternity Care in the United States Compared to 10
      Other Developed Countries«, Commonwealth Fund, 18. November 2020,
      https://doi.org/10.26099/411v-9255; Donna Hoyert und Arialdi Miniño, *Ma-
      ternal Mortality in the United States: Changes in Coding, Publication, and Data
      Release, 2018*, in: National Center for Health Statistics, US Dept. of Health and
      Human Services, Centers for Disease Control and Prevention Hyattsville, MD,
      30. Januar 2020; Nina Martin, »The New U.S. Maternal Mortality Rate Fails to
      Capture Many Deaths«, in: ProPublica, 13. Februar 2020,
      https://www.propublica.org/article/the-new-us-maternal-mortality-rate-fails-
      to-capture-many-deaths?token=lZ_nPrh6oVJEnMzcTH1Jr59Ibe3K8XZC

69   Nina Martin und Renee Montagne, »Nothing Protects Black Women from
      Dying in Pregnancy and Childbirth«, ProPublica, 7. Dezember 2017, https://
      www.propublica.org/article/nothing-protects-black-women-from-dying-in-
      pregnancy-and-childbirth?token=LxlGpDTGeNkRVdBY_bXob8KqR5dJhsIu

70   »Nursing and Midwifery«, World Health Organization (WHO), 9. Januar 2020,
      https://www.who.int/news-room/fact-sheets/detail/nursing-and-midwifery;
      »WHO | The Case for Midwifery,« WHO, Zugang am 18. Oktober 2020,
      http://www.who.int/maternal_child_adolescent/topics/quality-of-care/midwi
      fery/case-for-midwifery/en/; Jane Sandall, Hora Soltani, Simon Gates, Andrew
      Shennan und Declan Devane, »Midwife-Led Continuity Models of Care Ver-
      sus Other Models of Care for Childbearing Women«, in: *Cochrane Database of
      Systematic Reviews* 4, 2016, https://doi.org/10.1002/14651858.CD004667.pub5

71   Judith M. Orvos, »ACOG Releases New Study on Ob/ Gyn Workforce: Trends
      Similar to Those Seen in Previous Studies Expected to Continue«, in: *Contem-
      porary OB/GYN* 62, Nr. 7, Juli 2017, S. 50–53.

72   Tikkanen et al., »Maternal Mortality and Maternity Care«,
      https://doi.org/10.26099/411v-9255

73   Emily Eckert, »It's Past Time to Provide Continuous Medicaid Coverage for
      One Year Postpartum«, *Health Affairs* (Blog), 6. Februar 2020,
      https://www.healthaffairs.org/do/10.1377/hblog20200203.639479/full/.
      2021 zeigten sich die Fürsprecher noch optimistisch, dass sich unter der Biden-
      Regierung und dem *American Rescue Plan* mehr Bundesstaaten entscheiden
      würden, Medicaid für Eltern auf ein Jahr nach Geburt auszudehnen. Shefali
      Luthra, »How the COVID Stimulus Bill Could Help Fight Pregnancy-Related

Deaths«, in: The 19th, 15. März 2021, https://19thnews.org/2021/03/how-the-covid-stimulus-bill-could-help-fight-pregnancy-related-deaths/

74 »ACOG Committee Opinion No. 736: Optimizing Postpartum Care«, in: *Obstetrics & Gynecology* 131, Nr. 5, 2018: e140–e150.

75 Matthew Stone, »Maine Has Sliced the Ranks of Nurses Who Prevent Outbreaks, Help Drug-Affected Babies«, *Bangor Daily News*, 9. August 2016, https://bangordailynews.com/2016/08/09/news/bangor/maine-has-sliced-the-ranks-of-nurses-who-prevent-outbreaks-help-drug-affected-babies/

76 Hollie McNish, *Nobody Told Me: Poetry and Parenthood,* Blackfriars, London, 2018.

77 Ali Wong, *Hard Knock Wife* (Netflix, 2018), https://www.netflix.com/title/80186940.

78 »Frida Mom | Oscars Ad Rejected«, YouTube-Video, 1:35, gepostet 5. Februar 2020, von Frida Mom, https://www.youtube.com/watch?v=3GePXGfRP04&feature=emb_title

79 Hannah Seligson, »This Is the TV Ad the Oscars Didn't Allow on Air«, in: *New York Times*, 19. Februar 2020, https://www.nytimes.com/2020/02/19/us/postpartum-ad-oscars-frida.html

80 »Scientists Find Clue to ›Maternal Instinct‹«, Louisiana State University Presseveröffentlichung, EurekAlert!, 25. Juli 2019, https://www.eurekalert.org/pub_releases/2019-07/lsu-sfc072519.php

81 Tom W. J. Schulpen, »The Glass Ceiling: A Biological Phenomenon«, in: *Medical Hypotheses* 106, September 2017, S. 41–43, https://doi.org/10.1016/j.mehy.2017.07.002

82 Hrdy, *Mutter Natur,* die weibliche Seite der Evolution, übers. v. Andreas Paul, Ellen Vogel, Karin Hasselblatt, Matthias Reiss, Monika Schmalz, Berlin Verlag 2000, S. 47.

83 Jeanne Altmann, *Baboon Mothers and Infants*, University of Chicago Press Chicago, 1980, S. 1-7.

84 Barbara B. Smuts, *Sex and Friendship in Baboons,* Routledge, New York, 2017, S. 7, https://doi.org/10.4324/9781315129204

85 Hrdy, *Mutter Natur*, S. 15.

86 Sarah Blaffer Hrdy, »Empathy, Polyandry, and the Myth of the Coy Female«, *Feminist Approaches to Science*, Hg. Ruth Bleier, Pergamon, New York, 1986, S. 119–46.

87 Hrdy, *Mutter Natur*, S. 49.

88 Élisabeth Badinter, *Der Konflikt. Die Frau und die Mutter,* übers. v. Ursula Held u. Stephanie Singh, C.H. Beck Verlag, 2010, e-book.

89 Ich hatte Badinter geschrieben und sie um ein Interview für dieses Buch gebeten; ich wollte sie fragen, ob der Aufstieg der Neurowissenschaft der Mutterschaft ihr Denken verändert habe, ob sie für diese Erkenntnisse einen Platz innerhalb des feministischen Diskurses sehe. Das Interview lehnte sie ab, da sie sich nicht mit Neurowissenschaften beschäftige und keine Expertise in diesem Feld besitze. Sie schrieb jedoch: »Ja, ich kann mir durchaus vorstellen, dass die Neurobiologie einen Platz in der Untersuchung der Mutterschaft hat,

obwohl ich das Feld an zweiter Stelle sehe, den sozialen Faktoren nachgeordnet. In jedem Fall ist noch viel zu tun. Haben Sie keine Angst vor feministischen Reaktionen. Wissenschaftliche Forschung darf sich niemals Ideologien unterordnen.«

90 Badinter, *Der Konflikt*, S. 54–55.

91 Élisabeth Badinter, »La femme n'est pas un chimpanzé«, Interview mit Anne Crignon und Sophie des Déserts, *L'Obs*, 12. Februar 2010, https://bibliobs.nouvelobs.com/essais/20100212.BIB0270/la-femme-n-039-est-pas-un-chimpanze.html

Kapitel 3: Ich bitte um Ihre Aufmerksamkeit

1 Eberhard Fuchs und Gabriele Flügge, »Adult Neuroplasticity: More Than 40 Years of Research«, in: »Environmental Control of Adult Neurogenesis: From Hippocampal Homeostasis to Behavior«, Hg. Sjoukje Kuipers, Clive R. Bramham, Heather A. Cameron, Carlos P. Fitzsimons, Aniko Korosi und Paul J. Lucassen, in: Sonderausgabe, *Neural Plasticity* 2014, 4. Mai 2014: e541870, https://doi.org/10.1155/2014/541870

2 Oder 100 Milliarden oder 128 Milliarden, je nachdem, welche Schätzung man heranzieht. Frederico A. C. Azevedo, Ludmila R. B. Carvalho, Lea T. Grinberg, José Marcelo Farfel, Renata E. L. Ferretti, Renata E. P. Leite, Wilson Jacob Filho, Roberto Lent und Suzana Herculano-Houzel, »Equal Numbers of Neuronal and Nonneuronal Cells Make the Human Brain an Isometrically Scaled-Up Primate Brain«, in: *Journal of Comparative Neurology* 513, Nr. 5, 2009, S. 532–41, https://doi.org/10.1002/cne.21974

3 Lisa Feldman Barrett, *Seven and a Half Lessons about the Brain,* Houghton Mifflin Harcourt, Boston, 2020, S. 31.

4 ebenda, S. 37.

5 Paul J. Lucassen, Carlos P. Fitzsimons, Evgenia Salta und Mirjana Maletic-Savatic, »Adult Neurogenesis, Human after All (Again): Classic, Optimized, and Future Approaches«, in: »SI: Functions of Adult Hippocampal Neurogenesis«, Hg. Michael Drew und Jason Snyder, Sonderausgabe, *Behavioural Brain Research* 381, 2. März 2020, 112458, https://doi.org/10.1016/j.bbr.2019.112458

6 Barrett, *Seven and a Half Lessons*, S. 34–39.

7 Nicholas P. Deems und Benedetta Leuner, »Pregnancy, Postpartum and Parity: Resilience and Vulnerability in Brain Health and Disease«, in: *Frontiers in Neuroendocrinology* 57, April 2020, 100820, https://doi.org/10.1016/j.yfrne.2020.100820; J. S. Rosenblatt, »Psychobiology of Maternal Behavior: Contribution to the Clinical Understanding of Maternal Behavior among Humans«, Beilage, in: *Acta Paediatrica* 83, Nr. S397, Juni 1994, S. 3–8, https://doi.org/10.1111/j.1651-2227.1994.tb13259.x; Johannes Kohl, Anita E. Autry und Catherine Dulac, »The Neurobiology of Parenting: A Neural Circuit Perspective«, in: *BioEssays* 39, Nr. 1, Januar 2017, S. 1–11, https://doi.org/10.1002/bies.201600159

8 »Estrogen and Progesterone«, in: Your Guide to Pregnancy Hormones,

What to Expect, Zugriff 1. Dezember 2020, https://www.whattoexpect.com/
pregnancy/pregnancy-health/pregnancy-hormones/estrogen-progesterone;
»HPL, Relaxin, and Oxytocin«, in: Your Guide to Pregnancy Hormones,
What to Expect, Zugriff 1. Dezember 2020, https://www.whattoexpect.com/
pregnancy/pregnancy-health/pregnancy-hormones/hpl.aspx

9   Joseph S. Lonstein, Frédéric Lévy und Alison S. Fleming, »Common and
    Divergent Psychobiological Mechanisms Underlying Maternal Behaviors in
    Non-Human and Human Mammals«, in: *Hormones and Behavior* 73,
    Juli 2015, S. 156–85, https://doi.org/10.1016/j.yhbeh.2015.06.011

10 Lonstein, Lévy und Fleming, »Common and Divergent Psychobiological
    Mechanisms Underlying Maternal Behaviors«, https://doi.org/10.1016/
    j.yhbeh.2015.06.011

11 ebenda.

12 Mariana Pereira und Annabel Ferreira, »Neuroanatomical and Neurochemi-
    cal Basis of Parenting: Dynamic Coordination of Motivational, Affective and
    Cognitive Processes«, in: »Parental Care«, Hg. Alison S. Fleming, Frédéric Lévy
    und Joe S. Lonstein, Sonderausgabe, *Hormones and Behavior* 77,
    Januar 2016, S. 72–85, https://doi.org/10.1016/j.yhbeh.2015.08.005;
    Johannes Kohl und Catherine Dulac, »Neural Control of Parental Behaviors«,
    in: »Neurobiology of Behavior«, Hg. Kay Tye und Nao Uchida, Sonderausgabe,
    Current Opinion in Neurobiology 49, April 2018, S. 116–122,
    https://doi.org/10.1016/j.conb.2018.02.002

13 Aya Dudin, Patrick O. McGowan, Ruiyong Wu, Alison S. Fleming und
    Ming Li, »Psychobiology of Maternal Behavior in Nonhuman Mammals«,
    in: *Handbook of Parenting*, Hg. Marc Bornstein, 3. Aufl., Bd. 2, Routledge,
    New York, 2019, S. 30–77, https://doi.org/10.4324/9780429401459-2

14 Zheng Wu, Anita E. Autry, Joseph E. Bergan, Mitsuko Watabe-Uchida und
    Catherine G. Dulac, »Galanin Neurons in the Medial Preoptic Area Govern
    Parental Behaviour«, in: *Nature* 509, Nr. 7500, Mai 2014, S. 325–330, https://doi.
    org/10.1038/nature13307; Catherine Dulac, Lauren A. O'Connell und Zheng
    Wu, »Neural Control of Maternal and Paternal Behaviors«, in: *Science* 345,
    Nr. 6198, 15. August 2014, S. 765–770, https://doi.org /10.1126/science.1253291

15 Gareth Leng und Mike Ludwig, »Neurotransmitters and Peptides: Whispered
    Secrets and Public Announcements«, *Journal of Physiology* 586, Nr. 23,
    Dezember 2008, S. 5625–5632, https://doi.org/10.1113/jphysiol.2008.159103

16 Kohl and Dulac, »Neural Control of Parental Behaviors«,
    https://doi.org/10.1016/j.conb.2018.02.002

17 Johannes Kohl, Benedicte M. Babayan, Nimrod D. Rubinstein, Anita E. Autry,
    Brenda Marin-Rodriguez, Vikrant Kapoor, Kazunari Miyamishi et al.,
    »Functional Circuit Architecture Underlying Parental Behaviour«, in: *Nature*
    556, Nr. 7701, April 2018, S. 326–31, https://doi.org/10.1038/s41586-018-0027-0

18 »Breakthrough Prize — Winners of the 2021 Breakthrough Prizes in Life
    Sciences, Fundamental Physics and Mathematics Announced«,
    Zugang am 2. Oktober 2021, https:// breakthroughprize.org/News/60;
    »Yuri Milner | Breakthrough Foundation«, Zugang 2. Oktober 2021,
    https://breakthroughprize.org/Yuri_Milner

19 Kohl et al., »Functional Circuit Architecture Underlying Parental Behaviour«, https://doi.org/10.1038/s41586-018-0027-0

20 Lonstein, Lévy und Fleming, »Common and Divergent Psychobiological Mechanisms Underlying Maternal Behaviors«, https://doi.org/10.1016/j.yhbeh.2015.06.011

21 Da die Studie genau zu dem Zeitpunkt stattfand, als ich das Labor besuchte, durfte ich die Mutter, entsprechend den Verfahrensregeln der Einrichtung (Institutional Review Board Protocol) nicht interviewen oder ihren Namen oder andere Einzelheiten, die ihre Identität preisgeben könnten, nennen.

22 Sarah Blaffer Hrdy, *Mother Nature: A History of Mothers, Infants, and Natural Selection*, Pantheon, New York, 1999, S. 303–304.

23 Sandra Newman, »The Roots of Infanticide Run Deep, and Begin with Poverty«, in: *Aeon*, 27. November 2017, https://aeon.co/essays/the-roots-of-infanticide-run-deep-and-begin-with-poverty

24 Sarah B. Hrdy, »Variable Postpartum Responsiveness among Humans and Other Primates with ›Cooperative Breeding‹: A Comparative and Evolutionary Perspective«, in: »Parental Care«, Hg. Alison S. Fleming, Frédéric Lévy und Joe S. Lonstein, Sonderausgabe, *Hormones and Behavior* 77, 1. Januar 2016, S. 272–283, https://doi.org/10.1016/j.yhbeh.2015.10.016

25 Hrdy, *Mother Nature*, S. 174.

26 Kay Mordecai Robson und R. Kumar, »Delayed Onset of Maternal Affection after Childbirth«, in: *British Journal of Psychiatry* 136, Nr. 4, April 1980, S. 347–353, https://doi.org/10.1192/bjp.136.4.347

27 Aurélie Athan und Lisa Miller, »Spiritual Awakening through the Motherhood Journey«, in: *Journal of the Association for Research on Mothering* 7, Nr. 1, 1. Januar 2005, S. 17–31, https://jarm.journals.yorku.ca /index.php/jarm/article/view/4951

28 Rozsika Parker, *Mother Love/Mother Hate: The Power of Maternal Ambivalence*, Basic Books, New York, 1995, http://archive.org/details/motherlovemotheroopark

29 Melissa Benn, »Deep Maternal Alienation«, in: *Guardian*, 27. Oktober 2006, http://www.theguardian.com/lifeandstyle/2006/oct/28/familyandrelationships.family2

30 D.W. Winnicott, »Hate in the Counter-Transference«, in: *Journal of Psychotherapy Practice and Research* 3, Nr. 4, Herbst 1994, S. 348–356. Erstveröffentlichung in: *International Journal of Psycho-Analysis* 30, 1949, S. 69–74.

31 Mayra L. Almanza-Sepúlveda, Aya Dudin, Kathleen E. Wonch, Meir Steiner, David R. Feinberg, Alison S. Fleming und Geoffrey B. Hall, »Exploring the Morphological and Emotional Correlates of Infant Cuteness«, in: *Infant Behavior and Development* 53, November 2018, S. 90–100, https://doi.org/10.1016/j.infbeh.2018.08.001; Morten L. Kringelbach, Eloise A. Stark, Catherine Alexander, Marc H. Bornstein und Alan Stein, »On Cuteness: Unlocking the Parental Brain and Beyond«, in: *Trends in Cognitive Sciences* 20, Nr. 7, Juli 2016, S. 545–558, https://doi.org/10.1016/j.tics.2016.05.003

32 Christine E. Parsons, Katherine S. Young, Nina Kumari, Alan Stein und Mor-

ten L. Kringelbach, »The Motivational Salience of Infant Faces Is Similar for Men and Women«, in: *PLoS ONE* 6, Nr. 5 (31. Mai 2011), e20632, https://doi.org/10.1371/journal.pone.0020632

33 Morten L. Kringelbach, Annukka Lehtonen, Sarah Squire, Allison G. Harvey, Michelle G. Craske, Ian E. Holliday, Alexander L. Green et al., »A Specific and Rapid Neural Signature for Parental Instinct«, in: *PLoS ONE* 3, Nr. 2, 27. Februar 2008, e1664, https://doi.org/10.1371/journal.pone.0001664

34 Marsha Kaitz, A. Good, A. M. Rokem und Arthur Eidelman, »Mothers' and Fathers' Recognition of Their Newborns' Photographs during the Postpartum Period«, in: *Journal of Developmental and Behavioral Pediatrics* 9, Nr. 4, August 1988, S. 223–226, https://doi.org/10.1097/00004703-198808000-00008; M. Kaitz, A. Good, A. M. Rokem und A. I. Eidelman, »Mothers' Recognition of Their Newborns by Olfactory Cues«, in: *Developmental Psychobiology* 20, Nr. 6, November 1987, S. 587–591, https://doi.org/10.1002/dev.420200604; James A. Green und Gwene E. Gustafson, »Individual Recognition of Human Infants on the Basis of Cries Alone«, in: *Developmental Psychobiology* 16, Nr. 6, November 1983, S. 485–493, https://doi.org/10.1002/dev.420160604

35 Studien, die Eltern und Personen ohne Kinder miteinander vergleichen, sind besonders schwierig, da die Gruppe der kinderlosen Personen in sich selbst so variabel ist. Manche haben viel Erfahrung im Umgang mit Kindern oder Babys, weil sie sich um ihre Geschwister oder andere Babys gekümmert haben, oder es kann sich um Personen handeln, die professionell mit Babys zu tun haben. Das Gehirn einer Person, die sich gegen eigene Kinder entschieden hat, und das Gehirn von jemandem, dessen Kinderwunsch sich nicht erfüllt hat, wird von unterschiedlichen Fakturen beeinflusst. Daneben wirken noch potenzielle hormonelle oder erfahrungsbedingte Faktoren bei Personen, deren Schwangerschaft aus einer Reihe von Gründen vorzeitig beendet wurde. Forschende greifen für ihre Studien häufig auf Studierende zurück, die aber nicht zwangsläufig besonders geeignete Kandidaten sind, wenn sie mit Erwachsenen verglichen werden, die sich bereits in einer Lebensphase befinden, die Kinder einschließt. Einige Forscher und Forscherinnen, zu denen auch Helena Rutherford gehört, haben die Problematik beschrieben, bestimmte Kriterien einer Gruppe von kinderlosen Personen festzulegen und anschließend eine enorme Bandbreite von Faktoren zu kontrollieren.

36 Erika Barba-Müller, Sinéad Craddock, Susanna Carmona und Elseline Hoekzema, »Brain Plasticity in Pregnancy and the Postpartum Period: Links to Maternal Caregiving and Mental Health«, in: *Archives of Women's Mental Health* 22, Nr. 2, April 2019, S. 289–299, https://doi.org/10.1007/s00737-018-0889-z; Caitlin Post und Benedetta Leuner, »The Maternal Reward System in Postpartum Depression«, *Archives of Women's Mental Health* 22, Nr. 3, Juni 2019, S. 417–429, https://doi.org/10.1007/s00737-018-0926-y; Pereira und Ferreira, »Neuroanatomical and Neurochemical Basis of Parenting«, https://doi.org/10.1016/j.yhbeh.2015.08.005

37 Michael Numan und Thomas R. Insel, *The Neurobiology of Parental Behavior,* Springer, New York, 2003, S. 320–321.

38 Lonstein, Lévy und Fleming, »Common and Divergent Psychobiological Mechanisms Underlying Maternal Behaviors«,

https://doi.org/10.1016/j.yhbeh.2015.06.011; Shir Atzil, Alexandra Touroutoglou, Tali Rudy, Stephanie Salcedo, Ruth Feldman, Jacob M. Hooker, Bradford C. Dickerson, Ciprian Catana und Lisa Feldman Barrett, »Dopamine in the Medial Amygdala Network Mediates Human Bonding«, in: *Proceedings of the National Academy of Sciences* 114, Nr. 9, 28. Februar 2017, S. 2361–2366, https://doi.org/10.1073/pnas.1612233114

39 John D. Salamone und Mercè Correa, »The Mysterious Motivational Functions of Mesolimbic Dopamine«, in: *Neuron* 76, Nr. 3, 8. November 2012, S. 470–485, https://doi.org/10.1016/j.neuron.2012.10.021

40 Veronica M. Afonso, Waqqas M. Shams, Daniel Jin und Alison S. Fleming, »Distal Pup Cues Evoke Dopamine Responses Maternal Behavior«, *Journal of Neuroscience* 33, Nr. 6, 6. Februar 2013, 2305–2312, https://doi.org/10.1523/ JNEUROSCI.2081-12.2013; Daniel E. Olazábal, Mariana Pereira, Daniella Agrati, Annabel Ferreira, Alison S. Fleming, Gabriela González-Mariscal, Frédéric Lévy et al., »New Theoretical and Experimental Approaches on Maternal Motivation in Mammals«, in: *Neuroscience & Biobehavioral Reviews* 37, Nr. 8, September 2013, S. 1860–1874, https://doi.org/10.1016/j.neubiorev.2013.04.003

41 Ruth Feldman und Marian J. Bakermans-Kranenburg, »Oxytocin: A Parenting Hormone«, in: »Parenting«, Hg. Marinus H. van IJzendoorn und Marian J. Bakermans-Kranenburg, Sonderausgabe, *Current Opinion in Psychology* 15, 1. Juni 2017, S. 13–18, https://doi.org/10.1016/j.copsyc.2017.02.011

42 Dara K. Shahrokh, Tie-Yuan Zhang, Josie Diorio, Alain Gratton und Michael J. Meaney, »Oxytocin-Dopamine Interactions Mediate Variations in Maternal Behavior in the Rat«, *Endocrinology* 151, Nr. 5, Mai 2010, S. 2276–2286, https://doi.org/10.1210/en.2009-1271

43 James E. Swain, Esra Tasgin, Linda C. Mayes, Ruth Feldman, R. Todd Constable und James F. Leckman, »Maternal Brain Response to Own Baby-Cry Is Affected by Cesarean Section Delivery«, in: *Journal of Child Psychology and Psychiatry* 49, Nr. 10, Oktober 2008, S. 1042–1052, https://doi.org/10.1111/j.1469-7610.2008.01963.x; Post und Leuner, »Maternal Reward System«, https://doi.org/10.1007/s00737-018-0926-y

44 Salamone und Correa, »Motivational Functions of Mesolimbic Dopamine«, https://doi.org/10.1016/j.neuron.2012.10.021

45 Erika Barba-Müller et al., »Brain Plasticity in Pregnancy and the Postpartum Period«, https://doi.org/10.1007/s00737-018-0889-z; William W. Seeley, »The Salience Network: A Neural System for Perceiving and Responding to Homeostatic Demands«, in: *Journal of Neuroscience* 39, Nr. 50, 11. Dezember 2019, S. 9878–9882, https://doi.org/10.1523/JNEUROSCI.1138-17.2019; Vinod Menon und Lucina Q. Uddin, »Saliency, Switching, Attention and Control: A Network Model of Insula Function«, in: *Brain Structure and Function* 214, Nr. 5–6, Juni 2010, S. 655–667, https://doi.org/10.1007/s00429-010-0262-0

46 Erich Seifritz, Fabrizio Esposito, John G. Neuhoff, Andreas Lüthi, Henrietta Mustovic, Gerhard Dammann, Ulrich von Bardeleben et al., «Differential Sex-Independent Amygdala Response to Infant Crying and Laughing in Parents versus Nonparents«, in: *Biological Psychiatry* 54, Nr. 12, 15. Dezember 2003, S. 1367–1375, https://doi.org/10.1016/S0006-3223(03)00697-8

47 Alexander J. Dufford, Andrew Erhart und Pilyoung Kim, »Maternal Brain
    Resting-State Connectivity in the Postpartum Period«, in: »Papers from the
    Parental Brain 2018 Meeting, Toronto, Canada, July 2018«, Sonderausgabe, in:
    Journal of Neuroendocrinology 31, Nr. 9, September 2019, e12737,
    https://doi.org/10.1111/jne.12737

48 Seeley, »Salience Network«, https://doi.org/10.1523/JNEUROSCI.1138-17.2019;
    Robert A. McCutcheon, Matthew M. Nour, Tarik Dahoun, Sameer Jauhar,
    Fiona Pepper, Paul Expert, Mattia Veronese et al., »Mesolimbic Dopamine
    Function Is Related to Salience Network Connectivity:
    An Integrative Positron Emission Tomography and Magnetic Resonance Study«,
    Biological Psychiatry 85, Nr. 5, 1. März 2019, S. 368–378,
    https://doi.org/10.1016/j.biopsych.2018.09.010

49 Christine E. Parsons, Katherine S. Young, Alan Stein und Morten L. Kringel-
    bach, »Intuitive Parenting: Understanding the Neural Mechanisms of Parents'
    Adaptive Responses to Infants«, in: »Parenting,« Hg. Marinus H. van IJzen-
    doorn und Marian J. Bakermans-Kranenburg, Sonderausgabe, *Current Opinion
    in Psychology* 15, 1. Juni 2017, S. 40–44,
    https://doi.org/10.1016/j.copsyc.2017.02.010

50 Amanda J. Nguyen, Elisabeth Hoyer, Purva Rajhans, Lane Strathearn und
    Sohye Kim, »A Tumultuous Transition to Motherhood: Altered Brain and
    Hormonal Responses in Mothers with Postpartum Depression«, in: »Papers
    from the Parental Brain 2018 Meeting, Toronto, Canada, July 2018«, Hg. Jodi L.
    Pawluski, Frances A. Champagne und Oliver J. Bosch, Sonderausgabe, *Journal
    of Neuroendocrinology* 31, Nr. 9, September 2019, e12794,
    https://doi.org/10.1111/jne.12794; Post und Leuner, »Maternal Reward System«,
    https://doi.org/10.1007/s00737-018-0926-y

51 Eyal Abraham, Talma Hendler, Irit Shapira-Lichter, Yaniv Kanat-Maymon,
    Orna Zagoory-Sharon und Ruth Feldman, »Father's Brain Is Sensitive to Child-
    care Experiences«, in: *Proceedings of the National Academy of Sciences* 111,
    Nr. 27, 8. Juli 2014, S. 9792–9797, https://doi.org/10.1073/pnas.1402569111

52 Chelsea Conaboy, »A New Mother Learns to Breastfeed«, in: *Press Herald*,
    7. Mai 2015, https://www.pressherald.com/2015/05/06/a-new-mother-learns-
    to-breastfeed/

53 Pilyoung Kim, Lane Strathearn und James E. Swain, »The Maternal Brain and
    Its Plasticity in Humans«, in: »Parental Care«, ed. Alison S. Fleming, Frédéric
    Lévy und Joe S. Lonstein, Sonderausgabe, *Hormones and Behavior* 77, Januar
    2016, S. 113–23, https://doi.org/10.1016/j.yhbeh.2015.08.001. Das Ergebnis –
    Mütter, die vaginal, und Mütter, die per Kaiserschnitt entbanden, wiesen
    vier Monate nach der Geburt ähnliche neuronale Reaktionen auf – wurde in
    der oben genannten Übersicht veröffentlicht, jedoch nicht in einer separaten
    Arbeit der Begutachtung durch Fachkollegen unterzogen.

54 Pilyoung Kim, Ruth Feldman, Linda C. Mayes, Virginia Eicher, Nancy Thomp-
    son, James F. Leckman und James E. Swain, »Breastfeeding, Brain Activation to
    Own Infant Cry, and Maternal Sensitivity«, in: *Journal of Child Psychology and
    Psychiatry* 52, Nr. 8, August 2011, S. 907–915,
    https://doi.org/10.1111/j.1469-7610.2011.02406.x

55 Elseline Hoekzema, Christian K. Tamnes, Puck Berns, Erika Barba-Müller, Cristina Pozzobon, Marisol Picado, Florencio Lucco, et al., »Becoming a Mother Entails Anatomical Changes in the Ventral Striatum of the Human Brain That Facilitate Its Responsiveness to Offspring Cues«, in: *Psychoneuroendocrinology* 112, Februar 2020, S. 104507,
https://doi.org/10.1016/j.psyneuen.2019.104507

56 Shankar Vedantam, »Creatures of Habit«, 30. Dezember 2019, in: *Hidden Brain*, Podcast, MP3-Audio, 49:40, https://podcasts.apple.com/us/podcast/creatures-of-habit/id1028908750?i =1000461145219; Wendy Wood, *Good Habits, Bad Habits: Gewohnheiten für immer ändern*,
übers. v. Heide Lutosch, Piper München, 2019, S. 222.

57 Olazábal et al., »New Theoretical and Experimental Approaches on Maternal Motivation in Mammals«, https://doi.org/10.1016/j.neubiorev.2013.04.003

58 W. E. Wilsoncroft, »Babies by Bar-Press: Maternal Behavior in the Rat«, in: *Behavior Research Methods & Instrumentation* 1, Nr. 6, Januar 1968, S. 229–230,
https://doi.org/10.3758/BF03208105

59 Anna Lee, Sharon Clancy und Alison S. Fleming, »Mother Rats Bar-Press for Pups: Effects of Lesions of the MPOA and Limbic Sites on Maternal Behavior and Operant Responding for Pup-Reinforcement«, in: *Behavioural Brain Research* 100, Nr. 1–2, April 1999, S. 15– 31,
https://doi.org/10.1016/S0166-4328(98)00109-0

60 Liz Tenety, »Chelsea Clinton on Motherhood, Public Health, and Advice for Families during Coronavirus«, 16. März 2020, in: *The Motherly Podcast*, von Jennifer Bassett, Podcast, MP3-Audio, 40:23,
https://www.mother.ly/podcast/Season-3/chelsea-clinton

61 *The Collected Works of D. W. Winnicott*, Hg. Lesley Caldwell und Helen Taylor Robinson, Bd. 5, *1955–1959*, Oxford University Press, New York, 2017, S. 183–188.

62 J. F. Leckman, L. C. Mayes, R. Feldman, D. W. Evans, R. A. King, und D. J. Cohen, «Early Parental Preoccupations and Behaviors and Their Possible Relationship to the Symptoms of Obsessive-Compulsive Disorder«, in: *Acta Psychiatrica Scandinavica* 100, Nr. S396, Februar 1999, S. 1–26,
https://doi.org/10.1111/j.1600-0447.1999.tb10951.x

63 Dufford, Erhart und Kim, »Maternal Brain Resting-State Connectivity in the Postpartum Period«, https://doi.org/10.1111/jne.12737

64 Leckman et al., »Early Parental Preoccupations«,
https://doi.org/10.1111/j.1600-0447.1999.tb10951.x

65 Chelsea Conaboy, »New Mothers, Don't Fear: You Were Made for Times Like This«, *Boston Sunday Globe*, 10. Mai 2020,
https://www.bostonglobe.com/2020/05/08/opinion/new-mothers-dont-fear-you-were-made-times-like-this/

66 Pilyoung Kim, Linda Mayes, Ruth Feldman, James F. Leckman und James E. Swain, »Early Postpartum Parental Preoccupation and Positive Parenting Thoughts: Relationship with Parent-Infant Interaction«, in: *Infant Mental Health Journal* 34, Nr. 2, März/April 2013, S. 104–116,

https://doi.org/10.1002/imhj.21359; Leckman et al., »Early Parental Preoccupations«, https://doi.org/10.1111/j.1600-0447.1999.tb10951.x

67 James E. Swain, P. Kim, J. Spicer, S. S. Ho, C. J. Dayton, A. Elmadih und K. M. Abel, »Approaching the Biology of Human Parental Attachment: Brain Imaging, Oxytocin and Coordinated Assessments of Mothers and Fathers«, in: »Oxytocin in Human Social Behavior and Psychopathology«, Sonderausgabe, *Brain Research* 1580, 11. September 2014, S. 78–101, https://doi.org/10.1016/j.brainres.2014.03.007; Katherine S. Young, Christine E. Parsons, Alan Stein, Peter Vuust, Michelle G. Craske und Morten L. Kringelbach, »The Neural Basis of Responsive Caregiving Behaviour: Investigating Temporal Dynamics within the Parental Brain«, in: *Behavioural Brain Research* 325, Teil B, 15. Mai 2017, S. 105–116, https://doi.org/10.1016/j.bbr.2016.09.012

68 M. Pereira und J. I. Morrell, »Functional Mapping of the Neural Circuitry of Rat Maternal Motivation: Effects of Site-Specific Transient Neural Inactivation«, in: »The Parental Brain«, Sonderausgabe, *Journal of Neuroendocrinology* 23, Nr. 11, November 2011, S. 1020–1035, https://doi.org/10.1111/j.1365-2826.2011.02200.x

69 Madison Bunderson, David Diaz, Angela Maupin, Nicole Landi, Marc N. Potenza, Linda C. Mayes und Helena J. V. Rutherford, »Prior Reproductive Experience Modulates Neural Responses to Infant Faces across the Postpartum Period«, in: *Social Neuroscience* 15, Nr. 6, November 2020, S. 650–654, https://doi.org/10.1080/17470919.2020.1847729; Angela N. Maupin, Helena J. V. Rutherford, Nicole Landi, Marc N. Potenza und Linda C. Mayes, »Investigating the Association between Parity and the Maternal Neural Response to Infant Cues«, in: *Social Neuroscience* 14, Nr. 2, April 2019, S. 214–225, https://doi.org/10.1080/17470919.2017.1422276

70 Erika Barba-Müller et al., »Brain Plasticity in Pregnancy and the Postpartum Period«, https://doi.org/10.1007/s00737-018-0889-z

71 Mary Oliver, *Upstream: Selected Essays*, Penguin Press, New York, 2016, S. 8.

Kapitel 4: Unsere Babys, unser Selbst

1 Elizabeth hat mich darum gebeten, zum Schutz ihrer Privatsphäre weder ihren vollen Namen noch den ihrer Tochter Claire zu nennen.

2 *The Collected Works of D. W. Winnicott*, Hg. Lesley Caldwell und Helen Taylor Robinson, Bd. 5, *1955– 1959*, Oxford University Press, New York, 2017, S.183–188.

3 R. Montirosso, F. Arrigoni, E. Casini, A. Nordio, P. De Carli, F. Di Salle, S. Moriconi, M. Re, G. Reni und R. Borgatti, »Greater Brain Response to Emotional Expressions of Their Own Children in Mothers of Preterm Infants: An fMRI Study«, in: *Journal of Perinatology* 37, Nr. 6, Juni 2017, S. 716–722, https://doi.org/10.1038/jp.2017.2

4 Ellen Leibenluft, M. Ida Gobbini, Tara Harrison und James V. Haxby, »Mothers' Neural Activation in Response to Pictures of Their Children and Other Children«, in: *Biological Psychiatry* 56, Nr. 4, 15. August 2004, S. 225–232, https://doi.org/10.1016/j.biopsych.2004.05.017; Paola Venuti, Andrea Caria, Gianluca Esposito, Nicola De Pisapia, Marc H. Bornstein und Simona de

Falco, »Differential Brain Responses to Cries of Infants with Autistic Disorder and Typical Development: An fMRI Study«, in: *Research in Developmental Disabilities* 33, Nr. 6, 13. November 2012, S. 2255–2264, https://doi.org/10.1016/j.ridd.2012.06.011

5   Karel O'Brien, Kate Robson, Marianne Bracht, Melinda Cruz, Kei Lui, Ruben Alvaro, Orlando da Silva et al., »Effectiveness of Family Integrated Care in Neonatal Intensive Care Units on Infant and Parent Outcomes: A Multicentre, Multinational, Cluster-Randomised Controlled Trial«, in: *Lancet: Child & Adolescent Health* 2, Nr. 4, April 2018, S. 245–254, https://doi.org/10.1016/S2352-4642(18)30039-7

6   Peter Sterling und Joseph Eyer, »Allostasis: A New Paradigm to Explain Arousal Pathology«, in: *Handbook of Life Stress, Cognition and Health*, Hg. Shirley Fisher und James Reason, John Wiley and Sons, New York, 1988, S. 629–649; Jay Schulkin und Peter Sterling, »Allostasis: A Brain-Centered, Predictive Mode of Physiological Regulation«, in: *Trends in Neurosciences* 42, Nr. 10, Oktober 2019, S. 740–752, https://doi.org/10.1016/j.tins.2019.07.010

7   Peter Sterling, *What Is Health? Allostasis and the Evolution of Human Design*, MIT Press, Cambridge, MA, 2020, x

8   Peter Sterling, «Allostasis: A Model of Predictive Regulation«, in: »*Allostasis and Allostatic Load*«, Hg. Bruce McEwen und Achim Peters, Sonderausgabe, in: *Physiology & Behavior* 106, Nr. 1, 12. April 2012, S. 5–15, https://doi.org/10.1016/j.physbeh.2011.06.004

9   Bruce S. McEwen und John C. Wingfield, »What Is in a Name? Integrating Homeostasis, Allostasis and Stress«, in: *Hormones and Behavior* 57, Nr. 2, Februar 2010, S. 105–111, https://doi.org/10.1016/j.yhbeh.2009.09.011

10   Sterling, «Allostasis: A Model of Predictive Regulation«, https://doi.org/10.1016/j.physbeh.2011.06.004

11   Lisa Feldman Barrett, *Seven and a Half Lessons about the Brain*, Houghton Mifflin Harcourt, Boston, 2020, S. 8–10.

12   Lisa Feldman Barrett und W. Kyle Simmons, »Interoceptive Predictions in the Brain«, in: *Nature Reviews Neuroscience* 16, Nr. 7, Juli 2015, S. 419–429, https://doi.org/10.1038/nrn3950; Karen S. Quigley, Scott Kanoski, Warren M. Grill, Lisa Feldman Barrett und Manos Tsakiris, »Functions of Interoception: From Energy Regulation to Experience of the Self«, in: »The Neuroscience of Interoception«, Sonderausgabe, *Trends in Neurosciences* 44, Nr. 1, 1. Januar 2021, S. 29–38, https://doi.org/10.1016/j.tins.2020.09.008

13   A. D. Craig, »How Do You Feel? Interoception: The Sense of the Physiological Condition of the Body«, in: *Nature Reviews Neuroscience* 3, Nr. 8, August 2002, S. 655–666, https://doi.org/10.1038/nrn894

14   Ian R. Kleckner, Jiahe Zhang, Alexandra Touroutoglou, Lorena Chanes, Chenjie Xia, W. Kyle Simmons, Karen S. Quigley, Bradford C. Dickerson und Lisa Feldman Barrett, »Evidence for a Large-Scale Brain System Supporting Allostasis and Interoception in Humans«, in: *Nature Human Behaviour* 1, Nr. 5, 24. April 2017, S. 1–14, https://doi.org/10.1038/s41562-017-0069

15   Debra A. Gusnard, Erbil Akbudak, Gordon L. Shulman und Marcus E. Raichle,

»Medial Prefrontal Cortex and Self-Referential Mental Activity: Relation to a Default Mode of Brain Function«, in: *Proceedings of the National Academy of Sciences* 98, Nr. 7, 27. März 2001, S. 4259–4264, https://doi.org/10.1073/pnas.071043098; Randy L. Buckner, Jessica R. Andrews-Hanna und Daniel L. Schacter, »The Brain's Default Network: Anatomy, Function, and Relevance to Disease«, in: *Annals of the New York Academy of Sciences* 1124, Nr. 1, März 2008, S. 1–38, https://doi.org/10.1196/annals.1440.011

16 Die exakten anatomischen Parameter des Ruhezustandsnetzwerks sind zwar recht unbestimmt, nicht jedoch seine Rolle als wichtiges und für soziale Funktionen wesentliches Netzwerk. Mehr dazu siehe: Felicity Callard und Daniel S. Margulies, »What We Talk about When We Talk about the Default Mode Network«, in: *Frontiers in Human Neuroscience* 8, 25. August 2014, https://doi.org/10.3389/fnhum.2014.00619; Chunliang Feng, Simon B. Eickhoff, Ting Li, Li Wang, Benjamin Becker, Julia A. Camilleri, Sébastien Hétu und Yi Luo, «Common Brain Networks Underlying Human Social Interactions: Evidence from Large-Scale Neuroimaging Meta-Analysis«, in: *Neuroscience & Biobehavioral Reviews* 126, Juli 2021, S. 289–303, https://doi.org/10.1016/j.neubiorev.2021.03.025

17 Michael D. Greicius, Ben Krasnow, Allan L. Reiss, and Vinod Menon, »Functional Connectivity in the Resting Brain: A Network Analysis of the Default Mode Hypothesis«, in: *Proceedings of the National Academy of Sciences* 100, Nr. 1, 7. Januar 2003, S. 253–58, https://doi.org/10.1073 /pnas.0135058100 und Buckner, Andrews-Hanna und Schacter, »Brain's Default Network«, https://doi.org/10.1196/annals.1440.011

18 B. Buckner, Andrews-Hanna und Schacter, »Brain's Default Network«, https://doi.org/10.1196/annals.1440.011

19 Jin-Xia Zheng, Lili Ge, Huiyou Chen, Xindao Yin, Yu-Chen Chen und Wei-Wei Tang, »Disruption within Brain Default Mode Network in Postpartum Women without Depression«, in: *Medicine* 99, Nr. 18, Mai 2020, https://doi.org/10.1097/MD.0000000000020045; Alison E. Hipwell, Chaohui Guo, Mary L. Phillips, James E. Swain und Eydie L. Moses-Kolko, »Right Frontoinsular Cortex and Subcortical Activity to Infant Cry Is Associated with Maternal Mental State Talk«, in: *Journal of Neuroscience* 35, Nr. 37, 16. September 2015, S. 12725–12732, https://doi.org/10.1523/JNEUROSCI.1286-15.2015; Paola Rigo, Gianluca Esposito, Marc H. Bornstein, Nicola De Pasapia, Corinna Manzardo und Paola Venuti, »Brain Processes in Mothers and Nulliparous Women in Response to Cry in Different Situational Contexts: A Default Mode Network Study«, in: *Parenting* 19, Nr. 1–2, 1. Februar 2019, S. 69–85, https://doi.org/10.1080/15295192.2019.1555430

20 Amanda J. Nguyen, Elisabeth Hoyer, Purva Rajhans, Lane Strathearn und Sohye Kim, «A Tumultuous Transition to Motherhood: Altered Brain and Hormonal Responses in Mothers with Postpartum Depression«, in: »Papers from the Parental Brain 2018 Meeting, Toronto, Canada, Juli 2018«, Hg. Jodi L. Pawluski, Frances A. Champagne und Oliver J. Bosch, Sonderausgabe, *Journal of Neuroendocrinology* 31, Nr. 9, September 2019, S. e12794, https://doi.org/10.1111/jne.12794; Henry W. Chase, Eydie L. Moses-Kolko, Carlos Zevallos, Katherine L. Wisner und Mary L. Phillips, »Disrupted Posterior Cingulate-

Amygdala Connectivity in Postpartum Depressed Women as Measured with Resting BOLD fMRI«, in: *Social Cognitive and Affective Neuroscience* 9, Nr. 8, August 2014, S. 1069–75, https://doi.org/10.1093/scan/nst083

21 Elseline Hoekzema, Erika Barba-Müller, Cristina Pozzobon, Marisol Picado, Florencio Lucco, David García-García, Juan Carlos Soliva et al., »Pregnancy Leads to Long-Lasting Changes in Human Brain Structure«, in: Nature Neuroscience 20, Nr. 2, 2017, S.287–296, https://doi.org/10.1038/nn.4458; Magdalena Martínez-García, María Paternina-Die, Erika Barba-Müller, Daniel Martín de Blas, Laura Beumala, Romina Cortizo, Cristina Pozzobon et al., »Do Pregnancy-Induced Brain Changes Reverse? The Brain of a Mother Six Years after Parturition«, in: Brain Sciences 11, Nr. 2, 28. Januar 2021, https://doi.org/10.3390/brainsci11020168

22 Eyal Abraham und Ruth Feldman, »The Neurobiology of Human Allomaternal Care; Implications for Fathering, Coparenting, and Children's Social Development«, in: »Evolutionary Perspectives on Non-Maternal Care in Mammals: Physiology, Behavior, and Developmental Effects«, Hg. Stacy Rosenbaum und Lee T. Gettler, Sonderausgabe, *Physiology & Behavior* 193, Teil A, 1. September 2018, S. 25–34, https://doi.org/10.1016/j.physbeh.2017.12.034

23 Jennifer S. Mascaro, Patrick D. Hackett und James K. Rilling, »Differential Neural Responses to Child and Sexual Stimuli in Human Fathers and Non-Fathers and Their Hormonal Correlates«, in: *Psychoneuroendocrinology* 46, August 2014, S. 153–63, https://doi.org/10.1016/j.psyneuen.2014.04.014

24 Disha Sasan, Phillip G. D. Ward, Meredith Nash, Edwina R. Orchard, Michael J. Farrell, Jakob Hohwy und Sharna D. Jamadar, »›Phantom Kicks‹: Women's Subjective Experience of Fetal Kicks after the Postpartum Period«, in: *Journal of Women's Health* 30, Nr. 1, Januar 2021, S. 36–44, https://doi.org/10.1089/jwh.2019.8191

25 Kiarash Khosrotehrani, Kirby L. Johnson, Joseph Lau, Alain Dupuy, Dong Hyun Cha und Diana W. Bianchi, »The Influence of Fetal Loss on the Presence of Fetal Cell Microchimerism: A Systematic Review«, in: *Arthritis & Rheumatology* 48, Nr. 11, November 2003, S. 3237–3241, https://doi.org/10.1002/art.11324; Amy M. Boddy, Angelo Fortunato, Melissa Wilson Sayres und Athena Aktipis, »Fetal Microchimerism and Maternal Health: A Review and Evolutionary Analysis of Cooperation and Conflict beyond the Womb«, in: *BioEssays* 37, Nr. 10, Oktober 2015, S. 1106–1118, https://doi.org/10.1002/bies.201500059

26 Diane Goldenberg, Narcis Marshall, Sofia Cardenas und Darby Saxbe, »The Development of the Social Brain within a Family Context«, in: *The Social Brain: A Developmental Perspective*, Hg. Jean Decety, MIT Press, Cambridge, MA, 2020, S. 107–124.

27 Shir Atzil, Wei Gao, Isaac Fradkin und Lisa Feldman Barrett, »Growing a Social Brain«, in: *Nature Human Behaviour* 2, Nr. 9, September 2018, S. 624–636, https://doi.org/10.1038/s41562-018-0384-6

28 Michael Numan und Larry J. Young, »Neural Mechanisms of Mother-Infant Bonding and Pair Bonding: Similarities, Differences, and Broader Implications«, in: »Parental Care«, Hg. Alison S. Fleming, Frédéric Lévy und Joe S. Lonstein, Sonderausgabe, *Hormones and Behavior* 77, Januar 2016, S. 98–112,

https://doi.org/10.1016/j.yhbeh.2015.05.015

29 Ruth Feldman, »Bio-Behavioral Synchrony: A Model for Integrating Biological and Microsocial Behavioral Processes in the Study of Parenting«, in: *Parenting* 12, Nr. 2–3, 14. Juni 2012, S. 154–164, https://doi.org/10.1080/15295192.2012.683342

30 Ortal Shimon-Raz, Roy Salomon, Miki Bloch, Gabi Aisenberg Romano, Yaara Yeshurun, Adi Ulmer Yaniv, Orna Zagoory-Sharon and Ruth Feldman, »Mother Brain Is Wired for Social Moments«, in: *eLife* 10, 2021, S. e59436, https://doi.org/10.7554/eLife.59436

31 Ruth Feldman, »The Neurobiology of Human Attachments«, in: *Trends in Cognitive Sciences* 21, Nr. 2, Februar 2017, S. 80–99, https://doi.org/10.1016/j.tics.2016.11.007

32 Ruth Feldman, »The Adaptive Human Parental Brain: Implications for Children's Social Development«, in: *Trends in Neurosciences* 38, Nr. 6, Juni 2015, S. 387–399, https://doi.org/10.1016/j.tins.2015.04.004

33 Atzil et al., »Growing a Social Brain«, https://doi.org/10.1038/s41562-018-0384-6

34 Shir Atzil, Alexandra Touroutoglou, Tali Rudy, Stephanie Salcedo, Ruth Feldman, Jacob M. Hooker, Bradford C. Dickerson, Ciprian Catana und Lisa Feldman Barrett, »Dopamine in the Medial Amygdala Network Mediates Human Bonding«, in: *Proceedings of the National Academy of Sciences* 114, Nr. 9, 28. Februar 2017, S. 2361–2366, https://doi.org/10.1073/pnas.1612233114

35 Daniel S. Quintana, Jaroslav Rokicki, Dennis van der Meer, Dag Alnæs, Tobias Kaufmann, Aldo Córdova-Palomera, Ingrid Dieset, Ole A. Andreassen und Lars T. Westlye, »Oxytocin Pathway Gene Networks in the Human Brain«, in: *Nature Communications* 10, Nr. 1, 8. Februar 2019, S. 668, https://doi.org/10.1038/s41467-019-08503-8; Benjamin Jurek und Inga D. Neumann, »The Oxytocin Receptor: From Intracellular Signaling to Behavior«, in: *Physiological Reviews* 98, Nr. 3, Juli 2018, S. 1805–1908, https://doi.org/10.1152/physrev.00031.2017; M. L. Boccia, P. Petrusz, K. Suzuki, L. Marson und C. A. Pedersen, »Immunohistochemical Localization of Oxytocin Receptors in Human Brain«, in: *Neuroscience* 253, 3. Dezember 2013, S. 155–164, https://doi.org/10.1016/j.neuroscience.2013.08.048

36 Atzil et al., »Dopamine Mediates Human Bonding«, https://doi.org/10.1073/pnas.1612233114; Ruth Feldman und Marian J. Bakermans-Kranenburg, »Oxytocin: A Parenting Hormone«, in: »Parenting«, Hg. Marinus H. van IJzendoorn und Marian J. Bakermans-Kranenburg, Sonderausgabe, *Current Opinion in Psychology* 15, 1. Juni 2017, S. 13–18, https://doi.org/10.1016/j.copsyc.2017.02.011

37 Quintana et al., »Oxytocin Pathway Gene Networks«, https://doi.org/10.1038/s41467-019-08503-8; Brian Resnick, »Oxytocin, the So-Called Hug-Hormon is Way More Sophisticated Than we thought« Vox, 13. Februar 2019, https://www.vox.com/science-and-health/2019/2/13/18221876/oxytocin-morality-valentines

38 C. F. Ferris, K. B. Foote, H. M. Meltser, M. G. Plenby, K. L. Smith und T. R. Insel, »Oxytocin in the Amygdala Facilitates Maternal Aggression«, in: *Annals of the New York Academy of Sciences* 652, Nr. 1, Juni 1992, S. 456–57, https://doi.org/10.1111/j.1749-6632.1992.tb34382.x

39 Daniel S. Quintana und Adam J. Guastella, »An Allostatic Theory of Oxytocin«, in: *Trends in Cognitive Sciences* 24, Nr. 7, 1. Juli 2020, S. 515–528, https://doi.org/10.1016/j.tics.2020.03.008

40 Carla Márquez, Humberto Nicolini, Michael J. Crowley und Rodolfo Solís-Vivanco, »Early Processing (N170) of Infant Faces in Mothers of Children with Autism Spectrum Disorder and Its Association with Maternal Sensitivity«, in: *Autism Research* 12, Nr. 5, Mai 2019, S. 744–758, https://doi.org/10.1002/aur.2102

41 Diese Arbeit baut auf den veröffentlichten Arbeiten von Pereira und Annabel Ferreira auf, die untersuchten, wie mütterliche Ratten ihr Verhalten ihren fordernden Jungen anpassten. »Demanding Pups Improve Maternal Behavioral Impairments in Sensitized and Haloperidol-Treated Lactating Female Rats«, in: *Behavioural Brain Research* 175, Nr. 1, 25. November 2006, S. 139–148, https://doi.org/10.1016/j.bbr.2006.08.013

42 Jonathan Levy, Kaisu Lankinen, Maria Hakonen und Ruth Feldman, »The Integration of Social and Neural Synchrony: A Case for Ecologically Valid Research Using MEG Neuroimaging«, in: *Social Cognitive and Affective Neuroscience* 16, Nr. 1–2, Februar 2021, S. 143– 152, https://doi.org/10.1093/scan/nsaa061; Riitta Hari, Linda Henriksson, Sanna Malinen und Lauri Parkkonen, »Centrality of Social Interaction in Human Brain Function«, in: *Neuron* 88, Nr. 1, 7. Oktober 2015, S. 181–193, https://doi.org/10.1016/j.neuron.2015.09.022

43 John Maubray, *The Female Physician,* James Holland, London, 1724, S. 75, http://archive.org/details/femalephysiciancoomaub.

44 Charles J. Bayer, *Maternal Impressions: A Study of Child Life before and after Birth, and Their Effect upon Individual Life and Character,* Jones & Kroeger, Winona, MN, 1897, S. 13, 138–139, 147, 194–195, 251, http://archive.org/details/maternalimpressioobayeiala

45 Mehr über die Entwicklung dieser Ideen bis heute, siehe: Lyz Lenz, *Belabored: A Vindication of the Rights of Pregnant Women*, Bold Type Books, New York, 2020.

46 W. T. Councilman, »Remarks on Maternal Impressions«, in: *Boston Medical and Surgical Journal* 136, Nr. 2, 14. Januar 1897, S. 32–34, https://doi.org/10.1056/NEJM189701141360203

47 Sarah S. Richardson, *The Maternal Imprint: The Contested Science of Maternal-Fetal Effects*, University of Chicago Press, Chicago, 2021, S. 85.

48 Donna Bassin, Margaret Honey und Meryle Mahrer Kaplan, Hg., *Representations of Motherhood*, Yale University Press, New Haven, CT, 1994, S. 5.

49 zit. n. Erica Burman, *Deconstructing Developmental Psychology*, 2nd hg., Routledge, London, 2008, S. 16–17.

50 Marjorie Lorch und Paula Hellal, »Darwin's ›Natural Science of Babies‹«, in: *Journal of the History of the Neurosciences* 19, Nr. 2, April 2010, S. 140–57, https://doi.org/10.1080/09647040903504823

51 Sarah Menkedick, *Ordinary Insanity: Fear and the Silent Crisis of Motherhood in: America,* Pantheon, New York, 2020, S. 199.

52 Rima D. Apple, *Perfect Motherhood: Science and Childrearing in* America, Rutgers University Press New Brunswick, NJ, 2006, S. 6, 37–39, 53–54.

53 John B. Watson, *Psychological Care of Infant and Child*, W. W. Norton, London, 1928, S. 69–77.

54 B. R. Hergenhahn and Tracy Henley, *An Introduction to the History of Psychology*, 7. Aufl., Wadsworth Cengage Learning, Belmont, CA, 2014, S. 392.

55 Robert Coughlan, »How to Survive Parenthood«, in: *Life*, 26. Juni 1950.

56 Apple, *Perfect Motherhood*, S. 134.

57 Shari L. Thurer, *The Myths of Motherhood: How Culture Reinvents the Good Mother*, Houghton Mifflin Harcourt, Boston, 1994, S. 258–261.

58 Vielleicht am bemerkenswertesten ist diese Titelgeschichte: Kate Pickert, »The Man Who Remade Motherhood«, in: *Time*, 21. Mai 2012, http://content.time.com/time/subscriber/article/0,33009,2114427,00.html

59 William und Martha Sears, *Das Attachment Parenting Buch: Babys pflegen und verstehen*, übers. v. Bianka Blavustyak, Tologo Verlag, Berlin, 2012, S. 4.

60 Shir Atzil, Talma Hendler und Ruth Feldman, »Specifying the Neurobiological Basis of Human Attachment: Brain, Hormones, and Behavior in Synchronous and Intrusive Mothers«, in: *Neuropsychopharmacology* 36, Nr. 13, Dezember 2011, S. 2603–2615, https://doi.org/10.1038/npp.2011.172

61 Ewa A. Miendlarzewska und Wiebke J. Trost, »How Musical Training Affects Cognitive Development: Rhythm, Reward and Other Modulating Variables«, in: *Frontiers in Neuroscience* 7, Januar 2014, https://doi.org/10.3389/fnins.2013.00279

62 Christine E. Parsons, Katherine S. Young, Mikkel V. Petersen, Else-Marie Jegindoe Elmholdt, Peter Vuust, Alan Stein und Morten L. Kringelbach, »Duration of Motherhood Has Incremental Effects on Mothers' Neural Processing of Infant Vocal Cues: A Neuroimaging Study of Women«, *Scientific Reports* 7, Nr. 1, 11. Mai 2017, S. 1727, https://doi.org/10.1038/s41598-017-01776-3

63 Katherine S. Young, C. E. Parsons, A. Stein und M. L. Kringelbach, »Interpreting Infant Vocal Distress: The Ameliorative Effect of Musical Training in Depression«, in: *Emotion* 12, Nr. 6, 2012, S. 1200–1205, https://doi.org/10.1037/a0028705

64 I'm With Her, »Toy Heart/ Marry Me/ Jerusalem«, Auftritt bei *Live from Here*, 15. Juni 2019, YouTube-Video, 9:51, gepostet am 16. Juni 2019 von *Live from Here*, https://www.youtube.com/watch?v=qbEfK-LsMSc

65 Maurice Sendak, *Wo die wilden Kerle wohnen*, übers. v. Claudia Schmölders, Diogenes Verlag, Zürich, 1967.

Kapitel 5: Ein uralter Familienstammbaum

1 Sarah Blaffer Hrdy, *Mothers and Others: The Evolutionary Origins of Mutual Understanding*, Belknap Press, Cambridge, MA, 2009, S. 92–93.

2 ebenda, S. 140.

3 Kristen Hawkes, «The Centrality of Ancestral Grandmothering in Human Evolution«, in: *Integrative and Comparative Biology* 60, Nr. 3 1. September 2020, S. 765–781, https://doi.org/10.1093/icb/icaa029

4   Hrdy, *Mothers and Others*.

5   Edward O. Wilson, *Sociobiology: The New Synthesis* Belknap Press, Cambridge,
    MA, 1975, S. 349.

6   Eyal Abraham, Talma Hendler, Irit Shapira-Lichter, Yaniv Kanat-Maymon,
    Orna Zagoory-Sharon und Ruth Feldman, »Father's Brain Is Sensitive to
    Childcare Experiences«, in: *Proceedings of the National Academy of Sciences* 111,
    Nr. 27, 8. Juli 2014, S. 9792–9797, https://doi.org /10.1073/pnas.1402569111; E. R.
    Glasper, W. M. Kenkel, J. Bick und J. K. Rilling, »More Than Just Mothers: The
    Neurobiological and Neuroendocrine Underpinnings of Allomaternal Care-
    giving«, in: »Parental Brain«, Hg. Susanne Brummelte und Benedetta Leuner,
    Sonderausgabe, *Frontiers in Neuroendocrinology* 53, April 2019, S. 100741,
    https://doi.org/10.1016/j.yfrne.2019.02.005

7   zit. N. Marion Thomas, »Are Women Naturally Devoted Mothers? Fabre,
    Perrier, and Giard on Maternal Instinct in France under the Third Republic«,
    in: *Journal of the History of the Behavioral Sciences* 50, Nr. 3, Juni 2014,
    S. 280–301, https://doi.org/10.1002/jhbs.21666

8   Marga Vicedo, *The Nature and Nurture of Love: From Imprinting to Attachment
    in Cold War America,* ill. Ausg., University of Chicago Press, Chicago, 2013,
    S. 67–68.

9   Konrad Z. Lorenz, »The Companion in the Bird's World«, in: *Auk* 54, Nr. 3,
    Juli 1937, S. 245–73, https://doi.org/10.2307/4078077

10 John Bowlby, *Attachment and Loss*, Bd. 1, *Attachment*, 2. Ausg. Basic Books,
    New York, 1982, S. 184.

11 Hrdy, *Mothers and Others*, S. 84.

12 Bowlby, *Attachment and Loss*, Bd. 1, *Attachment*, S. 199.

13 Hrdy, *Mothers and Others*, S. 68.

14 ebenda, S. 85-92.

15 Peter Jordan, »The Ethnohistory and Anthropology of ›Modern‹ Hunter-
    Gatherers«, in: *The Oxford Handbook of the Archaeology and Anthropology
    of Hunter-Gatherers*, Hg. Vicki Cummings, Peter Jordan und Marek Zvelebil,
    Oxford University Press, Oxford, 2014,
    https://doi.org/10.1093/oxfordhb/9780199551224.013.030;
    Carol R. Ember, »Hunter-Gatherers (Foragers)«, in: *Explaining Human Culture*,
    Hg. C. R. Ember, Human Relations Area Files, zuletzt geändert 1. Juni 2020,
    http://hraf.yale.edu /ehc/summaries/hunter-gatherers

16 Hrdy, *Mothers and Others*, S. 73–75.

17 Hrdy, *Mütter und andere. Wie die Evolution uns zu sozialen Wesen gemacht hat,*
    übers. v. Thorsten Schmidt, Berlin Verlag, Berlin 2010, S. 108.

18 Kristen Hawkes, James O'Connell und Nicholas Blurton Jones, »Hunter-Gathe-
    rer Studies and Human Evolution: A Very Selective Review«, in: »Centennial
    Anniversary Issue of AJPA«, Sonderausgabe, *American Journal of Physical An-
    thropology* 165, Nr. 4, April 2018, S. 777–800, https://doi.org/10.1002/ajpa.23403

19 Hawkes, O'Connell und Blurton Jones, »Hunter-Gatherer Studies and Human
    Evolution«, https://doi.org/10.1002/ajpa.23403.

20 Kristen Hawkes, James F. O'Connell und Nicholas Blurton Jones, »Hardwor-
king Hadza Grandmothers«, in: *Comparative Socioecology: The Behavioural
Ecology of Humans and Other Mammals*, Hg. V. Standen und R. A. Foley,
Blackwell Scientific Publications, Oxford, 1989, S. 341–366; Hawkes, O'Connell
und Blurton Jones, »Hunter-Gatherer Studies and Human Evolution«,
https://doi.org/10.1002/ajpa.2340

21 ebenda.

22 Hrdy, *Mothers and Others*, S. 101.

23 Hawkes, »Ancestral Grandmothering«, https://do.org/10.1093/icb/icaa029

24 Rebecca Sear und Ruth Mace, »Who Keeps Children Alive? A Review of the
Effects of Kin on Child Survival«, in: *Evolution and Human Behavior 29*, Nr. 1.
Januar 2008, S. 1–18, https://doi.org/10.1016/j.evolhumbehav.2007.10.001

25 Simon N. Chapman, Jenni E. Pettay, Virpi Lummaa und Mirkka Lahdenperä,
»Limits to Fitness Benefits of Prolonged Post-Reproductive Lifespan in Women«, in: *Current Biology 29*, Nr. 4, 18. Februar 2019, S. 645–650.e3,
https://doi.org/10.1016/j.cub.2018.12.052

26 Sacha C. Engelhardt, Patrick Bergeron, Alain Gagnon, Lisa Dillon und Fanie
Pelletier, »Using Geographic Distance as a Potential Proxy for Help in the
Assessment of the Grandmother Hypothesis«, in: *Current Biology 29*, Nr. 4, 18.
Februar 2019, S. 651–656.e3, https://doi.org/10.1016/j.cub.2019.01.027

27 Lee T. Gettler, »Direct Male Care and Hominin Evolution: Why Male-Child
Interaction Is More Than a Nice Social Idea«, in: *American Anthropologist 112*,
Nr. 1, März 2010, S. 7–21, https://doi.org/10.1111/j.1548-1433.2009.01193.x; Kim
Hill und A. Magdalena Hurtado, »Cooperative Breeding in South American
Hunter-Gatherers«, in: *Proceedings of the Royal Society B: Biological Scien-
ces 276*, Nr. 1674, 7. November 2009, S. 3863–3870, https://doi.org/10.1098/
rspb.2009.1061; Hillard Kaplan, Kim Hill, Jane Lancaster und A. Magdalena
Hurtado, »A Theory of Human Life History Evolution: Diet, Intelligence, and
Longevity«, in: *Evolutionary Anthropology 9*, Nr. 4, 2000, S. 156–185,
https://doi.org/10.1002/1520-6505(2000)9:4<156::AID-EVAN5>3.0.CO;2-7. Die
Großmutter-Hypothese wird seit Langem nicht zuletzt deswegen angezweifelt,
weil man annahm, dass die frühen menschlichen Mütter nach der Geschlechts-
reife nicht bei ihren eigenen Müttern blieben, sondern sich einer anderen
Gruppe zwecks Paarung anschlossen. Doch wie sich herausstellte – Überraschung! –, basierte dieser Kritikpunkt auf unzutreffenden Annahmen über
das weibliche Verhalten in Jäger- und Sammlergemeinschaften und unvoll-
ständigen Erkenntnissen über das Verhalten nicht menschlicher Affen, die
manchmal bei der matrilinearen Familiengruppe bleiben. Siehe Hrdy, *Mothers
and Others*, S. 239–247.

28 Vgl. Stephanie Coontz, *The Way We Never Were: American Families and the
Nostalgia Trap*, Basic Books, New York, 1992.

29 Hrdy, *Mothers and Others*, S. 119–21.

30 Hawkes, »Ancestral Grandmothering«, https://doi.org/10.1093/icb/icaa029;
Kristen Hawkes and Barbara L. Finlay, »Mammalian Brain Development and
Our Grandmothering Life History«, in: »Evolutionary Perspectives on Non-
Maternal Care in Mammals: Physiology, Behavior, and Developmental Effects«,

Hg. Stacy Rosenbaum und Lee T. Gettler, Sonderausgabe, *Physiology & Behavior* 193, Teil A, 1. September 2018, S. 55–68, https://doi.org/10.1016/j.physbeh.2018.01.013

31 Hrdy, *Mothers and Others*, S. 121.

32 Elseline Hoekzema, Erika Barba-Müller, Cristina Pozzobon, Marisol Picado, Florencio Lucco, David García-García, Juan Carlos Soliva et al., »Pregnancy Leads to Long-Lasting Changes in Human Brain Structure«, in: *Nature Neuroscience* 20, Nr. 2, 2017, S. 287–96, https://doi.org/10.1038/nn.4458

33 Elseline Hoekzema, Christian K. Tamnes, Puck Berns, Erika Barba-Müller, Cristina Pozzobon, Marisol Picado, Florencio Lucco et al., »Becoming a Mother Entails Anatomical Changes in the Ventral Striatum of the Human Brain That Facilitate Its Responsiveness to Offspring Cues«, in: *Psychoneuroendocrinology* 112, Februar 2020, S. 104507, https://doi.org/10.1016/j.psyneuen.2019.104507

34 María Paternina-Die, Magdalena Martínez-García, Clara Pretus, Elseline Hoekzema, Erika Barba-Müller, Daniel Martín de Blas, Cristina Pozzobon et al., »The Paternal Transition Entails Neuroanatomic Adaptations That Are Associated with the Father's Brain Response to His Infant Cues«, in: *Cerebral Cortex Communications* 1, Nr. 1, 2020, https://doi.org/10.1093/texcom/tgaa082

35 Magdalena Martínez-García, María Paternina-Die, Erika Barba-Müller, Daniel Martín de Blas, Laura Beumala, Romina Cortizo, Cristina Pozzobon et al., »Do Pregnancy-Induced Brain Changes Reverse? The Brain of a Mother Six Years after Parturition«, in: *Brain Sciences* 11, Nr. 2, 28. Januar 2021, https://doi.org/10.3390/brainsci11020168

36 Pilyoung Kim, J. F. Leckman, L. C. Mayes, R. Feldman, X. Wang und J. E. Swain, »The Plasticity of Human Maternal Brain: Longitudinal Changes in Brain Anatomy during the Early Postpartum Period«, in: *Behavioral Neuroscience* 124, Nr. 5, Oktober 2010, S. 695–700, https://doi.org/10.1037/a0020884

37 Eileen Luders, Florian Kurth, Malin Gingnell, Jonas Engman, Eu-Leong Yong, Inger S. Poromaa und Christian Gaser, »From Baby Brain to Mommy Brain: Widespread Gray Matter Gain after Giving Birth«, in: *Cortex* 126, Mai 2020, S. 334–342, https://doi.org/10.1016/j.cortex.2019.12.029

38 Erika Barba-Müller, Sinéad Craddock, Susanna Carmona und Elseline Hoekzema, »Brain Plasticity in Pregnancy and the Postpartum Period: Links to Maternal Caregiving and Mental Health«, in: *Archives of Women's Mental Health* 22, Nr. 2, April 2019, S. 289–299, https://doi.org/10.1007/s00737-018-0889-z; Pilyoung Kim, Alexander J. Dufford und Rebekah C. Tribble, »Cortical Thickness Variation of the Maternal Brain in the First 6 Months Postpartum: Associations with Parental Self-Efficacy«, in: *Brain Structure & Function* 223, Nr. 7, September 2018, S. 3267–77, https://doi.org/10.1007/s00429-018-1688-z

39 Benedetta Leuner und Sara Sabihi, »The Birth of New Neurons in the Maternal Brain: Hormonal Regulation and Functional Implications«, in: *Frontiers in Neuroendocrinology* 41, April 2016, S. 99–113, https://doi.org/10.1016/j.yfrne.2016.02.004; Rand S. Eid, Jessica A. Chaiton, Stephanie E. Lieblich, Tamara S. Bodnar, Joanne Weinberg und Liisa A. M. Galea, »Early and Late

Effects of Maternal Experience on Hippocampal Neurogenesis, Microglia, and the Circulating Cytokine Milieu«, in: *Neurobiology of Aging* 78, Juni 2019, S. 1–17, https://doi.org/10.1016/j.neurobiolaging.2019.01.021

40 Susanna Carmona, Magdalena Martínez-García, María Paternina-Die, Erika Barba-Müller, Lara M. Wierenga, Yasser Alemán-Gómez, Clara Pretus et al., »Pregnancy and Adolescence Entail Similar Neuroanatomical Adaptations: A Comparative Analysis of Cerebral Morphometric Changes«, in: *Human Brain Mapping* 40, Nr. 7, 20. Januar 2019, S. 2143–2152, https://doi.org/10.1002/hbm.24513

41 Michal Schnaider Beeri, Michael Rapp, James Schmeidler, Abraham Reichenberg, Dushyant P. Purohit, Daniel P. Perl, Hillel T. Grossman, Isak Prohovnik, Vahram Haroutunian und Jeremy M. Silverman, »Number of Children Is Associated with Neuropathology of Alzheimer's Disease in Women«, in: *Neurobiology of Aging* 30, Nr. 8, August 2009, S. 1184–1191, https://doi.org/10.1016/j.neurobiolaging.2007.11.011

42 Ann-Marie G. de Lange, Tobias Kaufmann, Dennis van der Meer, Luigi A. Maglanoc, Dag Alnæs, Torgeir Moberget, Gwenaëlle Douaud, Ole A. Andreassen und Lars T. Westlye, »Population-Based Neuroimaging Reveals Traces of Childbirth in the Maternal Brain«, in: *Proceedings of the National Academy of Sciences* 116, Nr. 44, 29. Oktober 2019, S. 22341–22346, https://doi.org/10.1073/pnas.1910666116; Ann-Marie G. de Lange, Claudia Barth, Tobias Kaufmann, Melis Anatürk, Sana Suri, Klaus P. Ebmeier und Lars T. Westlye, »The Maternal Brain: Region-Specific Patterns of Brain Aging Are Traceable Decades after Childbirth«, in: *Human Brain Mapping* 41, Nr. 16, 7. August 2020, S. 4718–4729, https://doi.org/10.1002/hbm.25152

43 Irene Voldsbekk, Claudia Barth, Ivan I. Maximov, Tobias Kaufmann, Dani Beck, Genevieve Richard, Torgeir Moberget, Lars T. Westlye und Ann-Marie de Lange, »A History of Previous Childbirths Is Linked to Women's White Matter Brain Age in Midlife and Older Age«, in: *Human Brain Mapping* 42, Nr. 13, September 2021, S. 4372–4386, https://doi.org/10.1002/hbm.25553

44 Kaida Ning, Lu Zhao, Meredith Franklin, Will Matloff, Ishaan Batta, Nibal Arzouni, Fengzhu Sun und Arthur W. Toga, »Parity Is Associated with Cognitive Function and Brain Age in Both Females and Males«, *Scientific Reports* 10, Nr. 1, 8. April 2020, S. 6100, https://doi.org/10.1038/s41598-020-63014-7

45 De Lange et al., »Maternal Brain«, https://doi.org/10.1002/hbm.25152; Claudia Barth und Ann-Marie G. de Lange, »Towards an Understanding of Women's Brain Aging: The Immunology of Pregnancy and Menopause«, in: »Beyond Sex Differences: A Spotlight on Women's Brain Health«, Hg. Liisa Galea, Emily Jacobs und Ann-Marie de Lange, Sonderausgabe, *Frontiers in Neuroendocrinology* 58, Juli 2020, S. 100850, https://doi.org/10.1016/j.yfrne.2020.100850

46 Edwina R. Orchard, Phillip G. D. Ward, Francesco Sforazzini, Elsdon Storey, Gary F. Egan und Sharna D. Jamadar, »Relationship between Parenthood and Cortical Thickness in Late Adulthood«, in: *PLoS ONE* 15, Nr. 7, 28. Juli 2020, S. e0236031, https://doi.org/10.1371/journal.pone.0236031

47 Edwina R. Orchard, Phillip G. D. Ward, Sidhant Chopra, Elsdon Storey, Gary F. Egan und Sharna D. Jamadar, »Neuroprotective Effects of Motherhood on

Brain Function in Late Life: A Resting-State fMRI Study«, in: *Cerebral Cortex* 31, Nr. 2, Februar 2021, S. 1270– 1283, https://doi.org/10.1093/cercor/bhaa293

48 Barry S. Hewlett, *Intimate Fathers: The Nature and Context of Aka Pygmy Paternal Infant* Care, University of Michigan Press, Ann Arbor, 1992, S. 126, 168; Hrdy, *Mothers and Others.*

49 Pilyoung Kim, Paola Rigo, Linda C. Mayes, Ruth Feldman, James F. Leckman und James E. Swain, »Neural Plasticity in Fathers of Human Infants«, in: *Social Neuroscience* 9, Nr. 5, Oktober 2014, S. 522–535, https://doi.org/10.1080/17470919.2014.933713

50 Marian C. Diamond, Ruth E. Johnson und Carol Ingham, »Brain Plasticity Induced by Environment and Pregnancy«, in: *International Journal of Neuroscience* 2, Nr. 4–5, 1971, S. 171–178, https://doi.org /10.3109/00207457109146999

51 Orchard et al., »Neuroprotective Effects of Motherhood«, https://doi. org/10.1093/cercor/bhaa293

52 Paula Duarte-Guterman, Benedetta Leuner und Liisa A. M. Galea, »The Long and Short Term Effects of Motherhood on the Brain«, in: »Parental Brain«, Hg. Susanne Brummelte und Benedetta Leuner, Sonderausgabe, *Frontiers in Neuroendocrinology* 53, 1. April 2019, S. 100740, https://doi.org/10.1016/j. yfrne.2019.02.004; Roksana Karim, Ha Dang, Victor W. Henderson, Howard N. Hodis, Jan St. John, Robert D. Brinton und Wendy J. Mack, »Effect of Reproductive History and Exogenous Hormone Use on Cognitive Function in Mid- and Late Life«, in: *Journal of the American Geriatrics Society* 64, Nr. 12, Dezember 2016, S. 2448–2456, https://doi.org/10.1111/jgs.14658; Michelle Heys, Chaoqiang Jiang, Kar Keung Cheng, Weisen Zhang, Shiu Lun Au Yeung, Tai Hing Lam, Gabriel M. Leung und C. Mary Schooling, »Life Long Endogenous Estrogen Exposure and Later Adulthood Cognitive Function in a Population of Naturally Postmenopausal Women from Southern China: The Guangzhou Biobank Cohort Study«, in: *Psychoneuroendocrinology* 36, Nr. 6, Juli 2011, S. 864–873, https://doi.org/10.1016/j.psyneuen.2010.11.009

53 Beeri et al., »Number of Children Is Associated with Alzheimer's Disease«, https://doi.org/10.1016/j.neurobiolaging.2007.11.011; Hyesue Jang, Jong Bin Bae, Efthimios Dardiotis, Nikolaos Scarmeas, Peminder S. Sachdev, Darren M. Lipnicki, Ji Won Han et al., »Differential Effects of Completed and Incomplete Pregnancies on the Risk of Alzheimer Disease«, in: *Neurology* 91, Nr. 7, 14. August 2018, S. e643–51, https://doi.org/10.1212/WNL.0000000000006000

54 Molly Fox, Carlo Berzuini und Leslie A. Knapp, »Cumulative Estrogen Exposure, Number of Menstrual Cycles, and Alzheimer's Risk in a Cohort of British Women«, in: *Psychoneuroendocrinology* 38, Nr. 12, Dezember 2013, S. 2973–2982, https://doi.org/10.1016/j.psyneuen.2013.08.005

55 Siehe folgende Besprechungen: Duarte-Guterman, Leuner und Galea, »Effects of Motherhood on the Brain«, https://doi.org/10.1016/j.yfrne.2019.02.004; Nicholas P. Deems und Benedetta Leuner, »Pregnancy, Postpartum and Parity: Resilience and Vulnerability in Brain Health and Disease«, in: *Frontiers in Neuroendocrinology* 57, April 2020, S. 100820, https://doi.org/10.1016/j. yfrne.2020.100820

56 Liisa A. M. Galea, Wansu Qiu und Paula Duarte-Guterman, »Beyond Sex

Differences: Short and Long-Term Implications of Motherhood on Women's Health«, in: »Sex Differences«, Hg. Susan Howlett und Stephen Goodwin, Sonderausgabe, *Current Opinion in Physiology* 6, Dezember 2018, S. 82–88, https://doi.org/10.1016/j.cophys.2018.06.003; Eid et al., »Early and Late Effects of Maternal Experience«, https://doi.org/10.1016/j.neurobiolaging.2019.01.021

57   James K. Rilling, Amber Gonzalez und Minwoo Lee, »The Neural Correlates of Grandmaternal Caregiving«, in: *Proceedings of the Royal Society B* 288, Nr. 1963, 24. November 2021, S. 20211997, https://doi.org/10.1098/rspb.2021.1997

58   Wilson, *Sociobiology*, S. 349.

59   Michael Griesser, Szymon M. Drobniak, Shinichi Nakagawa und Carlos A. Botero, »Family Living Sets the Stage for Cooperative Breeding and Ecological Resilience in Birds«, in: *PLoS Biology* 15, Nr. 6, Juni 2017, S. e2000483, https://doi.org/10.1371/journal.pbio.2000483; Judith M. Burkart, Carel van Schaik und Michael Griesser, »Looking for Unity in Diversity: Human Cooperative Childcare in Comparative Perspective«, in: *Proceedings of the Royal Society B: Biological Sciences* 284, Nr. 1869, 20. Dezember 2017: 20171184, https://doi.org/10.1098/rspb.2017.1184; Dieter Lukas und Tim Clutton-Brock, »Cooperative Breeding and Monogamy in Mammalian Societies«, in: *Proceedings of the Royal Society B: Biological Sciences* 279, Nr. 1736, 7. Juni 2012, S. 2151–2156, https://doi.org/10.1098/rspb.2011.2468

60   Griesser et al., »Family Living Sets the Stage«, https://doi.org/10.1371/journal.pbio.2000483

61   Lisa Horn, Thomas Bugnyar, Michael Griesser, Marietta Hengl, Ei-Ichi Izawa, Tim Oortwijn, Christiane Rössler et al., »Sex-Specific Effects of Cooperative Breeding and Colonial Nesting on Prosociality in Corvids«, in: *eLife* 9, 20. Oktober 2020, S. e58139, https://doi.org/10.7554/eLife.58139

62   »About Crows«, Mass Audubon, Zugriff 22. Juni 2021, https://www.massaudubon.org/learn/nature-wildlife/birds/crows/about

63   Jessica Grose, »America's Mothers Are in Crisis«, in: *New York Times*, 4. Februar 2021, https://www.nytimes.com/2021/02 /04/parenting/working-moms-mental-health-coronavirus.html

64   Mike DeBonis, »›Lefty Social Engineering‹: GOP Launches Cultural Attack on Biden's Plan for Day Care, Education and Employee Leave«, in: *Washington Post*, 30. April 2021, https://www.washingtonpost.com/politics/lefty-social-engineering-gop-launches-cultural-attack-on-bidens-plan-for-day-care-education-and-employee-leave/2021/04/30/38983b6e-a9bc-11eb-8c1a-56focb4ff3b5_story.html; Mical Raz, »The Secret to Passing Biden's Child Care Plan? Convincing People It Helps All Kids«, in: *Washington Post*, 17. Mai 2021, https://www.washingtonpost.com/outlook/2021/05/17/secret-passing-bidens-child-care-plan-explaining-how-it-helps-all-kids/

Kapitel 6: *Der Hang zur Fürsorge*

1   Tali Kimchi, Jennings Xu und Catherine Dulac, »A Functional Circuit Underlying Male Sexual Behaviour in the Female Mouse Brain«, in: *Nature* 448, Nr. 7157, August 2007, S. 1009–1014, https://doi.org/10.1038/nature06089; Zheng

Wu, Anita E. Autry, Joseph E. Bergan, Mitsuko Watabe-Uchida und Catherine G. Dulac, »Galanin Neurons in the Medial Preoptic Area Govern Parental Behaviour«, in: *Nature* 509, Nr. 7500, Mai 2014, S. 325–330, https://doi.org/10.1038/nature13307

2   Michael J. Baum, »Sexual Differentiation of Pheromone Processing: Links to Male-Typical Mating Behavior and Partner Preference«, in: »50th Anniversary of the Publication of Phoenix, Goy, Gerall & Young 1959: Organizational Effects of Hormones«, Hg. Kim Wallen, Sonderausgabe, *Hormones and Behavior* 55, Nr. 5, Mai 2009, S. 579–588, https://doi.org/10.1016/j.yhbeh.2009.02.008

3   Für eine gute Diskussion über die Geschichte der Wissenschaft der sexuellen Differenzierung des Gehirns siehe: Margaret M. McCarthy und Arthur P. Arnold, »Reframing Sexual Differentiation of the Brain«, in: *Nature Neuroscience* 14, Nr. 6, Juni 2011, S. 677–683, https://doi.org/10.1038 /nn.2834. Interessanterweise stellte ein Großteil der frühen Arbeiten über das elterliche Gehirn auch die Vorstellung von unterschiedlichen Schaltkreisen und Geschlechtern infrage.

4   Rebecca M. Shansky und Anne Z. Murphy, »Considering Sex as a Biological Variable Will Require a Global Shift in Science Culture«, in: *Nature Neuroscience* 24, Nr. 4, April 2021, S. 457–464, https://doi.org/10.1038/s41593-021-00806-8; Rebecca M. Shansky, »Are Hormones a ›Female Problem‹ for Animal Research?«, in: *Science* 364, Nr. 6443, 31. Mai 2019, S. 825–826, https://doi.org/10.1126/science.aaw7570; Ann-Marie G. de Lange, Emily G. Jacobs und Liisa A. M. Galea, »The Scientific Body of Knowledge: Whose Body Does It Serve? A Spotlight on Women's Brain Health«, in: »Beyond Sex Differences: A Spotlight on Women's Brain Health«, Hg. Liisa A. M. Galea, Emily G. Jacobs und Ann-Marie G. de Lange, Sonderausgabe, *Frontiers in Neuroendocrinology* 60, Januar 2021, S. 100898, https://doi.org/10.1016/j.yfrne.2020.100898; Liisa A. M. Galea, »Chasing Red Herrings and Wild Geese: Sex Differences versus Sex Dimorphism«, in: *Frontiers in Neuroendocrinology* 63, Oktober 2021, S. 100940, https://doi.org/10.1016/j.yfrne.2021.100940

5   Larry Cahill, »Equal ≠ the Same: Sex Differences in the Human Brain«, in: *Cerebrum* (Blog), Dana Foundation, 1. April 2014, https://www.dana.org/article/equal-≠-the-same-sex-differences-in-the-human-brain/; Cordelia Fine, Daphna Joel, Rebecca Jordan-Young, Anelis Kaiser und Gina Rippon, »Reaction to Equal ≠ the Same: Sex Differences in the Human Brain«, in: *Cerebrum* (Blog), Dana Foundation, 15. Dezember 2014, https://dana.org/article/reaction-to-equal-≠-he-same-sex-differences-in-the-human-brain/

6   Piotr Sorokowski et al., »Sex Differences in Human Olfaction: A Meta-Analysis«, in: *Frontiers in Psychology* 10, 13. Februar 2019, S. 242, https://doi.org/10.3389/fpsyg.2019.00242

7   Catherine S. Woolley, »His and Hers: Sex Differences in the Brain«, *Cerebrum* (Blog), Dana Foundation, 15. Januar 2021, https://dana.org/article/cerebrum-sex-differences-in-the-brain/

8   Johannes Kohl, Anita E. Autry und Catherine Dulac, »The Neurobiology of

Parenting: A Neural Circuit Perspective«, in: *BioEssays* 39, Nr. 1, Januar 2017, S. 1–11, https://doi.org/10.1002/bies.201600159

9   Jay S. Rosenblatt, Senator Hazelwood und Jekeisa Poole, »Maternal Behavior in Male Rats: Effects of Medial Preoptic Area Lesions and Presence of Maternal Aggression«, in: *Hormones and Behavior* 30, Nr. 3, September 1996, S. 201–215, https://doi.org/10.1006/hbeh.1996.0025

10 Catherine Dulac, Lauren A. O'Connell und Zheng Wu, »Neural Control of Maternal and Paternal Behaviors«, *Science* 345, Nr. 6198, 15. August 2014, S. 765–770, https://doi.org/10.1126/science.1253291

11 James K. Rilling und Jennifer S. Mascaro, »The Neurobiology of Fatherhood«, in: »Parenting«, Hg. Marinus H. van IJzendoorn und Marian J. Bakermans-Kranenburg, Sonderausgabe, *Current Opinion in Psychology* 15, 1. Juni 2017, S. 26–32, https://doi.org/10.1016/j.copsyc.2017.02.013

12 Hrdy, *Mütter und andere.* S. 224.

13 Ariel Ramchandani, »She Got Pregnant. His Body Changed Too«, *Atlantic*, 3. Juni 2021, https://www.theatlantic.com/family/archive/2021/06/when-men-get-pregnancy-symptoms-couvade-syndrome/619083/

14 Marian J. Bakermans-Kranenburg, Anna Lotz, Kim Alyousefi-van Dijk und Marinus van IJzendoorn, »Birth of a Father: Fathering in the First 1,000 Days«, in: *Child Development Perspectives* 13, Nr. 4, Dezember 2019, S. 247–253, https://doi.org/10.1111/cdep.12347; Hrdy, *Mothers and Others*, S. 98.

15 Anne E. Storey, Carolyn J. Walsh, Roma L. Quinton und Katherine E. Wynne-Edwards, »Hormonal Correlates of Paternal Responsiveness in New and Expectant Fathers«, in: *Evolution and Human Behavior* 21, Nr. 2, März 2000, S. 79–95, https://doi.org/10.1016/S1090-5138(99)00042-2

16 Anne E. Storey, Hayley Alloway und Carolyn J. Walsh, »Dads: Progress in Understanding the Neuroendocrine Basis of Human Fathering Behavior«, in: »50th Anniversary of Hormones and Behavior: Past Accomplishments and Future Directions in Behavioral Neuroendocrinology«, Hg. Cheryl McCormick, Sonderausgabe, *Hormones and Behavior* 119, März 2020, S. 104660, https://doi.org/10.1016/j.yhbeh.2019.104660

17 Nicholas M. Grebe et al., »Pair-Bonding, Fatherhood, and the Role of Testosterone: A Meta-Analytic Review«, in: *Neuroscience & Biobehavioral Reviews* 98, März 2019, S. 221–233, https://doi.org/10.1016/j.neubiorev.2019.01.010

18 Lee T. Gettler, Thomas W. McDade, Alan B. Feranil und Christopher W. Kuzawa, »Longitudinal Evidence That Fatherhood Decreases Testosterone in Human Males«, in: *Proceedings of the National Academy of Sciences* 108, Nr. 39, 27. September 2011, S. 16194–16199, https://doi.org/10.1073/pnas.1105403108

19 Darby E. Saxbe, Robin S. Edelstein, Hannah M. Lyden, Britney M. Wardecker, William J. Chopik und Amy C. Moors, »Fathers' Decline in Testosterone and Synchrony with Partner Testosterone during Pregnancy Predicts Greater Postpartum Relationship Investment«, in: *Hormones and Behavior* 90, April 2017, S. 39–47, https://doi.org/10.1016/j.yhbeh.2016.07.005

20 Darby E. Saxbe, Emma K. Adam, Christine Dunkel Schetter, Christine M.

Guardino, Clarissa Simon, Chelsea O. McKinney und Madeleine U. Shalowitz, »Cortisol Covariation within Parents of Young Children: Moderation by Relationship Aggression«, *Psychoneuroendocrinology* 62, Dezember 2015, S. 121–128, https://doi.org/10.1016/j.psyneuen.2015.08.006

21 Nicholas M. Grebe, Ruth E. Sarafin, Chance R. Strenth und Samuele Zilioli, »Pair-Bonding, Fatherhood, and the Role of Testosterone: A Meta-Analytic Review«, in: *Neuroscience & Biobehavioral Reviews* 98, März 2019, S. 221–233, https://doi.org/10.1016/j.neubiorev.2019.01.010

22 Willemijn M. Meijer, Marinus H. van IJzendoorn, and Marian J. Bakermans-Kranenburg, »Challenging the Challenge Hypothesis on Testosterone in Fathers: Limited Meta-Analytic Support,« *Psychoneuroendocrinology* 110 (Dezember 2019): 104435, https://doi.org/10.1016/j.psyneuen.2019.104435

23 Mehr über kulturelle Mythen, die Testosteron zugeschrieben werden, und Gegenargumente für Testosteron als den großen Treiber männertypischen Verhaltens siehe: Cordelia Fine, *Testosterone Rex: Myths of Sex, Science, and Society*, W. W. Norton, New York, 2017; Carole Hooven, *T: The Story of Testosterone, the Hormone That Dominates and Divides Us*, Henry Holt, New York, 2021.

24 Janet Shibley Hyde, R. S. Bigler, D. Joel, C. C. Tate und S. M. van Anders, »The Future of Sex and Gender in Psychology: Five Challenges to the Gender Binary«, in: *American Psychologist* 74, Nr. 2, März 2019, S. 171–193, https://doi.org/10.1037/amp0000307

25 Hyde et al., »Future of Sex and Gender in Psychology«, https://doi.org/10.1037/amp0000307. Siehe Abb. 2 in Paola Sapienza, Luigi Zingales und Dario Maestripieri, »Gender Differences in Financial Risk Aversion and Career Choices Are Affected by Testosterone«, in: *Proceedings of the National Academy of Sciences* 106, Nr. 36, 8. September 2009, S. 15268–15273, https://doi.org/10.1073/pnas.0907352106

26 Hooven, *T: The Story of Testosterone*, S. 112.

27 David J. Handelsman, Angelica L. Hirschberg und Stephane Bermon, »Circulating Testosterone as the Hormonal Basis of Sex Differences in Athletic Performance«, in: *Endocrine Reviews* 39, Nr. 5, Oktober 2018, S. 803–829, https://doi.org/10.1210/er.2018-00020

28 Anthony C. Hackney, »Hypogonadism in Exercising Males: Dysfunction or Adaptive-Regulatory Adjustment?«, in: *Frontiers in Endocrinology* 11, Nr. 11, 31. Januar 2020, https://doi.org/10.3389/fendo.2020.00011

29 Grebe et al., »Pair-Bonding, Fatherhood, and the Role of Testosterone«, https://doi.org/10.1016/j.neubiorev.2019.01.010

30 Sari M. van Anders, Jeffrey Steiger und Katherine L. Goldey, »Effects of Gendered Behavior on Testosterone in Women and Men«, in: *Proceedings of the National Academy of Sciences* 112, Nr. 45, 10. November 2015, S. 13805–13810, https://doi.org/10.1073/pnas.1509591112

31 Hyde et al., «Future of Sex and Gender in Psychology«, https://doi.org/10.1037/amp0000307; Sari M. van Anders, Katherine L. Goldey und Patty X. Kuo, »The Steroid/Peptide Theory of Social Bonds: Integrating Testosterone and Peptide Responses for Classifying Social

Behavioral Contexts«, in: *Psychoneuroendocrinology* 36, Nr. 9, Oktober 2011, S. 1265–1275, https://doi.org/10.1016/j.psyneuen.2011.06.001

32 Van Anders, Goldey und Kuo, »Steroid/Peptide Theory of Social Bonds«, https://doi.org/10.1016/j.psyneuen.2011.06.001; Alison S. Fleming, Carl Corter, Joy Stallings und Meir Steiner, »Testosterone and Prolactin Are Associated with Emotional Responses to Infant Cries in New Fathers«, in: *Hormones and Behavior* 42, Nr. 4, Dezember 2002, S. 399–413, https://doi.org/10.1006/hbeh.2002.1840; Storey, Alloway und Walsh, »Dads«, https://doi.org/10.1016/j.yhbeh.2019.104660

33 Van Anders, Goldey und Kuo, »Steroid/Peptide Theory of Social Bonds«, https://doi.org/10.1016/j.psyneuen.2011.06.001

34 Robin S. Edelstein, Britney M. Wardecker, William J. Chopik, Amy C. Moors, Emily L. Shipman und Natalie J. Lin, »Prenatal Hormones in First-Time Expectant Parents: Longitudinal Changes and Within-Couple Correlations«, in: *American Journal of Human Biology* 27, Nr. 3, Mai/Juni 2015, S. 317–325, https://doi.org/10.1002/ajhb.22670

35 Emily S. Barrett, Van Tran, Sally Thurston, Grazyna Jasienska, Anne-Sofie Furberg, Peter T. Ellison und Inger Thune, »Marriage and Motherhood Are Associated with Lower Testosterone Concentrations in Women«, in: *Hormones and Behavior* 63, Nr. 1, Januar 2013, S. 72–79, https://doi.org/10.1016/j.yhbeh.2012.10.012; Christopher Kuzawa, Lee T. Gettler, Yuan-yen Huang und Thomas W. McDade, »Mothers Have Lower Testosterone Than Non-Mothers: Evidence from the Philippines«, in: *Hormones and Behavior* 57, Nr. 4–5, April 2010, S. 441–447, https://doi.org/10.1016/j.yhbeh.2010.01.014

36 Florencia Torche und Tamkinat Rauf, »The Transition to Fatherhood and the Health of Men«, *Journal of Marriage and Family* 83, Nr. 2, April 2021, S. 446–465, https://doi.org/10.1111/jomf.12732; Craig F. Garfield, Elizabeth Clark-Kauffman und Matthew M. Davis, »Fatherhood as a Component of Men's Health«, in: *JAMA* 296, Nr. 19, 15. November 2006, S. 2365–2368, https://doi.org/10.1001/jama.296.19.2365; Gettler et al., »Longitudinal Evidence That Fatherhood Decreases Testosterone«, https://doi.org/10.1073/pnas.1105403108

37 Darby Saxbe, Maya Rossin-Slater und Diane Goldenberg, »The Transition to Parenthood as a Critical Window for Adult Health«, in: *American Psychologist* 73, Nr. 9, Dezember 2018, S. 1190–11200, https://doi.org/10.1037/amp0000376

38 Darby E. Saxbe, Christine Dunkel Schetter, Clarissa D. Simon, Emma K. Adam und Madeleine U. Shalowitz, »High Paternal Testosterone May Protect against Postpartum Depressive Symptoms in Fathers, but Confer Risk to Mothers and Children«, in: *Hormones and Behavior* 95, September 2017, S. 103–112, https://doi.org/10.1016/j.yhbeh.2017.07.014

39 Jonathan R. Scarff, »Postpartum Depression in Men«, in: *Innovations in Clinical Neuroscience* 16, Nr. 5–6, 1. Mai 2019, S. 11–14.

40 Jennifer S. Mascaro, Patrick D. Hackett und James K. Rilling, »Differential Neural Responses to Child and Sexual Stimuli in Human Fathers and Non-Fathers and Their Hormonal Correlates«, in: *Psychoneuroendocrinology* 46, August 2014, S. 153–163, https://doi.org/10.1016/j.psyneuen.2014.04.014

41   Storey, Alloway, and Walsh, »Dads«, https://doi.org/10.1016/j.yh-beh.2019.104660

42   Mascaro, Hackett, and Rilling, »Differential Neural Responses to Child and Sexual Stimuli«, https://doi.org/10.1016/j.psyneuen.2014.04.014

43   Jennifer S. Mascaro, K. E. Rentscher, P. D. Hackett, M. R. Mehl und J. K. Rilling, »Child Gender Influences Paternal Behavior, Language, and Brain Function«, in: *Behavioral Neuroscience* 131, Nr. 3, Juni 2017, S. 262–273, https://doi.org/10.1037/bne0000199

44   Ting Li, Marilyn Horta, Jennifer S. Mascaro, Kelly Bijanki, Luc H. Arnal, Melissa Adams, Ronald G. Barr und James K. Rilling, »Explaining Individual Variation in Paternal Brain Responses to Infant Cries«, in: »Evolutionary Perspectives on Non-Maternal Care in Mammals: Physiology, Behavior, and Developmental Effects«, Hg. Stacy Rosenbaum and Lee T. Gettler, Sonderaus-gabe, *Physiology & Behavior* 193, Teil A, 1. September 2018, S. 43–54, https://doi.org/10.1016/j.physbeh.2017.12.033

45   James K. Rilling, Lynnet Richey, Elissar Andari, and Stephan Hamann, »The Neural Correlates of Paternal Consoling Behavior and Frustration in Response to Infant Crying«, in: *Developmental Psychobiology* 63, Nr. 5, Juli 2021, S. 1370–1383, https://doi.org/10.1002/dev.22092

46   James K. Rilling, »The Neural and Hormonal Bases of Human Parental Care«, in: *Neuropsychologia* 51, Nr. 4, März 2013, S. 731–747, https://doi.org/10.1016/j.neuropsychologia.2012.12.017

47   Pilyoung Kim, Paola Rigo, Linda C. Mayes, Ruth Feldman, James F. Leckman und James E. Swain, »Neural Plasticity in Fathers of Human Infants«, in: *Social Neuroscience* 9, Nr. 5, Oktober 2014, S. 522–535, https://doi.org/10.1080/1747091 9.2014.933713; María Paternina-Die, Magdalena Martínez-García, Clara Pretus, Elseline Hoekzema, Erika Barba-Müller, Daniel Martín de Blas, Cristina Poz-zobon et al., »The Paternal Transition Entails Neuroanatomic Adaptations That Are Associated with the Father's Brain Response to His Infant Cues«, in: *Cereb-ral Cortex Communications* 1, Nr. 1, 4. November 2020, https://doi.org /10.1093/ texcom/tgaa082; Françoise Diaz-Rojas, Michiko Matsunaga, Yukari Tanaka, Takefumi Kikusui, Kazutaka Mogi, Miho Nagasawa, Kohei Asano, Nobuhito Abe und Masako Myowa, »Development of the Paternal Brain in Expectant Fathers during Early Pregnancy«, in: *NeuroImage* 225, 15. Januar 2021, S. 117527, https://doi.org/10.1016/j.neuroimage.2020.117527

48   Damion J. Grasso, Jason S. Moser, Mary Dozier und Robert Simons, »ERP Cor-relates of Attention Allocation in Mothers Processing Faces of Their Children«, in: *Biological Psychology* 81, Nr. 2, Mai 2009, S. 95–102, https://doi.org/10.1016/j.biopsycho.2009.03.001

49   Johanna Bick, Mary Dozier, Kristin Bernard, Damion Grasso und Robert Simons, «Foster Mother-Infant Bonding: Associations between Foster Mothers' Oxytocin Production, Electrophysiological Brain Activity, Feelings of Commit-ment, and Caregiving Quality«, in: *Child Development* 84, Nr. 3, Mai/Juni 2013, S. 826–840, https://doi.org/10.1111/cdev.12008

50   Eyal Abraham, Talma Hendler, Irit Shapira-Lichter, Yaniv Kanat-Maymon, Orna Zagoory-Sharon und Ruth Feldman, «Father's Brain Is Sensitive to

Childcare Experiences«, in: *Proceedings of the National Academy of Sciences* 111, Nr. 27, 8. Juli 2014, S. 9792–9797, https://doi.org/10.1073/pnas.1402569111

51 Abraham et al., »Father's Brain Is Sensitive to Childcare Experiences«, https://doi.org/10.1073/pnas.1402569111

52 Kristi Chin, William J. Chopik, Britney M. Wardecker, Onawa P. LaBelle, Amy C. Moors und Robin S. Edelstein, »Longitudinal Associations between Prenatal Testosterone and Postpartum Outcomes in a Sample of First-Time Expectant Lesbian Couples«, in: *Hormones and Behavior* 125, September 2020, S. 104810, https://doi.org/10.1016/j.yhbeh.2020.104810

53 Thomas Page McBee, »What I Saw in My First 10 Years on Testosterone«, in: *New York Times*, 25. Juni 2021, https://www.nytimes.com/2021/06/25/opinion/transgender-transition-testosterone.html

54 Benjamin Fearnow, »Biden Admin Replaces ›Mothers‹ with ›Birthing People‹ in Maternal Health Guidance«, in: *Newsweek*, 7. Juni 2021, https://www.newsweek.com/biden-admin-replaces-mothers-birthing-people-maternal-health-guidance-1598343; John Kass, »Why Are We Calling Mothers ›Birthing Persons‹?«, in: *Baltimore Sun*, 21. Juni 2021, https://www.baltimoresun.com/opinion/op-ed/bs-ed-op-0621-katz-birthing-mothers-2 0210621-4lvc7jtpnrd37ci24oikwattc4-story.html; Rosie Kinchen, »Ante-natal Guru Milli Hill Dropped by Charity after Insisting: It's ›Women‹, Not ›Birthing People‹«, in: *Sunday Times*, 11. Juli 2021, https://www.thetimes.co.uk/article/antenatal-guru-milli-hill-dropped-by-charity-after-insisting-its-women-not-birthing-people-ncl88m8gx

55 Christi Carras, »›The Mandalorian‹ Star Pedro Pascal Channeled Han Solo and Clint Eastwood for Disney+«, in: *Los Angeles Times*, 26. August 2019, https://www.latimes.com/entertainment-arts/tv /story/2019–08–26/mandalo-rian-pedro-pascal-star-wars-disney-plus

Kapitel 7: Fang dort an, wo du bist

1 Die hier genannte Arbeit bietet einen guten Überblick über dieses Spektrum in Abb. 1, obwohl ich nicht davon überzeugt bin, dass »perinataler Stress« ein eigener affektiver Zustand ist. Für mich gehört Stress untrennbar zum Übergang zur Elternschaft und hat eine Vielzahl von Auswirkungen innerhalb des Kontinuums der elterlichen Erfahrung. Sofia Rallis, Helen Skouteris, Marita McCabe und Jeannette Milgrom, »The Transition to Motherhood: Towards a Broader Understanding of Perinatal Distress«, in: *Women and Birth* 27, Nr. 1, März 2014, S. 68–71, https://doi.org/10.1016/j.wombi.2013.12.004

2 Diese statistische Angabe ist häufig, aber wer sich eingehender mit Prävalenz- und Inzidenzdaten befasst, stellt fest, dass die Zahl von Studie zu Studie variiert und verschiedene Kriterien (Grad der Erkrankung, Dauer der Erkrankung) angewandt werden sowie große Unterschiede innerhalb der untersuchten Gruppen und ihrem Zugang zur Gesundheitsfürsorge oder auch der Grad der Stigmatisierung des Begriffs bestehen. In der Mehrzahl der Studien werden depressive Symptome untersucht. Die unten stehende Analyse von O'Hara und Wisner aus dem Jahr 2014 zieht vielleicht die wichtigste Schlussfolgerung:

»Alle Arbeiten und empirischen Untersuchungen kommen zu dem Schluss, dass Depressionen während der Schwangerschaft und nach der Entbindung in entwickelten Ländern und Schwellenländern verbreitet sind.« Michael W. O'Hara und Katherine L. Wisner, »Perinatal Mental Illness: Definition, Description and Aetiology«, in: »Perinatal Mental Health: Guidance for the Obstetrician-Gynaecologist«, Hg. Michael W. O'Hara, Katherine L. Wisner und Gerald F. Joseph Jr., Sonderausgabe, *Best Practice & Research Clinical Obstetrics & Gynaecology* 28, Nr. 1, Januar 2014, S. 3–12, https://doi.org/10.1016/j. bpobgyn.2013.09.002; Dara Lee Luca, Caroline Margiotta, Colleen Staatz, Eleanor Garlow, Anna Christensen und Kara Zivin, »Financial Toll of Untreated Perinatal Mood and Anxiety Disorders among 2017 Births in the United States«, in: *American Journal of Public Health* 110, Nr. 6, Juni 2020, S. 888–896, https://doi.org/10.2105/AJPH.2020.305619; Jean Ko, Karilynn M. Rockhill, Van T. Tong, Brian Morrow und Sherry L. Farr, »Trends in Postpartum Depressive Symptoms – 27 States, 2004, 2008, and 2012«, in: *Morbidity and Mortality Weekly Report* 66, Nr. 6, 17. Februar 2017, S. 153–158, https://doi.org/10.15585/ mmwr.mm6606a1; Louise M. Howard, Emma Molyneaux, Cindy-Lee Dennis, Tamsen Rochat, Alan Stein und Jeannette Milgrom, »Non-Psychotic Mental Disorders in the Perinatal Period«, in: *Lancet* 384, Nr. 9956, 15. November 2014, S. 1775–1788, https://doi.org/10.1016/S0140-6736(14)61276-9

3   Ferris Jabr, »The Newest Edition of Psychiatry's ›Bible‹, the *DSM-5*, Is Complete«, in: *Scientific American*, 28. Januar 2013, https://www.scientificamerican. com/article/dsm-5-update/

4   Samantha Meltzer-Brody und Stephen J. Kanes, »Allopregnanolone in Postpartum Depression: Role in Pathophysiology and Treatment«, in: »Allopregnanolone Role in the Neurobiology of Stress and Mood Disorders«, Hg. Graziano Pinna, Sonderausgabe, *Neurobiology of Stress* 12, 3. Februar 2020, S. 100212, https://doi.org/10.1016/j.ynstr.2020.100212

5   J. A. Kountanis, M. Muzik, T. Chang, E. Langen, R. Cassidy, G. A. Mashour und M. E. Bauer, »Relationship between Postpartum Mood Disorder and Birth Experience: A Prospective Observational Study«, in: *International Journal of Obstetric Anesthesia* 44.1. November 2020, S. 90–99, https://doi.org/10.1016/j. ijoa.2020.07.008

6   Liisa A. M. Galea und Vibe G. Frokjaer, »Perinatal Depression: Embracing Variability toward Better Treatment and Outcomes«, in: *Neuron* 102, Nr. 1, 3. April 2019, S. 13–16, https://doi.org/10.1016/j.neuron.2019.02.023

7   Elizabeth O'Connor, Caitlyn A. Senger, Michelle L. Henninger, Erin Coppola und Bradley N. Gaynes, «Interventions to Prevent Perinatal Depression: Evidence Report and Systematic Review for the US Preventive Services Task Force«, in: *JAMA* 321, Nr. 6, 12. Februar 2019, S. 588–601, https://doi. org/10.1001/jama.2018.20865

8   Katherine L. Wisner, Dorothy K. Y. Sit, Mary C. McShea, David M. Rizzo, Rebecca A. Zoretich, Carolyn L. Hughes, Heather F. Eng, et al., »Onset Timing, Thoughts of Self-Harm, and Diagnoses in Postpartum Women with Screen-Positive Depression Findings«, in: *JAMA Psychiatry* 70, Nr. 5, Mai 2013, S. 490–498, https://doi.org/10.1001/jamapsychiatry.2013.87

9   Alan Stein, Rebecca M. Pearson, Sherryl H. Goodman, Elizabeth Rapa, Atif
     Rahman, Meaghan McCallum, Louise M. Howard und Carmine M. Pariante,
     »Effects of Perinatal Mental Disorders on the Fetus and Child«, in: *Lancet* 384,
     Nr. 9956, 15. November 2014, S. 1800–1819,
     https://doi.org/10.1016/S0140-6736(14)61277-0

10   Jacquelyn Campbell, Sabrina Matoff-Stepp, Martha L. Velez, Helen Hunter Cox
     und Kathryn Laughon, »Pregnancy-Associated Deaths from Homicide, Suicide,
     and Drug Overdose: Review of Research and the Intersection with Intimate
     Partner Violence«, in: »Maternal Mortality and Morbidity«, Sonderausgabe,
     Journal of Women's Health 30, Nr. 2, Februar 2021, S. 236–44, https://doi.
     org/10.1089/jwh.2020.8875; V. Lindahl, J. L. Pearson und L. Colpe, »Prevalence
     of Suicidality during Pregnancy and the Postpartum«, in: *Archives of Women's
     Mental Health* 8, Nr. 2, 11. Mai 2005, S. 77–87, https://doi.org/10.1007/s00737-
     005-0080-1; Lindsay K. Admon, Vanessa K. Dalton, Giselle E. Kolenic, Susan L.
     Ettner, Anca Tilea, Rebecca L. Haffajee, Rebecca M. Brownlee et al., »Trends in
     Suicidality 1 Year before and after Birth among Commercially Insured Child-
     bearing Individuals in the United States, 2006–2017«, in: *JAMA Psychiatry*
     78, Nr. 2, 18. November 2020, S. 171–176, https://doi.org/10.1001/jamapsychia-
     try.2020.3550; Susan Bodnar-Deren, Kimberly Klipstein, Madeleine Fersh, Eyal
     Shemesh und Elizabeth A. Howell, »Suicidal Ideation during the Postpartum
     Period«, in: *Journal of Women's Health* 25, Nr. 12, 1. Dezember 2016: 1219–1224,
     https://doi.org/10.1089/jwh.2015.5346

11   Darby Saxbe, Maya Rossin-Slater und Diane Goldenberg, »The Transition to
     Parenthood as a Critical Window for Adult Health«, in: *American Psychologist*
     73, Nr. 9, Dezember 2018, S. 1190–1200, https://doi.org/10.1037/amp0000376

12   Wisner et al., »Onset Timing, Thoughts of Self-Harm, and Diagnoses«,
     https://doi.org/10.1001/jamapsychiatry.2013.87

13   A. Josefsson and G. Sydsjö, »A Follow-Up Study of Postpartum Depressed Wo-
     men: Recurrent Maternal Depressive Symptoms and Child Behavior after Four
     Years«, in: *Archives of Women's Mental Health* 10, Nr. 4, August 2007, S. 141–145,
     https://doi.org/10.1007/s00737-007-0185-9

14   Jennifer Hahn-Holbrook, Taylor Cornwell-Hinrichs und Itzel Anaya, »Econo-
     mic and Health Predictors of National Postpartum Depression Prevalence: A
     Systematic Review, Meta-Analysis, and Meta-Regression of 291 Studies from 56
     Countries«, in: *Frontiers in Psychiatry* 8, Februar 2018, S. 248,
     https://doi.org/10.3389/fpsyt.2017.00248

15   Postpartum Depression: Action Towards Causes and Treatment (PACT) Con-
     sortium, »Heterogeneity of Postpartum Depression: A Latent Class Analysis«,
     in: *Lancet Psychiatry* 2, Nr. 1, Januar 2015, S. 59–67, https://doi.org/10.1016/
     S2215-0366(14)00055-8; Karen T. Putnam, Marsha Wilcox, Emma Robertson-
     Blackmore, Katherine Sharkey, Veerle Bergink, Trine Munk-Olsen, Kristina M.
     Deligiannidis, et al., in: »Clinical Phenotypes of Perinatal Depression and Time
     of Symptom Onset: Analysis of Data from an International Consortium«, in:
     Lancet Psychiatry 4, Nr. 6, Juni 2017, S. 477–485,
     https://doi.org/10.1016/S2215-0366(17)30136-0

16   Amanda J. Nguyen, Elisabeth Hoyer, Purva Rajhans, Lane Strathearn und

Sohye Kim, »A Tumultuous Transition to Motherhood: Altered Brain and Hormonal Responses in Mothers with Postpartum Depression«, in: »Papers from the Parental Brain 2018 Meeting, Toronto, Canada, July 2018«, Hg. Jodi L. Pawluski, Frances A. Champagne und Oliver J. Bosch, Sonderausgabe, *Journal of Neuroendocrinology* 31, Nr. 9, September 2019, S. e12794, https://doi.org/10.1111/jne.12794.

17 E. L. Moses-Kolko, M. S. Horner, M. L. Phillips, A. E. Hipwell und J. E. Swain, »In Search of Neural Endophenotypes of Postpartum Psychopathology and Disrupted Maternal Caregiving«, in: »Reviews from the 5th Parental Brain Conference, Regensburg, Germany, 11th–14th of July 2013«, Sonderausgabe, *Journal of Neuroendocrinology* 26, Nr. 10, 2014, S. 665–684, https://doi.org/10.1111/jne.12183

18 Aya Dudin, Kathleen E. Wonch, Andrew D. Davis, Meir Steiner, Alison S. Fleming und Geoffrey B. Hall, »Amygdala and Affective Responses to Infant Pictures: Comparing Depressed and Non-Depressed Mothers and Non-Mothers«, in: »Papers from the Parental Brain 2018 Meeting, Toronto, Canada, July 2018«, Sonderausgabe, *Journal of Neuroendocrinology* 31, Nr. 9, September 2019, S. e12790, https://doi.org/10.1111/jne.12790; Kathleen E. Wonch, Cynthia B. de Medeiros, Jennifer A. Barrett, Aya Dudin, William A. Cunningham, Geoffrey B. Hall, Meir Steiner und Alison S. Fleming, »Postpartum Depression and Brain Response to Infants: Differential Amygdala Response and Connectivity«, in: *Social Neuroscience* 11, Nr. 6, Dezember 2016, S. 600–617, https://doi.org/10.1080/17470919.2015.1131193

19 Jodi L. Pawluski, James E. Swain und Joseph S. Lonstein, »Neurobiology of Peripartum Mental Illness«, in: *Handbook of Clinical Neurology*, Bd. 182, *The Human Hypothalamus: Neuropsychiatric Disorders*, Hg. Dick F. Swaab, Ruud M. Buijs, Felix Kreier, Paul J. Lucassen und Ahmad Salehi, Elsevier, Amsterdam, 2021, S. 63–82, https://doi.org/10.1016/B978-0-12-819973-2.00005-8; Nguyen et al., »Tumultuous Transition to Motherhood,« https://doi.org/10.1111/jne.12794

20 Chaohui Guo, Eydie Moses-Kolko, Mary Phillips, James E. Swain und Alison E. Hipwell, »Severity of Anxiety Moderates the Association between Neural Circuits and Maternal Behaviors in the Postpartum Period«, in: *Cognitive, Affective, & Behavioral Neuroscience* 18, Nr. 3, Juni 2018, S. 426–436, https://doi.org/10.3758/s13415-017-0516-x

21 Pawluski, Swain und Lonstein, »Neurobiology of Peripartum Mental Illness«, https://doi.org/10.1016/B978-0-12-819973-2.00005-8; James E. Swain, S. Shaun Ho, Helen Fox, David Garry und Susanne Brummelte, »Effects of Opioids on the Parental Brain in Health and Disease«, in: *Frontiers in Neuroendocrinology* 54, Juli 2019, S. 100766, https://doi.org/10.1016/j.yfrne.2019.100766; Zheng Wu, Anita E. Autry, Joseph E. Bergan, Mitsuko Watabe-Uchida und Catherine G. Dulac, »Galanin Neurons in the Medial Preoptic Area Govern Parental Behaviour«, in: *Nature* 509, Nr. 7500, Mai 2014, S. 325–330, https://doi.org/10.1038/nature13307

22 Pilyoung Kim, »How Stress Can Influence Brain Adaptations to Motherhood«, in: *Frontiers in Neuroendocrinology* 60, Januar 2021, S. 100875, https://doi.org/10.1016/j.yfrne.2020.100875; Mayra L. Almanza-Sepulveda, Alison S. Fleming und Wibke Jonas, »Mothering Revisited: A Role for Cortisol?«. in: »50th

Anniversary of Hormones and Behavior: Past Accomplishments and Future Directions in Behavioral Neuroendocrinology«, Hg. Cheryl McCormick, Sonderausgabe, *Hormones and Behavior* 121, 1. Mai 2020, S. 104679, https://doi.org/10.1016/j.yhbeh.2020.104679; Molly J. Dickens, Jodi L. Pawluski und L. Michael Romero, »Moving Forward from COVID-19: Bridging Knowledge Gaps in Maternal Health with a New Conceptual Model«, in: *Frontiers in Global Women's Health* 1, 2020, S. 586697, https://doi.org/10.3389/fgwh.2020.586697

23 Bruce S. McEwen, »What Is the Confusion with Cortisol?«, in: *Chronic Stress* 3, Februar 2019, https://doi.org/10.1177/2470547019833647

24 McEwen, »What Is the Confusion with Cortisol?«, https://doi.org/10.1177/2470547019833647; Almanza-Sepulveda, Fleming und Jonas, »Mothering Revisited«, https://doi.org/10.1016/j.yhbeh.2020.104679

25 Christopher Pittenger und Ronald S. Duman, »Stress, Depression, and Neuroplasticity: A Convergence of Mechanisms«, in: *Neuropsychopharmacology* 33, Januar 2008, S. 88–109, https://doi.org/10.1038/sj.npp.1301574; Bruce S. McEwen und Peter J. Gianaros, »Stress- and Allostasis-Induced Brain Plasticity«, in: *Annual Review of Medicine* 62, Februar 2011, S. 431–445, https://doi.org/10.1146/annurev-med-052209-100430

26 Randi Hutter Epstein, »Bruce McEwen, 81, Is Dead; Found Stress Can Alter the Brain«, in: *New York Times*, 10. Februar 2020, https://www.nytimes.com/2020/02/10/science/bruce-s-mcewen-dead.html; Matthew N. Hill, Ilia N. Karatsoreos, E. Ron de Kloet, Sonia Lupien und Catherine S. Woolley, »In Memory of Bruce McEwen: A Gentle Giant of Neuroscience«, in: *Nature Neuroscience* 23, Nr. 4, April 2020, S. 473–474, https://doi.org/10.1038/s41593-020-0613-y

27 Bruce S. McEwen, »Protective and Damaging Effects of Stress Mediators«, in: *New England Journal of Medicine* 338, Nr. 3, 15. Januar 1998, S. 171–179, https://doi.org/10.1056/NEJM199801153380307.

28 McEwen, »What Is the Confusion with Cortisol?«, https://doi.org/10.1177/2470547019833647; McEwen und Gianaros, »Stress- and Allostasis-Induced Brain Plasticity«, https://doi.org/10.1146/annurev-med-052209-100430.

29 Caroline Jung, Jui T. Ho, David J. Torpy, Anne Rogers, Matt Doogue, John G. Lewis, Raymond J. Czajko und Warrick J. Inder, »A Longitudinal Study of Plasma and Urinary Cortisol in Pregnancy and Postpartum«, in: *Journal of Clinical Endocrinology & Metabolism* 96, Nr. 5, 1. Mai 2011, S. 1533–1540, https://doi.org/10.1210/jc.2010-2395

30 Elizabeth C. Braithwaite, Susannah E. Murphy und Paul G. Ramchandani, »Effects of Prenatal Depressive Symptoms on Maternal and Infant Cortisol Reactivity«, in: *Archives of Women's Mental Health* 19, Nr. 4, August 2016, S. 581–590, https://doi.org/10.1007/s00737-016-0611-y; Almanza-Sepulveda, Fleming und Jonas, »Mothering Revisited«, https://doi.org/10.1016/j.yhbeh.2020.104679; Molly J. Dickens und Jodi L. Pawluski, »The HPA Axis during the Perinatal Period: Implications for Perinatal Depression«, in: *Endocrinology* 159, Nr. 11, November 2018, S. 3737–3746, https://doi.org/10.1210/en.2018-00677

31 Alison S. Fleming, Meir Steiner und Carl Corter, »Cortisol, Hedonics, and Maternal Responsiveness in Human Mothers«, in: *Hormones and Behavior* 32,

Nr. 2, Oktober 1997, S. 85–98, https://doi.org/10.1006/hbeh.1997.1407; Alison
S. Fleming, Meir Steiner und Veanne Anderson, »Hormonal and Attitudinal
Correlates of Maternal Behaviour during the Early Postpartum Period in First-
Time Mothers«, in: *Journal of Reproductive and Infant Psychology* 5, Nr. 4, 1987,
S. 193–205, https://doi.org/10.1080/02646838708403495; Joy Stallings, Alison S.
Fleming, Carl Corter, Carol Worthman und Meir Steiner, »The Effects of Infant
Cries and Odors on Sympathy, Cortisol, and Autonomic Responses in New
Mothers and Nonpostpartum Women«, in: *Parenting* 1, Nr. 1–2, 2001, S. 71–100,
https://doi.org/10.1080/15295192.2001.9681212; Almanza-Sepulveda, Fleming
und Jonas, in: »Mothering Revisited«,
https://doi.org/10.1016/j.yhbeh.2020.104679

32 Alison S. Fleming, Carl Corter, Joy Stallings und Meir Steiner, in: »Testosterone
and Prolactin Are Associated with Emotional Responses to Infant Cries in
New Fathers«, in: *Hormones and Behavior* 42, Nr. 4, Dezember 2002,
S. 399–413, https://doi.org/10.1006/hbeh.2002.1840

33 M. Dean Graham, Stephanie L. Rees, Meir Steiner und Alison S. Fleming,
»The Effects of Adrenalectomy and Corticosterone Replacement on Maternal
Memory in Postpartum Rats«, in: *Hormones and Behavior* 49, Nr. 3,
März 2006, S. 353–361, https://doi.org/10.1016/j.yhbeh.2005.08.014.

34 Andrea Gonzalez, Jennifer M. Jenkins, Meir Steiner und Alison S. Fleming,
»Maternal Early Life Experiences and Parenting: The Mediating Role of
Cortisol and Executive Function«, in: *Journal of the American Academy of
Child & Adolescent Psychiatry* 51, Nr. 7, 1. Juli 2012, S. 673–682,
https://doi.org/10.1016/j.jaac.2012.04.003

35 Almanza-Sepulveda, Fleming und Jonas, »Mothering Revisited«,
https://doi.org/10.1016/j.yhbeh.2020.104679

36 Almanza-Sepulveda, Fleming und Jonas, »Mothering Revisited«,
https://doi.org/10.1016/j.yhbeh. 2020.104679.

37 Sunaina Seth, Andrew J. Lewis und Megan Galbally, »Perinatal Maternal
Depression and Cortisol Function in Pregnancy and the Postpartum Period: A
Systematic Literature Review«, in: *BMC Pregnancy and Childbirth* 16, Nr. 1,
31. Mai 2016, S. 124, https://doi.org/10.1186/s12884-016-0915-y

38 Meltzer-Brody and Kanes, »Allopregnanolone in Postpartum Depression«,
https://doi.org/10.1016/j.ynstr.2020.100212; Jennifer L. Payne und Jamie Maguire, »Pathophysiological Mechanisms Implicated in Postpartum Depression«,
in: *Frontiers in Neuroendo-crinology* 52, Januar 2019, S. 165–180, https://doi.
org/10.1016/j.yfrne.2018.12.001; Jamie Maguire und Istvan Mody, » GABA$_A$R
Plasticity during Pregnancy: Relevance to Postpartum Depression«, in: *Neuron*
59, Nr. 2, 31. Juli 2008, S. 207–213, https://doi.org/10.1016/j.neuron.2008.06.019;
Pawluski, Swain und Lonstein, »Neurobiology of Peripartum Mental Illness«,
https://doi.org/10.1016/B978-0-12-819973-2.00005-8

39 Maguire und Mody, »GABA$_A$R Plasticity during Pregnancy«, https://doi.
org/10.1016/j.neuron.2008.06.019; Istvan Mody und Jamie Maguire, »The
Reciprocal Regulation of Stress Hormones and GABA$_A$ Receptors«, in:
Frontiers in Cellular Neuroscience 6, 30. Januar 2012, https://doi.org/10.3389/
fncel.2012.00004; Jamie Maguire und Istvan Mody, »Behavioral Deficits in

Juveniles Mediated by Maternal Stress Hormones in Mice«, in: »The Many Faces of Stress: Implications for Neuropsychiatric Disorders«, Hg. Laura Musazzi und Jordan Marrocco, Sonderausgabe, *Neural Plasticity* 2016 (2016): 2762518, https://doi.org/10.1155/2016/2762518.

40 Miki Bloch, Peter J. Schmidt, Merry Danaceau, Jean Murphy, Lynnette Nieman und David R. Rubinow, »Effects of Gonadal Steroids in Women with a History of Postpartum Depression«, in: *American Journal of Psychiatry* 157, Nr. 6, 1. Juni 2000, S. 924–930, https://doi.org/10.1176/appi.ajp.157.6.924; Susanne Brummelte und Liisa A. M. Galea, »Postpartum Depression: Etiology, Treatment and Consequences for Maternal Care«, in: »Parental Care«, Hg. Alison S. Fleming, Frédéric Lévy und Joe S. Lonstein, Sonderausgabe, *Hormones and Behavior* 77, Januar 2016, S. 153–166, https://doi.org/10.1016/j.yhbeh.2015.08.008.

41 Jodi L. Pawluski, Elseline Hoekzema, Benedetta Leuner und Joseph S. Lonstein, »Less Can Be More: Fine Tuning the Maternal Brain«, in: *Neuroscience & Biobehavioral Reviews* (Vorveröffentlichung), 2021, https://doi.org/10.1016/j.neubiorev.2021.11.045

42 Fleming, Steiner und Anderson, »Hormonal and Attitudinal Correlates of Maternal Behaviour«, https://doi.org/10.1080/02646838708403495

43 A. M. Lomanowska, M. Boivin, C. Hertzman und A. S. Fleming, »Parenting Begets Parenting: A Neurobiological Perspective on Early Adversity and the Transmission of Parenting Styles across Generations«, in: »Early Adversity and Brain Development«, Hg. Susanne Brummelte, Sonderausgabe, *Neuroscience* 342, 7. Februar 2017, S. 120–139, https://doi.org/10.1016/j.neuroscience.2015.09.029; Joseph S. Lonstein, Frédéric Lévy und Alison S. Fleming, »Common and Divergent Psychobiological Mechanisms Underlying Maternal Behaviors in Non-Human and Human Mammals«, in: *Hormones and Behavior* 73, Juli 2015, S. 156–185, https://doi.org/10.1016/j.yhbeh.2015.06.011.

44 Almanza-Sepulveda, Fleming und Jonas, »Mothering Revisited«, https://doi.org/10.1016/j.yhbeh.2020.104679

45 Normalerweise gab es eine gemeinsame Mahlzeit vor Beginn der Sitzung und die Mütter hatten ihre Kinder mitgenommen, wobei auch für Kinderbetreuung gesorgt war. Manchmal führte diese Versuchsanordnung zu Gelegenheiten, stressige Augenblicke mit Kindern in Echtzeit zu erleben.

46 Alison S. Fleming und Gary W. Kraemer, »Molecular and Genetic Bases of Mammalian Maternal Behavior«, in: *Gender and the Genome* 3, Februar 2019, S. 1–14; Ian C. G. Weaver, Nadia Cervoni, Frances A. Champagne, Ana C. D'Alessio, Shakti Sharma, Jonathan R. Seckl, Sergiy Dymov, Moshe Szyf und Michael J. Meaney, »Epigenetic Programming by Maternal Behavior«, in: *Nature Neuroscience* 7, Nr. 8, August 2004, S. 847–854, https://doi.org/10.1038/nn1276

47 Gonzalez et al., »Maternal Early Life Experiences and Parenting«, https://doi.org/10.1016/j.jaac.2012.04.003

48 Michelle R. VanTieghem und Nim Tottenham, »Neurobiological Programming of Early Life Stress: Functional Development of Amygdala-Prefrontal Circuitry and Vulnerability for Stress-Related Psychopathology«, in: *Current Topics in Behavioral Neurosciences*, vol. 38, *Behavioral Neurobiology of PTSD*, Hg. Eric

Vermetten, Dewleen G. Baker und Victoria B. Risbrough Springer, Cham, Switzerland, 2018, S. 117–136, https://link.springer.com/chapter/10.1007/7854_2016_42

49 Kim, »How Stress Can Influence Brain Adaptations to Motherhood«, https://doi.org/10.1016/j.yfrne.2020.100875; Pilyoung Kim, James F. Leckman, Linda C. Mayes, Michal-Ann Newman, Ruth Feldman und James E. Swain, »Perceived Quality of Maternal Care in Childhood and Structure and Function of Mothers' Brain«, in: *Developmental Science* 13, Nr. 4, Juli 2010, S. 662–673, https://doi.org/10.1111/j.1467-7687.2009.00923.x; Aviva K. Olsavsky, Joel Stoddard, Andrew Erhart, Rebekah Tribble und Pilyoung Kim, »Neural Processing of Infant and Adult Face Emotion and Maternal Exposure to Childhood Maltreatment«, in: *Social Cognitive and Affective Neuroscience* 14, Nr. 9, September 2019, S. 997–1008, https://doi.org/10.1093/scan/nsz069

50 Emilia L. Mielke, Corinne Neukel, Katja Bertsch, Corinna Reck, Eva Möhler und Sabine C. Herpertz, »Maternal Sensitivity and the Empathic Brain: Influences of Early Life Maltreatment«, in: *Journal of Psychiatric Research* 77, Juni 2016, S. 59–66, https://doi.org/10.1016/j.jpsychires.2016.02.013

51 Pilyoung Kim, Rebekah Tribble, Aviva K. Olsavsky, Alexander J. Dufford, Andrew Erhart, Melissa Hansen, Leah Grande und Daniel M. Gonzalez, »Associations between Stress Exposure and New Mothers' Brain Responses to Infant Cry Sounds«, in: *NeuroImage* 223, Dezember 2020, S. 117360, https://doi.org/10.1016/j.neuroimage.2020.117360

52 VanTieghem und Tottenham, »Neurobiological Programming of Early Life Stress«, https://doi.org/10.1007/7854_2016_42

53 Kim, »How Stress Can Influence Brain Adaptations to Motherhood«, https://doi.org/10.1016/j.yfrne.2020.100875

54 Helena J. V. Rutherford, Sohye Kim, Sarah W. Yip, Marc N. Potenza, Linda C. Mayes und Lane Strathearn, »Parenting and Addictions: Current Insights from Human Neuroscience«, in: *Current Addiction Reports* 8, September 2021, S. 380–388, https://doi.org/10.1007/s40429-021-00384-6

55 Helena J. V. Rutherford und Linda C. Mayes, »Parenting Stress: A Novel Mechanism of Addiction Vulnerability«, in: »Stress and Substance Abuse throughout Development«, Hg. Roger Sorensen, Da-Yu Wu, Karen Sirocco, Cora Lee Wetherington und Rita Valentino, Sonderausgabe, *Neurobiology of Stress* 11, 1. November 2019, S. 100172, https://doi.org/10.1016/j.ynstr.2019.100172

56 Karen Milligan, Tamara Meixner, Monique Tremblay, Lesley A. Tarasoff, Amelia Usher, Ainsley Smith, Alison Niccols und Karen A. Urbanoski, »Parenting Interventions for Mothers with Problematic Substance Use: A Systematic Review of Research and Community Practice«, in: *Child Maltreatment* 25, Nr. 3, August 2020, S. 247–262, https://doi.org/10.1177/1077559519873047; Allison L. West, Sarah Dauber, Laina Gagliardi, Leeya Correll, Alexandra Cirillo Lilli und Jane Daniels, »Systematic Review of Community- and Home-Based Interventions to Support Parenting and Reduce Risk of Child Maltreatment among Families with Substance-Exposed Newborns«, in: *Child Maltreatment* 25, Nr. 2, Mai 2020, S. 137–151, https://doi.org/10.1177/1077559519866272

57 Amanda F. Lowell, Elizabeth Peacock-Chambers, Amanda Zayde, Cindy L.

DeCoste, Thomas J. McMahon und Nancy E. Suchman, »Mothering from the Inside Out: Addressing the Intersection of Addiction, Adversity, and Attachment with Evidence-Based Parenting Intervention«, in: *Current Addiction Reports*, 15. Juli 2021, S. 605–615, https://doi.org/10.1007/s40429-021-00389-1; Nancy E. Suchman, Cindy L. DeCoste, Thomas J. McMahon, Rachel Dalton, Linda C. Mayes und Jessica Borelli, »Mothering from the Inside Out: Results of a Second Randomized Clinical Trial Testing a Mentalization-Based Intervention for Mothers in Addiction Treatment«, in: »Attachment in the Context of Atypical Caregiving: Harnessing Insights from a Developmental Psychopathology Perspective«, Hg. Glenn I. Roisman und Dante Cicchetti, Sonderausgabe, *Development and Psychopathology* 29, Nr. 2, Mai 2017, S. 617–636, https://doi.org/10.1017/S0954579417000220

58 Rachel N. Lipari und Struther L. Van Horn, »Children Living with Parents Who Have a Substance Use Disorder«, in: *The CBHSQ Report* (Rockville, MD: Substance Abuse and Mental Health Services Administration, 24. August 2017), http://www.ncbi.nlm.nih.gov /books/NBK464590/

59 Alex F. Peahl, Vanessa K. Dalton, John R. Montgomery, Yen-Ling Lai, Hsou Mei Hu und Jennifer F. Waljee, »Rates of New Persistent Opioid Use after Vaginal or Cesarean Birth among US Women«, in: *JAMA Network Open* 2, Nr. 7, 26. Juli 2019, S. e197863, https://doi.org/10.1001/jamanetworkopen.2019.7863.

60 Marjo Susanna Flykt, Saara Salo und Marjukka Pajulo, »›A Window of Opportunity‹: Parenting and Addiction in the Context of Pregnancy«, in: *Current Addiction Reports* 8, Dezember 2021, S. 578–594, https://doi.org/10.1007/s40429-021-00394-4. Studien zu Nagern legen dies ebenfalls nahe. Mariana Pereira und Joan Morrell haben zahlreiche Studien durchgeführt, in denen kokainsüchtige Ratten zwischen der Droge und ihren Jungen wählen konnten. In der frühen postpartalen Phase wählten die Ratten eher ihre Jungen oder mit ihnen in Zusammenhang stehende Umfelder. Der Effekt lässt in späteren postpartalen Phasen nach. M. Pereira und J. I. Morrell, »Functional Mapping of the Neural Circuitry of Rat Maternal Motivation: Effects of Site-Specific Transient Neural Inactivation«, in: »The Parental Brain«, Sonderausgabe, *Journal of Neuroendocrinology* 23, Nr. 11, November 2011, S. 1020–1035, https://doi.org/10.1111/j.1365-2826.2011.02200.x

61 Katherine Rosenblum, Jamie Lawler, Emily Alfafara, Nicole Miller, Melisa Schuster und Maria Muzik, »Improving Maternal Representations in High-Risk Mothers: A Randomized, Controlled Trial of the Mom Power Parenting Intervention«, in: *Child Psychiatry & Human Development* 49, Nr. 3, Juni 2018, S. 372–384, https://doi.org/10.1007/s10578-017-0757-5

62 James E. Swain, S. Shaun Ho, Katherine L. Rosenblum, Diana Morelen, Carolyn J. Dayton und Maria Muzik, »Parent-Child Intervention Decreases Stress and Increases Maternal Brain Activity and Connectivity during Own Baby-Cry: An Exploratory Study«, in: »Attachment in the Context of Atypical Caregiving: Harnessing Insights from a Developmental Psychopathology Perspective«, Hg. Glenn I. Roisman und Dante Cicchetti, Sonderausgabe, *Development and Psychopathology* 29, Nr. 2, Mai 2017, S. 535–553, https://doi.org/10.1017/S0954579417000165; S. Shaun Ho, Maria Muzik, Katherine L. Rosenblum, Diana Morelen, Yoshio Nakamura, und James E. Swain, »Potential

Neural Mediators of Mom Power Parenting Intervention Effects on Maternal Intersubjectivity and Stress Resilience«, in: *Frontiers in Psychiatry* 11, 8. Dezember 2020, S. 569924, https:// doi.org/10.3389/fpsyt.2020.568824

63 Fleming und Kraemer, »Molecular and Genetic Bases of Mammalian Maternal Behavior«; Viara R. Mileva-Seitz, Marian J. Bakermans-Kranenburg und Marinus H. van IJzendoorn, »Genetic Mechanisms of Parenting«, in: »Parental Care«, Hg. Alison S. Fleming, Frédéric Lévy und Joe S. Lonstein, Sonderausgabe, *Hormones and Behavior* 77, Januar 2016, S. 211–223, https://doi.org/10.1016/j.yhbeh.2015.06.003

64 W. Jonas, V. Mileva-Seitz, A. W. Girard, R. Bisceglia, J. L. Kennedy, M. Sokolowski, M. J. Meaney, A. S. Fleming und M. Steiner, »Genetic Variation in Oxytocin rs2740210 and Early Adversity Associated with Postpartum Depression and Breastfeeding Duration«, in: *Genes, Brain and Behavior* 12, Nr. 7, Oktober 2013, S. 681–694, https://doi.org/10.1111/gbb.12069.

65 Divya Mehta, Carina Quast, Peter A. Fasching, Anna Seifert, Franziska Voigt, Matthias W. Beckmann, Florian Faschingbauer et al., »The 5-HTTLPR Polymorphism Modulates the Influence on Environmental Stressors on Peripartum Depression Symptoms«, in: *Journal of Affective Disorders* 136, Nr. 3, Februar 2012, S. 1192–1197, https://doi.org/10.1016/j.jad.2011.11.042.

66 Viara Mileva-Seitz, Meir Steiner, Leslie Atkinson, Michael J. Meaney, Robert Levitan, James L. Kennedy, Marla B. Sokolowski und Alison S. Fleming, »Interaction between Oxytocin Genotypes and Early Experience Predicts Quality of Mothering and Postpartum Mood«, in: *PLoS ONE* 8, Nr. 4, 18. April 2013, S. e61443, https://doi.org/10.1371/journal.pone.0061443.

67 Abigail Tucker, *Mom Genes: Inside the New Science of Our Ancient Maternal Instinct*, Gallery Books, New York, 2021, S. 145.

68 Sohye Kim, Peter Fonagy, Jon Allen und Lane Strathearn, »Mothers' Unresolved Trauma Blunts Amygdala Response to Infant Distress«, in: *Social Neuroscience* 9, Nr. 4, 2014, S. 352–363, https://doi.org/10.1080/17470919.2014.896287

69 Sarah S. Richardson, *The Maternal Imprint: The Contested Science of Maternal-Fetal* Effects, University of Chicago Press, Chicago, 2021, S. 8.

70 Richardson, *Maternal Imprint*, S. 160, S.215–222.

71 Richardson, *Maternal Imprint*, S. 24.

72 Albert L. Siu und die US Preventive Services Task Force, »Screening for Depression in Adults: US Preventive Services Task Force Recommendation Statement«, in: *JAMA* 315, Nr. 4, 26. Januar 2016, S. 380–387, https://doi.org/10.1001/jama.2015.18392

73 »Preventative Services Coverage«, Centers for Disease Control and Prevention, Zugriff 3. Oktober 2021, https://www.cdc.gov/nchhstp/highqualitycare/preventiveservices/index.html. Hier sei noch angemerkt, dass die zwölf Bundesstaaten, die Medicaid unter dem Affordable Care Act nicht erweitert haben, die Kosten der Vorsorgeuntersuchungen, die die Taskforce mit A oder B bewertet hat, nicht übernehmen müssen. Es gibt allerdings finanzielle Anreize, es dennoch zu tun.

74 US Preventive Services Task Force, »Interventions to Prevent Perinatal De-

pression: US Preventive Services Task Force Recommendation Statement«, in: *JAMA* 321, Nr. 6, 12. Februar 2019, S. 580–587, https://doi.org/10.1001/jama.2019.0007.

75   Forscher haben einige Untersuchungsinstrumente getestet; eines davon beruht auf Arbeiten von Meltzer-Brody und Kollegen in Chapel at Chapel Hill. Aufbauend auf der Literatur über belastende Kindheitserfahrungen, erfasst und kalkuliert es die Gesamtheit der psychosozialen Risikofaktoren einer schwangeren Person. Yasmin V. Barrios, Joanna Maselko, Stephanie M. Engel, Brian W. Pence, Andrew F. Olshan, Samantha Meltzer-Brody, Nancy Dole und John M. Thorp, »The Relationship of Cumulative Psychosocial Adversity with Antepartum Depression and Anxiety«, in: *Depression and Anxiety* 38, Nr. 10, Oktober 2021, S. 1034–1045, https:// doi.org/10.1002/da.23206

76   Kaia Hubbard, »Many States Face Shortage of Mental Health Providers«, in: *US News & World Report*, 10. Juni 2021, https://www.usnews.com/news/best-states/articles/2021-06-10/northeastern-states-have-fewest-mental-health-provider-shortages.

77   »State Health Facts: Births Financed by Medicaid«, Kaiser Family Foundation, 17. December 2021, https://www.kff.org/medicaid/state-indicator/births-financed-by-medicaid/

78   Gus A. Mayopoulos, Tsachi Ein-Dor, Gabriella A. Dishy, Rasvitha Nandru, Sabrina J. Chan, Lauren E. Hanley, Anjali J. Kaimal und Sharon Dekel, »COVID-19 Is Associated with Traumatic Childbirth and Subsequent Mother-Infant Bonding Problems«, in: *Journal of Affective Disorders* 282, 1. März 2021, S. 122–125, https://doi.org/10.1016/j.jad.2020.12.101; Elizabeth L. Adams, Danyel Smith, Laura J. Caccavale und Melanie K. Bean, »Parents Are Stressed! Patterns of Parent Stress across COVID-19«, in: *Frontiers in Psychiatry* 12, April 2021, S. 626456, https://doi.org/10.3389/fpsyt.2021.626456

79   Lauren M. Osborne, Mary C. Kimmel und Pamela J. Surkan, »The Crisis of Perinatal Mental Health in the Age of Covid-19«, in: *Maternal and Child Health Journal* 25, März 2021, S. 349–352, https://doi.org/10.1007/s10995-020-03114-y

80   Stephen Kanes, Helen Colquhoun, Handan Gunduz-Bruce, Shane Raines, Ryan Arnold, Amy Schacterle, James Doherty, et al., »Brexanolone (SAGE-547 Injection) in Post-Partum Depression: A Randomised Controlled Trial«, in: *Lancet* 390, Nr. 10093, 29. Juli 2017, S. 480–489, https://doi.org/10.1016/S0140-6736(17)31264-3; Samantha Meltzer-Brody, Helen Colquhoun, Robert Riesenberg, C. Neill Epperson, Kristina M. Deligiannidis, David R. Rubinow, Haihong Li et al., »Brexanolone Injection in Post-Partum Depression: Two Multicentre, Double-Blind, Randomised, Placebo-Controlled, Phase 3 Trials«, in: *Lancet* 392, Nr. 10152, 22. September 2018, S. 1058–1070, https://doi.org/10.1016/S0140-6736(18)31551-4

81   Sage Therapeutics, Inc., *Form 10-Q*, for the period ending June 30, 2021 (3. August 2021), US Securities and Exchange Commission; und Adam Feuerstein, »Biotech in the Time of Coronavirus: The Return of Biotech Mergers, Acquisitions, and Deals«, STAT, 13. April 2020, https://www.statnews.com/2020/04/13/biotech-in-the-time-of-coronavirus-the-return-of-mergers-acquisitions-and-deals/

82 Matthew Herper und Adam Feuerstein, »Sage's New Antidepressant Faces
    Major Setback in New Study«, in: STAT, 5. Dezember 2019,
    https://www.statnews.com/2019/12/05/sages-new-antidepressant-faces-major-
    setback-in-new-study/; Kristina M. Deligiannidis, Samantha Meltzer-Brody,
    Handan Gunduz-Bruce, James Doherty, Jeffrey Jonas, Sigui Li, Abdul J. Sankoh
    et al., »Effect of Zuranolone vs Placebo in Postpartum Depression«, in: *JAMA
    Psychiatry* 78, Nr. 9 (30. Juni 2021): 951–59,
    https://doi.org/10.1001/jamapsychiatry.2021.1559

83 Jodi L. Pawluski, Ming Li und Joseph S. Lonstein, »Serotonin and Motherhood:
    From Molecules to Mood«, in: »Parental Brain«, Hg. Susanne Brummelte und
    Benedetta Leuner, Sonderausgabe, *Frontiers in Neuroendocrinology* 53,
    April 2019, S.100742, https://doi.org/10.1016/j.yfrne.2019.03.001

84 Joseph S. Lonstein, »The Dynamic Serotonin System of the Maternal Brain«,
    in: *Archives of Women's Mental Health* 22, Nr. 2, April 2019, S. 237–243,
    https://doi.org/10.1007/s00737-018-0887-1

85 Lonstein, »Dynamic Serotonin System of the Maternal Brain«,
    https://doi.org/10.1007/s00737-018-0887-1

86 Jodi L. Pawluski, Rafaella Paravatou, Alan Even, Gael Cobraiville, Marianne
    Fillet, Nikolaos Kokras, Christina Dalla und Thierry D. Charlier, »Effect of
    Sertraline on Central Serotonin and Hippocampal Plasticity in Pregnant and
    Non-Pregnant Rats«, in: *Neuropharmacology* 166, April 2020, S. 107950,
    https://doi.org/10.1016/j.neuropharm.2020.107950

87 Pawluski, Li, and Lonstein, »Serotonin and Motherhood«,
    https://doi.org/10.1016/j.yfrne.2019.03.001

88 Jennifer Valeska Elli Brown, Claire A. Wilson, Karyn Ayre, Lindsay Robertson,
    Emily South, Emma Molyneaux, Kylee Trevillion, Louise M. Howard und Hind
    Khalifeh, «Anti-depressant Treatment for Postnatal Depression«, in: *Cochrane
    Database of Systematic Reviews*, Nr. 2, Februar 2021,
    https://doi.org/10.1002/14651858.CD013560.pub2

89 Martha Hostetter und Sarah Klein, »Restoring Access to Maternity Care in
    Rural America«, in: *Transforming Care,* Commonwealth Fund, 30. September
    2021, https://doi.org/10.26099/CYCC-FF50; Peiyin Hung, Carrie E. Henning-
    Smith, Michelle M. Casey und Katy B. Kozhimannil, »Access to Obstetric
    Services in Rural Counties Still Declining, with 9 Percent Losing Services,
    2004–14«, in: *Health Affairs* 36, Nr. 9, September 2017, S. 1663–1671,
    https://doi.org/10.1377/hlthaff.2017.0338

90 Kim, »How Stress Can Influence Brain Adaptations to Motherhood«,
    https://doi.org/10.1016/j.yfrne.2020.100875; Nora Ellmann, *Community-Based
    Doulas and Midwives: Key to Addressing the U.S. Maternal Health Crisis,* Center
    for American Progress, April 2020, https://www.americanprogress.org/ar-
    ticle/community-based-doulas-midwives/; David L. Olds, Harriet Kitzman,
    Elizabeth Anson, Joyce A. Smith, Michael D. Knudtson, Ted Miller, Robert
    Cole, Christian Hopfer und Gabriella Conti, »Prenatal and Infancy Nurse
    Home Visiting Effects on Mothers: 18-Year Follow-Up of a Randomized Trial«,
    in: *Pediatrics* 144, Nr. 6, Dezember 2019, S. e20183889,
    https://doi.org/10.1542/peds.2018-3889

91 Sarah Menkedick, *Ordinary Insanity: Fear and the Silent Crisis of Motherhood in America*, Pantheon, New York, 2020, S. 354

92 Hillary Frank, »Ina May's Guide, Completely Revised and Updated«, *The Longest Shortest Time,* 10. Dezember 2019, https://longestshortesttime.com/episode-218-ina-mays-guide-completely-revised-and-updated/

93 Ina May Gaskin, *Ina May's Guide to Childbirth*, überarbeitet und aktualisiert, Bantam, New York 2003, überarbeitet 2019. Auf dem Bucheinband dieser Ausgabe steht übrigens interessanterweise immer noch ein Zitat von Christiane Northrup, prominente Gynäkologin und Geburtshelferin und bekannt geworden durch die Verbreitung von Fehlinformationen über die Pandemie und Impfstoffe. Colin Woodard, »Instagram Blocks Account of Celebrity Maine Doctor Who Spreads Vaccine Disinformation«, in: *Press Herald*, 30. April 2021, https://www.pressherald.com/2021/04 /30/instagram-blocks-account-of-celebrity-maine-doctor-who-spreads-vaccine-disinformation/

94 Gaskin, *Ina May's Guide to Childbirth*, überarb. Ausg., S. 293

95 Sharon Dekel, Caren Stuebe und Gabriella Dishy, »Childbirth Induced Posttraumatic Stress Syndrome: A Systematic Review of Prevalence and Risk Factors«, in: *Frontiers in Psychology* 8, 11. April 2017, S. 560, https://doi.org/10.3389/fpsyg.2017.00560

96 Sharon Dekel, Tsachi Ein-Dor, Zohar Berman, Ida S. Barsoumian, Sonika Agarwal und Roger K. Pitman, »Delivery Mode Is Associated with Maternal Mental Health Following Childbirth«, in: *Archives of Women's Mental Health* 22, Nr. 6, Dezember 2019, S. 817–824, https://doi.org/10.1007/s00737-019-00968-2.

97 Sabrina J. Chan, Tsachi Ein-Dor, Philip A. Mayopoulos, Michelle M. Mesa, Ryan M. Sunda, Brenna F. McCarthy, Anjali J. Kaimal und Sharon Dekel, »Risk Factors for Developing Posttraumatic Stress Disorder Following Childbirth«, in: *Psychiatry Research* 290, August 2020, S. 113090, https://doi.org/10.1016/j.psychres.2020.113090

98 Freya Thiel und Sharon Dekel, »Peritraumatic Dissociation in Childbirth-Evoked Posttraumatic Stress and Postpartum Mental Health«, in: *Archives of Women's Mental Health* 23, Nr. 2, April 2020, S. 189–197, https://doi.org/10.1007/s00737-019-00978-0

99 Zohar Berman, Freya Thiel, Anjali J. Kaiman und Sharon Dekel, »Association of Sexual Assault History with Traumatic Childbirth and Subsequent PTSD«, in: *Archives of Women's Mental Health,* 24. Oktober 2021, S. 767–771, https://doi.org/10.1007/s00737-021-01129-0

100 Chan et al., »Risk Factors for Developing Posttraumatic Stress Disorder Following Childbirth«, https://doi.org/10.1016/j.psychres.2020.113090.

101 Sharon Dekel, Tsachi Ein-Dor, Gabriella A. Dishy und Philip A. Mayopoulos, »Beyond Postpartum Depression: Posttraumatic Stress-Depressive Response Following Childbirth«, *Archives of Women's Mental Health* 23, Nr. 4, August 2020, S. 557–564, https://doi.org/10.1007/s00737-019-01006-x

102 Neven Henigsberg, Petra Kalember, Zrnka Kovačić Petrović und Ana Šečić, »Neuroimaging Research in Posttraumatic Stress Disorder—Focus on Amygdala, Hippocampus and Prefrontal Cortex«, in: »Theranostic Approach to

PTSD«, Hg. Nela Pivac, Sonderausgabe, *Progress in Neuro-Psychopharmacology and Biological Psychiatry* 90 2. März 2019, S. 37–42, https://doi.org/10.1016/j. pnpbp.2018.11.003; Konstantinos Bromis, Maria Calem, Antje A. T. S. Reinders, Steven C. R. Williams und Matthew J. Kempton, »Meta-Analysis of 89 Structural MRI Studies in Posttraumatic Stress Disorder and Comparison with Major Depressive Disorder«, in: *American Journal of Psychiatry* 175, Nr. 10, Oktober 2018, S. 989–998, https://doi.org/10.1176/appi.ajp.2018.17111199

103 Zohar Berman, Freya Thiel, Gabriella A. Dishy, Sabrina J. Chan, und Sharon Dekel, »Maternal Psychological Growth Following Childbirth«, in: *Archives of Women's Mental Health* 24, Nr. 2, 1. April 2021, S. 313–320, https://doi.org/10.1007/s00737-020-01053-9

104 Gus A. Mayopoulos, Tsachi Ein-Dor, Kevin G. Li, Sabrina J. Chan und Sharon Dekel, »COVID-19 Positivity Associated with Traumatic Stress Response to Childbirth and No Visitors and Infant Separation in the Hospital«, in: *Scientific Reports* 11, 29. Juni 2021, S. 13535, https://doi.org/10.1038/s41598-021-92985-4. Die Studie zeichnet ein sehr eindringliches Bild von den Bedingungen, unter denen positive getestete Frauen in der ersten Welle der Pandemie entbanden. Häufig waren sie allein und ohne Unterstützung durch Angehörige. Die Wahrscheinlichkeit, dass sie nach der Geburt von ihren Babys getrennt wurden, war höher. Sie berichteten über mehr Schmerzen während der Geburt und Babys, deren Gesundheitszustand häufig ebenfalls schlechter war und die infolgedessen auf der Intensivstation versorgt wurden. Faktoren, die mit Sicherheit auch zu den schlechteren psychologischen Ergebnissen beigetragen haben.

105 Saraswathi Vedam, Kathrin Stoll, Tanya Khemet Taiwo, Nicholas Rubashkin, Melissa Cheyney, Nan Strauss, Monica McLemore et al., »The Giving Voice to Mothers Study: Inequity and Mistreatment during Pregnancy and Childbirth in the United States«, in: *Reproductive Health* 16, 11. Juni 2019, S. 77, https://doi. org/10.1186/s12978-019-0729-2

106 Ananya S. Iyengar, Tsachi Ein-Dor, Emily X. Zhang, Sabrina J. Chan, Anjali J. Kaimal und Sharon Dekel, »Racial and Ethnic Disparities in Maternal Mental Health during COVID-19«, MedRxiv 2. Dezember 2021, https://doi.org/10.1101/2021.11.30.21265428

107 *Birthing While Black: Examining America's Black Maternal Health Crisis, Before the House Oversight and Reform Committee*, 117th Cong. 2021, (Aussage Cori Bush, Kongressabgeordnete aus Missouri).

Kapitel 8: Die Person im Spiegel

1 Sian Cain, »Lucy Ellmann: ›We Need to Raise the Level of Discourse‹«, *Guardian*, 7. Dezember 2019, https://www.theguardian.com/books/2019/dec/07/lucy-ellmann-ducks-newburyport-interview

2 Matthew Brett and Sallie Baxendale, »Motherhood and Memory: A Review«, in: *Psychoneuroendocrinology* 26, Nr. 4, Mai 2001, S. 339–362, https://doi.org/10.1016/S0306-4530(01)00003-8

3 Charles M. Poser, Marilyn R. Kassirer und Janis M. Peyser, »Benign Encephalopathy of Pregnancy: Preliminary Clinical Observations«, in: *Acta Neurologica*

Scandinavica 73, Nr. 1, Januar 1986, S. 39–43,
https://doi.org/10.1111/j.1600-0404.1986.tb03239.x

4   Marla V. Anderson und Mel D. Rutherford, »Cognitive Reorganization during
    Pregnancy and the Postpartum Period: An Evolutionary Perspective«, in:
    Evolutionary Psychology 10, Nr. 4, Oktober 2012, S. 659–687,
    https://doi.org/10.1177/147470491201000402

5   Dustin M. Logan, Kyle R. Hill, Rochelle Jones, Julianne Holt-Lunstad und Mi-
    chael J. Larson, »How Do Memory and Attention Change with Pregnancy and
    Childbirth? A Controlled Longitudinal Examination of Neuropsychological
    Functioning in Pregnant and Postpartum Women«, in: *Journal of Clinical and
    Experimental Neuropsychology* 36, Nr. 5, Mai 2014, S. 528–539,
    https://doi.org/10.1080/13803395.2014.912614.

6   Anderson and Rutherford, »Cognitive Reorganization during Pregnancy and
    the Postpartum Period«, https://doi.org/10.1177/147470491201000402.

7   Sasha J. Davies, Jarrad A. G. Lum, Helen Skouteris, Linda K. Byrne und Melissa
    J. Hayden, »Cognitive Impairment during Pregnancy: A Meta-Analysis«, in:
    Medical Journal of Australia 208, Nr. 1, Januar 2018, S. 35–40,
    https://doi.org/10.5694/mja17.00131

8   Elizabeth Hampson, Shauna-Dae Phillips, Sarah J. Duff-Canning, Kelly L.
    Evans, Mia Merrill, Julia K. Pinsonneault, Wolfgang Sadée, Claudio N. Soares
    und Meir Steiner, »Working Memory in Pregnant Women: Relation to Estro-
    gen and Antepartum Depression«, in: »Estradiol and Cognition: Molecules to
    Mind«, Hg. Victoria Luine und Maya Frankfurt, Sonderausgabe, *Hormones
    and Behavior* 74, August 2015, S. 2182–27,
    https://doi.org/10.1016/j.yhbeh.2015.07.006

9   Claire M. Vanston und Neil V. Watson, »Selective and Persistent Effect of
    Foetal Sex on Cognition in Pregnant Women«, in: *NeuroReport* 16, Nr. 7, 12.
    Mai 2005, S. 779–782, https://doi.org/10.1097/00001756-200505120-00024

10 Laura M. Glynn, »Increasing Parity Is Associated with Cumulative Effects on
    Memory«, in: *Journal of Women's Health* 21, Nr. 10, Oktober 2012, S. 1038–1045,
    https://doi.org/10.1089/jwh.2011.3206

11 Jin-Xia Zheng, Lili Ge, Huiyou Chen, Xindao Yin, Yu-Chen Chen und Wei-
    Wei Tang, »Disruption within Brain Default Mode Network in Postpartum
    Women without Depression«, in: *Medicine* 99, Nr. 18, Mai 2020, S. e20045,
    https://doi.org/10.1097/MD.0000000000020045

12 Elseline Hoekzema, Erika Barba-Müller, Cristina Pozzobon, Marisol Picado,
    Florencio Lucco, David García-García, Juan Carlos Soliva et al., »Pregnancy
    Leads to Long-Lasting Changes in Human Brain Structure«, in: *Nature
    Neuroscience* 20, Nr. 2, 2017, S. 287–296, https://doi.org/10.1038/nn.4458

13 Liisa A. M. Galea, Brandi K. Ormerod, Sharadh Sampath, Xanthoula Kostaras,
    Donald M. Wilkie und Maria T. Phelps, »Spatial Working Memory and Hip-
    pocampal Size across Pregnancy in Rats«, in: *Hormones and Behavior* 37, Nr. 1,
    Februar 2000, S. 86–95, https://doi.org/10.1006/hbeh.1999.1560

14 Pawluski, Hoekzema, Leuner und Lonstein, »Less Can Be More: Fine Tuning
    the Maternal Brain«, https://doi.org/10.1016/j.neubiorev.2021.11.045; Jodi

L. Pawluski, Kelly G. Lambert und Craig H. Kinsley, »Neuroplasticity in the Maternal Hippocampus: Relation to Cognition and Effects of Repeated Stress«, in: »Parental Care«, Hg. Alison S. Fleming, Frédéric Lévy und Joe S. Lonstein, Sonderausgabe, *Hormones and Behavior* 77, Januar 2016, S. 86–97, https://doi.org/10.1016/j.yhbeh.2015.06.004; J. L. Pawluski, A. Valença, A. I. M. Santos, J. P. Costa-Nunes, H. W. M. Steinbusch und T. Strekalova, »Pregnancy or Stress Decrease Complexity of CA3 Pyramidal Neurons in the Hippocampus of Adult Female Rats«, in: *Neuroscience* 227, 27. Dezember 2012, S. 201–210, https://doi.org/10.1016/j.neuroscience.2012.09.059

15 Paula Duarte-Guterman, Benedetta Leuner und Liisa A. M. Galea, »The Long and Short Term Effects of Motherhood on the Brain«, in: »Parental Brain«, Hg. Susanne Brummelte und Benedetta Leuner, Sonderausgabe, *Frontiers in Neuroendocrinology* 53, April 2019, S. 100740, https://doi.org/10.1016/j.yfrne.2019.02.004

16 Erica R. Glasper, Molly M. Hyer, Jhansi Katakam, Robyn Harper, Cyrus Ameri und Thomas Wolz, »Fatherhood Contributes to Increased Hippocampal Spine Density and Anxiety Regulation in California Mice«, in: *Brain and Behavior* 6, Nr. 1, Januar 2016, S. e00416, https://doi.org/10.1002/brb3.416; Erica R. Glasper, Yevgenia Kozorovitskiy, Ashley Pavlic und Elizabeth Gould, »Paternal Experience Suppresses Adult Neurogenesis without Altering Hippocampal Function in *Peromyscus Californicus*«, in: *Journal of Comparative Neurology* 519, Nr. 11, 1. August 2011, S. 2271–2281, https://doi.org/10.1002/cne.22628

17 Pawluski, Lambert und Kinsley, »Neuroplasticity in the Maternal Hippocampus«, https://doi.org/10.1016/j.yhbeh.2015.06.004

18 Rand S. Eid, Jessica A. Chaiton, Stephanie E. Lieblich, Tamara S. Bodnar, Joanne Weinberg und Liisa A. M. Galea, »Early and Late Effects of Maternal Experience on Hippocampal Neurogenesis, Microglia, and the Circulating Cytokine Milieu«, in: *Neurobiology of Aging* 78, Juni 2019, S. 1–17, https://doi.org/10.1016/j.neurobiolaging.2019.01.021; and Duarte-Guterman, Leuner und Galea, »Effects of Motherhood on the Brain«, https://doi.org/10.1016/j.yfrne.2019.02.004

19 Lisa Y. Maeng und Tracey J. Shors, »Once a Mother, Always a Mother: Maternal Experience Protects Females from the Negative Effects of Stress on Learning«, in: *Behavioral Neuroscience* 126, Nr. 1, Februar 2012, S. 137–141, https://doi.org/10.1037/a0026707

20 Jessica D. Gatewood, Melissa D. Morgan, Mollie Eaton, Ilan M. McNamara, Lillian F. Stevens, Abbe H. Macbeth, Elizabeth A. A. Meyer et al., »Motherhood Mitigates Aging-Related Decrements in Learning and Memory and Positively Affects Brain Aging in the Rat«, in: *Brain Research Bulletin* 66, Nr. 2, 30. Juli 2005, S. 91–98, https://doi.org/10.1016/j.brainresbull.2005.03.016; Pawluski, Lambert, und Kinsley, »Neuroplasticity in the Maternal Hippocampus«, https://doi.org/10.1016/j.yhbeh.2015.06.004

21 Pawluski, Lambert und Kinsley, »Neuroplasticity in the Maternal Hippocampus«, https://doi.org/10.1016/j.yhbeh.2015.06.004

22 Mayra L. Almanza-Sepulveda, Elsie Chico, Andrea Gonzalez, Geoffrey B. Hall, Meir Steiner und Alison S. Fleming, »Executive Function in Teen and Adult

Women: Association with Maternal Status and Early Adversity«, in: *Developmental Psychobiology* 60, Nr. 7, November 2018, S. 849–61, https://doi.org/10.1002/dev.21766

23 Bridget Callaghan, Clare McCormack, Nim Tottenham und Catherine Monk, »Evidence for Cognitive Plasticity during Pregnancy via Enhanced Learning and Memory«, *Memory,* 5. Januar 2022, S. 1–18, https://doi.org/10.1080/09658211.2021.2019280

24 Todd C. Frankel, »Safety Agency Bans Range of Unregulated Baby Sleep Products Tied to at Least 90 Deaths«, *Washington Post*, 2. Juni 2021, https://www.washingtonpost.com/business/2021/06/02/cpsc-bans-inclined-sleepers/.

25 Harvey R. Colten und Bruce M. Altevogt, Hg., »Extent and Health Consequences of Chronic Sleep Loss and Sleep Disorders«, in: *Sleep Disorders and Sleep Deprivation: An Unmet Public Health Problem*, National Academies Press Washington, DC, 2006, https://www.ncbi.nlm.nih.gov/books/NBK19961/

26 Adam J. Krause, Eti Ben Simon, Bryce A. Mander, Stephanie M. Greer, Jared M. Saletin, Andrea N. Goldstein-Piekarski und Matthew P. Walker, »The Sleep-Deprived Human Brain«, in: *Nature Reviews Neuroscience* 18, Nr. 7, 18. Mai 2017, S. 404–418, https://doi.org/10.1038/nrn.2017.55

27 ebenda

28 David Richter, Michael D. Krämer, Nicole K. Y. Tang, Hawley E. Montgomery-Downs und Sakari Lemola, »Long-Term Effects of Pregnancy and Childbirth on Sleep Satisfaction and Duration of First-Time and Experienced Mothers and Fathers«, *Sleep* 42, Nr. 4, April 2019, https://doi.org/10.1093/sleep/zsz015

29 Katherine Ellison, *Mutter sein macht schlau*, übers. v. Barbara Steckhahn, Sonja Schuhmacher und Katharina Förs, Antje Kunstmann Verlag, München, 2006, S. 33-34.

30 Sue Bhati und Kathy Richards, »A Systematic Review of the Relationship between Postpartum Sleep Disturbance and Postpartum Depression«, in: *Journal of Obstetric, Gynecologic & Neonatal Nursing* 44, Nr. 3, Mai–Juni 2015, S. 350–357, https://doi.org/10.1111/1552-6909.12562

31 Eliza M. Park, Samantha Meltzer-Brody und Robert Stickgold, »Poor Sleep Maintenance and Subjective Sleep Quality Are Associated with Postpartum Maternal Depression Symptom Severity«, in: *Archives of Women's Mental Health* 16, Nr. 6, Dezember 2013, S. 539–547, https://doi.org/10.1007/s00737-013-0356-9

32 Hawley E. Montgomery-Downs, Salvatore P. Insana, Megan M. Clegg-Kraynok und Laura M. Mancini, »Normative Longitudinal Maternal Sleep: The First 4 Postpartum Months«, in: *American Journal of Obstetrics and Gynecology* 203, Nr. 5, November 2010, S. 465.e1–465.e7, https://doi.org/10.1016/j.ajog.2010.06.057

33 Lily K. Gordon, Katherine A. Mason, Emily Mepham und Katherine M. Sharkey, »A Mixed Methods Study of Perinatal Sleep and Breastfeeding Outcomes in Women at Risk for Postpartum Depression«, in: *Sleep Health* 7, Nr. 3, Juni 2021, S. 353–361, https://doi.org/10.1016/j.sleh.2021.01.004; Jessica L. Obeysekare, Zachary L. Cohen, Meredith E. Coles, Teri B. Pearlstein, Carmen Monzon, E. Ellen Flynn und Katherine M. Sharkey, »Delayed Sleep Timing and Circa-

dian Rhythms in Pregnancy and Transdiagnostic Symptoms Associated with Postpartum Depression«, in: *Translational Psychiatry* 10, 14, 21. Januar 2020, https://doi.org/10.1038/s41398-020-0683-3

34 Shir Atzil, Talma Hendler, Orna Zagoory-Sharon, Yonatan Winetraub und Ruth Feldman, »Synchrony and Specificity in the Maternal and the Paternal Brain: Relations to Oxytocin and Vasopres-sin«, in: *Journal of the American Academy of Child & Adolescent Psychiatry* 51, Nr. 8, 1. August 2012, S. 798–811, https://doi.org/10.1016/j.jaac.2012.06.008

35 Eyal Abraham, Gadi Gilam, Yaniv Kanat-Maymon, Yael Jacob, Orna Zagoory-Sharon, Talma Hendler und Ruth Feldman, »The Human Coparental Bond Implicates Distinct Corticostriatal Pathways: Longitudinal Impact on Family Formation and Child Well-Being«, in: *Neuropsychopharmacology* 42, Nr. 12, November 2017, S. 2301–2313, https://doi.org/10.1038/npp.2017.71

36 Redcay und Schilbach, »Using Second-Person Neuroscience to Elucidate the Mechanisms of Social Interaction«, https://doi.org/10.1038/s41583-019-0179-4

37 Atiqah Azhari, Mengyu Lim, Andrea Bizzego, Giulio Gabrieli, Marc H. Bornstein und Gianluca Esposito, »Physical Presence of Spouse Enhances Brain-to-Brain Synchrony in Co-Parenting Couples«, *Scientific Reports* 10, Nr. 1, 5. Mai 2020, S. 7569, https://doi.org/10.1038/s41598-020-63596-2

38 Shir Atzil, Talma Hendler und Ruth Feldman, »The Brain Basis of Social Synchrony«, in: *Social Cognitive and Affective Neuroscience* 9, Nr. 8, August 2014, S. 1193–1202, https://doi.org/10.1093/scan/nst105

39 Morten L. Kringelbach, Eloise A. Stark, Catherine Alexander, Marc H. Bornstein und Alan Stein, »On Cuteness: Unlocking the Parental Brain and Beyond«, in: *Trends in Cognitive Sciences* 20, Nr. 7, Juli 2016, S. 545–558, https://doi.org/10.1016/j.tics.2016.05.003

40 Kringelbach et al., »On Cuteness«, https://doi.org/10.1016/j.tics.2016.05.003

41 Michael Gilead und Nira Liberman, »We Take Care of Our Own: Caregiving Salience Increases Out-Group Bias in Response to Out-Group Threat«, in: *Psychological Science* 25, Nr. 7, Juli 2014, S. 1380–1387, https://doi.org/10.1177/0956797614531439

42 Ruth Feldman, »The Neurobiology of Mammalian Parenting and the Biosocial Context of Human Caregiving«, in: »Parental Care«, Hg. Alison S. Fleming, Frédéric Lévy und Joe S. Lonstein, Sonderausgabe, *Hormones and Behavior* 77, Januar 2016, S. 3–17, https://doi.org/10.1016/j.yhbeh.2015.10.001

43 Alison Gopnik, *The Philosophical Baby: What Children's Minds Tell Us about Truth, Love, and the Meaning of Life,* Picador USA, New York, 2010

44 Marianna Graziosi and David Yaden, »Interpersonal Awe: Exploring the Social Domain of Awe Elicitors«, in: *Journal of Positive Psychology* 16, Nr. 2, 2021, S. 263–271, https://doi.org/10.1080/17439760.2019.1689422

45 Alice Chirico, Vlad Petre Glaveanu, Pietro Cipresso, Giuseppe Riva, und Andrea Gaggioli, »Awe Enhances Creative Thinking: An Experimental Study«, in: *Creativity Research Journal* 30, Nr. 2, April 2018, S. 123–131, https://doi.org/10.1080/10400419.2018.1446491

46 Molly Dickens, »Baby's First Race: An Interview with Olympian Alysia

Montaño«, in: Preg U, 26. Juni 2017,
https://preg-u.bloomlife.com/interview-with-alysia-montano-ceodcbc6f286

47 Alysia Montaño (Video: Max Cantor, Taige Jensen und Lindsay Crouse), »Nike Told Me to Dream Crazy, Until I Wanted a Baby«, in: *New York Times*, 12. Mai 2019, https://www.nytimes.com/2019/05/12/opinion/nike-maternity-leave.html

48 Allyson Felix (Video: Lindsay Crouse, Taige Jensen und Max Cantor), »Allyson Felix: My Own Nike Pregnancy Story«, *New York Times*, 22. Mai 2019, https://www.nytimes.com/2019/05/22 /opinion/allyson-felix-pregnancy-nike.html

49 Katherine Goldstein, »Where Are the Mothers?«, in: *Nieman Reports,* 26. Juli 2017, https://niemanreports.org/articles/where-are-the-mothers/

50 Dave Sheinin, Bonnie Berkowitz und Rick Maese, »They Are Olympians. They Are Mothers. And They No Longer Have to Choose«, in: *Washington Post*, 20. Juli 2021, https://www.washingtonpost.com/sports/olympics/interactive/2021/olympics-mothers/

Kapitel 9: Unter uns

1   Diese Geschichte erschien zum ersten Mal im Sonntagsmagazin des *Boston Globe*. Siehe: Chelsea Conaboy, »Motherhood Brings the Most Dramatic Brain Changes of a Woman's Life«, in: *Globe Magazine, Boston Globe*, 17. Juli 2018, https://www.bostonglobe.com/magazine/2018/07/17/pregnant-women-care-ignores-one-most-profound-changes-new-mom-faces /CF5wyPob5EGCcZ8fz-LUWbP/story.html

2   Louis May Alcott, *Little Women – Beth und ihre Schwestern*, übers. v. Monika Baark, Phillip Reclam Junior, Stuttgart, 2021

3   Sandra Blakeslee, »Dr. T. Berry Brazelton, Who Explored Babies' Mental Growth, Dies at 99«, in: *New York Times*, 14. März 2018, https://www.nytimes.com/2018/03/14/obituaries/dr-t-berry-brazelton-dies.html

4   Amy O'Connor, »›Pregnancy Brain‹ or Forgetfulness During Pregnancy«, in: What to Expect, 2. Oktober 2020, https://www.whattoexpect.com/pregnancy/symptoms-and-solutions/forgetfulness.aspx

5   Orli Dahan, »The Birthing Brain: A Lacuna in Neuroscience«, in: *Brain and Cognition* 150, Juni 2021, S. 105722, https://doi.org/10.1016/j.bandc.2021.105722

6   Timothy G. Dinan und John F. Cryan,»Microbes, Immunity, and Behavior: Psychoneuroimmunology Meets the Microbiome«, in: *Neuropsychopharmacology* 42, Nr. 1, Januar 2017, S. 178–192, https://doi.org/10.1038/npp.2016.103

7   Nusiebeh Redpath, Hannah S. Rackers und Mary C. Kimmel, »The Relationship between Perinatal Mental Health and Stress: A Review of the Microbiome«, in: *Current Psychiatry Reports* 21, Nr. 3, 2. März 2019, S. 18, https://doi.org/10.1007/s11920-019-0998-z

8   Omry Koren, Julia K. Goodrich, Tyler C. Cullender, Aymé Spor, Kirsi Laitinen, Helene Kling Bäckhed, Antonio Gonzalez et al., »Host Remodeling of the Gut Microbiome and Metabolic Changes during Pregnancy«, in: *Cell* 150, Nr. 3, 3. August 2012, S. 470–480, https://doi.org/10.1016/j.cell.2012.07.008; Hannah S. Rackers, Stephanie Thomas, Kelsey Williamson, Rachael Posey und Mary

C. Kimmel, »Emerging Literature in the Microbiota-Brain Axis and Perinatal Mood and Anxiety Disorders«, in: *Psycho-neuroendocrinology* 95, September 2018, S. 86–96, https://doi.org/10.1016/j.psyneuen.2018.05.020

9   *Encyclopedia Britannica Online*, s.v. »Chimera«, Zugriff 31. Oktober 2021, https://www.britannica.com/topic/Chimera-Greek-mythology

10 Diana W. Bianchi, Kiarash Khosrotehrani, Sing Sing Way, Tippi C. MacKenzie, Ingeborg Bajema und Keelin O'Donoghue, »Forever Connected: The Lifelong Biological Consequences of Fetomaternal and Maternofetal Microchimerism«, in: *Clinical Chemistry* 67, Nr. 2, Februar 2021, S. 351–362, https://doi.org/10.1093/clinchem/hvaa304

11 Jeremy M. Kinder, Ina A. Stelzer, Petra C. Arck und Sing Sing Way, »Immunological Implications of Pregnancy-Induced Microchimerism«, in: *Nature Reviews Immunology* 17, Nr. 8, August 2017, S. 483–94, https://doi.org/10.1038/nri.2017.38

12 Kinder et al., »Immunological Implications of Pregnancy-Induced Microchimerism«, https://doi.org/10.1038/nri.2017.38

13 Bianchi et al., »Forever Connected,« https://doi.org/10.1093 /clinchem/hvaa304.

14 Amy M. Boddy, Angelo Fortunato, Melissa Wilson Sayres und Athena Aktipis, »Fetal Microchimerism and Maternal Health: A Review and Evolutionary Analysis of Cooperation and Conflict beyond the Womb«, in: *BioEssays* 37, Nr. 10, Oktober 2015, S. 1106–1118, https://doi.org/10.1002/bies.201500059

15 William F. N. Chan, Cécile Gurnot, Thomas J. Montine, Joshua A. Sonnen, Katherine A. Guthrie und J. Lee Nelson, »Male Microchimerism in the Human Female Brain«, *PLoS ONE* 7, Nr. 9, 26. September 2012, S. e45592, https://doi.org/10.1371/journal.pone.0045592

16 Liisa A. M. Galea, Wansu Qiu und Paula Duarte-Guterman, »Beyond Sex Differences: Short and Long-Term Implications of Motherhood on Women's Health«, in: »Sex Differences«, Hg. Susan Howlett und Stephen Goodwin, Sonderausgabe, *Current Opinion in Physiology* 6, Dezember 2018, S. 82–88, https://www.sciencedirect.com/science/article/pii/S2468867318300865

17 »Gender Studies in Product Development: Historical Overview«, US Food and Drug Administration, 16. February 2018, https://www.fda.gov/science-research/womens-health-research/gender-studies-product-development-historical-overview; Londa Schiebinger, »Women's Health and Clinical Trials«, in: *Journal of Clinical Investigation* 112, Nr. 7, Oktober 2003, S. 973–977, https://doi.org/10.1172 /JCI19993

18 Anna C. Mastroianni, Ruth Faden und Daniel Federman, Hg., *Women and Health Research,* Bd, 1, *Ethical and Legal Issues of Including Women in Clinical Studies*, National Academies Press,Washington, DC, 1994.

19 Matthew E. Arnegard, Lori A. Whitten, Chyren Hunter und Janine Austin Clayton, »Sex as a Biological Variable: A 5-Year Progress Report and Call to Action«, in: »Incorporating Sex and Gender throughout Scientific Endeavors: Update and Call to Action«, Sonderausgabe, *Journal of Women's Health* 29, Nr. 6, Juni 2020, S. 858–864, https://doi.org/10.1089/jwh.2019.8247

20 »Sex and Gender Analysis Policies of Major Granting Agencies«, Gendered

Innovations, Zugriff 2. November 2021, https://www.genderedinnovations.se/page/en-US/72/Major_Granting_Agencies

21 Nicole C. Woitowich, Annaliese Beery und Teresa Woodruff, »A 10-Year Follow-Up Study of Sex Inclusion in the Biological Sciences«, in: *eLife* 9, 9. Juni 2020, S. e56344, https://doi.org/10.7554/eLife.56344; Jenna Haverfield und Cara Tannenbaum, »A 10-Year Longitudinal Evaluation of Science Policy Interventions to Promote Sex and Gender in Health Research«, in: *Health Research Policy and Systems* 19, 15. Juni 2021, S. 94, https://doi.org/10.1186/s12961-021-00741-x

22 Rebecca K. Rechlin, Tallinn F. L. Splinter, Travis E. Hodges, Arianne Y. Albert und Liisa A. M. Galea, »Harnessing the Power of Sex Differences: What a Difference Ten Years Did Not Make«, in: BioRxiv, 4. November 2021, https://doi.org/10.1101/2021.06.30.450396

23 Ansley Waters, Society for Women's Health Research Alzheimer's Disease Network und Melissa H. Laitner, »Biological Sex Differences in Alzheimer's Preclinical Research: A Call to Action«, in: *Alzheimer's & Dementia: Translational Research & Clinical Interventions* 7, Nr. 1, 14. Februar 2021, S. e12111, https://doi.org/10.1002/trc2.12111

24 »Basic HHS Policy for Protection of Human Research Subjects«, *Code of Federal Regulations*, Titel 45, Teil 46, in Kraft ab 14. Juli 2009, Office for Human Research Protections, Rockville, MD, https://www.hhs.gov/ohrp/regulations-and-policy/regulations/regulatory-text/index.html; Carolyn Y. Johnson, »Long Overlooked by Science, Pregnancy Is Finally Getting Attention It Deserves«, *Washington Post*, 6. März 2019, https://www.washingtonpost.com/national/health-science/long-overlooked-by-science-pregnancy-is-finally-getting-attention-it-deserves/2019/03/06/a29ae9bc-3556–11e9-af5b-b51b7ff322e9_story.html

25 Center for Drug Evaluation and Research, »Pregnant Women: Scientific and Ethical Considerations for Inclusion in Clinical Trials«, Draft Guidance Document, docket FDA-2018-D-1201, US Food and Drug Administration, April 2018, https://www.fda.gov/regulatory-information/search-fda-guidance-documents/pregnant-women-scientific-and-ethical-considerations-inclusion-clinical-trials

26 Task Force on Research Specific to Pregnant Women and Lactating Women, *Report to Secretary, Health and Human Services, Congress*, September 2018, https://www.nichd.nih.gov/sites/default/files/2018–09/PRGLAC_Report.pdf.

27 Johnson, »Pregnancy Is Finally Getting Attention«, https://www.washingtonpost.com/national/health-science/long-overlooked-by-science-pregnancy-is-finally-getting-attention-it-deserves /2019/03/06/a29ae9bc-3556–11e9-af5b-b51b7ff322e9_story.html?utm_term=.362cb58e9639

28 Gladys M. Martinez, Kimberly Daniels und Isaedmarie Febo-Vazquez, »Fertility of Men and Women Aged 15–44 in the United States: National Survey of Family Growth, 2011–2015«, in: *National Health Statistics Reports*, Nr. 113, National Center for Health Statistics, Hyattsville, MD, 2018, S. 1–17

29 Bianchi et al., »Forever Connected«, https://doi.org/10.1093/clinchem/hvaa304

30 ebenda

31 Victoria C. Musey, Delwood C. Collins, Paul I. Musey, D. Martino-Saltzman und John R. K. Preedy, »Long-Term Effect of a First Pregnancy on the Secretion of Prolactin«, in: *New England Journal of Medicine* 316, Nr. 5, 29. Januar 1987, S. 229–234, https://doi.org/10.1056/NEJM198701293160501; Caitlin M. Taylor et al., »Applying a Women's Health Lens to the Study of the Aging Brain«, in: *Frontiers in Human Neuroscience* 13, 2019, S. 224, https://doi.org/10.3389/fnhum.2019.00224

32 Paula Duarte-Guterman, Benedetta Leuner und Liisa A. M. Galea, »The Long and Short Term Effects of Motherhood on the Brain«, in: »Parental Brain«, Hg. Susanne Brummelte und Benedetta Leuner, Sonderausgabe, *Frontiers in Neuroendocrinology* 53, April 2019, S. 100740, https://doi.org/10.1016/j. yfrne.2019.02.004; Nicholas P. Deems und Benedetta Leuner, »Pregnancy, Postpartum and Parity: Resilience and Vulnerability in Brain Health and Disease«, in: *Frontiers in Neuroendocrinology* 57, April 2020, S. 100820, https://doi.org/10.1016/j.yfrne.2020.100820

33 Samantha Tang und Bronwyn M. Graham, »Hormonal, Reproductive, and Behavioral Predictors of Fear Extinction Recall in Female Rats«, in: *Hormones and Behavior* 121, Mai 2020, S. 104693, https://doi.org/10.1016/j.yhbeh.2020.104693

34 Tang und Graham, »Predictors of Fear Extinction Recall in Female Rats«, https://doi.org/10.1016/j.yhbeh.2020.104693; J. S. Milligan-Saville und B. M. Graham, »Mothers Do It Differently: Reproductive Experience Alters Fear Extinction in Female Rats and Women«, *Translational Psychiatry* 6, NR. 10, Oktober 2016, S. e928, https://doi.org/10.1038/tp.2016.193

35 Claire Cain Miller, »The World ›Has Found a Way to Do This‹: The U.S. Lags on Paid Leave«, in: *New York Times*, 25. Oktober 2021, https://www.nytimes.com/2021/10/25/upshot/paid-leave-democrats.html.

36 Mona L. Siegel, »The Forgotten Origins of Paid Family Leave«, in: *New York Times*, 29. November 2019, https://www.nytimes.com/2019/11/29/opinion/mothers-paid-family-leave.html

37 Isabel V. Sawhill, Richard V. Reeves und Sarah Nzau, »Paid Leave as Fuel for Economic Growth«, in: Middle Class Memos, Brookings Institution, 27. Juni 2019, https://www.brookings.edu /blog/up-front/2019/06/27/paid-leave-as-fuel-for-economic-growth/; Alexandra Boyle Stanczyk, »Does Paid Family Leave Improve Household Economic Security Following a Birth? Evidence from California«, in: *Social Service Review* 93, Nr. 2, Juni 2019, S. 262–304, https://doi.org/10.1086/703138; *Paid Family and Medical Leave: Good for Business,* Datenblatt, National Partnership for Women & Families,Washington, DC, September 2018, https://www.nationalpartnership.org/our-work/resources/economic-justice/paid-leave/paid-leave-good-for-business.pdf; »Evaluation of the California Paid Family Leave Program«, Zusammenfassung, Bay Area Council Economic Institute, San Francisco, 19. Juni 2020, http://www.bayareaeconomy.org /report/evaluation-of-the-california-paid-family-leave-program/

38 Jenna Stearns, »The Effects of Paid Maternity Leave: Evidence from Temporary Disability Insurance«, in: *Journal of Health Economics* 43, September 2015, S. 85–102, https://doi.org/10.1016/j.jhealeco.2015.04.005

39 Shirlee Lichtman-Sadot und Neryvia Pillay Bell, »Child Health in Elementary
    School Following California's Paid Family Leave Program«, in: *Journal of Policy
    Analysis and Management* 36, Nr. 4, 2017, S. 790–827,
    https://doi.org/10.1002/pam.22012

40 Maureen Sayres Van Niel, Richa Bhatia, Nicholas S. Riano, Ludmila de Faria,
    Lisa Catapano-Friedman, Simha Ravven, Barbara Weissman et al.,
    »The Impact of Paid Maternity Leave on the Mental and Physical Health of
    Mothers and Children: A Review of the Literature and Policy Implications«,
    in: *Harvard Review of Psychiatry* 28, Nr. 2, April 2020, S. 113–126,
    https://doi.org/10.1097/HRP.0000000000000246

41 ebenda

42 »Infant and Toddler Nutrition: Recommendations and Benefits«, Centers for
    Disease Control and Prevention, 9. Juli 2021, https://www.cdc.gov/nutrition/
    infantandtoddlernutrition/breastfeeding/recommendations-benefits.html

43 Van Niel et al., »Impact of Paid Maternity Leave«,
    https://doi.org/10.1097/HRP.0000000000000246

44 Mauricio Avendano, Lisa F. Berkman, Agar Brugiavini und Giacomo Pasini,
    »The Long-Run Effect of Maternity Leave Benefits on Mental Health: Evidence
    from European Countries«, in: *Social Science & Medicine* 132, Mai 2015,
    S. 45–53, https://doi.org/10.1016/j.socscimed.2015.02.037

45 Joia Crear-Perry, »Paid Maternity Leave Saves Lives«, in: *Bloomberg Opinion*,
    24. June 2021, https://www.bloomberg.com/opinion/articles/2021-06-24/paid-
    maternity-leave-would-help-relieve-america-s-maternal-mortality-crisis

46 Danielle Kurtzleben, »Lots of Other Countries Mandate Paid Leave.
    Why Not the U.S.?«, NPR, 15. Juli 2015,
    https://www.npr.org/sections/itsallpolitics/2015/07/15/422957640/lots-of-other-
    countries-mandate-paid-leave-why-not-the-us

47 Matt Walsh (@MattWalshBlog), »Wenn es um die Bindung zum Vater geht, ist
    die wichtigste Zeit dafür etwas später im Leben des Kindes. Väter binden sich
    viel enger, wenn ihre Kinder im Kleinkindalter sind. Säuglinge sind praktisch
    vollständig auf die Mutter konzentriert. Das ist einfach Biologie. Ich weiß nicht
    genau, warum die Leute sich darüber aufregen.«, Twitter, 15. Oktober 2021,
    https://twitter.com/MattWalshBlog /status/1449068469627105281; Matt Walsh
    (@MattWalshBlog), »Arbeit ist kein Hindernisgrund für die Bindung zum
    Kind. Ich habe eine sehr enge Bindung zu meinen vier Kindern und habe nie
    Elternurlaub genommen.« Twitter, 15. Oktober 2021,
    https://twitter.com/MattWalshBlog/status/1449029551359725586

48 Sofia I. Cardenas, Michaele Francesco Corbisiero, Alyssa R. Morris und Darby
    E. Saxbe, »Associations between Paid Paternity Leave and Parental Mental
    Health across the Transition to Parenthood: Evidence from a Repeated-Mea-
    sure Study of First-Time Parents in California«, in: *Journal of Child and Family
    Studies* 30, Dezember 2021, S. 3080–3094,
    https://doi.org/10.1007/s10826-021-02139-3

49 Eva Diniz, Tânia Brandão, Lígia Monteiro und Manuela Veríssimo, »Father
    Involvement during Early Childhood: A Systematic Review of the Literature«,
    IN: *Journal of Family Theory & Review* 13, Nr. 1, März 2021, S. 77–99, https://

doi.org/10.1111/jftr.12410; Jeffrey Rosenberg and W. Bradford Wilcox, »The Importance of Fathers in the Healthy Development of Children« U.S. Department of Health and Human Services, Children's Bureau Washington, DC, 2006, https://www.childwelfare.gov/pubs/usermanuals/fatherhood/

50 Nancy Folbre, *The Rise and Decline of Patriarchal Systems: An Intersectional Political Economy*, Verso, New York, 2021, S. 34–37.

51 Gretchen Livingston und Kim Parker, »8 Facts about American Dads«, in: *Pew Research Center* (Blog), 12. Juni 2019, https://www.pewresearch.org/fact-tank/2019/06/12/fathers-day-facts/

52 John Bowlby, *Attachment and Loss*, Bd. 2, *Separation: Anxiety and Anger*, Basic Books, New York 1973, S. 73.

53 Thomas S. Weisner, »Sibling Interdependence and Child Caretaking: A Cross-Cultural View«, in: *Sibling Relationships: Their Nature and Significance across the Lifespan*, Hg. Michael E. Lamb und Brian Sutton-Smith, Psychology Press, Hillsdale, NJ, 1982, S. 305–325.

54 Marc H. Bornstein, Diane L. Putnick, Paola Rigo, Gianluca Esposito, James E. Swain, Joan T. D. Suwalsky, Xueyun Su et al., »Neurobiology of Culturally Common Maternal Responses to Infant Cry«, in: *Proceedings of the National Academy of Sciences* 114, Nr. 45, 7. November 2017, S. E9465–9473, https://doi.org/10.1073/pnas.1712022114

55 Sara Ruddick, *Maternal Thinking: Toward a Politics of Peace*, Beacon Press, Boston, 1995), S. 9–11, 18, 69–72, 119–123.

56 ebenda, S. 121.

57 ebenda, xii, S. 70.

58 ebenda, S. 123.

59 Dana Raphael, »Matrescence, Becoming a Mother, a ›New/Old‹ *Rite de Passage*«, in: *Being Female: Reproduction, Power, and Change,* Hg. Dana Raphael, Aldine, Chicago, 1975, S. 65–71, http://archive.org/details/beingfemalereprooooointe

60 Aurelie Athan und Lisa Miller, »Motherhood as Opportunity to Learn Spiritual Values: Experiences and Insights of New Mothers«, in: *Journal of Prenatal and Perinatal Psychology and Health* 27, Nr. 4, 2013, S. 220–253.

61 Aurélie Athan und Lisa Miller, »Spiritual Awakening through the Motherhood Journey«, *Journal of the Association for Research on Mothering* 7, Nr. 1, Januar 2005, S. 17–31, https://jarm.journals.yorku.ca/index.php/jarm/article/view/4951.

62 Aurélie M. Athan, «Reproductive Identity: An Emerging Concept«, in: *American Psychologist* 75, Nr. 4, 2020, S. 445–456, https://doi.org/10.1037/amp0000623

63 »Jochebed«, *Art-Journal* 35, Nr. 12, Januar 1873, S. 304.

64 Lilian Whiting, *Italy: The Magic Land*, Little Brown, Boston 1910, S. 121.